Nico A. Blom
Anton P.M. Gorgels
Richard N.W. Hauer
Norbert M. van Hemel
Arthur A.M. Wilde

**Klinische elektrocardiografie**

**Onder redactie van:**
Nico A. Blom
Anton P.M. Gorgels
Richard N.W. Hauer
Norbert M. van Hemel
Arthur A.M. Wilde

# Klinische elektrocardiografie

Een handleiding voor zelfstandige beoordeling van het ECG

Derde, licht herziene druk

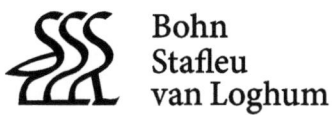

Bohn
Stafleu
van Loghum

Houten 2019

ISBN 978-90-368-2290-9

© Bohn Stafleu van Loghum is een imprint van Springer Media B.V., onderdeel van Springer Nature 2019
Alle rechten voorbehouden. Niets uit deze uitgave mag worden verveelvoudigd, opgeslagen in een geautomatiseerd gegevensbestand, of openbaar gemaakt, in enige vorm of op enige wijze, hetzij elektronisch, mechanisch, door fotokopieën of opnamen, hetzij op enige andere manier, zonder voorafgaande schriftelijke toestemming van de uitgever.

Voor zover het maken van kopieën uit deze uitgave is toegestaan op grond van artikel 16b Auteurswet j° het Besluit van 20 juni 1974, Stb. 351, zoals gewijzigd bij het Besluit van 23 augustus 1985, Stb. 471 en artikel 17 Auteurswet, dient men de daarvoor wettelijk verschuldigde vergoedingen te voldoen aan de Stichting Reprorecht (Postbus 3060, 2130 KB Hoofddorp). Voor het overnemen van (een) gedeelte(n) uit deze uitgave in bloemlezingen, readers en andere compilatiewerken (artikel 16 Auteurswet) dient men zich tot de uitgever te wenden.

Samensteller(s) en uitgever zijn zich volledig bewust van hun taak een betrouwbare uitgave te verzorgen. Niettemin kunnen zij geen aansprakelijkheid aanvaarden voor drukfouten en andere onjuistheden die eventueel in deze uitgave voorkomen.
Uitgeverij Bohn Stafleu van Loghum heeft zorgvuldig getracht alle rechthebbenden van de in deze uitgave opgenomen illustraties te achterhalen. Bent u, als rechthebbende, van mening dat wij daar onvoldoende in geslaagd zijn, dan verzoeken wij u vriendelijk contact met ons op te nemen.

NUR 741

Ontwerp basisomslag: Studio Bassa, Culemborg
Automatische opmaak: Pre Press Media Groep, Zeist

Eerste druk, 2000
Tweede druk, 2017
Derde druk, 2019

Bohn Stafleu van Loghum
Walmolen 1
Postbus 246
3990 GA Houten

www.bsl.nl

# Ten geleide

Het blijft verbazingwekkend dat uit de grote hoeveelheid elektrische signalen die het hart genereert en die elkaar ook nog tegenwerken, zo veel informatie ter beschikking komt dat hartafwijkingen kunnen worden vastgesteld. Nadat in 1887 A.D.Waller voor het eerst een elektrocardiogram publiceerde,[1] exploreerden fysiologen als de Nobelprijswinnaar W. Einthoven (Leiden),[2] E. Goldberger,[3] F.N. Wilson,[4] Frank[5] en clinici als T. Lewis (Londen, UK),[6] de fysische en klinische betekenis van het elektrocardiogram (ECG). In de afgelopen eeuw werd de kennis over de elektrocardiografische patronen van normale en abnormale impulsvorming en geleiding, en afwijkingen van het atriale en ventriculaire myocard in hun relatie met hartziekten verder verdiept. Uitvoerig experimenteel en klinisch onderzoek waarin Nederland een belangrijke bijdrage leverde met onderzoekers als K.F. Wenckebach,[7] D. Durrer,[8] H.J. Wellens,[9] en vele anderen,[10] bood steeds meer inzicht in de diagnostische mogelijkheden van het 12-kanalen-ECG. De mathematische eigenschappen van de elektrische signalen en met name het vectorcardiogram (VCG) werden in ons land in het midden van de 20$^e$ eeuw door H. Burger[11] en G. van Herpen[12] uitvoerig onderzocht. Door technische verbeteringen en digitale technieken is het 12-kanalen-ECG een gemakkelijk herhaalbaar, goedkoop diagnostische routineonderzoek geworden, dat een onmisbare plaats in de dagelijkse praktijk heeft veroverd.

Tegenwoordig levert computerondersteunde diagnostiek van het ECG een belangrijke bijdrage aan het cardiovasculair, epidemiologisch en preventief onderzoek. Ook al is de betrouwbaarheid van de diagnostische algoritmen zeer groot,[13] het menselijk inzicht en ervaring blijven superieur en onmisbaar bij de definitieve interpretatie van het ECG in de individuele patiënt(e).[14] Dit blijft ook gelden wanneer automatische ECG-diagnostiek verder wordt verbeterd met de combinatie van het 12-afleidingen-ECG en het VCG.[15] Bovendien blijft het een uitdaging om te begrijpen waarom het ECG een specifiek beeld toont bij diverse ziekten van het hart en andere afwijkingen.

Met deze bedoeling werkte wijlen prof. dr. Etienne O. Robles de Medina (zie kader) in het einde van de vorige eeuw aan zijn leerboek 'Klinische Electrocardiografie' dat in het jaar 2000 werd gepubliceerd met een herdruk in 2004. De nadruk lag op de zelfstandige ECG-beoordeling en het leerboek moest een handleiding voor beginners zijn. In het afgelopen decennium hebben honderden lezers de inhoud van dit leerboek gewaardeerd waarbij de pedagogische gaven en het heldere Nederlandse taalgebruik van professor Robles de Medina helpen om alle onderdelen van de elektrocardiografie gemakkelijk te kunnen begrijpen.

Inmiddels is de kennis van de elektrocardiografie in samenhang met meer kennis van myocardischemie en de behandeling daarvan zo toegenomen dat het leerboek aanvullingen verdiende. Dit geldt ook voor cardio-genetische afwijkingen en de behandeling met elektrische stimulatie. Bovendien ontbrak informatie over het ECG van neonaten, kinderen, adolescenten en aangeboren hartafwijkingen. In deze nieuwe en aangevulde tweede uitgave komen deze onderwerpen uitgebreid aan bod, waarbij de referenties werden geactualiseerd.

Het is de intentie van de auteurs van deze nieuwe uitgave om de oorspronkelijke bedoeling, namelijk de zelfstandige ECG-beoordeling, te versterken en daarmee het belang van elektrocardiografie voor de patiëntenzorg veilig te stellen. Als de nieuwe uitgave een vaste plaats krijgt als naslagwerk op het bureau van de arts en verpleegkundige, op de afdelingen hartbewaking, intensive care en spoedopnamen en regelmatig wordt geraadpleegd, is ons doel gerealiseerd.

Utrecht, voorjaar 2016

**Nico A. Blom**
**Anton A.P.M. Gorgels**
**Richard N.W. Hauer**
**Norbert M. van Hemel**
**Arthur A.M. Wilde**

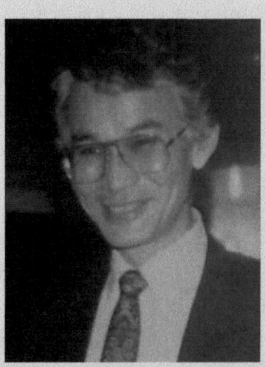

Etienne O. Robles de Medina werd in 1940 in Suriname geboren, studeerde geneeskunde aan de Universiteit Utrecht en kreeg zijn opleiding tot cardioloog in het Academisch Ziekenhuis Utrecht, thans UMC Utrecht. Vanaf het begin van zijn opleiding was hij uitermate geboeid door het 12-kanaals-ECG wat leidde tot zijn academische thesis 'A new coding system for electrocardiography' (1972). Als ECG-expert nam hij deel aan vele conferenties over de internationale classificatie van elektrocardiografie van ritme- en geleidingsstoornissen. Hij gaf vaak ECG-onderwijs op nationaal en internationaal terrein. In 1980 werd hij benoemd tot hoogleraar klinische cardiologie en in 1985 werd hij tevens hoofd van de afdeling cardiologie van het UMC Utrecht, waar hij de afdeling cardiologie verder uitbouwde. Veel te vroeg stierf hij in juli 2001, vlak nadat hij zijn leerboek 'Klinische Electrocardiografie' had voltooid. Hij was een door patiënten, collegae en assistenten zeer gewaardeerde, vriendelijke en bescheiden persoon met grote didactische gaven.

**Werklocaties van de auteurs**
Prof. dr. Nico A. Blom, Afdeling Kindercardiologie, LUMC
Prof. Em. dr. Anton A.P.M. Gorgels, Afdeling Cardiologie, UMC Maastricht
Prof. Em. dr. Richard N.W. Hauer, Afdeling Cardiologie, UMC Utrecht
Prof. Em. dr. Norbert M. van Hemel, Afdeling Cardiologie, UMC Utrecht
Prof. dr. Arthur A.M. Wilde, Afdeling Cardiologie, AMC.

**Literatuur**

1. Waller AD. A demonstration on man of electromotive changes accompanying the heart's beat. J Physiol 1887, 229.
2. Einthoven W. Die Konstruktion des Saitengalvanometers. Pflugers Arch 1909, 130, 287.

3. Goldberger E. Simple electrocardiographic electrode of zero potential and technique of obtaining augmented unipolar extremity leads. Am Heart J 1946;32:277.
4. Wilson FN, Johnston FD, Macleod AC et al. Electrocardiograms that represent the potential variations of a single electrode. Am Heart J 1934;9:477.
5. Frank E. An accurate, clinically practical system for spatial vectorcardiography. Circulation, 13, 737-749. 1956.
6. Lewis T. Auricular fibrillation: a common clinical condition. Br Med J 1909, 2, 1528.
7. Wenckebach KF. Zur analyse des unregelmassigen Pulses. Zeitschrift fur Klinische Medizin 37, 475-488.
8. Opthof T, Janse MJ, Kleber AG, Wellens HJ, Wilde AA, Coronel R. The works of Dirk Durrer (1918-1984). Neth Heart J 2012;20:430-3.
9. Wellens HJ, Gorgels AP. The electrocardiogram 102 years after Einthoven. Circulation 2004 1899;109:562-4.
10. van der Wall EE, de Boer MJ, Doevendans PA, Wilde AA, Zijlstra F. Major achievements in cardiology in the past century: influence on Dutch cardiovascular medicine. Neth Heart J 2009;17:136-9.
11. van Herpen HG, Professor Herman Burger (1893-1965), eminent teacher and scientist, who laid the theoretical foundations of vectorcardiography–and electrocardiography. J Electrocardiol 2014;47:168-74.
12. van Herpen HG, Kors JA, Schijvenaars BJ. Are additional right precordial and left posterior ECG leads useful for the diagnosis of right ventricular infarct and posterior infarct? Also a plea for the revival of vectorcardiography. J Electrocardiol 1999;32 Suppl:51-4.
13. Willems JL, Abreu-Lima C, Arnaud P et al. The diagnostic performance of computer programs for the interpretation of electrocardiograms. N Engl J Med 1991;325:1767-73.
14. Fisch C. Centennial of the string galvanometer and the electrocardiogram. J Am Coll Cardiol 2000;36:1737-45.
15. Kors JA, de Bruyne MC, Hoes AW et al. T-loop morphology as a marker of cardiac events in the elderly. J Electrocardiol 1998;31 Suppl:54-9.

# Voorwoord

Het electrocardiogram (ECG) mag dan meer dan 100 jaar oud zijn, het is nog steeds het niet te missen dagelijkse werkpaard in de zorg voor de hartpatiënt.

Onmisbaar, want het geeft onmiddellijk informatie over cardiale ischemie, ritme- en geleidingsstoornissen, structurele veranderingen in boezem en kamer, electrolyt afwijkingen, veranderingen ten gevolge van medicatie en monogene ECG afwijkingen.

Het ECG wordt dan ook over de hele wereld gebruikt, is snel te maken, niet-invasief, reproduceerbaar en goedkoop.

Door de jaren heen zijn wij er in geslaagd om steeds meer informatie uit het ECG te halen. Dit was het gevolg van kritische re-evaluatie van het ECG door opnieuw naar het ECG te kijken met nieuwe kennis afkomstig uit geprogrammeerd prikkelen van het hart met intracardiale activatie meeting, en informatie uit beeldvormende technieken zo als het coronair angio, het echocardiogram, en cardiale magnetische resonantie.

Als Nederlander mogen wij er best trots op zijn dat vele nederlandse academische en niet academische centra op de verschillende onderdelen van de ECG diagnostiek belangrijke bijdragen hebben geleverd.

Voor ons ligt nu een nederlands leerboek over de klinische electrocardiografie, met veel aandacht voor nieuwe informatie. Het geeft een gedetailleerd overzicht van de verschillende onderdelen en ziekte beelden van het ECG en is perfect geïllustreerd. Het beschrijft op een uitstekende manier de waarde van deze kost-efficiente techniek in de zorg voor de hartpatiënt.

Ik zie dan ook dit boek niet alleen als onmisbaar studie materiaal voor de cardioloog in opleiding, maar ook als verplichte nascholing voor de practiserende cardioloog.

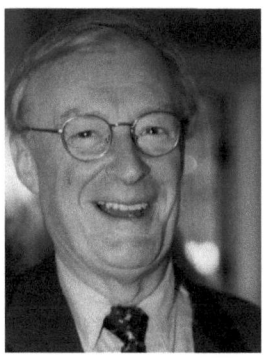

**Hein Wellens**

# Inhoud

| 1 | **Anatomie en positie van het hart** | 1 |
|---|---|---|
| 1.1 | De positie van het hart in de thorax | 2 |
| 1.2 | Prikkelcentra en het geleidingssysteem | 2 |
| 1.3 | Bloedvoorziening van de prikkelcentra en het geleidingssysteem | 4 |
| 1.4 | Extra atrio-ventriculaire verbindingen | 5 |
|  | Literatuur | 7 |

| 2 | **Elektrische activiteit van het hart en het ECG** | 9 |
|---|---|---|
| 2.1 | Inleiding | 11 |
| 2.2 | Diagnostische informatie | 11 |
| 2.3 | Oorsprong van de elektrische activiteit van het hart | 12 |
| 2.4 | Excitatie van het hart | 18 |
| 2.5 | Routineafleidingen van het ECG | 22 |
|  | Literatuur | 25 |

| 3 | **Het normale ECG** | 27 |
|---|---|---|
| 3.1 | Golfvormen en tijdsintervallen van het ECG en referentiewaarden | 28 |
| 3.2 | Beschrijving van de configuratie van het QRS-complex | 29 |
| 3.3 | IJking en registratiesnelheid | 31 |
| 3.4 | Referentiewaarden van de tijdsduur van golfvormen | 31 |
| 3.5 | Bepaling van de elektrische hartas in het frontale vlak | 31 |
| 3.6 | Normale stand van frontale hartas van het QRS-complex | 32 |
| 3.7 | Stand van de elektrische hartas in het horizontale vlak | 34 |
| 3.8 | Het normale patroon van activatie en herstel van het hart | 34 |
| 3.9 | De positie van de elektroden en het normale ECG | 37 |
| 3.10 | Kenmerken van het normale ECG | 38 |
|  | Literatuur | 39 |

| 4 | **Het elektrocardiogram van geleidingsstoornissen** | 41 |
|---|---|---|
| 4.1 | Inleiding | 43 |
| 4.2 | Indeling van geleidingsstoornissen | 43 |
| 4.3 | Lewis- of ladderdiagram | 44 |
| 4.4 | Atrioventriculaire geleidingsstoornissen | 45 |
| 4.5 | Intraventriculaire geleidingsstoornissen | 54 |
| 4.6 | Lokalisatie van het atrioventriculaire blok | 68 |
| 4.7 | Exitblok | 69 |
| 4.8 | Aberrante geleiding | 69 |
| 4.9 | Atrioventriculaire dissociatie | 72 |
| 4.10 | Verborgen geleiding (concealed conduction) | 73 |
|  | Literatuur | 74 |

| 5 | **Ritmestoornissen** | 75 |
|---|---|---|
| 5.1 | Definities | 77 |
| 5.2 | Mechanismen van ritmestoornissen | 78 |

| | | |
|---|---|---|
| 5.3 | Indeling van ritmestoornissen | 82 |
| 5.4 | Supraventriculaire ritmestoornissen | 84 |
| 5.5 | Atrioventriculaire re-entrytachycardieën (AVRT) | 110 |
| 5.6 | Ventriculaire ritmestoornissen | 124 |
| 5.7 | Differentiatie van tachycardieën met een breed-QRS-complex | 136 |
| 5.8 | Parasystolie | 147 |
| 5.9 | Hemodynamisch effect van geleidings- en ritmestoornissen | 150 |
| 5.10 | Evaluatie van de patiënt met een hartritmestoornis | 151 |
| 5.11 | Richtlijnen voor de analyse van het hartritme | 158 |
| | Literatuur | 161 |

## 6 Myocardischemie en myocardinfarct — 163

| | | |
|---|---|---|
| 6.1 | Inleiding | 165 |
| 6.2 | Myocardischemie | 167 |
| 6.3 | De verschillende mechanismen van ST-depressie | 185 |
| 6.4 | Ischemie zonder ST-deviatie | 186 |
| 6.5 | Ischemische ECG-veranderingen buiten het ST-segment | 187 |
| 6.6 | Beloop van het ECG bij een STEMI, bepaling van plaats en grootte van het acute myocardinfarct | 188 |
| 6.7 | Ritme- en geleidingstoornissen bij acute ischemie | 192 |
| 6.8 | Elektrocardiografische tekenen van reperfusie | 197 |
| 6.9 | ECG-indicatoren voor het schatten van de uitgebreidheid van het ischemische proces | 199 |
| 6.10 | Differentiële diagnose van ST-segment- en T-topafwijkingen | 200 |
| 6.11 | Pseudo-infarctpatronen | 201 |
| | Literatuur | 201 |

## 7 Hypertrofie en vergroting van atria en ventrikels — 205

| | | |
|---|---|---|
| 7.1 | Inleiding: oorzaken van de ECG-veranderingen | 206 |
| 7.2 | Hypertrofie en vergroting van het rechteratrium | 206 |
| 7.3 | Hypertrofie en vergroting van het linkeratrium | 209 |
| 7.4 | Bi-atriale hypertrofie en vergroting | 210 |
| 7.5 | Hypertrofie en verwijding van de rechterventrikel | 212 |
| 7.6 | Linkerventrikelhypertrofie | 214 |
| 7.7 | Biventriculaire hypertrofie | 218 |
| | Literatuur | 220 |

## 8 Het elektrocardiogram van erfelijke hartziektes, erfelijke ritmestoornissen en cardiomyopathieën — 221

| | | |
|---|---|---|
| 8.1 | Inleiding | 223 |
| 8.2 | Afwijkingen van het QT-interval | 223 |
| 8.3 | Brugada-syndroom | 231 |
| 8.4 | Catecholaminerge polymorfe ventriculaire tachycardie | 232 |
| 8.5 | Het vroege repolarisatiesyndroom | 233 |
| 8.6 | Idiopathisch ventrikelfibrilleren | 234 |
| 8.7 | Cardiomyopathieën | 235 |
| 8.8 | Neurologische spierziekten | 240 |
| | Literatuur | 242 |

| | | |
|---|---|---|
| 9 | **ECG-veranderingen bij pericarditis, longembolie, onderkoeling, hersen-afwijkingen, anti-aritmica en het 'vervroegde repolarisatie'-patroon** | 243 |
| 9.1 | Pericarditis | 245 |
| 9.2 | Myocarditis | 248 |
| 9.3 | Longembolie | 248 |
| 9.4 | Hypothermie | 249 |
| 9.5 | Acute cerebrale letsels | 250 |
| 9.6 | Postpacing- en posttachycardie-repolarisatiestoornis | 252 |
| 9.7 | Elektrolytstoornissen | 253 |
| 9.8 | Invloed van geneesmiddelen op het ECG | 255 |
| 9.9 | Vervroegde repolarisatie | 257 |
| 9.10 | Aspecifieke veranderingen van het ST-segment en de T-top | 258 |
| | Literatuur | 259 |
| | | |
| 10 | **Het ECG bij kinderen en bij aangeboren hartafwijkingen** | 261 |
| 10.1 | Het normale pediatrische ECG | 262 |
| 10.2 | Het ECG bij aangeboren hartafwijkingen | 271 |
| | Literatuur | 283 |
| | | |
| 11 | **Het elektrocardiogram opgewekt door geïmplanteerde elektronische stimulatieapparatuur** | 285 |
| 11.1 | Inleiding | 287 |
| 11.2 | Elektrische stimulatie van het hart | 287 |
| 11.3 | Indicaties voor chronische elektrische hartstimulatie | 291 |
| 11.4 | Het pacemaker-elektrocardiogram | 295 |
| | Literatuur | 299 |
| | | |
| 12 | **Richtlijnen voor de beoordeling en de betekenis van het ECG voor zorg en beleid** | 301 |
| 12.1 | Algemene richtlijnen voor de beoordeling van het ECG | 302 |
| 12.2 | Beoordeling van het ECG van sporters | 305 |
| 12.3 | Beoordeling van het ECG bij verdenking op cardiogenetische afwijkingen | 305 |
| 12.4 | De bijdrage van het ECG in de kindergeneeskunde | 307 |
| 12.5 | De betekenis van langdurige ECG registratie voor de detectie van ritmestoornissen | 308 |
| | Literatuur | 309 |
| | | |
| | **Register** | 311 |

# Anatomie en positie van het hart

In dit hoofdstuk bespreken wij die onderdelen van de anatomie van het hart die van belang zijn om de patronen van het normaal en abnormaal ECG te kunnen begrijpen. Achtereenvolgens komen aan bod de positie van het hart in de thorax, de cardiale prikkelcentra en het specifieke geleidingssysteem en de vaatvoorziening van deze onderdelen. Daarna volgt een overzicht van de anatomische positie van extra-verbindingen tussen atria en ventrikels.

1.1 De positie van het hart in de thorax – 2

1.2 Prikkelcentra en het geleidingssysteem – 2

1.3 Bloedvoorziening van de prikkelcentra en het geleidingssysteem – 4

1.4 Extra atrio-ventriculaire verbindingen – 5

Literatuur – 7

## 1.1 De positie van het hart in de thorax

Het hart bevindt zich onder normale omstandigheden achter het sternum middenin de borstkas. Bij voor-achterwaartse röntgendoorlichting van de borstkas wordt aan de rechterzijde van het sternum slechts een klein gedeelte van het rechteratrium zichtbaar (◘ Figuur 1.1).

Links van het sternum reikt de punt van het hart tot ongeveer de medio-claviculaire lijn ter hoogte van de vijfde intercostale ruimte. Het hart is om zijn verticale (cranio-caudale) as gedraaid. Daardoor ligt de rechter harthelft die bestaat uit het rechteratrium en rechterventrikel vooraan in de linker thoraxhelft. Achter de rechterventrikel ligt de linker harthelft links achterin de thorax. Het atriale en ventriculaire kamertussenschot (septum) staan daardoor schuin op de borstwand: van rechts-achter naar links-voor. Bij röntgendoorlichting wordt de linker hartcontour voor het grootste gedeelte gevormd door de rechterventrikel en slechts voor een klein gedeelte door de linkerventrikel. Het linkeratrium is het meest naar achteren gelegen deel van het hart.

Het is gemakkelijk te begrijpen dat door verplaatsing of draaiing van het hart ten opzichte van de borstwand de standaardpositie van de ECG-elektroden op de borstwand ten opzichte van het hart verandert. Dit heeft zijn weerslag op de vorm en het voltage van de ECG-complexen. Voorbeelden van verplaatsing van het hart zijn longemfyseem met laagstand van het diafragma en interpositie van luchthoudend longweefsel tussen hart en borstwand. Ook een long(kwab)resectie waarbij het hart wordt weggetrokken naar die zijde waar de resectie werd uitgevoerd, kan een ogenschijnlijk abnormaal ECG veroorzaken.

## 1.2 Prikkelcentra en het geleidingssysteem

Wij maken een onderscheid tussen contractiele, werkmyocardcellen die voor de pompfunctie van het hart zorgen en prikkelcentra die uit automatische of gangmakercellen bestaan. Gangmaker- of *pacemakercellen* bevinden zich in de sino-auriculaire knoop (kortweg de sinusknoop genoemd), in bepaalde delen van de atria, in het bijzonder bij de inmonding van de meestal vier longvenen in het linkeratrium en bij de aanhechting van de atrioventriculaire kleppen. Daarnaast worden pacemakercellen aangetroffen in de aan- en afvoerende cellen van de atrioventriculaire (AV-)knoop, in de bundel van His en in de bundeltakken en Purkinje-cellen in de ventrikels.

De sinusknoop is een langgerekte komma- of knotsvormige structuur, die hoog op het antero-laterale gebied van het rechteratrium ligt, waar de vena cava superior in het rechteratrium uitkomt (◘ Figuur 1.2).

De sinusknoop bepaalt onder normale omstandigheden het ritme en tempo van het hart en geldt daarom als de dominante en primaire pacemaker. Dit centrum is daartoe rijkelijk voorzien van verbindingen met het sympathische en parasympathische zenuwstelsel. De vezels hiervan ontspringen uit de cardiale plexus die onder de aortaboog en voor de vertakking van de trachea ligt.[1] Het sympathische en parasympathische zenuwstelsel regelt de frequentie van prikkelvorming, de contractiekracht van het hart en de doorbloeding van het coronaire bloedvaatstelsel bij de wisselende eisen die het lichaam aan de circulatie stelt.

De overige pacemakercellen buiten de sinusknoop worden in beginsel alleen actief als de sinusknoop te traag functioneert of uitvalt. Deze centra worden daarom als latente of subsidiaire pacemakers aangeduid. Wanneer het gaat om prikkelcentra die abnormale slagen of ritmen naast het normale sinusritme kunnen opwekken, spreekt men van ectopische foci. Deze kunnen op diverse plaatsen ontstaan en actief worden. Littekens na een hartinfarct en

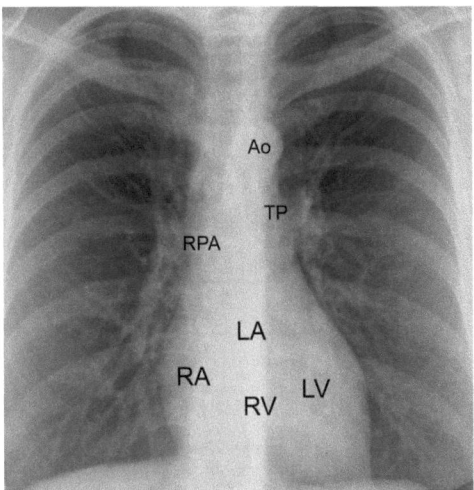 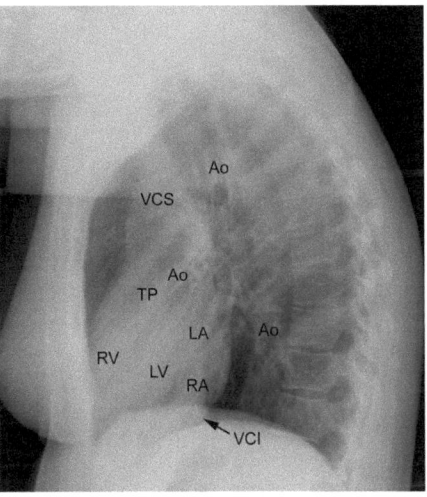

**Figuur 1.1** Links: Posterior-anterior röntgenfoto van de borstkas, rechts: dwarse röntgen opname: Ao = aorta, LA = linkeratrium, LV = linkerventrikel, RA = rechteratrium, RV = rechterventrikel, TP = truncus pulmonalis (stam van de arteria pulmonalis), VCI = Vena cav inferior, VCS = Vena cava superior. Bron: Van der Wall et al. (2008). *Cardiologie*.

na een hartoperatie voor aangeboren of verworven hartgebreken zijn daarvan bekende voorbeelden. Ectopische foci in de venae pulmonales vormen vaak de triggers voor het ontstaan van atriumfibrilleren.[2]

Het specifieke atrioventriculaire (AV-)geleidingssysteem vormt de elektrische verbinding tussen atria en ventrikels en bestaat uit de AV-knoop, de bundel van His, de linker- en rechterbundeltak, de vertakkingen (fasciculi) van de linkerbundeltak en de subendocardiale Purkinjevezels in de linker- en rechterventrikel. De AV-knoop heeft de vorm van de milt, meet 1 bij 3 bij 6 mm[3] en bevindt zich laag aan de rechterzijde van het atriale tussenschot (atriale septum), vlak boven de aanhechting van de septale slip van de tricuspidalisklep en onder het septum membranaceum. Vanuit de AV-knoop loopt de bundel van His naar voren om op de top van het kamerseptum gelegen, eerst de vezels van de linkerbundeltak af te geven en zich voort te zetten in de rechterbundeltak.

De linkerbundeltak loopt subendocardiaal in het septum, waarbij de dunne voorste vertakking (anterior fasciculus) als eerste aftakt, gevolgd door de brede achterste (posterior) fasciculus. De voorste fasciculus loopt naar de voorwand, in de richting van de voorste papillairspier. De achterste fasciculus loopt naar de achterwand in de richting van de achterste papillairspier van de linkerventrikel. Beide fasciculi van de linkerbundel hebben uitgebreide onderlinge verbindingen, waarbij soms nog een middelste septale fasciculus kan worden aangetroffen.

De rechterbundeltak loopt in het distale traject eveneens subendocardiaal om van daaruit de vrije wand van de rechterventrikel te bereiken. De fasciculi van de linkerbundeltak en de rechterbundeltak eindigen beide in het uitgebreide subendocardiale netwerk van Purkinjevezels, die het myocard over een korte afstand in de richting van het epicardium binnendringen. Het Purkinje-netwerk van de linker- en rechterventrikel zijn van elkaar gescheiden. Het anatomische verloop van het specifieke AV-geleidingssysteem is schematisch weergegeven in
**Figuur 1.2**.

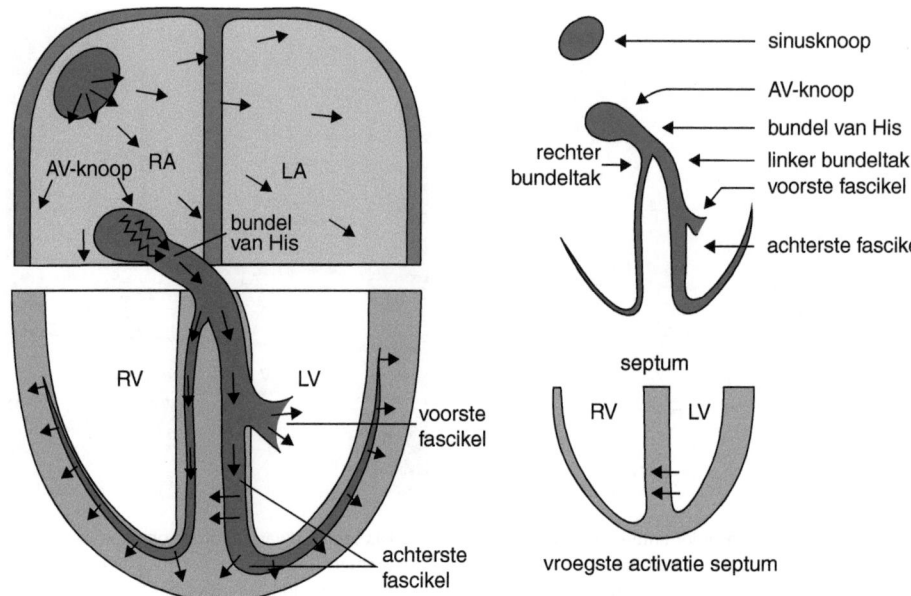

**Figuur 1.2** Schematische weergave van het hart met daarin aangegeven de positie van de sinusknoop en het specifieke atrioventriculaire geleidingssysteem. De pijlen in de linker figuur geven de richting van de atriale en ventriculaire activatie weer bij prikkelvorming in de sinusknoop. De inzet rechtsboven toont het prikkelvormend en -geleidingssysteem. Rechtsonder is de richting van activatie weergegeven van het ventrikelseptum bij normale intraventriculaire geleiding. Deze verloopt normaliter van links naar rechts. AV = atrioventriculair, RA = rechter atrium, RV = rechterventrikel, LA=linker atrium, LV = linkerventrikel,.

## 1.3 Bloedvoorziening van de prikkelcentra en het geleidingssysteem

Kennis van de bloedvoorziening van de sinusknoop en het AV-geleidingssysteem is van belang om stoornissen in de sinusknoopfunctie en de AV-geleiding, die als complicatie van een hartinfarct of hartoperatie kunnen optreden, te begrijpen (◘ Figuur 1.3). De sinusknoop ontvangt bloed uit de sinusknooparterie die bij circa 50% van de mensen uit het meest proximale deel van de rechter coronairarterie ontspringt en in ruim 40% uit het proximale deel van de ramus circumflexus van de linker coronairarterie. In de overige gevallen is er sprake van een dubbele bloedvoorziening.

De bloedvoorziening van het specifieke AV-geleidingssysteem heeft een dubbele oorsprong en is individueel variabel.[3] De AV-knoop en het proximale gedeelte van de bundel van His worden van bloed voorzien door de AV-knooparterie, die bij mensen in 90% uit de rechter coronairarterie afkomstig is. Deze tak ontspringt aan de achter-onderzijde van het hart ter plaatse van de crux van het hart. Daar maakt de ramus descendens posterior in de atrioventriculaire groeve een bocht om in de achterste (posterior) interventriculaire groeve door te lopen. Bij proximale afsluiting van de rechter coronairarterie is de kans op het ontstaan van een vertraagde geleiding of tweede- of derdegraads blok in de AV-knoop toegenomen omdat de bloedvoorziening door de AV-knooparterie wordt geblokkeerd.

De proximale bundeltakken worden meestal van bloed voorzien door de eerste grote septale tak van de ramus descendens anterior (left anterior descending, LAD). Bij wegvallen van deze bloedvoorziening heeft dat in het bijzonder consequenties voor de dunne kwetsbare

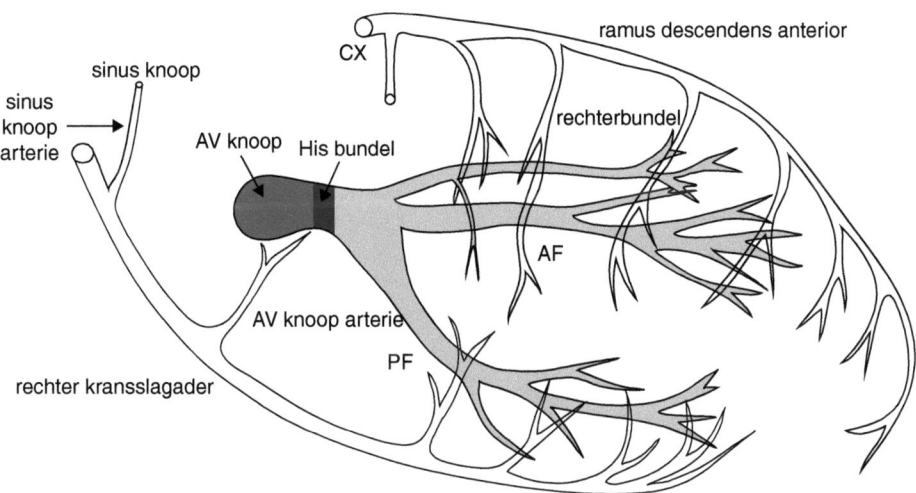

**Figuur 1.3** Bloedvoorziening van het geleidingssysteem: de sinusknoop en het gebied van de AV-knoop en His-bundel worden meestal verzorgd door de rechter kransslagader. De rechterbundel en de anterior fasciculus (AF) liggen anterior en worden voorzien door de ramus descendens anterior van de linker kransslagader. Deze structuren kunnen worden beschadigd bij een anteroseptaal infarct. De achterste, posterior fasciculus (PF) is breed en wordt zowel door de rechter als linker kransslagader voorzien van bloed. De laatste structuur is dus minder kwetsbaar voor ischemie. CX = ramus circumflexus van de linker kransslagader.

rechterbundel en de voorste fasciculus van de linkerbundel, terwijl de brede, wijdvertakte achterste fasciculus minder vatbaar is voor ischemie. Een rechterbundeltakblok en uitval van de voorste fasciculus van de linkerbundel (LAHB) worden vooral gezien bij hoge proximale afsluiting van de LAD, nog voor de aftakking van de $1^e$ septale tak. Zo'n afsluiting zal dus onbehandeld altijd een groot hartinfarct tot gevolg hebben. Een nieuw ontstaan linkerbundeltakblok is een zeldzame gebeurtenis en berust meestal op een proximale afsluiting van zowel de rechter als linker kransslagader of meervatslijden.

## 1.4 Extra atrio-ventriculaire verbindingen

Normaal is er slechts één elektrische verbinding tussen atria en ventrikels aanwezig die bestaat uit de AV-knoop, His-bundel en de bundeltakken. Elektrische impulsen uit de atria kunnen alleen via dit specifieke geleidingssysteem de ventrikels bereiken omdat de bindweefselring (annulus fibrosis) die atria en ventrikels van elkaar scheidt, geen elektrische impulsen doorlaat. Naast dit systeem kunnen er nog aangeboren extra (accessoire) atrio-ventriculaire verbindingen ('bypass') bestaan (bundel van Kent). Omdat in deze extra verbindingen (meestal) geen geleidingsvertraging optreedt kunnen elektrische impulsen uit de atria langs deze weg de ventrikels vroegtijdig bereiken: 'pre-excitatie' van de ventrikels. De aanwezigheid van een extra verbinding en de aanwezigheid van pre-excitatie wordt het Wolff-Parkinson-White-syndroom (WPW-syndroom) genoemd. We onderscheiden daarbij [5] (zie ook **Figuur 1.4**):

a) De bundels van Kent: bestaan uit aangeboren extra spierbundels en komen aan de laterale zijde van de linkerventrikel voor in 50%, aan de rechterzijde in 15%, in het postero-septale gebied in 30% en het anteroseptale gebied in 5% van patiënten met een Wolff-Parkinson-White-syndroom (WPW-syndroom).[6] Deze bundels zijn soms niet manifest (intermitte-

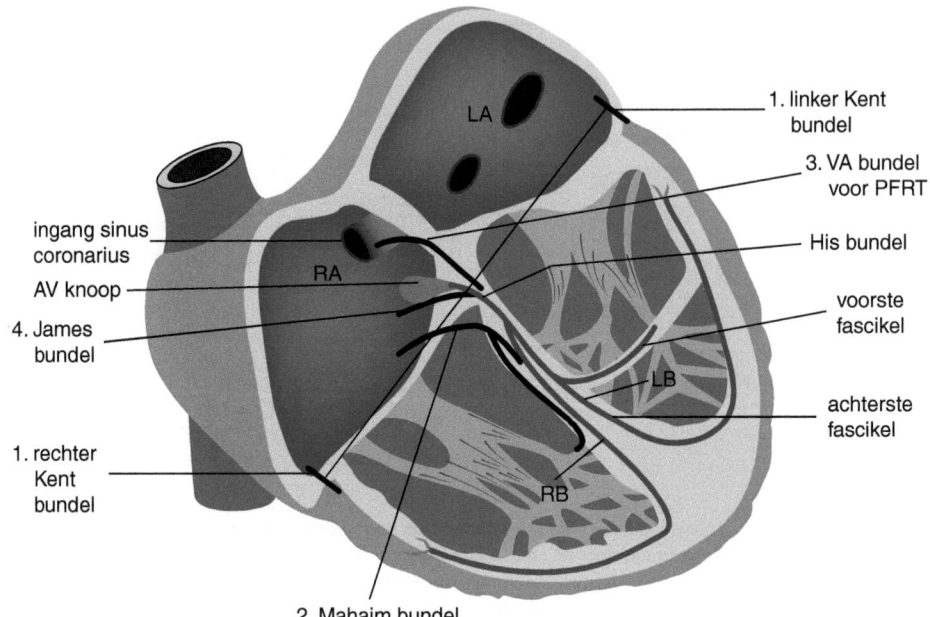

**Figuur 1.4** Schematische tekening van het specifieke AV-geleidingssysteem en diverse extra (accessoire) AV-verbindingen: 1. De meest voorkomende extra AV-verbinding is de bundel van Kent die links of rechts de verbinding tussen atria en ventrikels vormt. 2. de Mahaim-bundel met trage geleidingseigenschappen die het rechteratrium met het distale gedeelte van de rechterbundel of rechterventrikel verbindt; 3. de ventriculo-atriale verbinding vanuit het posterior ventriculaire septum. De atriale ingang is meestal gelegen bij de ingang van de sinus coronarius. De bundel heeft een trage en uitsluitend ventriculo-atriale voortgeleiding en veroorzaakt de 'permanent form of junctional reciprocating tachycardia' 4. atrio-His-bundel (bundel van James) waarbij wordt verondersteld dat de voortgeleiding geen gebruik maakt van de AV-knoop waardoor een verkorte PQ tijd ontstaat. AV = atrioventriculair, LA = linker atrium, LB = Linker bundel, LV = linker ventrikel, RA = rechter atrium, RB = Rechter bundel, RV = rechter ventrikel, VCI = vena cava inferior, VCS vena cava superior.

rend WPW) en kunnen soms uitsluitend in één richting voortgeleiding tonen. Als daarbij uitsluitend geleiding van ventrikels naar atria plaatsvindt, spreekt men van de verborgen of 'concealed' vorm. Er is dan geen pre-excitatie en in het ECG worden ze pas zichtbaar bij een atrioventriculaire re-entrytachycardie (AVRT). Zie verder paragraaf 5.5.

b) De Mahaim-bundel: bestaat uit een extra verbinding tussen het antero-septale of anterolaterale gebied van het rechteratrium en het distale gedeelte van de rechterbundel.[7] Voortgeleiding treedt alleen op in antegrade richting, dus van atrium naar ventrikel. In het ECG wordt zowel bij sinusritme als bij AVRT een LBTB-patroon gezien. De PQ-tijd is niet verkort maar normaal omdat het proximale gedeelte van de bundel eigenschappen heeft die lijken op die van de AV-knoop. Zie verder paragraaf 5.5.2.

c) Een speciale, extra postero-septaal gelegen AV-bundel: wordt op jonge leeftijd soms in het ECG zichtbaar met een niet of nauwelijks te onderbreken AVRT met karakteristieke P-toppen en tijdsrelatie tussen P-toppen en QRS-complexen. Deze AVRT werden door Coumel en medewerkers beschreven als 'Permanent form of junctional reciprocating tachycardia'[8] (zie ▶ par. 5.5.2).

d) De atrio-Hisiaanse bundel: werd door James beschreven als een extra AV-bundel die het rechteratrium of het proximale deel van de AV-junction met de bundel van His verbindt.[9]

Daarmee wordt de vertragende invloed van de AV-knoop op de voortgeleiding ontlopen. Dit levert het ECG-patroon van een korte PQ-tijd met normaal QRS-complex zonder zichtbare pre-excitatie in het QRS-complex. Wanneer daarbij ook AVRT ontstaan wordt dit ECG-patroon het Lown-Ganong-Levine-syndroom genoemd.[9] Of de atrio-Hisiaanse bundel echt bestaat wordt betwijfeld omdat de versnelde AV-geleiding ook kan worden verklaard met speciale bundels in de AV-junction,[9] zoals bekend bij 'dual AV conduction', zie ▶ par. 5.4.3.

## Literatuur

1. Gittenberg de Groot A.C., Gobee O.P. Anatomie van het hart. Cardiologie, onder redactie van E.E. van der Wall, F. van der Werf, F. Zijlstra. Bohn, Stafleu, van Loghum, Houten; 2008. p. 51-56.
2. Haissaguerre M, Jais P, Shah DC, Takahashi A, Hocini M, Quiniou G, Garrigue S, Le MA, Le MP, Clementy J. Spontaneous initiation of atrial fibrillation by ectopic beats originating in the pulmonary veins. N Engl J Med 1998;339:659-666.
3. James TN. Morphology of the human atrioventricular node, with remarks pertinent to its electrophysiology. Am Heart J 1961;62:756-771.
4. Frink RJ, James TN. Normal blood supply to the human His bundle and proximal bundle branches. Circulation 1973;47:8-18.
5. Hanon S, Shapiro M, Schweitzer P. Early history of the pre-excitation syndrome. Europace 2005;7:28-33.
6. Wellens HJ, Brugada P, Penn OC. The management of pre-excitation syndromes. JAMA 1987;257:2325-2333.
7. Okishige K, Goseki Y, Itoh A, Tsuboi N, Sasano T, Azegami K, Ohira H, Yamashita K, Satake S, Hiejima K. New electrophysiologic features and catheter ablation of atrioventricular and atriofascicular accessory pathways: evidence of decremental conduction and the anatomic structure of the Mahaim pathway. J Cardiovasc Electrophysiol 1998;9:22-33.
8. Critelli G, Gallagher JJ, Monda V, Coltorti F, Scherillo M, Rossi L. Anatomic and electrophysiologic substrate of the permanent form of junctional reciprocating tachycardia. J Am Coll Cardiol 1984;4:601-610.
9. Ward DE, Bexton R, Camm AJ. Characteristics of atrio-His conduction in the short PR interval, normal QRS complex syndrome. Evidence for enhanced slow-pathway conduction. Eur Heart J 1983;4:882-888.

# Elektrische activiteit van het hart en het ECG

Samentrekking van de hartspier vereist een elektrische prikkel (impuls) die het hart zelf maakt met pacemaker-(gangmaker)cellen. Deze impuls breidt zich van cel tot cel over het hart uit (prikkelgeleiding) waardoor alle cellen achter elkaar elektrisch worden geactiveerd om daarna tot de rust- of refractaire fase terug te keren, respectievelijk de depolarisatie- en repolarisatiefase. De actiepotentiaal geeft de elektrische veranderingen tijdens beide fasen over de celmembraan weer. Deze membraanstromen die de cel in- en uitgaan over verschillende ionenkanalen verschillen tussen pacemakercellen en myocardcellen die samentrekken. Voortgeleiding van cel tot cel kent een intracellulaire en een omgekeerde extracellulaire stroom die bepaald wordt door het spanningsverschil tussen bij elkaar gelegen gedepolariseerde cellen (verlies van negatieve lading) en nog niet gedepolariseerde cellen (nog behouden negatieve lading). De elektrische activatie van het hart kan worden geregistreerd met elektroden die op standaard plaatsen bevestigd worden en daarmee komt het elektrocardiogram (ECG) tot stand. De 12 routineafleidingen bestaan uit drie bipolaire afleidingen en 3 unipolaire afleidingen van linker- en rechterarm en linkerbeen en 6 afleidingen op specifieke plaatsen van de borstkas.

2.1  Inleiding – 11

2.2  Diagnostische informatie – 11

2.3  Oorsprong van de elektrische activiteit van het hart – 12
2.3.1  De actiepotentiaal – 12
2.3.2  Membraanstromen – 13
2.3.3  Prikkelvorming – 15
2.3.4  Prikkelgeleiding – 16
2.3.5  Refractaire periode – 17

2.4  Excitatie van het hart – 18

2.5 Routineafleidingen van het ECG – 22

Literatuur – 25

## 2.1 Inleiding

Evenals de skeletspier moet ook het hart elektrisch worden geprikkeld voordat de spiercellen tot contractie komen. De skeletspier ontvangt hiertoe prikkels (impulsen) uit het centrale zenuwstelsel, terwijl de hartspier de impulsen die het contractieproces inleiden zelf genereert. De cellen in het hart die deze impulsen vormen worden *pacemaker-* of *gangmakercellen* genoemd. Elke normale hartcyclus start doordat deze cellen een elektrische impuls afgeven die zich vervolgens in een bepaalde volgorde van cel tot cel over de gehele hartspier uitbreidt. Daarna volgt een herstelfase waarin de cellen naar hun rusttoestand terugkeren en het proces zich kan herhalen. De volgorde waarin de spiercellen geprikkeld worden, bepaalt ook de volgorde waarin ze tot samentrekking komen.

Het proces van elektrische prikkeling – ook wel activatie of excitatie genoemd – en de volgorde waarin dat gebeurt zijn dus essentieel voor een goede functie van het hart als pomp. Als gevolg van de uitbreiding van de impuls over de hartspier ontstaat er tijdens elke hartcyclus een in grootte en richting voortdurend wisselend elektrisch veld in het hart. Een deel van dit elektrische veld wordt via de lichaamsvloeistoffen en weefsels naar andere delen van het lichaam voortgeplant en kan daardoor aan het lichaamsoppervlak worden gemeten. Hiervoor wordt gebruikgemaakt van een *elektrocardiograaf* die door middel van kabels en elektroden met de huid wordt verbonden. De elektrische signalen die door deze elektroden aan de huid worden gemeten worden in de elektrocardiograaf versterkt en gefilterd, waarna de signalen op een monitor zichtbaar kunnen worden gemaakt of rechtstreeks op papier kunnen worden uitgeschreven. Zo'n weergave van het verloop in de tijd van het elektrische activatieproces van het hart tijdens iedere hartcyclus wordt een *elektrocardiogram* (ECG) genoemd. Wanneer de elektroden via katheters in een hartholte worden geplaatst of anderszins in direct contact met de hartspier worden gebracht, noemt men de registratie een *elektrogram*. Zodra de spiercellen van het hart geactiveerd zijn, kunnen ze tot contractie komen via een proces dat *excitatie-contractiekoppeling* wordt genoemd. Calciumionen die tijdens de excitatie in de cel vrijkomen, spelen hierbij een belangrijke rol (zie ▶ par. 2.3.2, Membraanstromen).

## 2.2 Diagnostische informatie

Het ECG is een grafische weergave van de opeenvolgende elektrische processen in het hart. Als zodanig is de methode ideaal geschikt en geldt dan ook als de gouden standaard voor het opsporen en analyseren van hartritmestoornissen. Structurele en functionele aandoeningen van de hartspier en afwijkingen buiten het hart kunnen slechts worden gedetecteerd wanneer ze het verloop van de elektrische processen beïnvloeden. Een tweede beperking is dat aandoeningen van verschillende aard tot dezelfde of soortgelijke veranderingen in het ECG aanleiding kunnen geven. Sensitiviteit en specificiteit van de methode spelen dus een belangrijke rol bij het vermogen van het ECG om anatomische en functionele aandoeningen te herkennen. Niettemin hebben vergelijkende studies met meer directe diagnostische methodieken zoals echocardiografie, myocardscintigrafie, coronair- en ventrikelangiografie alsmede epidemiologisch en follow-up onderzoek[1-3] geleerd dat het ECG, mits op de juiste wijze beoordeeld en in de context van de beschikbare klinische gegevens, waardevolle en veelsoortige diagnostische informatie kan verschaffen.[4] Naast de detectie van hartritmestoornissen geldt dit in het bijzonder voor de herkenning van hypertrofie of vergroting van atria en ventrikels, myocardischemie en myocardinfarct, cardiomyopathie, pericarditis en sommige extracardiale aandoeningen zoals acute cerebrale letsels. Ook elektrolytstoornissen en de invloed van sommige cardiotrope medicamenten kunnen op het ECG worden herkend. Daarnaast blijkt het ECG belangrijke prognostische informatie te bevatten, ten aanzien van de kans op latere cardiovasculaire complicaties.[5]

Door alle informatie die het ECG oplevert, kan het een belangrijke sturende invloed hebben op het diagnostische en therapeutische beleid. Soms kan onnodig, duur of risicodragend onderzoek worden vermeden en in een ander geval kunnen de bevindingen ertoe leiden dat het onderzoek in een bepaalde richting wordt uitgebreid, of dat voor een niet-medicamenteuze behandeling wordt gekozen, bijvoorbeeld wanneer een coronarialijden tot bepaalde veranderingen in het ECG aanleiding geeft.

De veelheid van informatie die met behulp van het ECG kan worden verkregen, het non-invasieve en veilige karakter en de geringe kosten maken de methode bij uitstek geschikt als eerste gerichte onderzoeksmethode bij de evaluatie van patiënten bekend met of verdacht van een cardiale aandoening.

## 2.3 Oorsprong van de elektrische activiteit van het hart

### 2.3.1 De actiepotentiaal

Hartspiercellen bevinden zich in rust in een gepolariseerde toestand, dat wil zeggen dat er een zekere spanning (potentiaalverschil) over de celmembraan bestaat waarbij de binnenzijde van de celmembraan negatief geladen is ten opzichte van de buitenzijde. Deze membraanpotentiaal heet de rustmembraanpotentiaal. Hij verschilt afhankelijk van de celsoort en bedraagt voor Purkinje-cellen en cellen van het ventrikelmyocard ongeveer −85 tot −90 mV, voor cellen in de sinusknoop en de AV-knoop ongeveer −50 tot −65 mV. De rustmembraanpotentiaal komt tot stand doordat de celmembraan tijdens de elektrische diastole nagenoeg alleen doorgankelijk is voor kaliumionen en er een belangrijk concentratieverschil bestaat in het kaliumgehalte binnen de cel (± 140 mM) en het extracellulaire milieu (± 5 mM).[6]

De rustpotentiaal en veranderingen in de membraanpotentiaal als gevolg van activatie van de cel kunnen gemeten worden door de tip van een micropipet (micro-elektrode) door de celmembraan in de cel te brengen en de heersende potentiaal te meten ten opzichte van een indifferente elektrode in de extracellulaire vloeistof. De veranderingen in de membraanpotentiaal tijdens de activatie en het daaropvolgende herstel van een enkele hartspiercel wordt een *actiepotentiaal* genoemd. Een actiepotentiaal (◘ Figuur 2.1) ontstaat door het opengaan van de zogenaamde snelle natriumkanalen in de celmembraan en het daarmee op gang komen van een inwaartse natriumstroom. Deze eerste fase van de actiepotentiaal wordt fase '0' genoemd. Door de teweeggebrachte spanningsverandering, *depolarisatie* genoemd, wordt een aantal andere stromen geactiveerd die samen leiden tot geleidelijk herstel van de rustmembraanpotentiaal. Dit herstelproces heet de *repolarisatie* van de cel. Direct na fase 0 repolariseert de membraanpotentiaal een klein stukje (fase 1) door de activiteit van een bepaalde uitwaartse kaliumstroom. Meteen daarna ontstaat er een evenwicht waarin de membraanpotentiaal weinig verandert, hetgeen betekent dat inwaartse stromen (met name een calciumstroom) en uitwaartse (kalium)stromen elkaar in evenwicht houden (fase 2 of plateaufase van de actiepotentiaal). Het steeds groter worden van een van de uitwaartse kaliumstromen zorgt ervoor dat de membraanpotentiaal uiteindelijk steeds meer negatief wordt en weer terugkeert naar de rustsituatie (fase 3 of fase van snelle repolarisatie). De rustfase zelf (de 'diastole') wordt fase 4 van de actiepotentiaal genoemd. De som van de actiepotentialen van alle hartspiercellen die bij de excitatie van het hart betrokken zijn levert aan het lichaamsoppervlak gemeten het ECG. Globaal gesproken

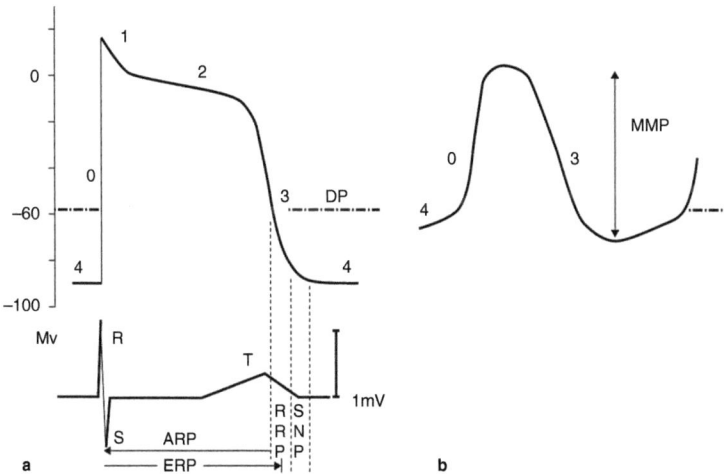

**Figuur 2.1** Schematische voorstelling van een actiepotentiaal (AP) van een gewone ventrikelmyocardcel (a) en een pacemakercel (b). De AP van een pacemakercel verschilt van die van de gewone ventrikelmyocardcel: de maximale membraanpotentiaal en de amplitude zijn kleiner, de stijgsnelheid van fase 0 is kleiner en de duur van de AP is korter, en fase 1 en de plateaufase van de repolarisatie ontbreken. Kenmerkend voor de AP van de pacemakercel is voorts de spontane depolarisatie tijdens fase 4. In de figuur is tevens bij benadering de relatie weergegeven tussen de actiepotentiaal, het ECG en de verschillende fasen van de refractaire periode. ARP, ERP en RRP geven respectievelijk de absoluut, effectief en relatief refractaire periode weer, SNP de supernormale fase, DP de drempelpotentiaal en MMP de maximale membraanpotentiaal (ook de maximale diastolische potentiaal genoemd) van de cel.

correspondeert de depolarisatie van de atriale cellen en ventrikelcellen met respectievelijk de P-top en het QRS-complex en het einde van de repolarisatie van de ventrikelmyocardcellen met het einde van de T-top van het ECG. De repolarisatie van het atriale myocard is in de regel niet zichtbaar op het ECG.

## 2.3.2 Membraanstromen

De bovengenoemde membraanstromen bestaan uit het transport van geladen deeltjes (ionen) door daarvoor doorgankelijke kanalen in de celmembraan, zogenaamde ionkanalen. In essentie zijn ionkanalen eiwitten in de celmembraan die door van vorm te veranderen 'gaten' in de celmembraan vormen, waardoor het mogelijk wordt dat ionen de celmembraan passeren. Deze kanalen zijn in principe doorgankelijk voor één soort ion, bijvoorbeeld natrium-, calcium- of kaliumionen. Omdat ionen positief of negatief geladen zijn wordt door hun transport een elektrische stroom gegenereerd die de membraanpotentiaal verandert. Inwaarts transport van positief geladen (bijvoorbeeld natrium)ionen leidt tot een verandering van de membraanpotentiaal in positieve (lees: minder negatieve) richting. Uitwaarts transport van positief geladen ionen, in de regel kaliumionen, leidt tot het (weer) meer negatief worden van de membraanpotentiaal. Het ontstaan van een actiepotentiaal is het gevolg van een in de tijd zorgvuldig geregisseerd open- en dichtgaan van de verschillende ionkanalen met genoemde membraanstromen als gevolg.

Figuur 2.2 toont de belangrijkste stromen die in de verschillende fasen van de actiepotentiaal van een gewone, werk-myocardcel van de ventrikels een rol spelen. Tijdens fase 0, de fase

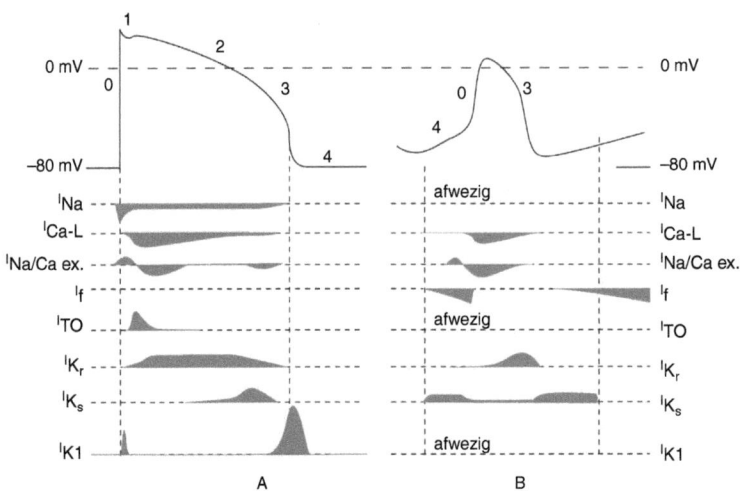

**Figuur 2.2** Schematische weergave van de membraanstromen die bij de totstandkoming van de actiepotentiaal van een ventrikelmyocardcel (a) en een pacemakercel in de sinusknoop (b) een rol spelen. Inwaartse stromen zijn naar beneden gericht weergegeven en uitwaartse stromen naar boven. De relatieve bijdrage in de tijd is door de dikte van de balken weergegeven. De grootte van de inwaarts en uitwaarts gerichte stromen is niet op schaal getekend. Voor de naamgeving van de membraanstromen wordt verwezen naar de tekst.

van de snelle depolarisatie van de cel, zijn aanvankelijk alleen de natriumkanalen open, met de genoemde inwaartse natriumstroom tot gevolg. Natriumkanalen sluiten zich weer snel zodat deze stroom eindig is. Door de ontstane spanningsverandering worden weer andere stromen geactiveerd die samen leiden tot de plateaufase van de actiepotentiaal, tijdens welke de inwaartse en uitwaartse stromen elkaar in evenwicht houden. Inwaarts stromen calciumionen door twee typen calciumkanalen: een snel en een langzaam geleidend type kanaal, respectievelijk het T-type en L-type calciumkanaal. Hoewel deze instroom van calciumionen zelf nauwelijks leidt tot een verhoging van het calciumgehalte van de cel, geeft ze wel aanleiding tot het vrijkomen van een aanzienlijke hoeveelheid calcium uit het sarcoplasmatisch reticulum. De hieropvolgende stijging van het intracellulaire calciumgehalte initieert de contractie van de hartspiercel, doordat het vrije calcium bindt aan de contractiele eiwitten die daardoor van vorm veranderen en verkorten (excitatie-contractiekoppeling). De som van de afzonderlijke celcontracties resulteert in de samentrekking van atria en ventrikels.

Een aantal verschillende kaliumkanalen transporteert uitwaartse stromen tijdens de plateaufase. Heel vroeg in de plateaufase wordt een kaliumkanaal geopend dat direct weer dichtgaat ('inactiveert'). De stroom die hierdoorheen loopt wordt $I_{TO}$ (transient outward current) genoemd. Het bestaan van dit kanaal bepaalt het aspect van fase 1 van de actiepotentiaal. $I_{TO}$ is aanwezig in epicardiale maar niet in endocardiale myocardcellen en is van groot belang omdat het in belangrijke mate aan het verschil in het elektrofysiologisch gedrag tussen de epicardiale en endocardiale lagen van het ventrikelmyocard ten grondslag ligt.

Een tweede kaliumstroom komt met een zekere tijdsvertraging op gang. Deze 'delayed rectifier' ($I_K$) bestaat uit een langzaam op gang komende component ($I_{Ks}$) en een later maar snel op gang komende component ($I_{Kr}$). Samen brengen zij uiteindelijk de membraanpotentiaal in het gebied waar een derde kaliumstroom met een hoge geleidbaarheid, dat wil zeggen het vermogen veel ionen per tijdseenheid te geleiden, de repolarisatie voltooit. Deze laatste stroom $I_{K1}$ is tevens verantwoordelijk voor het constant houden van de rustmembraanpotentiaal tijdens de diastole. In ◘ Figuur 2.2a zijn de membraanstromen die een rol spelen bij de totstandkoming van de actiepotentiaal van een ventrikelmyocardcel in de tijd synchroon schematisch onder de actiepotentiaal weergegeven. Ter vergelijking staat in ◘ Figuur 2.2b een actiepotentiaal van een sinusknoopcel weergegeven (zie ▶ par. 2.3.3). Deze individuele stromen zijn alle van belang omdat afwijkend gedrag in één van hen, door mutaties in de ervoor coderende genen, leiden tot erfelijke hartritmestoornissen (bijvoorbeeld het lange QT-syndroom).

De hierboven genoemde kanalen zijn alle spanningsafhankelijk, dat wil zeggen dat hun activiteit afhangt van de membraanspanning. Naast deze groep ionkanalen is er een tweede groep waarvan de activiteit gereguleerd wordt door binding van een stof (de 'agonist') aan een nabijgelegen receptor (receptorgestuurde kanalen). Voorbeelden zijn kaliumkanalen die gevoelig zijn voor ATP of voor acetylcholine. Ten slotte is er een aantal ionpompen en ionuitwisselaars die ook bijdragen aan de vorm van de actiepotentiaal (in het bijzonder aan de plateaufase). De natrium-kaliumpomp en de natrium-calciumuitwisselaar zijn hiervan de bekendste (◘ Figuur 2.2).

## 2.3.3 Prikkelvorming

Cellen in verschillende delen van het hart zijn uitgerust met verschillende samenstellingen van ionkanalen. Het gevolg hiervan is dat in elk deel van het hart andere membraanstromen een rol spelen bij het tot stand komen van de actiepotentiaal en dat er voor het desbetreffende deel van het myocard een specifieke actiepotentiaal bestaat. Zo ontbreekt de membraanstabiliserende stroom $I_{k1}$ in pacemakercellen van de sinusknoop en de AV-knoop. Hierdoor kan tijdens de diastole spontaan depolarisatie van de pacemakercel plaatsvinden (diastolische of fase-4-depolarisatie) (◘ Figuur 2.1b en ◘ Figuur 2.2b). Dit proces van automatische prikkelvorming is op zichzelf ook weer ingewikkeld, omdat de activiteit van ten minste vier membraanstromen bepaalt of de membraanpotentiaal ook daadwerkelijk depolariseert. Eén van deze stromen is de pacemakerstroom $I_f$, die zowel door natrium- als kaliumionen wordt gedragen. Wanneer de membraanpotentiaal door spontane diastolische depolarisatie een kritisch niveau bereikt (de zgn. *drempelpotentiaal* van de cel) volgt er volledige ontlading van de cel, overeenkomend met fase 0-depolarisatie en de vorming van een actiepotentiaal. Zo'n spontaan gevormde actiepotentiaal fungeert als prikkel voor de naastliggende cellen, die daarop op hun beurt tot ontlading gebracht worden. In het algemeen bepaalt de groep cellen met de hoogste spontane ontladingsfrequentie het hartritme en de hartfrequentie. Onder normale omstandigheden zijn dat de cellen van de sinusknoop.

De sinusknoopactiviteit staat sterk onder invloed van het autonome zenuwstelsel. Zo zijn de eerdergenoemde acetylcholine-afhankelijke kaliumkanalen overvloedig aanwezig in de sinusknoop. Vagusprikkeling leidt via deze kanalen tot activatie van het acetylcholine-gevoelige kaliumkanaal met een uitwaarts gerichte kaliumstroom en hyperpolarisatie van de membraanpotentiaal tot gevolg. Dientengevolge neemt de ontladingsfrequentie van de sinusknoopcellen af (◘ Figuur 2.3). Adrenerge beïnvloeding van de sinusknoopcel is een wat ingewikkelder proces, omdat veel membraanstromen gevoelig zijn voor catecholaminen. Het uiteindelijke resultaat is een toename van de stijgsnelheid van fase 4-depolarisatie en toename van de ontladingsfrequentie (◘ Figuur 2.3).

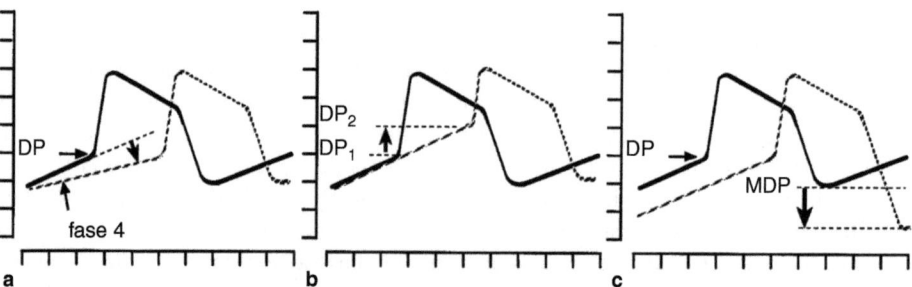

**Figuur 2.3** Drie verschillende mechanismen die tot verandering in de spontane ontladingsfrequentie van een pacemakercel kunnen leiden: *a* Bij gelijkblijvende drempelpotentiaal (DP) zal een trager verloop van fase 4-depolarisatie tot een lagere ontladingsfrequentie van de cel leiden (gestippelde actiepotentiaal). De DP wordt immers later bereikt; *b* Eenzelfde effect treedt op wanneer de DP hoger (minder negatief) wordt en zich verplaatst van DP1 naar DP2, bij gelijkblijvend verloop van fase 4-depolarisatie; *c* De ontladingsfrequentie van de cel neemt ook af wanneer DP en fase 4-depolarisatie constant blijven, maar de maximale diastolische potentiaal (MDP) van de cel toeneemt (hyperpolarisatie van de cel). Combinaties van a, b en c zijn mogelijk. Veranderingen in omgekeerde richting leiden tot een toename van de ontladingsfrequentie van de cel.

### 2.3.4 Prikkelgeleiding

De actiepotentiaal die door spontane ontlading van een pacemakercel (of door kunstmatige stimulatie van het hart) gevormd wordt, moet naar alle spiercellen worden voortgeleid om contractie van het hart te bewerkstelligen. De voortgeleiding van de elektrische impuls is een complex gebeuren, dat in ◘ Figuur 2.4 schematisch en vereenvoudigd is weergegeven. Cellen die zijn geëxciteerd dragen – als gevolg van de vorming van de actiepotentiaal – aan de binnenzijde van de celmembraan een positieve lading en aan de buitenzijde een negatieve lading. Voor de nog rustende, niet-geëxciteerde cellen is de situatie net andersom (zie ► par. 2.3.1 en ► par. 2.3.2). Als gevolg van het spanningsverschil tussen geëxciteerde en nog niet geëxciteerde cellen ontstaat er *intracellulair* een stroom, die loopt van cellen met een positieve lading naar cellen met een negatieve lading. *Extracellulair* loopt de stroom in omgekeerde richting, van de rustende cellen naar de reeds gedepolariseerde cellen. Zodra de intracellulaire stroom de membraanpotentiaal van de directe buurcellen tot het niveau van de drempelpotentiaal verlaagt, gaan de ionkanalen in de celmembraan open en stromen er positief geladen ionen (voornamelijk $Na^+$-ionen in atriale en ventrikelcellen en $Ca^{++}$-ionen in cellen van de sinusknoop en AV-knoop) de cel binnen. Als gevolg hiervan ontstaat er een nieuwe actiepotentiaal, die op zijn beurt de naastliggende cellen tot ontlading brengt, enzovoort.

De snelheid van de prikkelgeleiding hangt in belangrijke mate af van de stijgsnelheid van fase 0 en de hoogte (amplitude) van de actiepotentiaal. Deze worden op hun beurt bepaald door het niveau van de membraanpotentiaal op het moment waarop de depolarisatie inzet. De stijgsnelheid van fase 0 en de hoogte van de actiepotentiaal zijn kleiner naarmate het weefsel een lagere membraanpotentiaal heeft. Dat laatste kan fysiologisch zijn in geval van bijvoorbeeld de AV-knoop waar de geleidingssnelheid relatief laag is ($\approx$ 5 cm/s), maar ook pathologisch bijvoorbeeld ten gevolge van acute ischemie. Naast de membraanpotentiaal wordt de geleidingssnelheid ook bepaald door de mate waarin het weefsel vertakt is en de koppelingsweerstand van de cellen die wordt bepaald door de geleidbaarheid van de verbindingseiwitten tussen de cellen: de zogeheten connexines.

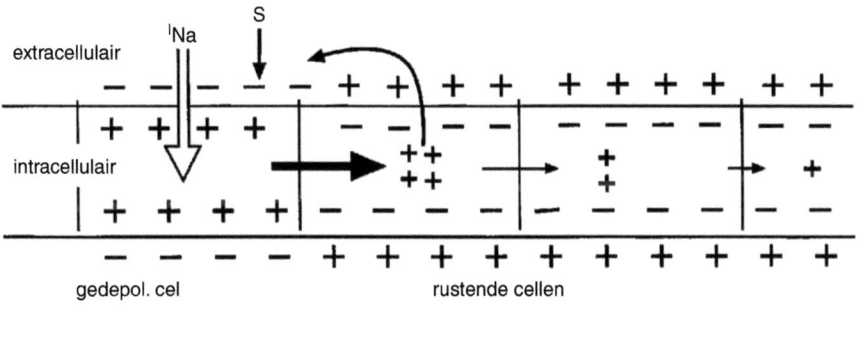

a

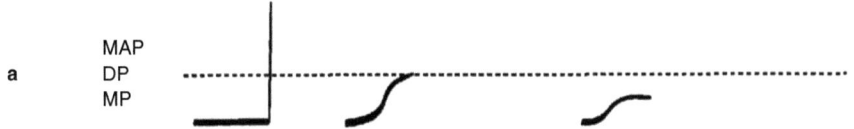

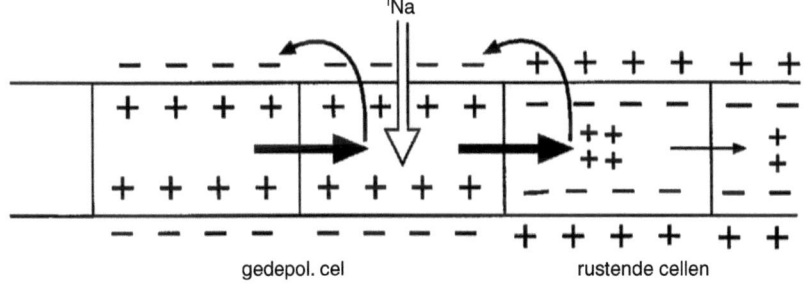

b

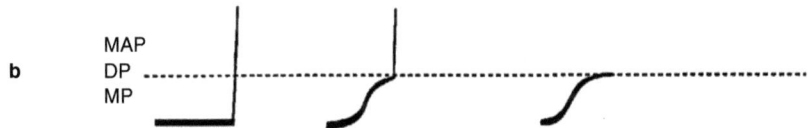

◘ **Figuur 2.4** Schematische weergave van de veranderingen in de membraampotentiaal (MP) van drie naast elkaar gelegen hartspiercellen tijdens de voortgeleiding van een elektrische impuls. In *a* wordt de eerste cel gestimuleerd (S). Er ontstaat een inwaartse natriumstroom ($I_{Na}$) die de cel depolariseert, waardoor fase 0 van de (monofasische) actiepotentiaal (MAP) ontstaat. De zwarte pijlen geven de intracellulaire stroom weer die zich via de gap-junctionkanalen – met afnemende sterkte – naar de buurcellen verplaatst. De gekromde pijlen representeren het verloop van de extracellulaire stroom. In *b* heeft de intracellulaire stroom de membraanpotentiaal verlaagd tot het niveau van de drempelpotentiaal (DP), waardoor een nieuwe actiepotentiaal wordt gevormd. Gedepol. cellen = gedepolariseerde cellen.

## 2.3.5 Refractaire periode

De periode direct volgend op de depolarisatie, waarin de cellen van het hart hun rustpotentiaal nog niet volledig hebben opgebouwd en daardoor niet of minder gemakkelijk tot ontlading kunnen worden gebracht, noemt men de refractaire periode. Deze is onder andere afhankelijk van vorm en duur van de actiepotentiaal (zie ◘ Figuur 2.1a). Zolang de cel tijdens haar repolarisatie een zeker minimum aan membraanpotentiaal, overeenkomend met het niveau van de drempelpotentiaal, niet heeft bereikt, is zij *absoluut refractair* (ARP): er volgt geen reactie ongeacht de sterkte van de prikkel. Na de ARP volgt de *relatief refractaire periode* (RRP) waarin wel een zekere – zij het nog niet volledige – membraanpotentiaal is opgebouwd. Tijdens het initiële deel van de RRP is de cel wel in staat op sterke prikkels te reageren, maar de gevormde actiepotentiaal is te zwak om te worden voortgeleid. Er ontstaat alleen een lokale reactie. De ARP en dit initiële deel van de RRP noemt men de *effectief refractaire periode* (ERP). Na de ERP in de terminale fase van de RRP kan de cel wel met een effectieve, zij het abnormale, actiepotentiaal reageren, dat wil zeggen één die zich vertraagd kan voortplanten. Ten slotte volgt een kortdurende periode, bij de overgang van fase 3 in fase 4, waarin de cel op relatief zwakke prikkels met een adequate, zij het nog altijd abnormale actiepotentiaal kan reageren. Dit is de *supernormale fase* (SNP). Daarna, dus aan het begin van fase 4, eindigt de refractaire periode en is de cel weer normaal prikkelbaar.

De duur van de actiepotentiaal en daarmee de duur van de verschillende fasen van de refractaire periode blijkt afhankelijk te zijn van de celsoort. In het atrioventriculaire geleidingssysteem neemt de duur van de actiepotentiaal toe van proximaal naar distaal en is voor de rechterbundeltak in de regel langer dan voor de linker-. Bij de overgang van de Purkinje-vezels naar de ventrikelmyocardcellen vindt weer een verkorting plaats. De hartfrequentie blijkt ook een belangrijke invloed te hebben: hoe sneller het hart klopt, hoe korter de duur van de actiepotentiaal en de refractaire periode en omgekeerd. Bij een plotselinge frequentieverandering vindt, onder andere afhankelijk van de celsoort, pas na een aantal intervallen de bij deze frequentie horende aanpassing van de refractaire periode plaats.

## 2.4 Excitatie van het hart

Eerder hebben we gezien hoe als gevolg van ionenstromen over de celmembraan, kleine elektrische stroompjes ontstaan (actiepotentialen) die zich van cel tot cel voortplanten. Actiepotentialen worden gemeten tussen het inwendige en uitwendige van de cel en worden beschouwd als het elektrogram van een enkele hartspiercel. Het oppervlakte-ECG maakt echter geen gebruik van intracellulaire registraties en de vraag is nu hoe een elektrode aan het oppervlak van het lichaam de elektrische veranderingen waarneemt die tijdens de hartcyclus op celniveau ontstaan. Daartoe moet men eerst het verloop van het elektrische proces in een spiervezel of spierbundel in relatie tot de positie van een afleidelektrode volgen en daarna kijken naar de situatie voor het hart als geheel.[8]

In ◘ Figuur 2.5 is een spiervezel weergegeven, geplaatst in een geleidend medium. Onder een spiervezel wordt hier verstaan een groep hartspiercellen die door bindweefsel bij elkaar gehouden wordt. Wanneer men in het geleidend medium een elektrode plaatst en deze met een elektrocardiograaf verbindt, kan het spanningsverloop aan de buitenzijde van de spiermembraan tijdens de depolarisatie en repolarisatie van de spiercellen worden gemeten ten opzichte van een indifferente elektrode die ergens ver weg geplaatst is. In de rustfase draagt de buitenzijde van de membraan een positieve lading en is er geen spanningsverschil tussen naast elkaar liggende delen van de celmembraan. De elektrocardiograaf zal dan ook geen uitslag registreren (◘ Figuur 2.5a). Wanneer de spiervezel op één plek wordt gestimuleerd (gedepolariseerd), wordt het inwendige van de cel positief en zal de membraan op dit punt aan de buitenzijde een negatieve lading krijgen. Zoals eerder beschreven (▶ par. 2.3.4), zal als gevolg van deze plaatselijke depolarisatie, zowel intracellulair als extracellulair een stroom gaan lopen tussen

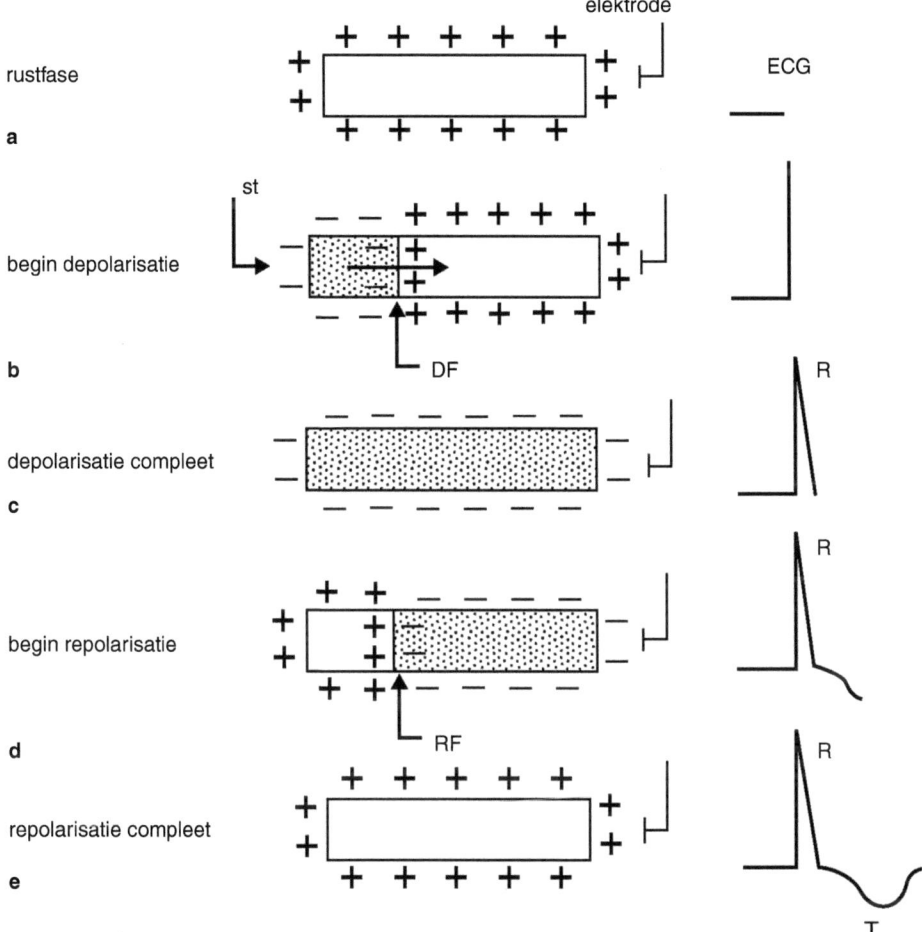

◘ **Figuur 2.5** Verloop van het depolarisatie- en repolarisatieproces in een vrije spiervezel. De ECG-elektrode is geplaatst tegenover de plaats van stimulatie van de spiervezel.
St = stimulus, DF = depolarisatiefront, RF = repolarisatiefront. De +- en -tekens geven de lading weer aan de buitenzijde van de celmembraan. Zie verder de tekst.

de gedepolariseerde en nog rustende cellen. Het gedepolariseerde gebied verplaatst zich daardoor als een golf over de spiervezel, in de richting van de nog niet geëxciteerde cellen.

De grens tussen het reeds gedepolariseerde en nog rustende deel van de spiervezel bestaat uit tegenover elkaar staande negatieve en positieve ladingen (dipolen).[9] Deze zich verplaatsende grenslijn, die aan zijn voorzijde (de richting waarin de depolariserende impuls zich verplaatst) een positieve lading heeft, noemt men het *depolarisatie-, activatie-* of *excitatiefront*. De elektrische stroom die als gevolg van het zich verplaatsende depolarisatiefront in het geleidend medium om de spierbundel ontstaat, kan met de elektrocardiograaf worden gemeten. Hoe het elektrogram eruitziet hangt af van de richting waarin het activatiefront zich verplaatst ten opzichte van de positie van de afleidelektrode. In ◘ Figuur 2.5 is de afleidelektrode geplaatst tegenover de plaats van stimulatie. Het activatiefront loopt tijdens de depolarisatie van de spiervezel geheel in de richting van de elektrode, die daardoor voortdurend tegen de positieve

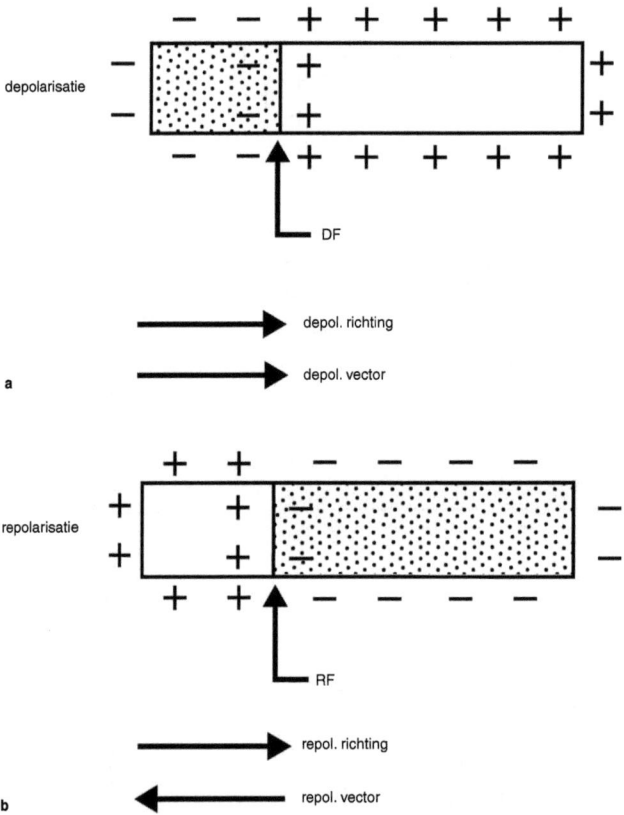

◘ **Figuur 2.6** Relatie tussen de richting van depolarisatie en de depolarisatievector en tussen de richting van repolarisatie en de repolarisatievector in een vrije spiervezel. Depolarisatie- en repolarisatievector zijn tegengesteld gericht. DF= depolarisatiefront; RF= repolarisatiefront.

zijde van het front aankijkt. Het ECG-apparaat registreert dan een volledig positieve (naar boven gerichte) uitslag (◘ Figuur 2.5b en ◘ Figuur 2.5c).

Na de depolarisatie volgt de repolarisatie. In een vrije spiervezel begint deze op de plek waar de depolarisatie is gestart. Het gerepolariseerde deel herwint zijn oorspronkelijke lading en schuift langzaam op totdat de cellen volledig gerepolariseerd zijn en de membraan aan de buitenzijde weer een positieve lading draagt (◘ Figuur 2.5d en ◘ Figuur 2.5e). De elektrocardiograaf registreert in zo'n geval de repolarisatie van de spiervezel als een negatieve uitslag. De richting waarin depolarisatie en repolarisatie in een vrije spiervezel verlopen is dus weliswaar dezelfde, maar de oriëntatie van de dipoollaag waar de elektrode tijdens de twee processen tegenaan kijkt, is verschillend.

In fysische termen kan men dit ook anders formuleren. De afzonderlijke dipooltjes (positieve en negatieve ladingen van gelijke grootte) kan men als een vector aangeven (een pijltje met een bepaalde richting en grootte). De som van al die afzonderlijke dipooltjes kan als vectorresultante met één grote pijl worden weergegeven die loopt van negatief naar positief. Wanneer men dit doet blijkt de vectorresultante van het repolarisatieproces in een spiervezel tegengesteld gericht te zijn aan de vectorresultante van het depolarisatieproces (◘ Figuur 2.6).

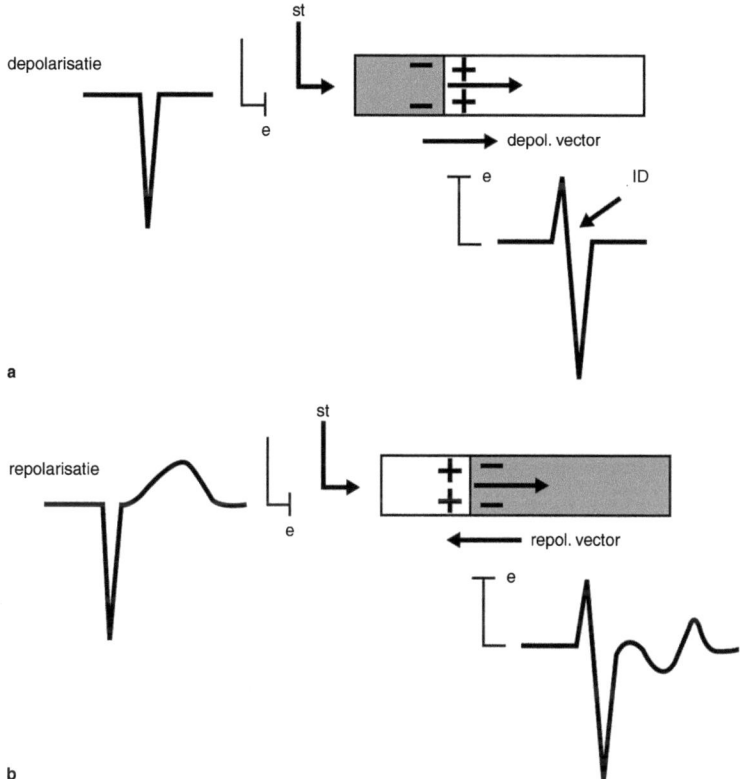

**Figuur 2.7** Invloed van elektrodeplaatsing op de vorm van het ECG-complex tijdens depolarisatie en repolarisatie van een vrije spiervezel. St = stimulus, E = ECG-elektrode, ID = intrinsieke deflexie.

Bij dezelfde elektrode-plaatsing zal dus de uitslag van de depolarisatie tegengesteld gericht zijn aan de uitslag van de repolarisatie.

In ◘ Figuur 2.7a is de elektrode bij de plaats van stimulatie geplaatst en kijkt nu tijdens de gehele depolarisatiefase tegen de negatieve achterkant van het activatiefront aan. Het resultaat is een volledig negatief complex. Wordt de elektrode ergens halverwege de spierbundel geplaatst, dan ziet hij eerst de positieve zijde van het activatiefront naderen (positieve uitslag) en kijkt vanaf het moment dat het front de elektrode passeert, tegen de negatieve achterzijde aan (negatieve uitslag). In deze positie wordt dus een positief-negatief complex geregistreerd. De neerwaartse beweging (van positief naar negatief) wordt geschreven op het moment waarop het activatiefront de elektrode passeert en wordt de *intrinsieke deflexie* van het complex genoemd. ◘ Figuur 2.7b geeft het verloop van de repolarisatie weer. De elektrode aan de voorzijde van de spiervezel (op de plaats van stimulatie) zal het repolarisatieproces als een positieve deflexie weergeven, terwijl de elektrode op de plaats halverwege de spiervezel een negatief-positieve uitslag te zien zal geven.

De in het voorgaande beschreven principes van depolarisatie en repolarisatie gelden ook voor het intacte hart. Het hart is immers een bundeling van spiervezels. Er is echter een belangrijk verschil. In de losse spiervezel of spierbundel begint de repolarisatie op de plaats waar ook de depolarisatie begon, zodat beide processen in dezelfde richting verlopen. In het intacte hart is dit echter anders. Hier begint de *depolarisatie* van de ventrikels als gevolg van de sub-

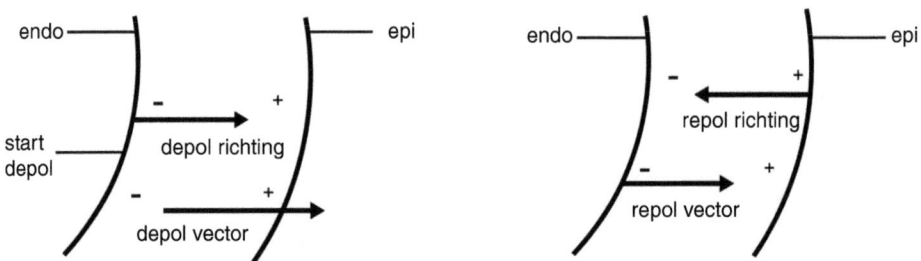

**Figuur 2.8** Depolarisatie- en repolarisatierichting in de normale ventrikel. De depolarisatie start subendocardiaal en de repolarisatie subepicardiaal. Depolarisatie- en repolarisatievector zijn gelijk gericht. endo = endocard, epi = epicard, depol = depolarisatie, repol = repolarisatie.

endocardiale ligging van het Purkinje-netwerk in de subendocardiale lagen, om van daaruit in de richting van het epicard te lopen. De *repolarisatie* van de ventrikels echter begint *in het normale hart* niet in de subendocardiale laag, maar in de subepicardiale lagen en loopt van daaruit in de richting van het endocard. Dit is schematisch weergegeven in ◘ Figuur 2.8).

In de normale ventrikel van de mens hebben depolarisatie en repolarisatie dus een tegenovergesteld verloop, zodat een elektrode die van buitenaf (de epicardiale zijde) naar de beide processen 'kijkt', zowel bij de depolarisatie als bij de repolarisatie tegen dezelfde kant van het dipoolfront aankijkt. Depolarisatie- en repolarisatievector hebben – althans bij de mens – dus dezelfde richting, zodat het depolarisatie- en repolarisatiecomplex van de ventrikels – respectievelijk het QRS-complex en de T-top – dezelfde richting hebben.

Vereenvoudigd kan men dit proces ook als volgt formuleren: *als het depolarisatiefront zich in de richting van de positieve elektrode beweegt, zal in het ECG een positief complex worden geregistreerd. Als het front zich van de positieve elektrode af beweegt, zal een negatief complex worden geregistreerd. Voor het normale repolarisatieproces volstaat het te onthouden dat het repolarisatiecomplex in vrijwel alle ECG-afleidingen dezelfde richting heeft als het depolarisatiecomplex.* Door toepassing van deze vuistregel kan men aan de hand van de vorm van de ECG-complexen in de verschillende afleidingen vaststellen hoe de richting van activatie van het desbetreffende hartcompartiment (atria of ventrikels) is geweest (zie ► par. 3.2 en ► Figuur 3.3). En als men eenmaal weet hoe de richting van activatie is geweest, kan men daaruit afleiden uit welk gebied de impuls vandaan komt, dat wil zeggen waar de pacemaker of het ritme genererend gebied in het hart gelokaliseerd is. Zie ► H. 5, Ritmestoornissen.

## 2.5 Routineafleidingen van het ECG

Bij de registratie van het conventionele oppervlakte-ECG wordt gebruikgemaakt van twaalf afleidingen, te weten *drie bipolaire extremiteitsafleidingen* volgens Einthoven,[10] *drie unipolaire extremiteitsafleidingen* volgens Goldberger[10,11] en *zes unipolaire precordiale afleidingen* volgens Wilson.[10,12]

De bipolaire extremiteitsafleidingen zijn afleiding I, II en III (◘ Figuur 2.9). Afleiding I registreert tijdens de hartcyclus het potentiaalverschil tussen linker- (L) en rechterarm (R), waarbij de positieve elektrode aan de linkerarm en de negatieve elektrode aan de rechterarm zijn bevestigd. Daarbij geldt dat de positieve elektrode degene is die met de positieve ingang van de elektrocardiograaf is verbonden. Afleiding II registreert het potentiaalverschil tussen linker-

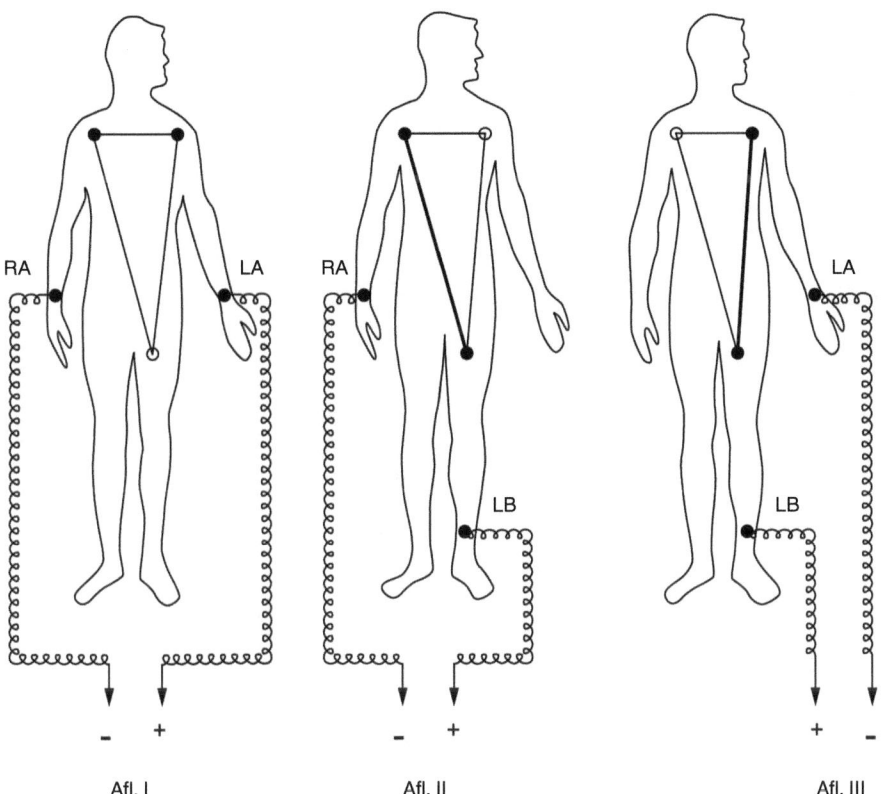

**Figuur 2.9** De drie bipolaire extremiteitsafleidingen volgens Einthoven. Bij afleiding I zit de positieve elektrode aan de linkerarm (LA) en bij afleidingen II en III aan het linkerbeen (LB). De aardingselektrode aan het rechterbeen is niet aangegeven. RA = rechterarm.

been (F, van het Engelse *foot*) en rechterarm, met de positieve elektrode aan het linkerbeen. Bij afleiding III zit de positieve elektrode aan het linkerbeen en de negatieve aan de linkerarm. De elektrode op het rechterbeen dient voor de aarding. De relatie tussen de drie bipolaire extremiteitsafleidingen wordt weergegeven in de zogenaamde regel van Einthoven,[10] waarbij geldt dat het voltage van het complex in afleiding III gelijk is aan het verschil van de gelijktijdig gemeten voltages van de complexen in I en II (afleiding III = afleiding II − afleiding I).

Unipolaire afleidingen, aangeduid met de letter V, registreren bij benadering de reële potentiaal op een bepaalde plaats van het lichaam. Dit wordt bereikt door het potentiaalverschil te meten tussen de afleidelektrode (explorerende elektrode) en een gemeenschappelijke '*central terminal*', waarvan de potentiaal vrijwel nul is. Deze central terminal van Wilson fungeert als indifferente referentie-elektrode en wordt, door een schakeling in de elektrocardiograaf, gerealiseerd door de elektroden aan linkerarm, rechterarm en linkerbeen, elk via een weerstand van 5000 ohm met de elektrocardiograaf te verbinden.

De extremiteitsafleidingen VR, VL en VF zijn unipolaire afleidingen van respectievelijk de rechterarm, de linkerarm en het linkerbeen. Gebleken is dat de amplitude van de complexen in deze afleidingen ongeveer 50% groter kan worden gemaakt zonder dat dit de configuratie van de complexen beïnvloedt, door de elektrode van de desbetreffende extremiteit los te koppelen van de central terminal en het potentiaalverschil te meten tussen deze extremiteit en de ge-

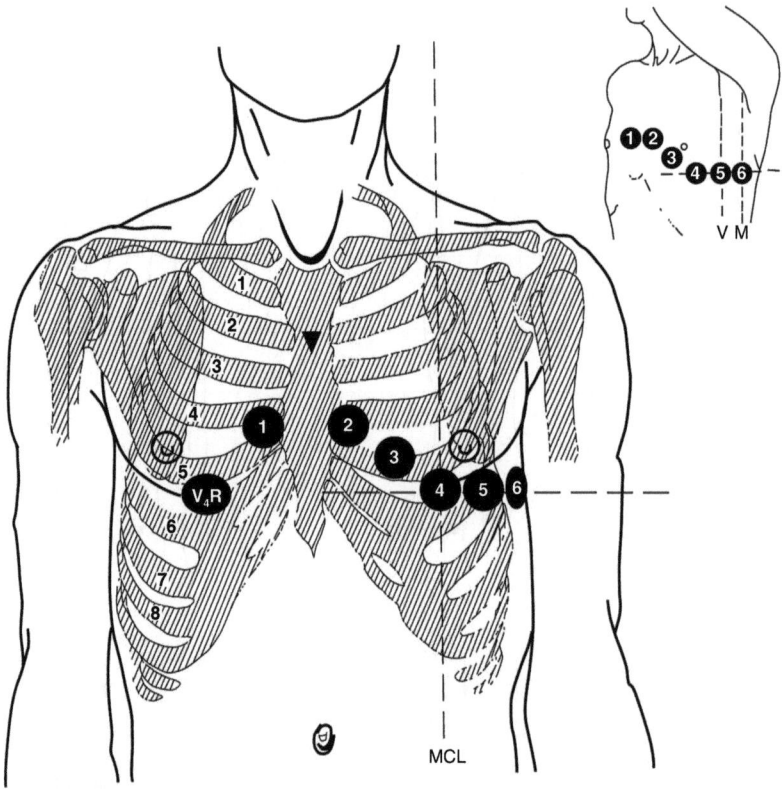

**Figuur 2.10** De elektrodeplaatsing voor de borstwandafleidingen. Afleiding V4R ligt op de rechter borstwand, symmetrisch t.o.v. V4 op de linker borstwand. mcl = medioclaviculaire lijn, V = voorste, M = middelste oksellijn. Zie verder de tekst.

middelde potentiaal van de twee andere. Deze 'versterkte' afleidingen'[11] worden aangeduid met de letter a (van *augmented*) en worden eveneens automatisch door een schakeling in de elektrocardiograaf gerealiseerd: aVR is dus een versterkte unipolaire afleiding van de rechterarm, aVL van de linkerarm en aVF van het linkerbeen. Met deze afleidingen kijkt men als het ware vanuit de aanhechting van de desbetreffende extremiteit (schouder respectievelijk heup) naar het verloop van het activatieproces van het hart.

De unipolaire borstwand- of precordiale afleidingen V1-V6 registreren de potentiaalveranderingen op een bepaalde plaats op de borst. Bij de extremiteitsafleidingen komt het er niet precies op aan waar op de desbetreffende extremiteit de elektrode wordt geplaatst. Bij de precordiale afleidingen is het daarentegen van groot belang dat elke elektrode precies op een gedefinieerde plaats wordt gezet. Verschillen in elektrodeplaatsing kunnen een belangrijke invloed uitoefenen op de vorm en het voltage van de complexen, hetgeen tot onjuiste interpretatie van het ECG aanleiding kan geven en de vergelijking van opeenvolgende registraties bemoeilijken. Het mooiste zou natuurlijk zijn wanneer men bij het maken van het eerste ECG bij een patiënt de plek van de elektrodeplaatsing met Oost-Indische inkt zou kunnen markeren, vooral wanneer men verwacht meerdere opeenvolgende ECG's te zullen registreren, zoals het geval is bij observatie van een patiënt op de hartbewakingsafdeling. ◘ Figuur 2.10 toont de elektrodeplaatsing voor de borstwandafleidingen.

- V1: vierde intercostale ruimte rechts naast het borstbeen;
- V2: vierde intercostale ruimte links naast het borstbeen;
- V3: halverwege de verbindingslijn V2-V4;
- V4: vijfde intercostale ruimte in de medioclaviculaire lijn;
- V5: hetzelfde horizontale vlak als V4, in de voorste axillaire lijn;
- V6: hetzelfde horizontale vlak als V4 in de middelste axillaire lijn.

Bij verdenking op een rechterkamerinfarct worden ook afleidingen gemaakt van de rechter borstwand op plaatsen overeenkomend met V3-V6. Deze afleidingen worden aangeduid als V3R, V4R, enzovoort (◘ Figuur 2.10).

Bij de unipolaire afleidingen fungeert de explorerende elektrode als de positieve elektrode. In bepaalde gevallen kunnen ook borstwandafleidingen worden gemaakt waarbij de elektroden één intercostale ruimte hoger of lager worden geplaatst. Een afwijkende elektrodeplaatsing of een afwijkende houding van de patiënt tijdens de registratie, bijvoorbeeld in de postoperatieve fase, moet duidelijk op het ECG worden aangegeven, anders wordt de ECG-beoordelaar op een dwaalspoor gebracht.

## Literatuur

1. Krijthe BP, Leening MJ, Heeringa J, Kors JA, Hofman A, Franco OH, Witteman JC, Stricker BH. Unrecognized myocardial infarction and risk of atrial fibrillation: the Rotterdam Study. Int J Cardiol 2013;168 (2):1453-1457.
2. Harmon KG, Zigman M, Drezner JA. The effectiveness of screening history, physical exam, and ECG to detect potentially lethal cardiac disorders in athletes: a systematic review/meta-analysis. J Electrocardiol 2015;48:329-338.
3. Riding NR, Sheikh N, Adamuz C, Watt V, Farooq A, Whyte GP, George KP, Drezner JA, Sharma S, Wilson MG. Comparison of three current sets of electrocardiographic interpretation criteria for use in screening athletes. Heart 2015;101:384-390.
4. Amsterdam EA, Wenger NK, Brindis RG, Casey DE, Jr., Ganiats TG, Holmes DR, Jr., Jaffe AS, Jneid H, Kelly RF, Kontos MC, Levine GN, Liebson PR, Mukherjee D, Peterson ED, Sabatine MS, Smalling RW, Zieman SJ. 2014 AHA/ACC Guideline for the Management of Patients with Non-ST-Elevation Acute Coronary Syndromes: a report of the American College of Cardiology/American Heart Association Task Force on Practice Guidelines. J Am Coll Cardiol 2014;64:e139-e228.
5. Kors JA, de Bruyne MC, Hoes AW, van HG, Hofman A, van Bemmel JH, Grobbee DE. T-loop morphology as a marker of cardiac events in the elderly. J Electrocardiol 1998;31 Suppl:54-59.
6. Dunn MI, Lipman B.S. Basic Physiologic Principles. Lipman-Massi, Clinical Electrocardiography, 8th Edition ed. Year Book Medical Publishers, INC. Chicago; 2016. p. 24-59.
7. Jalife J, Delmar M, Davidenko JM, Anumonwo JMB. Basic cardiac electrophysiology for the clinician. Futura Publ Co Armonk NY; 1999. p. 1-122.
8. Coronel R. Pathofysiologische grondslagen van ritmestoornssen. Bohn Stafleu van Loghum, Houten; 2008. p. 251-259.
9. Corbin LV, Scher AM. The canine heart as an electrocardiographic generator. Dependence on cardiac cell orientation. Circ Res 1977;41:58-67.
10. Jin BE, Wulff H, Widdicombe JH, Zheng J, Bers DM, Puglisi JL. A simple device to illustrate the Einthoven triangle. Adv Physiol Educ 2012;36:319-324.
11. Goldberger E. Simple electrocardiographic electrode of zero potential and technique of obtaining augmented unipolar extremity leads. Am Heart J 1946;32:277.
12. Wilson FN, Johnston FD, Macleod AC et al.Electrocardiograms that represent the potential variations of a single electrode. Am Heart J 1934;9:477.

# Het normale ECG

De loopsnelheid van de ECG-registratie en de ijking van de golfvormen zijn gestandaardiseerd. Het ECG bestaat uit elektrische signalen die achtereenvolgens de depolarisatie en de repolarisatie van de atria en ventrikels weergeven. De elektrische signalen die het hart opwekt bestaan achtereenvolgens uit de P-top (atria), het QRS-complex en het ST-T-segment (ventrikels) die in de standaard 12-ECG-afleidingen onderling in vorm, grootte en elektrische hartas verschillen. De verschillende onderdelen van de P-top en het QRS-complex worden hier apart beschreven. Daarnaast gelden er normaal- of referentiewaarden van de duur en de uitslag van de verschillende golfvormen in de diverse afleidingen. Na de bespreking hoe de elektrische hartas van het QRS-complex in het frontale en horizontale vlak kan worden bepaald, volgt een overzicht van de kenmerken van het normale ECG.

3.1 Golfvormen en tijdsintervallen van het ECG en referentiewaarden – 28

3.2 Beschrijving van de configuratie van het QRS-complex – 29

3.3 IJking en registratiesnelheid – 31

3.4 Referentiewaarden van de tijdsduur van golfvormen – 31

3.5 Bepaling van de elektrische hartas in het frontale vlak – 31

3.6 Normale stand van frontale hartas van het QRS-complex – 32

3.7 Stand van de elektrische hartas in het horizontale vlak – 34

3.8 Het normale patroon van activatie en herstel van het hart – 34

3.9 De positie van de elektroden en het normale ECG – 37

3.10 Kenmerken van het normale ECG – 38

Literatuur – 39

## 3.1 Golfvormen en tijdsintervallen van het ECG en referentiewaarden

De verschillende golfvormen en tijdsintervallen van het ECG zijn weergegeven in ◘ Figuur 3.1. De P-top representeert de activatie van beide atria en heeft een enigszins afgeronde golfvorm met een laag voltage. De breedte van de P-top wordt gemeten van het vroegste begin tot het laatst zichtbare einde. Dit tijdsinterval weerspiegelt de totale duur van de elektrische activatie van beide atria. Het PQ- of PR-interval is de tijd tussen het vroegste begin van de P-top en het vroegste begin van het QRS-complex. Dit interval representeert het tijdsinterval die de impuls nodig heeft om van de plaats van prikkelvorming in de atria (meestal de sinusknoop), via het atriale myocard, de AV-knoop en bundel van His, de ventrikels te bereiken en aldaar de elektrische activatie te starten. Het ventriculaire of QRS-complex bestaat uit een relatief snelle golfvorm met een hoog voltage die de elektrische activatie van beide ventrikels weergeeft. De QRS-duur wordt gemeten van het eerst zichtbare begin tot het laatst zichtbare einde van het QRS-complex (het J-punt). In de precordiale (V1-V6) afleidingen is het QRS-complex vaak iets breder dan in de extremiteitsafleidingen.

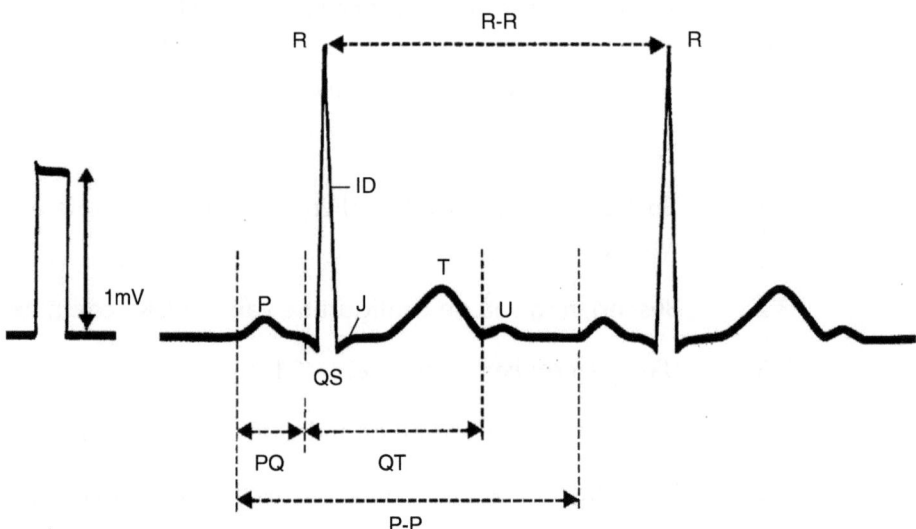

◘ **Figuur 3.1** De verschillende golfvormen en intervallen van het ECG. ID = intrinsicoïde deflexie van het QRS-complex. Deze komt bij benadering overeen met de intrinsieke deflexie van een intracardiaal in de ventrikel geregistreerd elektrogram en geeft het moment aan waarop het deel van de ventrikel dat onder de afleidelektrode gelegen is, wordt geactiveerd (zie ▶ ▶ par. 2.4).

Het ST-segment en de T-top, samen ook wel het ST-T-segment genoemd, representeren de repolarisatie van beide kamers. Het ST-segment komt ongeveer overeen met fase 2 (het plateau) en de T-top met fase 3 van de actiepotentiaal (▶ Figuur 2.1). De vaak vrij scherpe overgang van QRS-complex naar ST-segment wordt de ST-junction of het J-punt genoemd. Tussen de T-top en de P-top van de daaropvolgende hartcyclus wordt in veel afleidingen een meestal positieve golfvorm met een laag voltage gezien, de U-golf. De oorzaak hiervan is onzeker.[2] De repolarisatie van het Purkinje-netwerk geldt als een mogelijke bron van deze golfvorm. De QT-tijd representeert de totale duur van de depolarisatie en repolarisatie van de ventrikels. Dit interval is afhankelijk van hartfrequentie, leeftijd en geslacht. De voor de hartfrequentie ge-

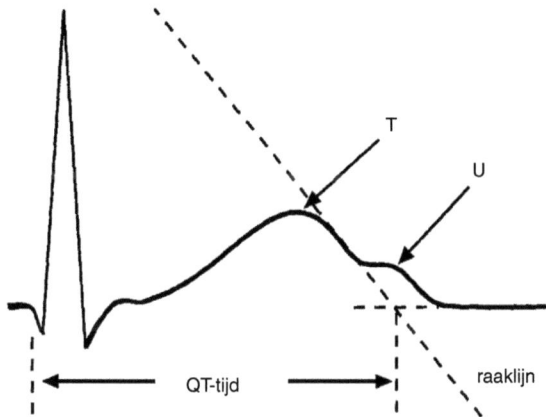

◘ **Figuur 3.2** Methode voor meting van het QT-interval bij fusie tussen T- en U-golf.

corrigeerde normale QT-tijd (QTc) kan uit ◘ Tabel 3.1 worden afgelezen of berekend met de formule van Bazett,[3] zie ook ► par. 8.2.1.

In deze formule staat QT voor het gemeten QT-interval in seconden en RR voor de duur van het voorafgaande RR-interval, eveneens uitgedrukt in seconden. De QT-tijd wordt gemeten van het begin van het QRS-complex (dat met een Q of R kan beginnen, zie verder) tot het einde van de bijbehorende T-top. Wanneer het einde van de T-top als gevolg van fusie met de daaropvolgende U-golf niet goed zichtbaar is, wordt de QT-tijd bepaald door een raaklijn te trekken langs het steilste deel van het afdalende been van de T-top. Het punt waar deze raaklijn de basislijn snijdt, markeert het einde van het QT-interval (◘ Figuur 3.2), zie ► par. 8.2.1.

## 3.2 Beschrijving van de configuratie van het QRS-complex

De beschrijving van de configuratie van het QRS-complex is gebaseerd op internationale afspraken die destijds door onze landgenoot en Nobelprijswinnaar Willem Einthoven (1860-1927)[4] werden voorgesteld (◘ Figuur 3.3). De R-top is de eerste positieve uitslag van het ventrikelcomplex. Een eerste negatieve uitslag voor de R-top wordt een Q-golf genoemd. Een negatieve golfvorm na de R-top noemt men een S-golf. Volgt er een tweede positieve uitslag, dan wordt deze aangegeven als R'. Een negatieve uitslag na R' wordt S' genoemd. Als het ventriculaire complex volledig negatief is wordt het als een QS-complex aangegeven. Een golfvorm groter of gelijk aan 5 mm (= 0,5 mV) wordt met een hoofdletter aangegeven, anders met een kleine letter.

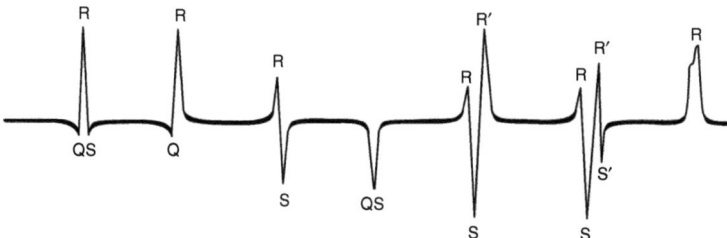

◘ **Figuur 3.3** Verschillende vormen van het QRS-complex met de gebruikelijke beschrijving.

⬛ **Tabel 3.1** Normaalwaarden van ECG-variabelen voor diverse leeftijden, onafhankelijk van de EGC-afleidingen [1]

| Parameter | Geslacht | 16-19 | 20-29 | 30-39 | 40-49 | 50-59 | 60-69 | 70-79 | 80-89 |
|---|---|---|---|---|---|---|---|---|---|
| Hartfrequentie (slagen/m) | Man | 73 (49, 107) | 65 (45, 94) | 65 (46, 95) | 66 (47, 95) | 67 (48, 94) | 67 (48, 95) | 67 (50, 99) | 74 (40, 97) |
| | Vrouw | 72 (47, 105) | 67 (48, 98) | 66 (47, 95) | 67 (47, 90) | 69 (52, 94) | 71 (53, 94) | 72 (55, 98) | 72 (50, 102) |
| Duur P-top (ms) | Man | 106 (90, 136) | 110 (90, 128) | 110 (90, 134) | 110 (90, 134) | 116 (94, 140) | 120 (94, 146) | 120 (94, 144) | 121 (92, 152) |
| | Vrouw | 104 (89, 124) | 104 (88, 122) | 106 (89, 128) | 108 (90, 128) | 112 (92, 134) | 114 (92, 138) | 116 (90, 144) | 118 (90, 146) |
| Duur PQ-tijd (ms) | Man | 148 (118, 200) | 150 (118, 196) | 152 (118, 198) | 152 (115, 200) | 160 (124, 206) | 164 (126, 220) | 164 (129, 228) | 172 (122, 290) |
| | Vrouw | 144 (112, 190) | 144 (110, 190) | 146 (114, 196) | 148 (112, 200) | 156 (120, 206) | 158 (120, 206) | 162 (121, 210) | 170 (125, 235) |
| Duur QRS-complex (ms) | Man | 100 (82, 126) | 100 (80, 126) | 100 (78, 124) | 100 (78, 122) | 100 (80, 124) | 100 (80, 124) | 101 (80, 131) | 98 (70, 136) |
| | Vrouw | 92 (74, 112) | 90 (76, 110) | 92 (74, 114) | 90 (76, 114) | 92 (76, 114) | 92 (76, 115) | 92 (74, 114) | 92 (72, 118) |
| QT-interval (ms) | Man | 378 (332, 452) | 394 (342, 454) | 396 (344, 454) | 394 (342, 458) | 396 (342, 458) | 398 (346, 454) | 398 (336, 458) | 395 (334, 476) |
| | Vrouw | 390 (337, 455) | 394 (340, 456) | 400 (346, 460) | 396 (350, 458) | 398 (349, 458) | 396 (351, 454) | 394 (342, 454) | 394 (332, 461) |
| QTc, Bazett (ms) | Man | 416 (379, 460) | 409 (364, 453) | 413 (365, 458) | 416 (372, 462) | 418 (375, 463) | 419 (379, 463) | 421 (379, 478) | 430 (388, 500) |
| | Vrouw | 429 (382, 473) | 418 (374, 458) | 419 (377, 464) | 421 (379, 468) | 427 (391, 472) | 429 (391, 473) | 432 (396, 476) | 432 (393, 480) |
| Frontale P-as (°) | Man | 59 (-22, 81) | 53 (-8, 79) | 57 (-13, 81) | 61 (-1, 82) | 61 (3, 81) | 61 (-1, 82) | 63 (-4, 82) | 63 (-79, 105) |
| | Vrouw | 51 (-7, 78) | 46 (-21, 75) | 50 (-20, 79) | 58 (-8, 80) | 56 (-1, 80) | 56 (-2, 81) | 57 (-9, 80) | 56 (-19, 80) |
| Frontale QRS-as (°) | Man | 74 (-15, 111) | 66 (-25, 98) | 69 (-29, 100) | 69 (-40, 97) | 56 (-49, 92) | 42 (-62, 90) | 33 (-66, 83) | 15 (-60, 83) |
| | Vrouw | 65 (-11, 103) | 57 (-18, 93) | 57 (-25, 95) | 58 (-20, 94) | 40 (-36, 88) | 28 (-46, 81) | 13 (-54, 77) | 6 (-52, 82) |
| Frontale T-as (°) | Man | 51 (-3, 73) | 45 (0, 77) | 50 (0, 78) | 54 (-2, 81) | 51 (-4, 84) | 54 (-14, 86) | 56 (0, 90) | 57 (-142, 93) |
| | Vrouw | 43 (4, 68) | 38 (-10, 66) | 40 (-5, 74) | 48 (-4, 80) | 44 (0, 81) | 48 (-13, 88) | 54 (-2, 104) | 56 (-52, 159) |
| QRS-T-hoek (°) | Man | 51 (9, 111) | 46 (9, 97) | 44 (9, 101) | 49 (11, 107) | 50 (13, 117) | 57 (16, 125) | 61 (10, 129) | 61 (13, 142) |
| | Vrouw | 43 (11, 107) | 34 (7, 87) | 37 (9, 95) | 43 (11, 96) | 44 (11, 105) | 52 (13, 114) | 60 (11, 128) | 71 (20, 154) |

Mediane waarden (2$^e$ percentiel, 98$^e$ percentiel)

## 3.3 IJking en registratiesnelheid

De normale ijk bij de registratie van het ECG is 10 mm = 1 mV. De normale registratiesnelheid is 25 mm/s, waardoor 1 mm in horizontale richting overeenkomt met 0,04 seconde of 40 msec. In bepaalde gevallen kan met een lagere of hogere snelheid worden geregistreerd: bijvoorbeeld 10 mm/s of 50 mm/s, of met een grotere of kleinere ijk, bijvoorbeeld 1 mV = 5 mm ('halve ijk').

Het is belangrijk bij elke registratie naar de ijk van de afzonderlijke kanalen te kijken alvorens voltages van de complexen te meten. Ook dient men zich ervan te vergewissen of de ijksignalen met elkaar in fase zijn, dat wil zeggen op hetzelfde tijdstip worden geschreven. Alleen dan immers kan men de golfvormen in gelijktijdig geregistreerde kanalen op onderdelen, bijvoorbeeld begin en einde van een complex, met elkaar vergelijken.

## 3.4 Referentiewaarden van de tijdsduur van golfvormen

Hieronder volgen de referentiewaarden van de tijdsduur van golfvormen (tijdsintervallen) die bij de klinische beoordeling van het ECG van volwassenen worden gemeten:
1. De breedte of duur van de P-top bedraagt tijdens een sinusritme 0,11 sec. of minder.
2. Het PQ-interval (in Engelstalige landen PR-interval genoemd) bedraagt bij hartfrequenties tussen 50 en 100/min. 0,12-0,20 sec. De lengte van dit interval is afhankelijk van de hartfrequentie en de leeftijd. Bij een frequentietoename neemt de PQ-tijd af en bij een frequentiedaling neemt de PQ-tijd toe. Op hogere leeftijd neemt de lengte van de PQ tijd ook toe (zie ◘ Tabel 3.1).
3. De normale breedte of duur van het QRS-complex bedraagt 0,08-0,10 sec.; bij personen zonder gestoorde ventriculaire functie kan de duur van het QRS-complex wat korter worden bij hogere hartfrequentie.[5]
4. De QTc-tijd van mannen is korter dan die van vrouwen (zie ◘ Tabel 3.1). Bij een QTc > 0,45 sec. spreekt men van een verlengde QTc-tijd, zie ▶ par. 8.2.1.

## 3.5 Bepaling van de elektrische hartas in het frontale vlak

Met de term elektrische hartas wordt bedoeld de gemiddelde richting van het QRS-complex in de holte van de thorax. Meestal beperkt men zich tot de gemiddelde richting of vector van de elektrische krachten tijdens de depolarisatie van de ventrikels maar op gelijke wijze kan men ook spreken over de elektrische hartas van de P-top, van het ST-segment en van de T-top.

Om de stand van de gemiddelde elektrische as van het QRS-complex in het frontale vlak te bepalen worden de bipolaire extremiteitsafleidingen gebruikt, die de elektrische activiteit in het frontale vlak weerspiegelen (zie ◘ Figuur 3.4). Daarvoor gebruikt men een stelsel van zes assen. Dit ontstaat door de assen van de zes extremiteitsafleidingen in parallelle richting zodanig te verplaatsen dat ze door één snijpunt lopen (◘ Figuur 3.4). De hoek tussen twee assen bedraagt dan steeds 30°. Elke as kent een positieve en een negatieve zijde. De positieve zijde is gericht naar de positieve elektrode van de desbetreffende afleiding; bijvoorbeeld de linkerarm van afleiding I. De positie van de gemiddelde elektrische hartas in het frontale vlak kan op verschillende manieren worden bepaald.

De as wordt berekend door de som van positieve en negatieve uitslagen van het QRS-complex in twee extremiteitsafleidingen (meestal kiest men hiervoor de afleidingen I en III) op de overeenkomstige afleidingsassen van het stelsel af te zetten. Vanuit deze punten worden loodlijnen

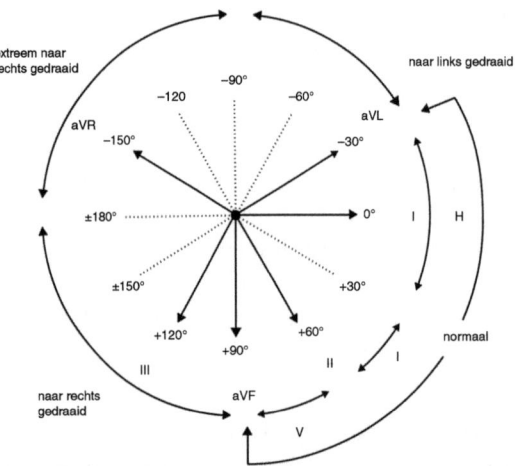

**Figuur 3.4** Bepaling van de stand van de elektrische as van het QRS-complex en eventueel van de P-top, ST-segment of van de T-top in het frontale vlak met het stelsel van zes assen door één snijpunt. Wanneer de elektrische hartas onder de as van afleiding I (0°) staat, wordt een positieve waarde en daarboven een negatieve waarde aan de hartas toegekend. Van elke as geeft de kop van de pijl de stand van de positieve elektrode weer en het ononderbroken deel de positieve kant van de as. H = horizontale, I = intermediaire en V = verticale stand van de gemiddelde elektrische hartas.

getrokken waardoor een snijpunt ontstaat. Door dit snijpunt met het nulpunt van het assenstelsel te verbinden wordt de richting van de gemiddelde frontale as van het desbetreffende complex verkregen (◘ Figuur 3.5). Deze methode is tijdrovend en daardoor onpraktisch.

Een snellere en gemakkelijker methode is het schatten van de stand van de as door in de zes extremiteitsafleidingen te zoeken naar de afleiding met het grootste positieve QRS-complex. De elektrische hartas loopt dan ongeveer parallel aan de positieve kant van de as van de betreffende afleiding (◘ Figuur 3.5). Een alternatief is om te kijken naar de afleiding met het grootste negatieve QRS-complex. De elektrische hartas loopt dan parallel aan de negatieve kant van de as van de desbetreffende afleiding. Voor een nadere precisering kan nog worden gekeken naar de afleiding waar een positief-negatief (RS) of negatief-positief (QR-)complex wordt geregistreerd waarvan de som van positieve en negatieve uitslagen ongeveer nul is. De elektrische as moet dan (ongeveer) loodrecht op deze afleiding staan. Door de bevindingen in de afleidingen met de grootste en kleinste uitslag te combineren kan men aldus gemakkelijk de stand van de hartas bepalen. Op soortgelijke wijze kan ook de frontale as van de P-top, het ST-segment en de T-top worden geschat.

## 3.6 Normale stand van frontale hartas van het QRS-complex

Een gemiddelde frontale hartas tussen −30° en +105° wordt als normaal beschouwd. Binnen deze normale spreiding wordt bij een stand tussen −30° en +30° van een horizontale positie, bij een positie tussen +30° en +60° van een intermediaire stand en tussen +60° en +90° van een verticale stand gesproken. Tussen −30° en −105° wordt dit een naar links gedraaide elektrische hartas en tussen +90° en ±180° van een naar rechts gedraaide elektrische hartas genoemd. Wanneer de stand van de hartas in het linker-bovenkwadrant tussen −90° en ±180° gelegen is, gebruikt men de term extreem naar rechts gedraaide elektrische hartas (◘ Figuur 3.4).

## Kenmerken van de frontale elektrische hartas van het QRS-complex in de extremiteitsafleidingen

De gemiddelde elektrische hartas van het QRS-complex in het frontale vlak kunnen wij snel herkennen aan bepaalde kenmerken van het QRS-complex in de extremiteitsafleidingen (zie
◘ Figuur 3.5):

- *naar links gedraaide hartas:* overwegend negatief QRS-complex in III en aVF en iso-elektrisch (R/S ratio = 1) of overwegend negatief QRS-complex in II;
- *horizontale hartas:* overwegend negatief QRS-complex in III en aVF en positief QRS-complex in II;
- *intermediaire hartas:* positief QRS-complex in aVL en aVF;
- *verticale hartas:* overwegend negatief QRS-complex in aVL en positief of iso-elektrisch QRS-complex in I;
- *naar rechts gedraaide hartas:* overwegend negatief QRS-complex in aVL en I;
- *extreem naar rechts gedraaide* (linker-bovenkwadrant > – 90 ° maar < ± 180°): overwegend negatief QRS-complex in II, III, aVF en I en positief in aVR.

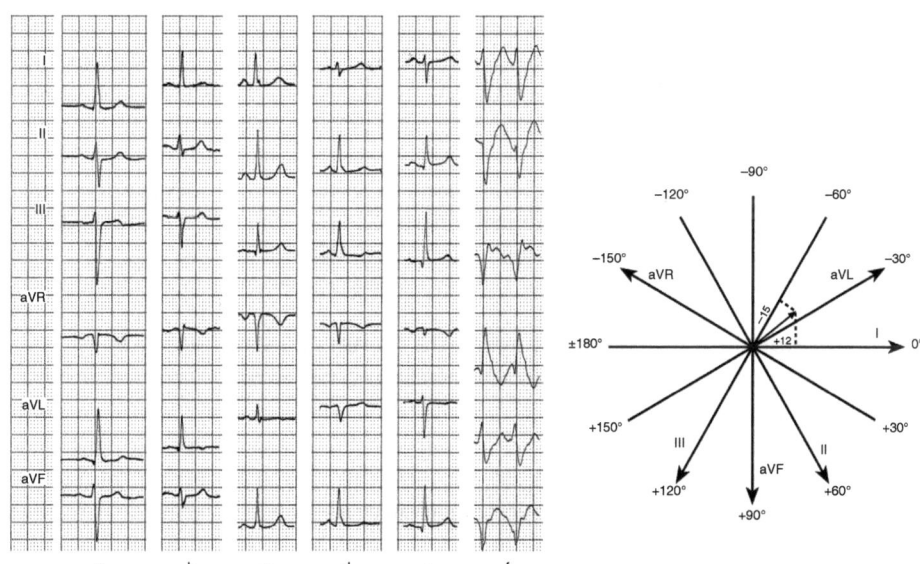

◘ **Figuur 3.5** Schatting van de positie van de frontale as van het QRS-complex aan de hand van de grootste positieve of negatieve uitslag van het QRS-complex. In het rechterpaneel wordt het stelsel van de zes assen getoond met daarin aangegeven de berekening van de QRS-as van het ECG in paneel a. De as ligt op −40°; a = naar links gedraaide, b = horizontale, c = intermediaire, d = verticale, e = naar rechts gedraaide en f = extreem naar rechts gedraaide, gemiddelde elektrische hartas van het QRS-complex.

De belangrijkste factoren die invloed hebben op de stand van de elektrische hartas, zijn de anatomische positie van het hart in de borstkas met eventuele verplaatsing van het hart door bijvoorbeeld hoog- of laagstand van het diafragma. Daarnaast zijn veranderingen in het activatiepatroon van de hartkamers als gevolg van hypertrofie of overbelasting van de linker- of rechterventrikel of een verandering van de intraventriculaire prikkelgeleiding, zoals een fasciculairblok, een belangrijke factor. Een naar links of naar rechts gedraaide elektrische hartas wordt op volwassen leeftijd doorgaans als een abnormale bevinding beschouwd, tenzij deze het gevolg is van een verplaatsing van het hart in de thorax.[6] Ook een plotselinge verandering van de stand van de as binnen de normale variatie, kan een abnormale bevinding zijn.

## 3.7 Stand van de elektrische hartas in het horizontale vlak

De richting van de gemiddelde elektrische hartas kan ook worden bepaald in het horizontale vlak, dat wordt weergegeven door de precordiale afleidingen. Bij de routinematige beoordeling van het ECG wordt de positie van de hartas in het horizontale vlak echter alleen vermeld wanneer deze afwijkend is. Van oudsher worden hiertoe de termen 'clockwise'-rotatie en 'counterclockwise'-rotatie gebruikt om een draaiing van het hart om zijn lengteas weer te geven.

Deze termen zijn gedefinieerd vanuit een positie waarbij men vanaf het voeteinde van de liggende patiënt naar het hart kijkt (⬛ Figuur 3.6). Normaliter is de gemiddelde as van het QRS-complex in het horizontale vlak naar links-achter gericht. Bij deze positie wordt in afleiding V3 of V4 een overgangscomplex geregistreerd, dat gekenmerkt is door een RS-complex waarvan het voltage van de R-top ongeveer gelijk is aan dat van de S-golf. Wanneer het overgangscomplex naar de positie van V5 of zelfs V6 is verplaatst en er in deze afleidingen nog een RS-complex wordt geregistreerd, spreekt men van een 'clockwise'-rotatie. Bij verplaatsing van het overgangscomplex naar de positie van afleiding V2 of zelfs V1 wordt van een 'counterclockwise'-rotatie gesproken. In dat geval is de R/S-ratio in V2 of V1 al gelijk aan of groter dan 1. Het precordiale ECG-patroon van 'clockwise'- en 'counterclockwise'-rotatie kan het gevolg zijn van een rotatie van het hart om zijn lengteas, bijvoorbeeld na een longresectie [6] of van een verandering van het activatiepatroon van de ventrikels, bijvoorbeeld als gevolg van hypertrofie van één van de ventrikels, een hartinfarct of een intraventriculaire geleidingsstoornis.

## 3.8 Het normale patroon van activatie en herstel van het hart

Onder normale omstandigheden start de activatie (depolarisatie) van het hart in de sinusknoop, die zich hoog in de rechteratrium bevindt. De sinusimpuls bereikt het omgevende myocard van het rechteratrium en breidt zich van hieruit als een golf uit naar het linkeratrium en tegelijkertijd van boven naar onder in de richting van de AV-knoop. De gemiddelde richting van de atriale activatie tijdens het sinusritme in het frontale vlak is van rechtsboven naar linksonder (▶ Figuur 1.2). Noteer dat tijdens sinusritme het rechter- en linkeratrium achter elkaar worden geactiveerd. In het horizontale vlak is de activatie van het rechteratrium naar voren gericht en die van het linkeratrium naar achter. Wanneer de atriale impuls de AV-ring (annulus fibrosus) bereikt, dooft hij uit maar voordat dit gebeurt, heeft de atriale impuls de AV-knoop bereikt. De voortgeleiding van de atriale impuls gebeurt hier met sterke vertraging: de geleidingssnelheid in de AV-knoop is ≈ 5 cm/s. Daarna kan de impuls met hoge snelheid (1,5-2 m/s) via de bundel van His, de beide bundeltakken en de subendocardiaal gelegen Purkinje-vezels, het ventriculaire myocard bereiken.

Als gevolg van de subendocardiale lokalisatie van het Purkinje-systeem start de activatie van de ventrikels in de subendocardiale laag. In de linkerventrikel gebeurt dat op drie verschillende plaatsen: (⬛ Figuur 3.7): *1* via de septale vezels van de linkerbundeltak aan de linkerzijde van het kamerseptum, *2* via de voorste fasciculus in de voorwand naast het septum en *3* via de achterste fasciculus van de linkerbundel in de achterwand naast het septum. De aanvankelijk

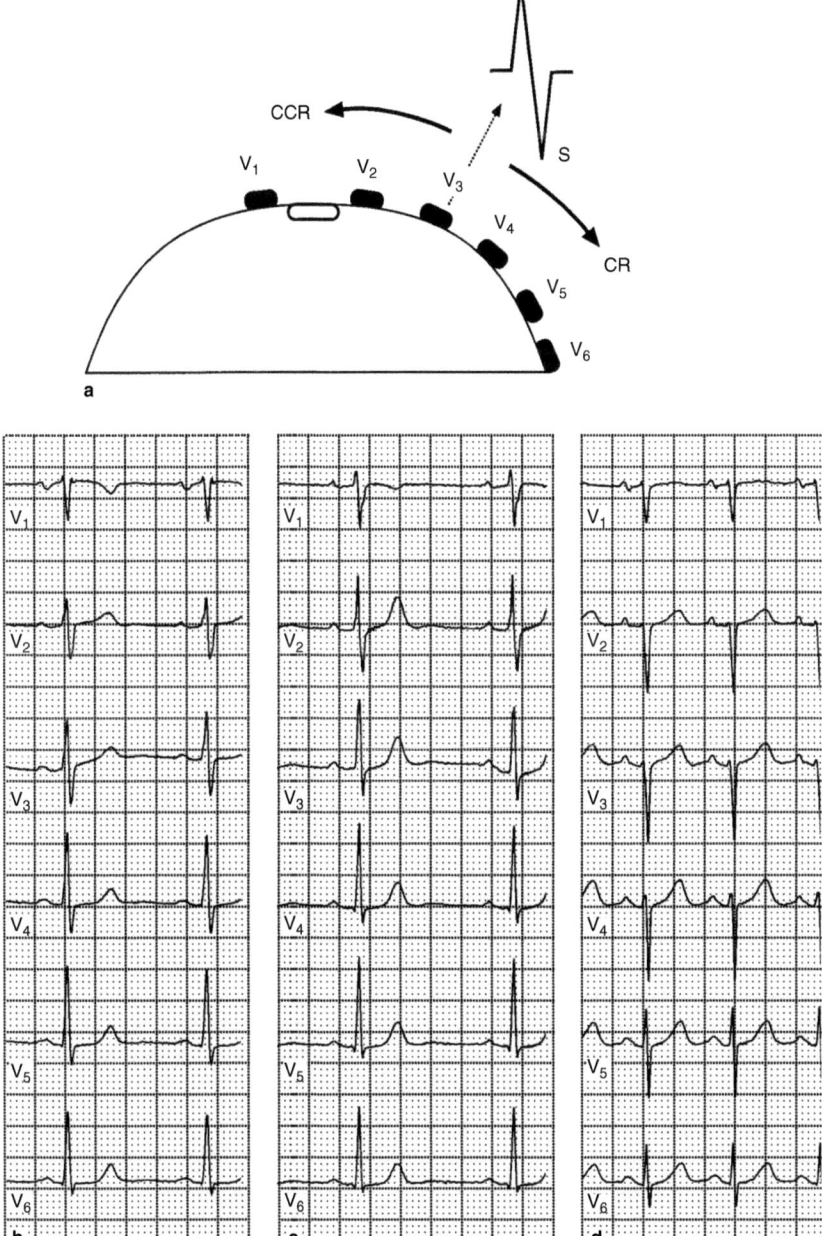

◘ **Figuur 3.6** 'Clockwise'- (CR) en 'counterclockwise' (CCR)-rotatie van de as van het QRS-complex in het horizontale vlak. a De figuur toont schematisch een dwarsdoorsnede door de thorax met daarin aangegeven de positie van de borstwandelektroden ten opzichte van het borstbeen, zoals gezien vanaf het voeteinde van de liggende patiënt. In de normale situatie wordt ter hoogte van afleiding V3 het overgangscomplex (R/S-ratio ≈ 1) geregistreerd. Bij verplaatsing van het overgangscomplex in de richting van V2 spreekt men van 'counterclockwise'-rotatie, bij verplaatsing in de richting van V5 van 'clockwise'-rotatie. ECG-voorbeelden van de normale positie (b), 'counterclockwise'-rotatie (c) en 'clockwise'-rotatie (d).

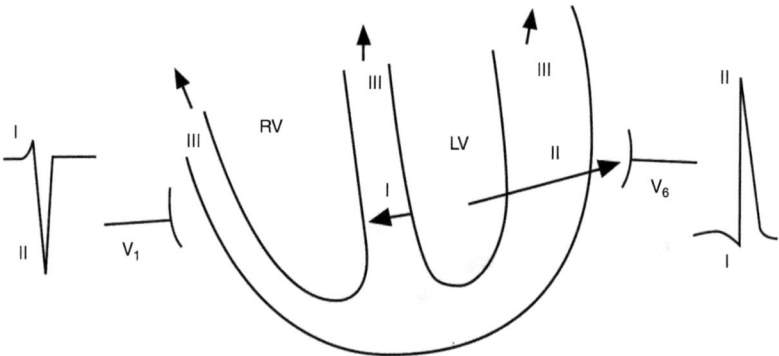

**Figuur 3.7** Weergave van de normale activatie van linker- en rechterventrikel met behulp van drie vectoren: vector I = septumactivatie, vector II = de resultante van de activatie van de vrije wanden van linker- en rechterventrikel en vector III = activatie van de basale delen van rechter- en linkerkamer en het ventrikelseptum. Tevens is aangegeven hoe dit normale activatiepatroon in de afleidingen V1 en V6 wordt geregistreerd.

geïsoleerde gebieden van vroege subendocardiale activiteit vloeien daarna als een inktvlek samen en breiden zich tegelijkertijd uit in epicardiale richting over de vrije wand van de linkerventrikel. Via de rechterbundeltak bereikt de impuls tevens de rechterzijde van het kamerseptum en het gebied van de voorste papillairspier van de rechterventrikel. Van hieruit breidt de impuls zich eveneens uit van endocardiaal naar epicardiaal en van onder naar boven, over de vrije wand van de rechterventrikel. De laatst geactiveerde gebieden zijn de posterobasale delen van de rechter- en linkerventrikel en het basale (bovenste) deel van het kamerseptum.[7]

De snelle en nagenoeg gelijktijdige activatie van de linker- en rechterventrikel via respectievelijk de linker- en rechterbundeltak resulteert in een relatief korte duur van de ventrikelactivatie, wanneer de impulsen uit de sinusknoop of een atriale pacemaker afkomstig zijn. Dit uit zich in een smal QRS-complex, bij volwassenen 0,08-0,10 sec.

Het is belangrijk dat men zich realiseert dat de linker- en rechterventrikel via beide bundeltakken nagenoeg gelijktijdig geactiveerd worden en in beide bundels van binnen naar buiten (van endocardiaal naar epicardiaal). De activatie is dus tegengesteld aan elkaar gericht: de rechterventrikel naar rechtsvoor en de linkerventrikel naar linksachter. Tegengesteld gerichte potentialen heffen elkaar geheel of gedeeltelijk op. Omdat de spier van de linkerventrikel veel dikker is dan die van de rechterventrikel overheersen de potentialen van de linkerventrikel in sterke mate. Eigenlijk kan men zeggen dat de activatie van de normale ventrikels nagenoeg geheel wordt bepaald door de activatie van de linkerventrikel.

Het effect op het ECG van de elektrische activatie van normale ventrikels kan daarom vereenvoudigd worden weergeven door uitsluitend te kijken naar de richting van de elektrische krachten van de linkerventrikel. Daaruit ontstaan drie opeenvolgende vectoren met hun eigen richting en grootte: (Figuur 3.7): vector I representeert de excitatie van het interventriculaire septum en loopt van links naar rechts(voor); vector II representeert de excitatie van de vrije wanden en loopt naar linksachter; en vector III weerspiegelt de excitatie van de laat geactiveerde basale delen en loopt naar boven en achter.

Na de activatie of depolarisatie volgt, zoals eerder gezegd, de herstelfase of repolarisatie van het hart. De repolarisatie van de atria ($T_A$-golf genoemd) is onder normale omstandigheden niet zichtbaar in het ECG omdat het een langzaam verlopend proces is waarbij relatief weinig cellen betrokken zijn; de atriale spier is immers zeer dun. Bovendien valt de atriale repolarisatie gedeeltelijk samen met het PQ-segment en de ventriculaire depolarisatie, die een veel sterkere

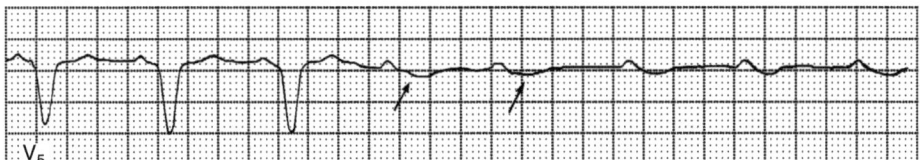

 **Figuur 3.8** Plotseling zichtbaar worden van de atriale repolarisatiegolf ($T_A$) door blokkering van opeenvolgende P-toppen in het AV-geleidingssysteem (zgn. paroxismaal AV-blok). De $T_A$-golf (pijl) is tegengesteld gericht aan de P-top.

uitslag hebben. Onder bepaalde omstandigheden kan men de atriale repolarisatie wel zien, bijvoorbeeld als de P-top niet wordt gevolgd door een QRS-complex ( Figuur 3.8). Het blijkt dat de atriale repolarisatiegolf ($T_A$) tegengesteld gericht is aan de atriale depolarisatiegolf (de P-top).

De repolarisatie van de ventrikels start onder normale omstandigheden – anders dan de depolarisatie – in de buitenste of subepicardiale lagen en verplaatst zich van daaruit in de richting van het endocard. Het gevolg hiervan is dat bij de mens de normale T-top in vrijwel alle afleidingen dezelfde richting heeft als de grootste uitslag van het QRS-complex.

## 3.9 De positie van de elektroden en het normale ECG

In ▸ par. 2.5 bespraken wij de richting van de activatie van atria en ventrikels ten opzichte van de plaats van de elektroden op de borst, waarmee het ECG kan worden afgeleid. Daarom moet men weten waar de elektroden voor de verschillende afleidingen op het lichaam geplaatst worden en bovendien welke elektrode daarbij als de positieve pool fungeert. De positieve elektrode kan worden beschouwd als de lens van een camera waarmee men naar het verloop van het elektrische proces in het hart kijkt, terwijl de twaalf ECG-afleidingen vergeleken kunnen worden met twaalf verschillende posities van de camera op het lichaam van waaruit het activatieproces in beeld gebracht wordt. Het onderwerp is dus hetzelfde, maar de hoek van waaruit men fotografeert is verschillend. Uit de twaalf plaatjes kan men zich een redelijk beeld vormen van het verloop van het activatieproces. Het standaard 12-afleidingen-ECG kan dus worden vergeleken met het fotograferen van een object uit verschillende hoeken.

Toepassing van deze principes leidt tot de volgende conclusies: tijdens het sinusritme loopt de activatie van de atria van rechtsboven naar linksonder (▸ Figuur 1.2), zodat een positieve elektrode aan de linkerzijde van het lichaam (afleidingen I, aVL en V6) en aan het linkerbeen (II, III en aVF) een positieve P-top zullen registreren. Daarentegen zal afleiding aVR, van de rechterarm (schouder), dit proces van zich af zien lopen en een negatieve P-top te zien geven ( Figuur 3.9). Wanneer de impuls zich in het AV-geleidingssysteem bevindt, wordt geen uitslag in het ECG geregistreerd, zodat na de P-top en vóór het begin van het QRS-complex, een iso-elektrische lijn, het PQ-segment, wordt geregistreerd. De duur hiervan wordt in belangrijke mate bepaald door de vertraging van de atriale impuls in de AV-knoop.

Het patroon van het QRS-complex laat zich verklaren door de vectoren I, II en III ( Figuur 3.7) op de verschillende afleidingen. Als voorbeeld kiezen wij het precordiale QRS-patroon: in afleiding V1 is de afleidende elektrode geplaatst op het rechter precordium (▸ Figuur 2.10), terwijl in V6 de elektrode in de middelste okselijn, dus geheel links op de borst geplaatst is. Vector I, die de septumactivatie vanuit de linkerventrikel weergeeft, is naar rechtsvoor gericht en zal dus in afleiding V1 een kleine positieve uitslag (r-top) veroorzaken. Vervolgens zal vector II, die naar linksachter gericht is, een diepe negatieve uitslag in V1 veroorzaken. Vector III heeft op V1 geen zichtbare invloed. Het resultaat is een rS-complex in afleiding V1. Ditzelfde proces wordt door de nagenoeg tegenovergesteld liggende afleiding V6 als spiegelbeeld van V1 gezien: vector I veroorzaakt een q (de zgn. 'septum-q'), vector II resulteert in een hoge R-top (de tegenhanger van de S-golf in V1) en vector III kan eventueel een kleine s-golf veroorzaken of eveneens geen invloed hebben. Afleiding V6 zal daarom een qR- of qRs-patroon tonen.

Wanneer men de borstwandelektrode geleidelijk van V1 naar V6 verplaatst, wordt de r-top geleidelijk groter en de S-golf geleidelijk kleiner. Ter hoogte van V3-V4 wordt een zogenaamd overgangscomplex geregistreerd waarbij de R/S-ratio ongeveer 1 is, dit wil zeggen dat de R-top en S-golf ongeveer hetzelfde voltage hebben. De repolarisatie van de atria is meestal niet zichtbaar, terwijl de repolarisatie van de ventrikels (de T-top) als regel dezelfde richting (polariteit) heeft als de grootste uitslag van het QRS-complex (◘ Figuur 3.9). Voor de verklaring hiervan wordt verwezen naar ▶ par. 2.4. Een uitzondering hierop vormen de afleidingen III, V1 en soms V2, waarbij de T-top gelijk of tegengesteld gericht kan zijn aan het QRS-complex.

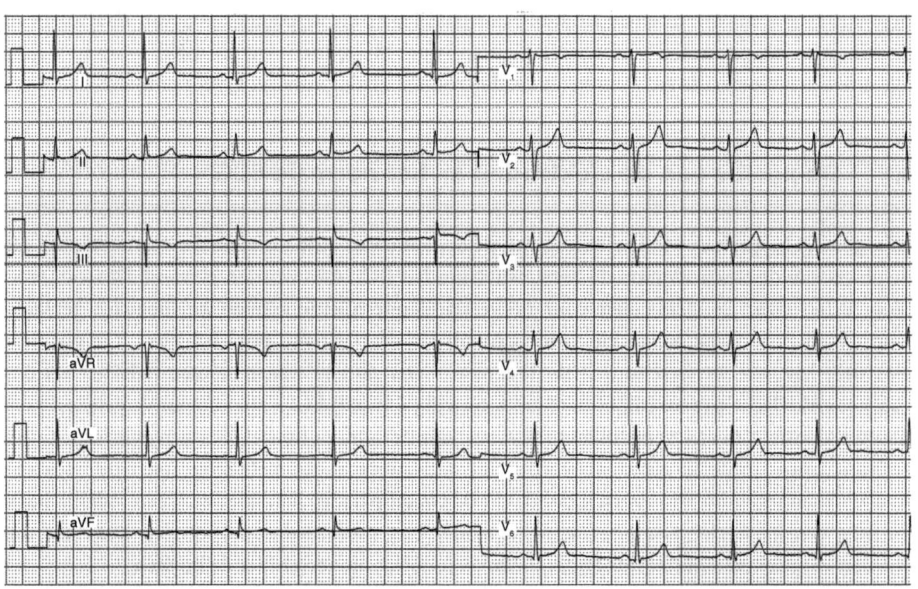

◘ **Figuur 3.9** Voorbeeld van een normaal ECG. Er is sprake van een sinusritme met normale PQ-tijd, een intermediaire hartas van het QRS-complex en een normale vorm en voltages van de P-toppen, QRS-complexen en T-toppen.

## 3.10 Kenmerken van het normale ECG

Het normale ECG wordt gekenmerkt door de aanwezigheid van een sinusritme met een normale frequentie en normale PQ-tijd, een normale stand van de elektrische hartas (van de QRS-complexen) in het frontale vlak (horizontaal tot verticaal), normale vorm, breedte en voltage van de P-toppen en QRS-complexen en normale ST-segmenten, T-toppen [8] en U-golven. In de afleidingen V1, V2 en soms V3 kan het J-punt tot 2 mm verhoogd zijn ten opzichte van het einde van het PQ-segment dat als referentiepunt geldt en loopt het ST-segment schuin omhoog. Een negatieve T-top in afleiding III, maar niet in aVF, is normaal. Een negatieve T-top in V1, V2 en soms V3 kan bij jeugdige patiënten normaal zijn: het 'juveniel ECG-patroon', (zie ▶ par. 10.1.2, zie T-top).

In elk van de genoemde componenten kunnen zich meer of minder uitgesproken afwijkingen voordoen, waardoor het ECG in verschillende categorieën – variërend van (nog) normaal tot abnormaal of pathologisch – kan worden geclassificeerd.

Onderstaande punten verdienen aandacht bij de interpretatie van een normaal of abnormaal ECG:

- Een normaal ECG-patroon sluit structurele cardiale pathologie niet uit. Het ECG is in het bijzonder ongevoelig voor de detectie van ventrikelhypertrofie.[1] Dit geldt ook voor de detectie van coronarialijden wanneer de patiënt op het moment van registratie van het ECG geen klachten heeft.
- Een abnormaal of pathologisch ECG betekent niet noodzakelijkerwijs dat er sprake is van structurele cardiale pathologie. Dit geldt in het bijzonder voor veelal aspecifieke veranderingen in het ST-T-segment.
- Het normale ECG-patroon is niet statisch. Er kunnen aanzienlijke van-dag-tot-dag-variaties in het patroon optreden. Dit geldt voor zowel de QRS-voltages als de voltages van het ST-segment en de T-top. Er bestaat dus een zekere spreiding in het normale ECG-patroon, zowel binnen hetzelfde individu als tussen individuen. In het laatste geval kunnen verschillen in leeftijd,[10] geslacht, ras [11] en lichaamsbouw een rol spelen.
- De klinisch gebruikelijke classificatie van een ECG aan de hand van de elektrocardiografische bevindingen in een van de categorieën: 'normaal of binnen normale grenzen', 'borderline' en 'abnormaal of pathologisch', heeft vooral tot doel om naar aanleiding van eventueel geconstateerde ECG-afwijkingen aanvullend onderzoek uit te voeren. De uiteindelijke interpretatie van de ECG-bevindingen kan niet zonder de context van alle relevante klinische bevindingen.

## Literatuur

1. Rijnbeek PR, van HG, Bots ML, Man S, Verweij N, Hofman A, Hillege H, Numans ME, Swenne CA, Witteman JC, Kors JA. Normal values of the electrocardiogram for ages 16-90 years. J Electrocardiol 2014;47:914-921.
2. Ritsema van Eck HJ, Kors JA, van Herpen G. The elusive U wave: a simple explanation of its genesis. J Electrocardiol 2003;36 Suppl:133-137.
3. Roguin A. Henry Cuthbert Bazett (1885-1950)–the man behind the QT interval correction formula. Pacing Clin Electrophysiol 2011;34:384-388.
4. Barold SS. Willem Einthoven and the birth of clinical electrocardiography a hundred years ago. Card Electrophysiol Rev 2003;7:99-104.
5. Chiladakis J, Kalogeropoulos A, Zagkli F, Chouchoulis K. Effect of heart rate on the intrinsic and the ventricular-paced QRS duration. J Electrocardiol 2015;48:689-695.
6. Chhabra L, Bajaj R, Chaubey VK, Kothagundla C, Spodick DH. Electrocardiographic impacts of lung resection. J Electrocardiol 2013;46:697-698.
7. Durrer D, van Dam RT, Freud GE, Janse MJ, Meijler FL, Arzbaecher RC. Total excitation of the isolated human heart. Circulation 1970;41:899-912.
8. Gambill CL, Wilkins ML, Haisty WK, Jr., Anderson ST, Maynard C, Wagner NB, Selvester RH, Wagner GS. T wave amplitudes in normal populations. Variation with ECG lead, sex, and age. J Electrocardiol 1995;28:191-197.
9. Papadakis M, Basavarajaiah S, Rawlins J, Edwards C, Makan J, Firoozi S, Carby L, Sharma S. Prevalence and significance of T-wave inversions in predominantly Caucasian adolescent athletes. Eur Heart J 2009;30:1728-1735.

10. Stead LG, Vaidyanathan L, Schears RM, Gilmore RM, Vedula KC, Behera SR, Bellolio MF, Gau GT, Decker WW. Electrocardiographic intervals in the healthy geriatric population–what are the "normals"? Am J Geriatr Cardiol 2008;17:87-91.
11. Macfarlane PW, Katibi IA, Hamde ST, Singh D, Clark E, Devine B, Francq BG, Lloyd S, Kumar V. Racial differences in the ECG–selected aspects. J Electrocardiol 2014;47:809-814.

# Het elektrocardiogram van geleidingsstoornissen

Dit hoofdstuk is gewijd aan geleidingsstoornissen in de AV-knoop, His-bundel en rechter- en linkerbundeltak. Wij onderscheiden naast vertraagde geleiding ook gedeeltelijke en totale blokkade op diverse niveaus. De plaats waar de geleidingsstoornis optreedt kan vaak goed worden afgeleid aan typische patronen in het ECG. Geleidingsstoornissen in de AV-knoop kennen een vertraagde geleiding, twee vormen van $2^e$ graads AV-blok en het totale of $3^e$ graads AV-blok. Geleidingsstoornissen onder de AV-knoop zijn het rechter- en linkerbundeltakblok en combinaties daarvan die alle gepaard gaan met een verbreed QRS met kenmerkende patronen. Ten slotte worden hier de begrippen AV-dissociatie, exitblok, aberrante geleiding en verborgen geleiding (concealed conduction) besproken. Benadrukt dient te worden dat geleidingsstoornissen vaak samengaan met stoornissen van atriale en/of ventriculaire ritmestoornissen.

**4.1 Inleiding – 43**
4.1.1 Mechanismen van geleidingsstoornissen – 43

**4.2 Indeling van geleidingsstoornissen – 43**

**4.3 Lewis- of ladderdiagram – 44**

**4.4 Atrioventriculaire geleidingsstoornissen – 45**
4.4.1 Abnormaal vertraagde AV-geleiding – 45
4.4.2 Tweedegraads AV-blok – 46
4.4.3 Hooggradig of voortgeschreden AV-blok – 50
4.4.4 Derdegraads of totaal AV-blok – 52

**4.5 Intraventriculaire geleidingsstoornissen – 54**
4.5.1 Rechterbundeltakblok (RBTB) – 55
4.5.2 Linkerbundeltakblok – 59
4.5.3 Linker anterior fasciculairblok (LAFB) – 61
4.5.4 Linker posterior fasciculairblok (LPFB) – 63

| | | |
|---|---|---|
| 4.5.5 | Bi- en trifasciculaire geleidingsstoornis – 64 | |
| 4.5.6 | Niet-specifieke intraventriculaire geleidingsstoornissen – 66 | |

**4.6 Lokalisatie van het atrioventriculaire blok – 68**

**4.7 Exitblok – 69**

**4.8 Aberrante geleiding – 69**

**4.9 Atrioventriculaire dissociatie – 72**

**4.10 Verborgen geleiding (concealed conduction) – 73**

**Literatuur – 74**

## 4.1 Inleiding

Een verstoring van het hartritme, ook soms aritmie genoemd, kan optreden door een vertraging of blokkade in de geleiding van het traject die een impuls vanuit de sinusknoop naar het ventriculaire myocard aflegt. De overgang van de sinusknoop naar het atriale myocard, het atriale compartiment, het gebied van de AV-knoop, de bundel van His en beide bundeltakken zijn kritische componenten bij de voortgeleiding. Wij onderscheiden *vertraging van de geleiding* door afname van de snelheid, amplitude en duur van de cellulaire depolarisatie en daarmee een gestoorde overdracht van de depolariserende stroom van cel tot cel. De depolariserende stroom kan zo zwak worden dat *blokkade* in een component van het geleidingssysteem optreedt. De geleidingsvertraging kan permanent of van voorbijgaande aard zijn, en een structurele of functionele basis hebben.

### 4.1.1 Mechanismen van geleidingsstoornissen

In ▶ H. 2 worden de factoren besproken die een rol spelen bij de voortgeleiding van de elektrische impuls en de snelheid waarmee dat gebeurt. De belangrijkste ervan zijn de amplitude en stijgsnelheid van de actiepotentiaal die de effectiviteit van de impuls (de 'prikkelsterkte') bepalen, de prikkelbaarheid van de cellen die de impuls ontvangen en het vermogen van de depolariserende stroom om zich via de gap-junctionkanalen van cel tot cel uit te breiden. Structurele veranderingen van de hartspier of het specifieke geleidend weefsel kunnen de koppeling tussen de cellen verminderen of verbreken, terwijl functionele veranderingen, bijvoorbeeld als gevolg van ischemie, infecties, elektrolytstoornissen of behandeling met sommige anti-aritmica, elk van de drie factoren ongunstig kunnen beïnvloeden, met als gevolg vertraging van de voortgeleiding (decremental conduction) of blokkering van de impuls.

## 4.2 Indeling van geleidingsstoornissen

De lokalisatie en de ernst van de geleidingsstoornis bepalen niet alleen de indeling maar hebben ook hun specifieke ECG-afwijkingen. Een geleidingsstoornis kan zich op elke plaats van het hart voordoen: tijdens de geleiding van de plaats van prikkelvorming naar het omliggende myocard ('exitblok'), in de AV-knoop, de bundel van His, de bundeltakken, de fasciculi van de linkerbundel, in het atriale of ventriculaire myocard of in een extra (accessoire) AV-bundel. Geleidingsstoornissen kunnen zich ook gelijktijdig op meerdere niveaus in het hart voordoen, bijvoorbeeld in de AV-knoop en in een van de bundeltakken. Een stoornis tijdens de geleiding in voorwaartse richting (van de atria naar de ventrikels) of van een abnormale pacemaker (groep van prikkelvormende cellen) naar het omliggende myocard wordt een *anterograad blok* genoemd. Tijdens de geleiding in omgekeerde richting (van de ventrikels naar de atria) of van het myocard naar een pacemaker heet het een *retrograad* blok. Een blok dat zich voordoet bij de geleiding van een impuls vanuit het myocard naar het gebied van een actief vurend focus (pacemaker) wordt ook wel een *'entrance block'* genoemd. Binnen eenzelfde structuur, bijvoorbeeld de AV-knoop, kan de prikkelgeleiding in één bepaalde richting gestoord zijn, terwijl geleiding in tegenovergestelde richting wel mogelijk is. In zulke gevallen spreekt men van een eenrichtingsblok of *unidirectioneel* blok. Ook kan het zijn dat de geleiding in beide richtingen gestoord is. Men spreekt dan van een tweerichtings- of *bidirectioneel* blok.

| Tabel 4.1 Indeling van geleidingsstoornissen | |
|---|---|
| 1 Partieel blok | |
| – vertraagde 1:1-voortgeleiding | |
| – tweedegraads blok | – type I (Wenckebach[1]-blok) |
| | – type II (Mobitz type II-blok) |
| | – hooggradig of voortgeschreden ('high degree', 'advanced') blok |
| 2 Derdegraads of totaalblok | |

Een indeling naar ernst van de geleidingsstoornis is weergegeven in ◘ Tabel 4.1. Deze is voor alle lokalisaties en richtingen van het blok in beginsel dezelfde. Bij een partieel blok wordt de mate van blokkering weergegeven in de *geleidingsratio*: dit is de verhouding tussen het aantal impulsen dat het gebied van geleidingsblok bereikt tot het aantal impulsen dat effectief wordt voortgeleid. De geleidingsratio kan constant zijn, bijvoorbeeld steeds 2:1 of 3:1, of wisselen, bijvoorbeeld van 3:2 naar 2:1 naar 4:3. In plaats van een blok met een 3:2 of 4:3 geleidingsratio wordt kortweg ook wel gesproken van een 3:2-blok, of 4:3-blok. Een 3:2-blok betekent dat van drie impulsen er twee worden voortgeleid.

## 4.3 Lewis- of ladderdiagram

Het zogenaamde Lewis[2]- of ladderdiagram maakt de analyse van een ritme- of geleidingsstoornis gemakkelijker en daarmee krijgt men inzicht in het mechanisme (zie ◘ Figuur 4.1). Het diagram bestaat uit drie lagen: de atria (A), het AV-geleidingssysteem (AV) en de ventrikels (V). De P-toppen worden met verticale lijntjes aangegeven op het A-niveau en de QRS-complexen op het V-niveau. Door de P-toppen met de bijbehorende QRS-complexen te verbinden wordt op het AV-niveau de anterograde AV-geleiding of de retrograde VA-geleiding weergegeven. Een onderbroken lijn voorzien van een dwarsbalkje op AV-niveau geeft aan dat de desbetreffende impuls in het geleidingssysteem wordt geblokkeerd. Het diagram kan men waar nodig aanpassen zodat ook het gebied van de pacemakers en de geleiding van de pacemaker naar het omliggende myocard (exit-geleiding) schematisch kan worden weergegeven. Wil men bijvoorbeeld het gedrag van de prikkelgeleiding van de sinusknoop naar het atriale myocard weergeven, dan kunnen de niveaus A, AV en V worden vervangen door respectievelijk SK voor sinusknoop, SA voor de geleiding van de sinusknoop naar de atria en A voor atrium. De symbolische weergave van de prikkelgeleiding is hetzelfde als voor de AV-geleiding. Voor de toelichting bij een aantal figuren zal van zo'n diagram gebruik worden gemaakt. Het schema spreekt voor zich.

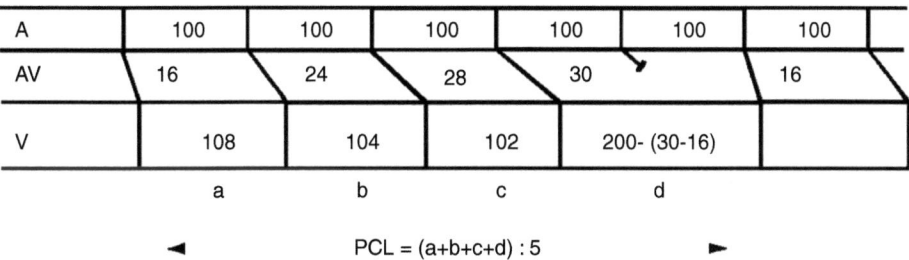

□ **Figuur 4.1** Schematische voorstelling van de typische structuur van het type I tweedegraads AV-blok (type Wenckebach). Het geleidingspatroon is weergegeven in een ladderdiagram, waarin A = atria, AV = AV-geleiding en V = ventrikels. P-toppen en QRS-complexen zijn aangegeven op respectievelijk het niveau van A en V. De verbindende lijn tussen de twee geeft de AV-geleiding (PQ-tijd) weer. De geblokkeerde P-top is weergegeven met een onderbroken lijn, voorzien van een dwarsbalkje. De getallen in deze figuur geven tijdsintervallen weer, uitgedrukt in sec. × 1/100. In het schema is een regelmatig sinusritme met PP-intervallen van 1 sec. (frequentie 60/min.) aanwezig. De toename (het increment) van de PQ-tijd is hier het grootst bij de tweede P-top van de cyclus: in dit geval is dat 0,08 sec. Daarna wordt de PQ-tijd weliswaar steeds langer, maar het increment wordt geleidelijk kleiner, totdat blokkering van de P-top volgt. Omdat elk RR-interval gelijk is aan het bijbehorende PP-interval plus het increment in de PQ-tijd, zullen de RR-intervallen steeds korter worden totdat de pauze volgt. Deze is gelijk aan tweemaal het PP-interval min het totale increment van de PQ-tijd. Het totale increment van de PQ-tijd kan het snelst worden berekend door het kortste PQ-interval af te trekken van het langste. In de figuur is ook aangegeven hoe de cycluslengte van de pacemaker (PCL) kan worden berekend uit de RR-intervallen van iedere Wenckebach-cyclus: iedere cyclus begint met een (bijna) dezelfde PQ-tijd en daarom zal tijdens de cyclus de som van de PP-intervallen gelijk zijn aan de som van de RR-intervallen. Het PP-interval, oftewel de sinuscycluslengte (SCL), is gelijk aan de som van de RR-intervallen tijdens de Wenckebach-cyclus gedeeld door het aantal RR-intervallen plus 1 waarbij wij ervan uitgaan dat slechts één P-top tijdens de pauze geblokkeerd is.

## 4.4  Atrioventriculaire geleidingsstoornissen

Een atrioventriculair of AV-blok bestaat uit een stoornis in de prikkelgeleiding van atria naar ventrikels. Het AV-blok vormt een geschikt model om geleidingsstoornissen elders in het hart te begrijpen, omdat zowel de input (P-toppen) als de output (QRS-complexen) in het ECG zichtbaar zijn. Hierdoor kan men het patroon van de stoornis van de prikkelgeleiding goed analyseren.

### 4.4.1  Abnormaal vertraagde AV-geleiding

Dit is de lichtste vorm van de AV-geleidingsstoornissen die zichtbaar wordt door een verlengd PQ- interval waarbij alle atriale impulsen de ventrikel bereiken (1:1 geleidingsratio) (□ Figuur 4.2). Vroeger gebruikte men hiervoor de term $1^e$ graads AV-blok, maar omdat geen echte blokkade maar vertraagde geleiding bestaat, is deze uitdrukking niet correct.

Omdat de AV-geleidingstijd, dus de PQ-tijd, afhankelijk is van de frequentie waarmee het hart klopt, is ook het criterium voor een abnormaal vertraagde AV-geleiding frequentie-afhankelijk. Bij normale frequenties (50-100/min.) spreekt men van een abnormaal vertraagde AV-geleiding wanneer de PQ-tijd > 0,20 sec. bedraagt. Bij hartfrequenties > 100/m kan echter al bij een PQ-tijd > 0,18 sec. van een abnormaal vertraagde AV-geleiding sprake zijn.

De geleidingsvertraging is meestal in het AV-geleidingssysteem gelokaliseerd (AV-knoop, bundel van His of bundeltakken). Soms kan een intra-atriale geleidingsvertraging een geringe

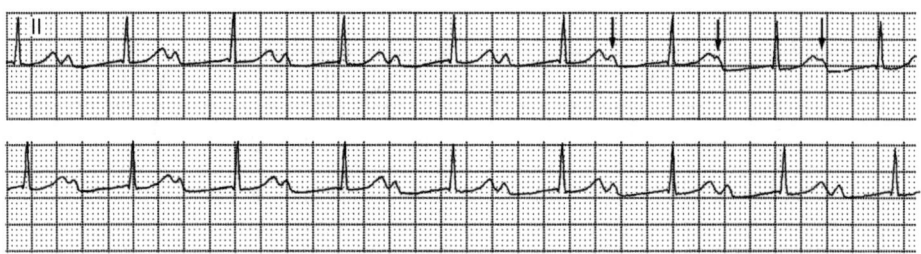

**Figuur 4.2** Sinusritme met een vertraagde 1:1 AV-geleiding. Hoewel alleen afleiding II in de doorlopende strook wordt getoond, passen de positieve en normale vorm en breedte (0,10 sec.) van de P-toppen en de geringe variatie in de PP-intervallen (0,80-0,88 sec.) goed bij een sinusritme. Elke P-top wordt gevolgd door een QRS-complex met een PQ-tijd van 0,44 sec. Door de lange PQ-tijd en de onregelmatigheid van het sinusritme vallen sommige P-toppen in de achterflank van de voorafgaande T-toppen (pijl), waardoor de indruk van een genotchte T-top ontstaat.

verlenging van de PQ-tijd veroorzaken. Het PQ-interval omvat immers de geleidingstijd in het atriale myocard vanaf de start van de atriale activatie, de geleiding in de AV-knoop, de bundel van His en de beide bundeltakken, tot aan het begin van de ventriculaire activatie.

Een precieze lokalisatie van de vertraging in het geleidingssysteem is niet altijd mogelijk. Wanneer echter het QRS-complex normaal is, bevindt de vertraging zich meestal in de AV-knoop of – zeldzamer – in de bundel van His. Ontstaat het blok onder invloed van digitalis, een β-blokker of calciumantagonist, dan is de vertraging eveneens in de AV-knoop gelokaliseerd. Een verlengde PQ-tijd in combinatie met een bundeltakblok kan zowel wijzen op een vertraging in de AV-knoop als op een vertraging in de contralaterale, nog geleidende bundeltak.

Een abnormaal vertraagde AV-geleiding is soms lastig vast te stellen wanneer de PQ-tijd extreem verlengd is (bijvoorbeeld > 0,40 sec) en de hartfrequentie relatief hoog is: de P-top kan dan verscholen gaan in de voorafgaande T-top en dan niet of slechts gedeeltelijk zichtbaar zijn (Figuur 4.2). Wanneer de T-toppen misvormd zijn omdat de P-toppen op de T-toppen liggen, kan men de 1:1 sterk verlengde voortgeleiding gemakkelijker herkennen, wanneer er weinig variatie van de T-toppen bestaat. Spontane of door sinuscaroticusmassage geïnduceerde variaties in de PQ-tijd of bij blokkering van een P-top kunnen helpen bij de interpretatie.

### 4.4.2 Tweedegraads AV-blok

Van een tweedegraads AV-blok spreekt men wanneer periodiek of regelmatig een blokkering van de geleiding door de AV-junction optreedt. Dat houdt in dat de normale 1:1-relatie tussen atriale en ventriculaire activatie is verbroken. Hierdoor ontstaat een pauze in het kamerritme. Men onderscheidt drie vormen van tweedegraads AV-blok: het type I, type II[3] en het voortgeschreden of hooggradig AV-blok.

#### Type I, tweedegraads AV-blok

Bij deze geleidingsstoornis neemt de PQ-tijd van de opeenvolgende voortgeleide P-toppen progressief toe totdat een P-top geblokkeerd wordt en een pauze in het ventriculaire ritme optreedt. Hierna begint de cyclus opnieuw met een verkorting van de PQ-tijd, meestal met de oorspronkelijke waarde, waarna de progressieve AV-geleidingsvertraging weer inzet. Elke herhaling van dit patroon noemt men een Wenckebach-cyclus of Wenckebach-fenomeen. Elders

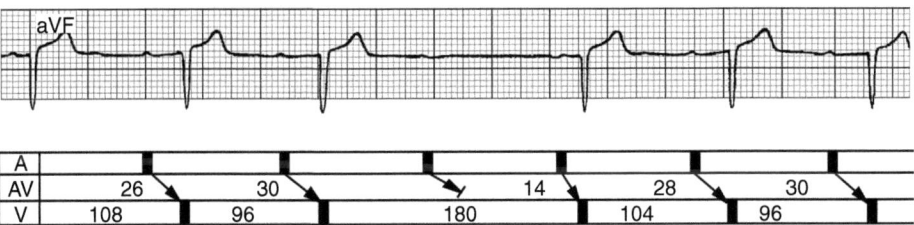

● Figuur 4.3 Voorbeeld van een typisch type I tweedegraads AV-blok (type Wenckebach). Let op de afname van het increment van de PQ-tijden en de daarmee gepaard gaande verkorting van de RR-intervallen voordat de pauze in de kamerrespons ontstaat.

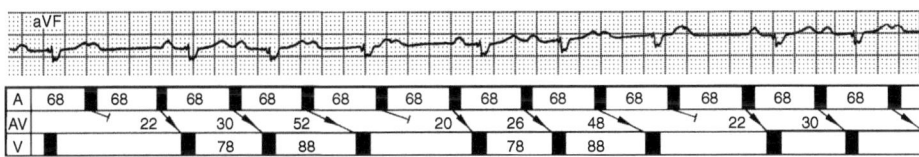

● Figuur 4.4 Type I tweedegraads AV-blok, atypische vorm. Er is een regelmatig sinusritme met PP-intervallen van 0,68 sec. De PQ-tijd neemt progressief toe, totdat er een P-top geblokkeerd wordt waardoor een pauze in het ventriculaire ritme optreedt. Daarna herhaalt de cyclus zich. Het geleidingspatroon is weergegeven in een ladderdiagram, waarin A = atria, AV = AV-geleiding en V = ventrikels. P-toppen en QRS-complexen zijn gemarkeerd op respectievelijk het niveau van A en V. De verbindende lijn tussen de twee geeft de AV-geleiding (PQ-tijd) weer. De geblokkeerde P-top is weergegeven met een onderbroken lijn, voorzien van een dwarsbalkje. Dit type I tweedegraads AV-blok is atypisch omdat de grootste toename van de PQ-tijd niet bij de tweede P-top van de cyclus tot stand komt, maar in dit geval bij de derde P-top. De getallen in deze figuur geven tijdsintervallen weer, uitgedrukt in sec. × 1/100.

noemt men dit patroon het Mobitz 1-blok.[4] Deze begint en eindigt na elke pauze, dus met de kortste PQ-tijd, zie ● Figuur 4.1. Het telkens terugkeren van deze cyclus wordt ook wel met Wenckebach-periodiciteit aangeduid.

■■ Aanvullende kenmerken
1. Soms komt bij het type I tweedegraads AV-blok een progressieve toename van de PQ-tijd voor die gepaard gaat met een progressieve verkorting van de RR-intervallen voordat de P-top niet meer wordt gevolgd door een QRS-complex. Dit kenmerk van het type I tweedegraads AV-blok is alleen te herkennen bij een regelmatig sinusritme en ten minste een 4:3-geleidingsratio. Wanneer de progressieve verkorting van de RR-intervallen zichtbaar worden, spreekt men van een *typisch* type I tweedegraads AV-blok (● Figuur 4.1). Ontbreekt de progressieve verkorting van de RR-intervallen, dan luidt de diagnose *atypisch* type I tweedegraads AV-blok (● Figuur 4.4) dat overigens het meest voorkomt.
2. De pauze van het ventriculaire ritme na een geblokkeerde P-top is korter dan tweemaal het voorafgaande RR-interval (● Figuur 4.1 en ● Figuur 4.3). Bij een regelmatig sinusritme zal deze immers gelijk zijn aan tweemaal de cycluslengte van het sinusritme min de totale toename (het totale increment) van de PQ-tijd (het verschil tussen de langste en kortste PQ-tijd tijdens de cyclus).
3. Bij een hoge geleidingsratio, bijvoorbeeld 8:7, is het soms moeilijk om de progressieve toename van de PQ-tijd tijdens de cyclus vast te stellen. Het is dan nuttig om naar de duur van de PQ-tijd na de pauze te kijken. Een verkorting van de PQ-tijd na een pauze

met meer dan 20 ms pleit voor een type I tweedegraads AV-blok. De geleidingsratio kan per cyclus variëren of constant zijn.
4. Wanneer aan de typische kenmerken van het type I tweedegraads AV-blok wordt voldaan, kunnen we de cycluslengte van het sinusritme (het PP-interval) berekenen uit de RR-intervallen tijdens een Wenckebach-cyclus, zie ◘ Figuur 4.1.

## Oorzaken

Het type I tweedegraads AV-blok is meestal gelokaliseerd in de AV-knoop, heeft vaak een functionele basis en komt ook het meeste voor. Een verhoogde vagotonus, zoals tijdens de slaap en bij topatleten kan een type I tweedegraads AV-blok veroorzaken en moet onder die omstandigheden niet als pathologisch worden gezien. Bij afwezigheid van deze omstandigheden kan deze vorm van AV-geleidingsstoornis ook optreden in de acute fase van een onderwandinfarct en bij gebruik van geneesmiddelen die de geleiding in de AV-knoop vertragen, zoals digitalis en sommige β-blokkers en calciumantagonisten. De prognose wordt bepaald door het onderliggend lijden en is meestal gunstig. Als het type I tweedegraads AV-blok gepaard gaat met een bundeltakblok (zie ◘ Tabel 4.4) is een organische oorzaak en lokalisatie van de geleidingsstoornis in de contralaterale bundeltak meer waarschijnlijk met kans op progressie van het AV-blok.

Ten slotte dient vermeld te worden dat de kenmerkende structuur van de *typische* vorm van het type I tweedegraads AV-blok van belang is voor het herkennen van een type I exitblok van een prikkelvormend centrum, bijvoorbeeld van de sinusknoop. Onder die omstandigheden is het moment van prikkelafgifte door de pacemaker niet zichtbaar in het ECG en dus ook niet de prikkelgeleidingstijd. Een type I exitblok moet dus aan indirecte kenmerken worden herkend (zie type I SA-blok, ▶ par. 5.4.1 en figuur 5.8).

## Type II tweedegraads AV-blok

Wij spreken van een type II tweedegraads AV-blok wanneer een plotselinge blokkering van een P-top of van meerdere, opeenvolgende P-toppen optreedt. Deze geleidingsstoornis wordt ook wel het Mobitz 2-blok genoemd.[4] Hierbij is in tegenstelling tot het type I tweedegraads AV-blok de PQ-tijd niet toegenomen voordat de blokkade ontstaat. De PQ-tijd kan normaal of verlengd zijn, maar verandert niet tijdens de cyclus (◘ Figuur 4.5). Ook de PQ-tijd van het eerste voortgeleide QRS-complex na de pauze is constant of maximaal 20 ms korter dan de PQ-tijd voorafgaand aan de blokkering. Wij wijzen erop dat een grotere verkorting van de PQ-tijd na de pauze eerder pleit voor een type I tweedegraads AV-blok.

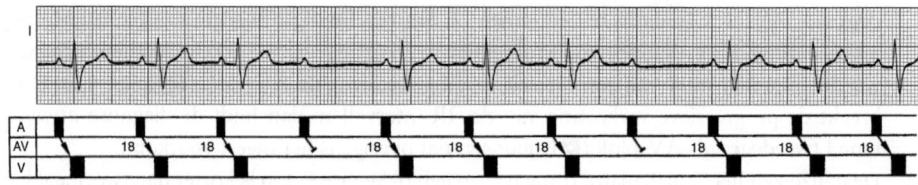

◘ Figuur 4.5   Tweedegraads AV-blok type II. Het ECG toont een sinusritme met periodieke blokkering van een P-top. De PQ-tijd van de voortgeleide P-toppen blijft constant: 0,18 sec. Ook na de pauze is de PQ-tijd constant. Omdat het sinusritme regelmatig is en de PQ-tijden constant blijven, is de pauze twee keer zo lang als het voorafgaande RR-interval. De QRS-complexen zijn verbreed en tonen het patroon van een rechterbundeltakblok.

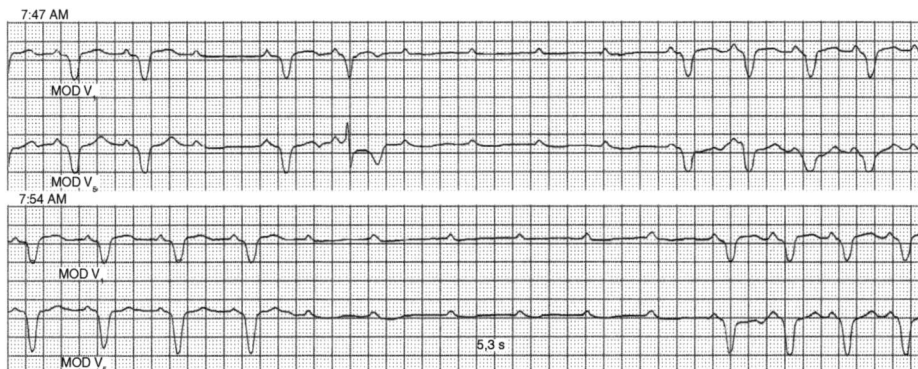

◻ **Figuur 4.6** Tweedegraads AV-blok type II, overgaand in een paroxismaal AV-blok. De beide stroken zijn delen van een ambulant geregistreerd ECG en tonen de simultane registratie van gemodificeerde afleidingen V1 en V5. De bovenste strook toont een vrijwel regelmatig sinusritme met een vaste PQ-tijd van 0,16 sec. De QRS-complexen zijn verbreed, hetgeen wijst op een intraventriculaire geleidingsstoornis. De derde P-top wordt zonder voorafgaande verlenging van de PQ-tijd geblokkeerd (type II tweedegraads AV-blok). De vijfde P-top wordt gevolgd door een vermoedelijk ventriculaire extrasystole. Daarna worden vier opeenvolgende P-toppen geblokkeerd voordat de AV-geleiding wordt hervat. In de onderste strook, 7 minuten later geregistreerd, wordt de 5e t/m 10e P-top plotseling geblokkeerd en volgt een stilstand van de ventrikels van 5,3 sec. Plotselinge blokkering van een reeks P-toppen noemt men een paroxismaal AV-blok. Zowel in de bovenste als in de onderste strook volgt na de stilstand een versnelling van het sinusritme, die kan worden toegeschreven aan activering van het sympathische deel van het autonome zenuwstelsel. Fraai is te zien dat tijdens de asystolie de atriale repolarisatiegolf ($T_A$) zichtbaar wordt (zie ook ◻ Figuur 3.8).

## ▪▪ Aanvullende kenmerken

1. Dit AV-blok gaat vrijwel altijd gepaard met een bundeltakblok. Deze waarneming suggereert dat de blokkering van de sinusimpuls plaatsvindt in de contralaterale bundeltak, die nog wel tot impulsgeleiding in staat is. In de zeldzame gevallen waarin een type II AV-blok niet gepaard gaat met een bundeltakblok wijst dit op een blok in de bundel van His. Immers, op hetzelfde ogenblik uitvallen van beide tevoren normaal geleidende bundels is zeer onwaarschijnlijk, terwijl in de AV-knoop nooit een type II AV-blok gezien wordt.
2. Omdat de PQ-tijd niet verandert zal bij een regelmatig sinusritme de ventriculaire pauze gelijk zijn aan tweemaal het voorafgaande RR-interval.
3. Bij dit AV-blok komt het vaker voor dat twee of meer opeenvolgende P-toppen worden geblokkeerd, waardoor een langdurige pauze in het kamerritme kan optreden.
4. Plotselinge blokkering van meerdere opeenvolgende P-toppen wordt ook wel een *paroxismaal AV-blok* genoemd (◻ Figuur 4.6). Een dergelijke langdurige stilstand van de kamers betekent dat ook de activiteit van subsidiaire (escape)pacemakers, die de pauze hadden moeten beëindigen, wordt onderdrukt. De oorzaak hiervan is niet altijd duidelijk. Wanneer er wel een subsidiair ritme invalt, blijkt het vaak om een ventriculair escaperitme te gaan dat men herkent aan de brede QRS-complexen van het invallend ritme.

## Oorzaken

Het type II tweedegraads AV-blok berust op blokkering van de atriumimpulsen onder het niveau van de AV-knoop, dus in de bundel van His of in de linker- of rechterbundeltak of in de rechterbundeltak gecombineerd met één van de hoofdtakken (fasciculi) van de linkerbundel. Blokkering in de bundel van His waarbij dan het QRS-complex van de wel voortgeleide P-toppen normaal kan zijn, is zeldzaam. Bijna altijd is het type II tweedegraads AV-blok een uiting van een structurele hartafwijking en daardoor is er dus een klinisch belangrijk verschil met het type I tweedegraads AV-blok.

De kans op progressie van het type II tweedegraads AV-blok in een hooggradig of totaal AV-blok en daaraan gerelateerde Adams-Stokes-aanvallen is groot. Robert Adams (1791–1875) en William Stokes (1804–1877), twee Ierse artsen, hebben deze aanvallen voor het eerst beschreven. Onder een Adams-Stokes-aanval wordt verstaan een kortdurende aanval van plotseling optredend bewustzijnsverlies (syncope) [5] als gevolg van een voorbijgaande episode van asystolie, die als complicatie van een type II tweedegraads AV-blok (zie ◘ Figuur 4.6), een hooggradig of totaalblok kan optreden. Zoals wij later zullen zien kan echter ook een snelle ventriculaire tachycardie, eventueel als complicatie van een hooggradig of totaalblok optreden en tot een Adams-Stokes-aanval aanleiding geven.

Het type II tweedegraads AV-blok wordt thans algemeen beschouwd als een indicatie voor implantatie van een pacemaker (zie ▶ par. 11.3). Geneesmiddelen zoals digitalis, β-blokkers en calciumantagonisten veroorzaken in het algemeen geen type II tweedegraads AV-blok. Klasse I-anti-aritmica kunnen een latente geleidingsstoornis van dit type wel provoceren of een manifest type II tweedegraads AV-blok verergeren en daarmee een hooggradig of totaal AV-blok met Adams-Stokes-aanvallen uitlokken.

Het onderscheid tussen het type I en type II tweedegraads AV-blok is nuttig voor het bepalen van de anatomische lokalisatie van het blok en daarmee de prognose van de geleidingsstoornis. Het type II tweedegraads AV-blok komt minder voor maar heeft een ongunstiger prognose dan het type I tweedegraads AV-blok.

### 4.4.3 Hooggradig of voortgeschreden AV-blok

Wanneer een aanhoudende blokkade van twee of meer opeenvolgende P-toppen optreedt, spreekt men van een hooggradig AV-blok. Het gaat hierbij dus om een 3:1- of 4:1-blok, enzovoort (◘ Figuur 4.7 en ◘ Figuur 4.8). In de Angelsaksische literatuur wordt deze vorm van tweedegraads AV-blok aangeduid als 'high degree' of 'advanced AV-block'. Ook een voortdurend 2:1-blok (dus alternerende blokkering van een P-top) hoort tot het hooggradig AV-blok. Bij normale sinusfrequenties is een hooggradig AV-blok een uiting van een ernstige AV-geleidingsstoornis met grote kans op progressie naar een derdegraads of totaal AV-blok.

Zowel het type I als het type II tweedegraads AV-blok kunnen bij progressie van de geleidingsstoornis overgaan in een hooggradig AV-blok (◘ Figuur 4.8). Wanneer een stabiel hooggradig AV-blok aanwezig is, kunnen wij geen onderscheid meer maken tussen een type I of type II tweedegraads AV-blok. Het is dan moeilijk de lokalisatie van de geleidingsstoornis in het specifieke geleidingssysteem aan de hand van het oppervlakte-ECG vast te stellen. Slechts wanneer de geleidingsratio verandert en er kortdurend een 3:2- of 4:3-geleidingspatroon ontstaat, kan men aan de hand van het gedrag van de PQ-tijden van de voortgeleide QRS-complexen een onderscheid maken tussen het type I en type II tweedegraads AV-blok van waaruit het hooggradig AV-blok is ontstaan en daaruit kan men de plaats van de geleidingsstoornis afleiden. Wij wijzen erop dat een bundeltakblokpatroon van de voortgeleide QRS-complexen tijdens een hooggradig AV-blok pleit voor een geleidingsstoornis die onder de bundel van His ligt, dus op het niveau van de bundeltakken.

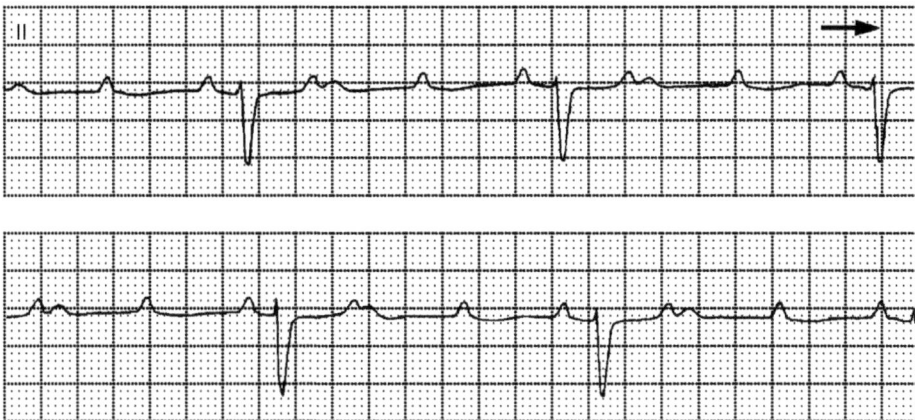

◘ **Figuur 4.7** Hooggradig AV-blok. Deze doorlopende registratie van afleiding II toont een sinusritme met 3:1 AV-blok. Elke derde P-top wordt op een vast PQ-interval van 0,22 sec. gevolgd door een QRS-complex. De QRS-complexen zijn iets verbreed: 0,12 sec. met een naar links gedraaide hartas.

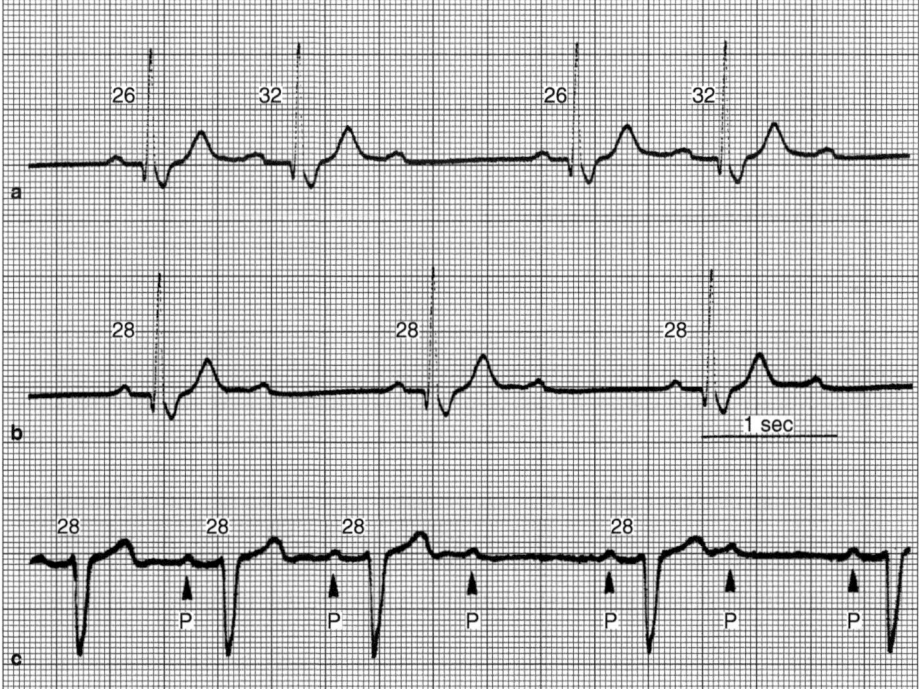

◘ **Figuur 4.8** Dit ECG toont zowel een type I als een type II tweedegraads AV-blok dat kan overgaan in een hooggradig (hier 2:1) AV-blok. Strook a toont een type I tweedegraads AV-blok met 3:2-geleidingsratio. In strook b, van dezelfde patiënt, is de AV-geleidingsratio toegenomen naar 2:1. Strook c, van een andere patiënt, toont een type II AV-blok, in de linkerhelft met 4:3-geleidingsratio. In de rechterhelft van strook c gaat het blok over in een 2:1-geleidingsratio. Bij een hooggradig AV-blok met gefixeerde geleidingsratio is het daarom niet mogelijk te zeggen of het om een type I of type II AV-blok gaat.

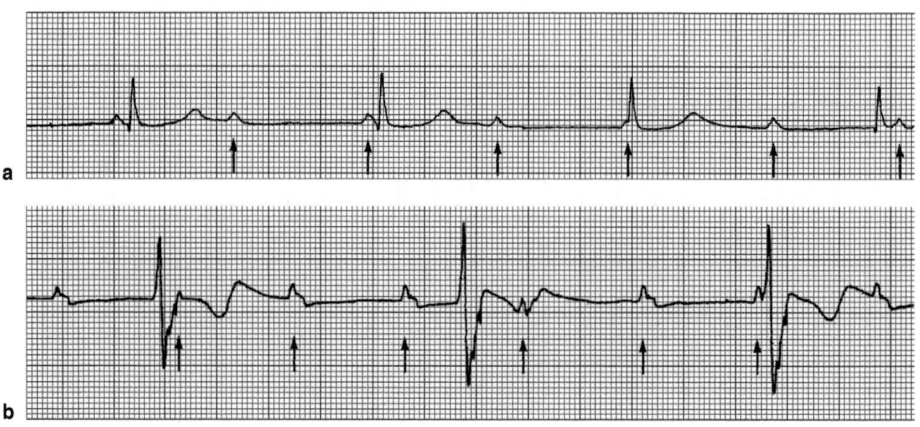

**Figuur 4.9** Voorbeelden van derdegraads of totaal AV-blok. *a* Met smalle QRS-complexen, hetgeen wijst op lokalisatie van het totale blok in de AV-knoop of bundel van His. *b* Met brede, genotchte (versplinterde), QRS-complexen, wat meestal wijst op lokalisatie van het blok op het niveau van de beide bundeltakken. Beide stroken tonen duidelijk de wisselende relatie tussen de P-toppen (pijlen) en QRS-complexen, terwijl het kamerritme volstrekt regelmatig blijft. Er bestaat dus geen relatie tussen P-toppen en QRS-complexen (AV-dissociatie). In beide gevallen is het kamerritme traag, in *a* 36/min., in *b* 30/min.

### 4.4.4 Derdegraads of totaal AV-blok

Wanneer de AV-geleidingsstoornis zo ver is voortgeschreden dat atriale impulsen de ventrikels niet meer kunnen bereiken en dus geen ventriculaire activatie ontstaat, spreken wij van een totaal of derdegraads AV-blok. In Angelsaksische landen spreekt men van 'complete AV-block'. De ventrikels staan dan stil (asystolie of ventriculair arrest), totdat een subsidiaire pacemaker, onder het blok, de activatie van deze compartimenten overneemt.

Deze pacemaker genereert een invallend ritme, waarvoor ook de term escaperitme wordt gebruikt. Atria en ventrikels zijn dan vanaf dat moment onafhankelijk van elkaar actief: de sinusknoop of een andere supraventriculaire pacemaker prikkelt de atria, een subsidiair (hulp) focus onder het gebied van het blok prikkelt de ventrikels. In het ECG zien we dan een atrioventriculaire (AV-)dissociatie.

Typisch voor het totaal AV-blok is dat de relatie tussen P-toppen en QRS-complexen ontbreekt: de afstand tussen de P-toppen en QRS-complexen wisselt voortdurend (◘ Figuur 4.9 en ◘ Figuur 4.10). Ook als de P-toppen ruim buiten de T-toppen en dus buiten de refractaire periode van het geleidingssysteem vallen, leiden ze niet tot een ventriculaire activatie. Dit herkent men aan het feit dat het ventriculair escaperitme onverstoord en meestal erg regelmatig doorgaat. Om andere oorzaken van een AV-dissociatie uit te sluiten wordt additioneel de eis gesteld dat het ventriculaire escaperitme traag is: < 50/min. Vrijwel altijd zal het ventriculaire ritme langzamer zijn dan het atriale ritme.

Met klem willen wij erop wijzen dat de aanwezigheid van een AV-dissociatie geen bewijs is dat een totaal AV-blok bestaat. Deze begrippen zijn niet synoniem. Een AV-dissociatie kan meerdere oorzaken hebben; het totaal AV-blok is daar één van (zie ▶ par. 4.9).

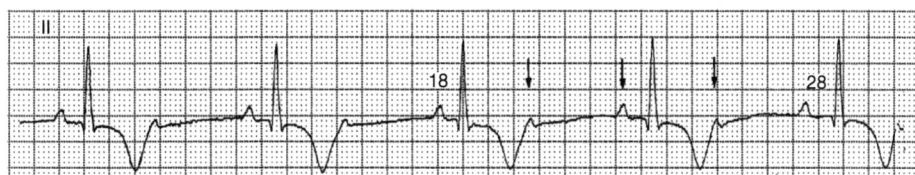

**Figuur 4.10** Derdegraads AV-blok met iso-ritmische dissociatie. Op het eerste gezicht lijkt er een 1:1-relatie tussen P-toppen en QRS-complexen te bestaan. Nadere analyse leert echter dat elk QRS-complex wordt voorafgegaan door twee P-toppen (pijlen), waarvan één aan het einde van de T-top valt en verder dat het interval tussen de vrij zichtbare P-top en het QRS-complex varieert van 0,18 -0,28 sec. Ondanks deze (geringe) variatie in de P-QRS-intervallen blijven de RR-intervallen strikt regelmatig. Deze bevinding wijst erop dat het kamerritme onafhankelijk is van het boezemritme (AV-dissociatie). Een totaal AV-blok als oorzaak mag worden aangenomen op grond van de lage frequentie (40/min.) van het kamerritme. Het ogenschijnlijk gelijk opgaan van P-toppen en QRS-complexen is een gevolg van het feit dat de atriale frequentie toevallig ongeveer tweemaal hoger is dan de ventriculaire frequentie.

### ▪▪ Aanvullende opmerkingen over het escaperitme bij een totaal AV-blok

1. De frequentie en de vorm en breedte van de QRS-complexen van het ventriculaire escaperitme hangen af van de lokalisatie van het blok. Dit kan gesitueerd zijn in de AV-knoop of bundel van His, of in de beide bundeltakken.
2. Een totaal AV-blok dat in de AV-knoop of proximale bundel van His is gelokaliseerd, wordt gekenmerkt door een invallend ritme uit respectievelijk de distale AV-knoop of bundel van His, distaal van het blok (◘ Figuur 4.9a). De QRS-complexen zijn dan smal of hebben – wanneer al een intraventriculaire geleidingsstoornis bestond – dezelfde breedte en vorm als tijdens het sinusritme zonder de geleidingsstoornis. De frequentie van het escaperitme uit de distale AV-knoop of bundel van His bedraagt 40–60/min. In zeldzame gevallen is er sprake van een congenitaal AV-blok[6]. Dit blok is gelokaliseerd in de AV-knoop en wordt dan ook gekenmerkt door een AV-dissociatie met smalle QRS-complexen met een frequentie van 70–80 per minuut. Bij deze relatief hoge ventriculaire frequentie kan eigenlijk pas van een totaal AV-blok, dat wil zeggen onvermogen tot geleiding, worden gesproken, wanneer blijkt dat op meerdere ECG's, met lange tussenpozen geregistreerd, steeds sprake is van een complete AV-dissociatie. Een ECG bij inspanning levert ook daarover informatie omdat de AV-dissociatie daarbij duidelijker zichtbaar wordt.
3. Is het blok distaal van de bundel van His gelokaliseerd, in de rechterbundeltak en de gemeenschappelijke stam van de linkerbundel, of in de rechterbundeltak en de beide fasciculi van de linkerbundeltak, dan is het escaperitme afkomstig uit de kamers. De QRS-complexen zijn dan breed en hebben de morfologische kenmerken van prikkelvorming in de ventrikels. De frequentie van het ventriculaire escaperitme bedraagt meestal 30–40/min. (◘ Figuur 4.9b), soms < 30/min.
4. Wanneer de frequentie van het sinusritme door toevallige omstandigheden nagenoeg gelijk is aan, of een veelvoud is van, het kamerescaperitme kan de afstand tussen de P-toppen en QRS-complexen enige tijd constant lijken, maar bij voldoende lange registratie zal de P-top toch geleidelijk in het QRS-complex schuiven. Een dergelijk patroon noemen wij een iso-ritmische dissociatie (◘ Figuur 4.10).
5. Omdat een escaperitme uit de ventrikels een instabiel karakter heeft, dat te allen tijde kan uitvallen, met asystolie, duizeligheid of een Adams-Stokes-aanval tot gevolg, is een totaal AV-blok op het niveau van de bundeltakken een duidelijke indicatie voor pacemakerimplantatie (zie ▶ par. 11.3).

6. De lokalisatie van een AV-geleidingsstoornis is van belang voor de prognose en behandeling. Kennis over het onderscheid tussen een lokalisatie in de AV-knoop enerzijds en een lokalisatie in de bundel van His, bundeltakken of fasciculi anderzijds is daarom onmisbaar. Zie verder ▶ par. 4.6.

## 4.5 Intraventriculaire geleidingsstoornissen

De verzamelnaam voor een geleidingsstoornis of combinatie van geleidingsstoornissen onder de bundel van His heet intraventriculaire geleidingsstoornis. Deze kan optreden in de rechter- of linkerbundeltak, in de anterior of posterior hoofdtak (fasciculus) van de linkerbundeltak of in het myocard van linker- of rechterkamer.[7] ◘ Tabel 4.2 presenteert de indeling met meer details, gebaseerd op de lokalisatie en mate van geleidingsstoornis of het blok. Aanvullend willen wij erop wijzen dat een lokale intraventriculaire geleidingsstoornis gesuggereerd door een verbreed QRS-complex ($\geq$ 0,12 sec ), met beeldvormende technieken het meest betrouwbaar kan worden vastgesteld.

◘ **Tabel 4.2** Intraventriculaire geleidingsstoornissen

| | |
|---|---|
| 1 Rechterbundeltakblok (RBTB) | – incompleet RBTB, > 0,10 en < 0,12 sec |
| | – compleet RBTB, $\geq$ 0,12 sec |
| 2 Linkerbundeltakblok (LBTB) | – incompleet LBTB, >0,10 en < 0,12 sec |
| | – compleet LBTB, $\geq$ 0,12 sec |
| 3 Linker anterior fasciculairblok (LAFB) | |
| 4 Linker posterior fasciculairblok (LPFB) | |
| 5 Bifasciculair blok | |
| 6 Trifasciculair blok | |
| 7 Niet-specifieke intraventriculaire geleidingsstoornis | |

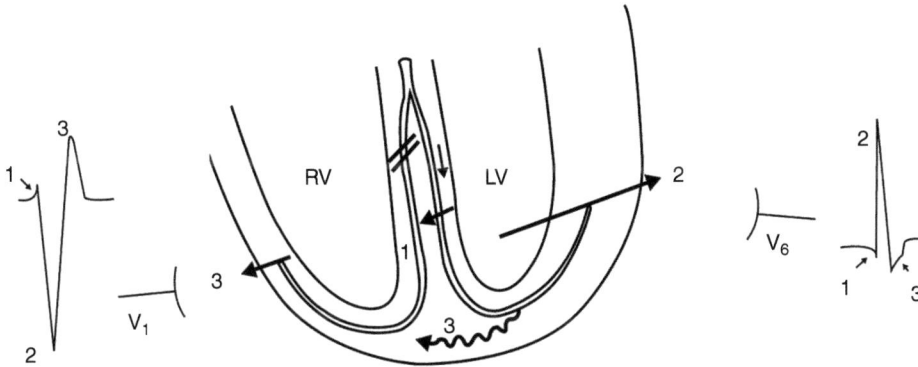

◘ **Figuur 4.11** Schematische voorstelling van het activatiepatroon van de ventrikels bij een rechterbundeltakblok. Een impuls uit de atria bereikt de ventrikels nu via de linkerbundeltak. De activatie van het ventrikelseptum (1) blijft, zoals normaal is, van links naar rechts lopen en veroorzaakt in V1 een r-top en in V6 een Q-golf. Vervolgens bereikt de impuls eerst de vrije wand van de linkerventrikel (2), hetgeen in V1 een diepe S-golf en in V6 een hoge R-top veroorzaakt. Ten slotte bereikt de impuls via een omweg door het traag geleidend spierweefsel (3) de vrije wand voor de rechterventrikel en veroorzaakt in V1 een trage, brede R′-top en in V6 een brede S-golf. RV en LV, respectievelijk rechter- en linkerventrikel.

### 4.5.1 Rechterbundeltakblok (RBTB)

Bij een geleidingsvertraging of blokkering van de impuls in de rechterbundeltak (RBTB) worden de ventrikels overwegend of geheel via de linkerbundeltak geactiveerd. Dit heeft tot gevolg dat de excitatie van de rechterventrikel later dan normaal plaatsvindt. Immers, de impuls moet eerst door de linkerbundeltak en gedeeltelijk via het traag geleidend myocard (◘ Figuur 4.11) lopen. Daardoor toont het ECG hier een relatief brede, secundaire R′ in afleiding V1, waardoor een kenmerkend rSR′-patroon van het QRS-complex ontstaat, en een brede S-golf in de afleidingen I, aVL en V6. De septumactivatie blijft normaal van links naar rechts verlopen, zodat er geen afwijkingen zijn in het initiële deel van het QRS-complex (◘ Figuur 4.12).

Bij het standaard RBTB ligt de as van het QRS-complex in het frontale vlak tussen -30° en +105° en dus in het normale kwadrant, hoewel een horizontale as (tussen 0° en -30°) niet ongewoon is, zie ◘ Figuur 4.12. Bij een QRS-breedte > 0,10 en < 0,12 sec. wordt van een *incompleet* RBTB[8] gesproken, bij een breedte van 0,12 sec. of meer van een *compleet* RBTB (◘ Figuur 4.12). Wanneer het QRS-complex >0.12 sec is dienen ook ander afwijkingen als rechter ventrikel belasting of hypertrofie overwogen te worden. Een compleet RBTB volgens deze definitie betekent overigens niet dat de rechterbundeltak niet tot geleiding in staat is. Wanneer de geleiding over de rechterbundeltak zodanig vertraagd is dat de kameractivatie geheel of grotendeels via de linkerbundeltak tot stand komt, kan hetzelfde ECG-patroon van een compleet RBTB optreden (◘ Figuur 4.13).

Een RBTB, vooral de incomplete vorm, ziet men niet zelden bij gezonde personen, zie ◘ Tabel 4.3. Anderzijds is een incompleet RBTB een typische bevinding bij een atriumseptumdefect. Ook een longembolie en bepaalde vormen van rechterventrikelhypertrofie kunnen een RBTB-patroon in het ECG veroorzaken. Andere oorzaken zijn degeneratieve veranderingen van de rechterbundel en coronarialijden. Een nieuw ontstaan RBTB (eventueel tezamen met LAFB) in de acute fase van een anteroseptaal myocardinfarct wijst op een proximale afsluiting van de ramus descensens anterior met ongunstige prognose (▶ par. 6.5).[9]

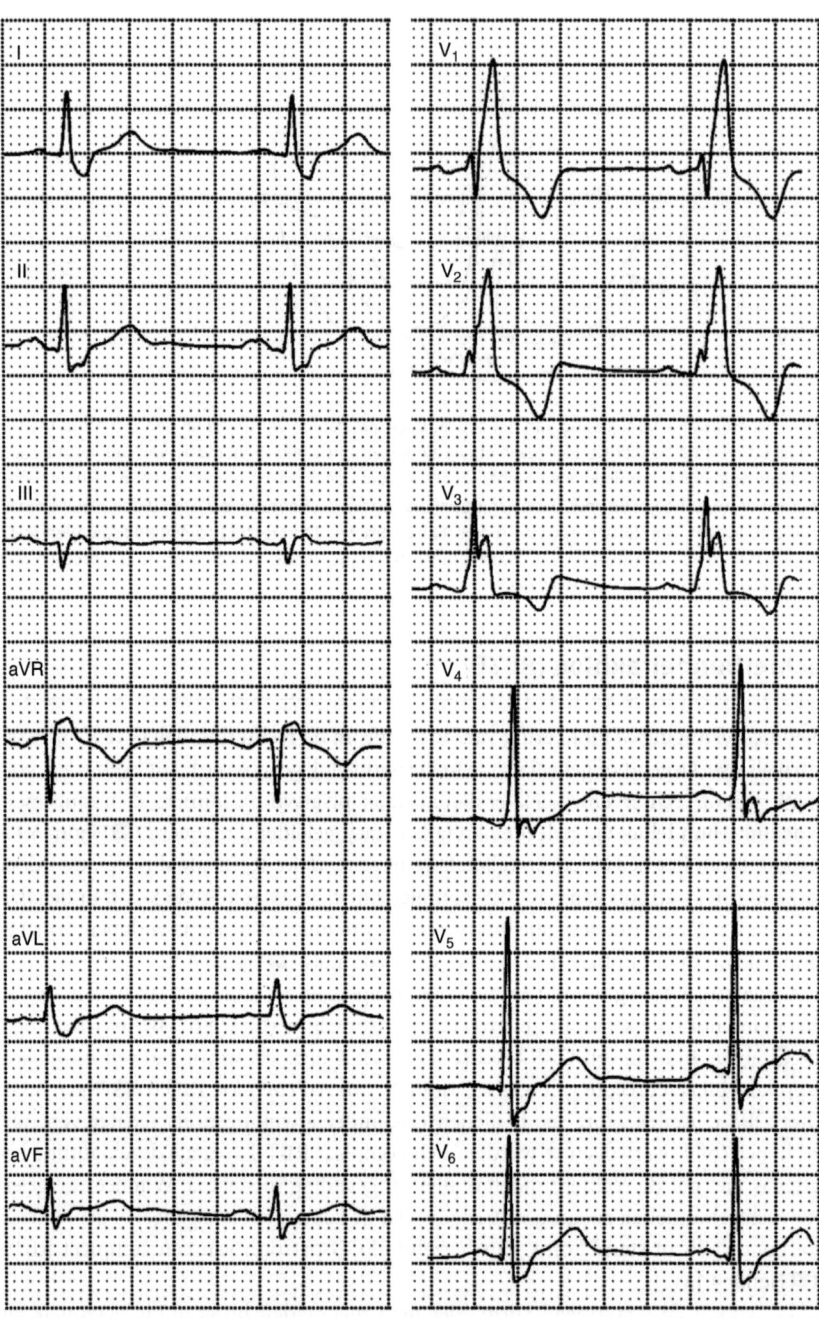

**Figuur 4.12** ECG van een compleet rechterbundeltakblok. Kenmerkend hiervoor zijn het rsR´-patroon in V1 en de brede S-golf in V6. Ook I en aVL tonen een brede S-golf, terwijl aVR een brede r´-top toont als uiting van de verlate, trage activatie van de rechterventrikel. De QRS-breedte is 0,18 sec. De hartas staat in het frontale vlak horizontaal. Als gevolg van de abnormale ventrikelactivatie ontstaat er een ST-depressie met asymmetrisch negatieve T-top in V1–V3.

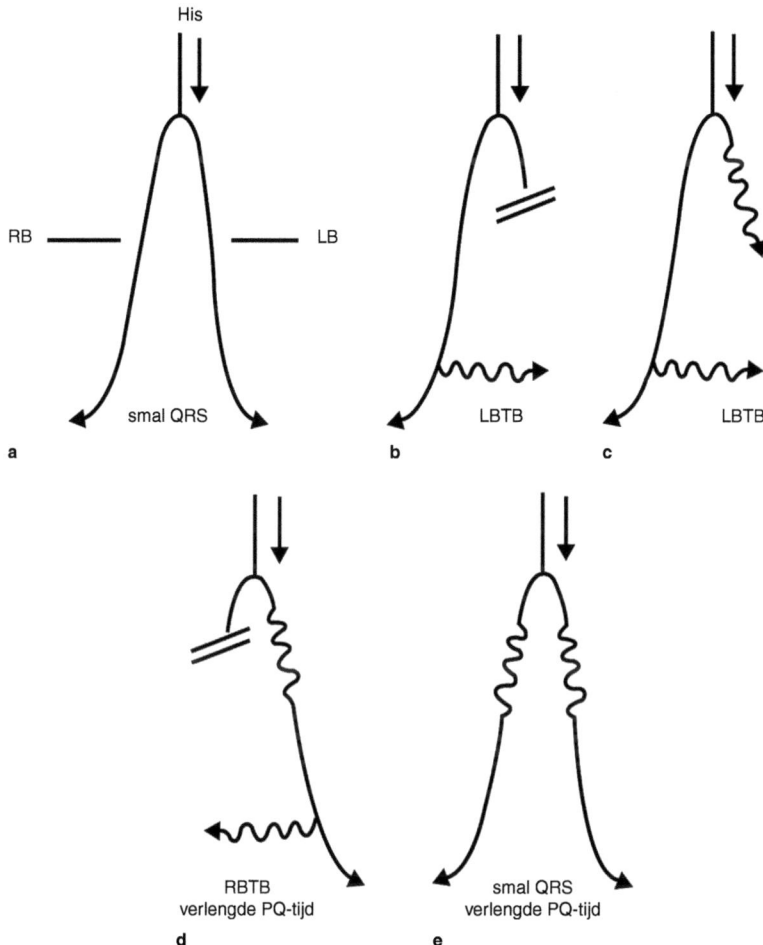

◘ **Figuur 4.13** Schematische weergave van de invloed van de prikkelgeleiding via de bundeltakken op de vorm en breedte van het QRS-complex. RB = rechterbundeltak, LB = linkerbundeltak.
a) Gelijktijdige activatie van de linker- en rechterventrikel via respectievelijk de linker- en rechterbundeltak leidt tot een smal QRS-complex.
b) Bij blokkering van de impuls in de LB worden de ventrikels niet gelijktijdig (asynchroon) geactiveerd via de RB en traag geleidend spierweefsel. Het ECG toont het patroon van een linkerbundeltakblok (LBTB).
c) Hetzelfde patroon van een LBTB treedt op wanneer de impulsgeleiding in de LB sterk vertraagd is t.o.v. de geleiding in de RB. Op grond van het QRS-patroon alleen kan men dus niet onderscheiden tussen b en c.
d) Wanneer door blokkering van de impuls in de RB de situatie in c gecompliceerd wordt, zal het activatiepatroon van de ventrikels een RBTB-patroon krijgen. Maar nu zal de trage geleiding in de LB tot gevolg hebben dat de ventriculaire activatie later start, waardoor de PQ-tijd toeneemt. Dit is het gevolg van een langere reistijd van de impuls vanaf de bundel van His tot de start van de activatie van de linkerventrikel.
e) Wanneer de impulsgeleiding in beide bundels even traag is, zal de activatie van linker- en rechterventrikel nagenoeg synchroon verlopen. Het QRS-complex blijft daardoor smal. Ook in deze situatie neemt de PQ-tijd toe als gevolg van de vertraagde intraventriculaire geleiding. Deze verschillende ECG-patronen van bundeltakblokken worden in de praktijk gezien. Het schema helpt bij de interpretatie van de diverse intraventriculaire geleidingsstoornissen.

## Tabel 4.3 Differentiaaldiagnose van rSr' met QRS-complex breedte <120 ms in afleiding V1 en V2[8]

| | |
|---|---|
| **Benigne patroon: meestal r' < r en smaller dan r** | – Hogere elektrodenplaatsing V1-V2 |
| | – Normale variant, bij jonge personen met vertraagde geleiding in RV postero-basale gedeelte |
| | – incompleet RBTB met aflopend ST-segment zonder elevatie |
| | – atleten en sporters, vooral bij duursport |
| | – pectus excavatum (trechterborst) |
| **Pathologisch patroon: meestal r' > r en bredere op- en neergang dan r** | – Type 2 Brugada-patroon, 'saddle back' ST-segment |
| | – RV-hypertrofie en/of verwijding: mitraalstenose, pulmonale hypertensie, chronisch 'cor pulmonale', aangeboren hartafwijkingen; M. Ebstein (met abnormale P-top), pulmonalisklepstenose, atriumseptumdefect |
| | – Aritmogene rechterventrikeldysplasie (ARVD), rechterventrikelcardiomyopathie (RVC): meestal QRS-complex > 110 ms met soms 'epsilon-golf' |
| | – Geringe linkszijdige of postero-septale pre-excitatie met kleine deltagolf |
| | – Hyperkaliëmie: afhankelijk van serumspiegel: spitse hoge T-top met ST-elevatie |

## 4.5.2 Linkerbundeltakblok

Het LBTB wordt gekenmerkt door overwegende of volledige activatie van de ventrikels via de rechterbundeltak. Daardoor vindt de activatie van de linkerventrikel later dan normaal plaats. De activatie gebeurt gedeeltelijk via traag geleidend spierweefsel (◘ Figuur 4.13, ◘ Figuur 4.14). Bovendien verloopt nu – in tegenstelling tot bij het RBTB – ook de initiële activatie in het interventriculaire septum abnormaal, namelijk van rechts naar links. Dit laatste uit zich in het ontbreken van de normale 'septum-q' in de afleidingen I, aVL en V6 en een QS- of rS-patroon in afleiding V1 (◘ Figuur 4.14).

Afhankelijk van de mate van geleidingsvertraging in de linkerbundeltak en de daardoor veroorzaakte toename in de totale duur van de ventriculaire activatie wordt het QRS-complex breed en is de intrinsieke deflexie van het QRS-complex in afleiding V6 verlaat (bij een compleet LBTB ≥ 0,06 sec.). De frontale hartas bij een LBTB is meestal normaal (tussen -30° en +105°). Evenals bij het RBTB spreken wij bij een QRS-breedte > 0,10 en < 0,12 sec. van een *incompleet* LBTB en bij een breedte ≥ 0,12 sec. van een *compleet* LBTB.

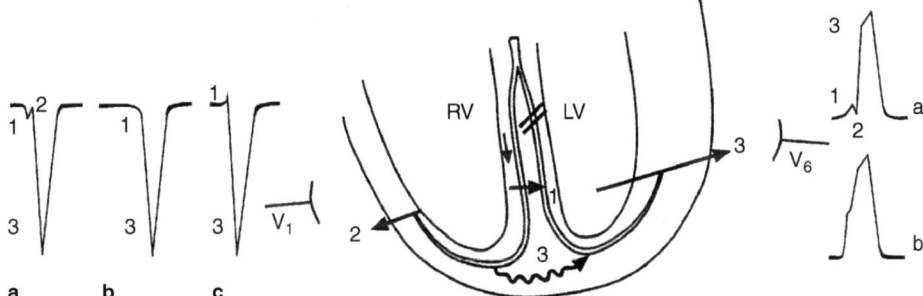

◘ **Figuur 4.14** Schematische voorstelling van het activatiepatroon van de ventrikels bij een linkerbundeltakblok. Een atriale impuls bereikt de ventrikels via de rechterbundeltak, wat het totale activatiepatroon van de ventrikel verandert. De meest opvallende verandering bestaat uit de initiële activatie van het ventrikelseptum (1) dat nu van rechts naar links loopt. Dit veroorzaakt in V1 een initiële Q en in V6 een initiële positieve deflexie. Vervolgens wordt de rechterventrikel geactiveerd (2), wat leidt tot een kleine positieve uitslag in V1 en een kleine negatieve uitslag in V6. Activatie van de dikke linkerventrikelspier via een omweg en traag geleidend spierweefsel (3) veroorzaakt in V1 een diepe S-golf en in V6 (patroon a) een hoge, trage en brede R-top. Dit theoretisch te verwachten QRS-patroon is in de praktijk echter zeldzaam. Meestal ziet men in V1 een QS-complex (b) of een rS-complex (c), terwijl in V6 een traag oplopend R-complex (b) wordt geregistreerd. RV en LV, respectievelijk rechter- en linkerventrikel.

■■ **Aanvullende opmerkingen**
1. Het criterium van een ontbrekende 'septum-q' in afleiding in I en/of aVL (activatie van het septum van rechts naar links) bij een LBTB kan tot verwarring leiden omdat soms in deze afleidingen toch een (kleine) q lijkt te bestaan. Bij nauwkeurige observatie blijkt het echter om een rsR'-patroon te gaan (◘ Figuur 4.14c en ◘ Figuur 4.16) wat kan voorkomen bij een LBTB.
2. Bij een LBTB kunnen de gebruikelijke criteria voor een myocardinfarct niet worden gehanteerd. Dit is te verklaren uit het feit dat bij een LBTB als gevolg van de abnormale septumactivatie, de holtepotentiaal van de linkerventrikel positief wordt. Zie verder ▶ par. 6.2.5, ◘ Figuur 6.20 en ▶ par. 6.11.
3. Een LBTB bij normale of lage hartfrequentie wijst vrijwel altijd op een organisch hartlijden.

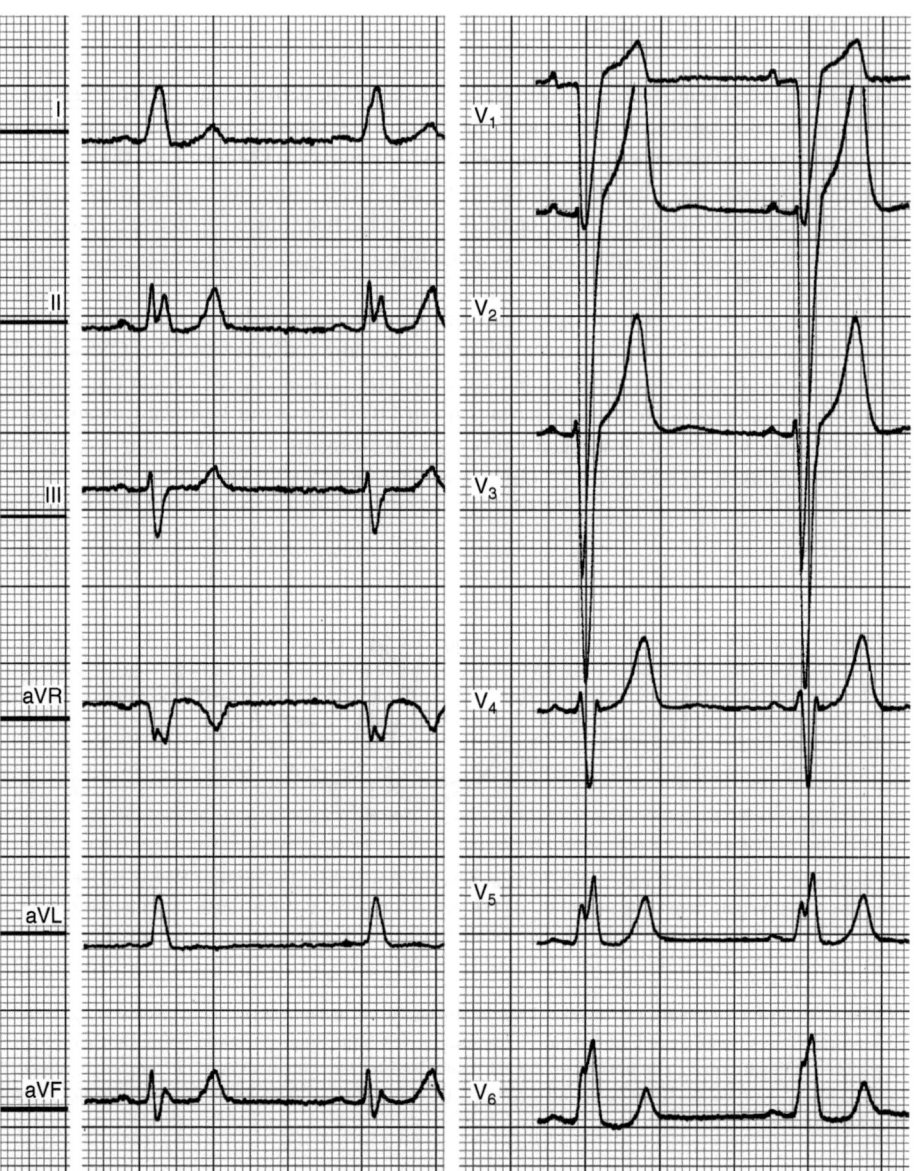

**Figuur 4.15** ECG-patroon van een compleet linkerbundeltakblok (LBTB): de frontale hartas staat horizontaal. Kenmerkend is het ontbreken van de normale septum-q in I, aVL en V6, als uiting van de abnormale, naar links gerichte septumactivatie. In V1 wordt een QS-complex geregistreerd. Regelmatig ziet men ook in V1 een rS-complex, zoals hier te zien is in V2. De QRS-breedte is toegenomen en bedraagt 0,16 sec. Ongewoon bij dit LBTB zijn de positieve T-toppen in V5 en V6 terwijl vaker een gestoorde repolarisatie aanwezig is (zie ◘ Figuur 4.16).

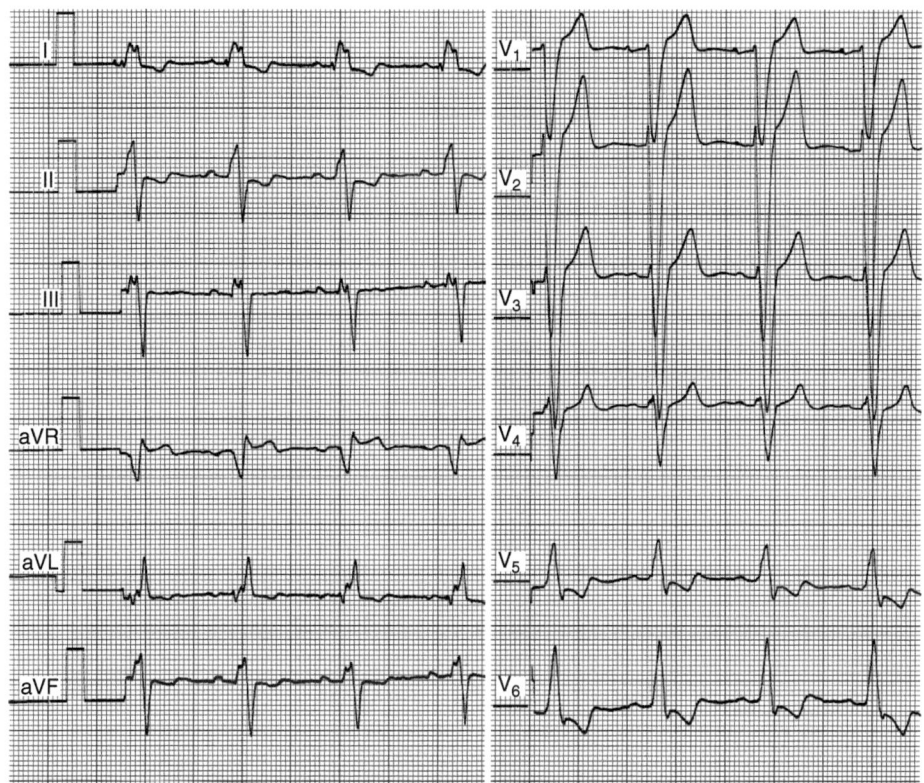

**◘ Figuur 4.16** Compleet linkerbundeltakblok (LBTB) met rsR'-patroon in I en aVL. Wanneer de kleine initiële r in I en aVL over het hoofd wordt gezien, ontstaat de indruk dat het QRS-complex in deze afleidingen met een q begint, wat op een normale activatie van het ventrikelseptum zou wijzen. De diagnose van een LBTB zou daarmee onzeker worden. Nadere beschouwing leert echter dat het complex wel degelijk met een positieve deflexie begint. Dit ECG toont het typische repolarisatiepatroon in I, aVL en V5, V6 dat men bij een LBTB mag verwachten.

### 4.5.3 Linker anterior fasciculairblok (LAFB)

De anterior (voorste) fasciculus van de linkerbundeltak loopt naar de basis van de anterolaterale papillairspier en verzorgt de activatie van de antero-superieure wand van de linkerventrikel. De bundel is dun en dus relatief kwetsbaar. Bij uitval zal het desbetreffende deel van de linkerventrikel laat worden geactiveerd, namelijk vanuit de achterste fasciculus van de linkerbundeltak. Het LAFB is oorspronkelijk beschreven onder de naam linker anterior hemiblok (LAH).

Als gevolg van het blok treedt een linker asdeviatie in het frontale vlak op (−45° tot −90°), gekenmerkt door een rS-patroon in de afleidingen II, III en aVF, en een qR-patroon met traag terminaal deel van de R in de afleidingen I en aVL (◘ Figuur 4.17). Vaak is er tevens een persisterende S-golf in afleiding V6. Als gevolg van het LAFB neemt het QRS-voltage in de extremiteitsafleidingen toe, vooral dat van de afleidingen I, aVL en III. Bij een geïsoleerd LAFB is het QRS-complex niet of slechts weinig verbreed tot 0,11 sec.

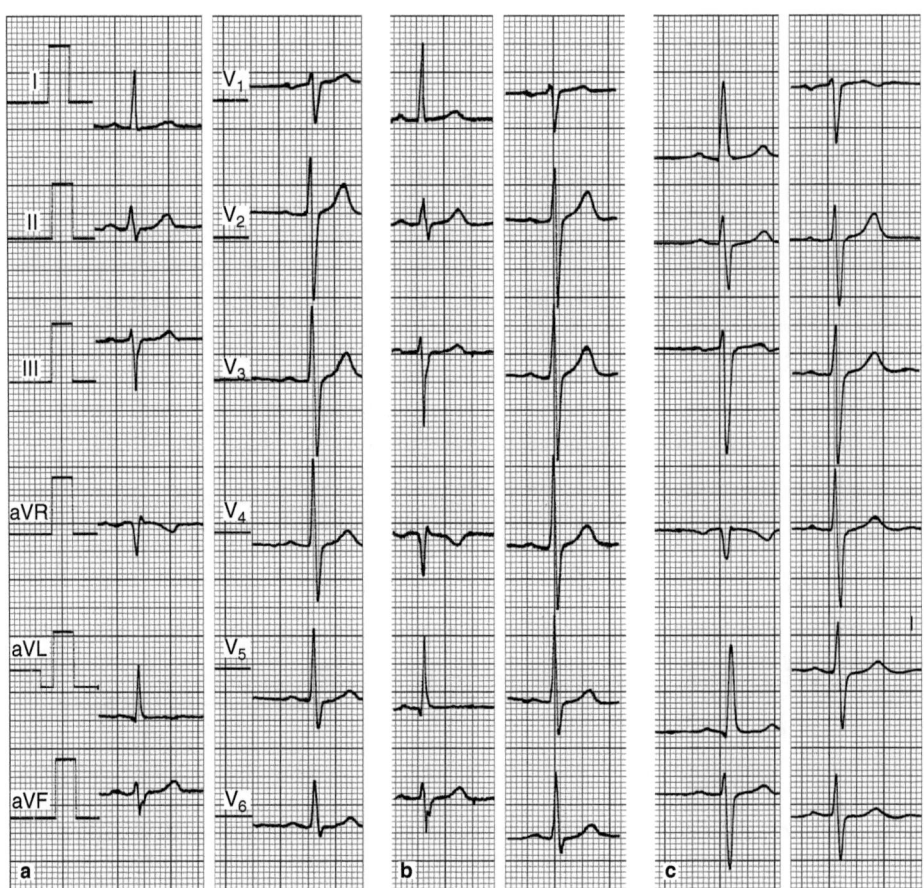

**Figuur 4.17** Ontwikkeling van een linker anterior fasciculairblok (LAFB) bij een patiënt met coronarialijden.
a) Vrijwel normaal ECG met een horizontale as van het QRS-complex in het frontale vlak.
b) Een jaar later is de as meer naar links gedraaid (−30°).
c) Zeven jaar later is de QRS verder naar links gedraaid (−45°) en is er een qR-patroon ontstaan met traag aflopend been (terminale 'slurring') van de R-top in I en aVL en een diepe S-golf in V6. De QRS-breedte is licht toegenomen, het meest uitgesproken in I en aVL. Dit zijn de typische kenmerken van een LAFB. Het ECG toont tevens dat naarmate de QRS-as meer naar links draait, ook het QRS-voltage in I en aVL toeneemt.

### ▪▪ Aanvullende opmerkingen

1. Soms ontstaat als gevolg van het LAFB een kleine q-golf in $V_2$ en $V_3$. Deze bevinding hoeft niet op een doorgemaakt voorwandinfarct te berusten. Anderzijds ontstaat een LAFB vaak als complicatie van een anteroseptaal myocardinfarct, wat zich laat verklaren uit het anatomische verloop van de fasciculus.
2. Niet elke linker asdeviatie berust op een LAFB maar komt ook voor bij een onderwandinfarct, linkerventrikelhypertrofie, rechtszijdig WPW-syndroom, longemfyseem, thoraxdeformaties, mono-ventrikel, gecorrigeerde transpositie (▶ par. 10.3) en het $S_1$ $S_2$ $S_3$-syndroom.[10] Een diepere S in III dan in II pleit sterk voor een LAFB.

## 4.5.4 Linker posterior fasciculairblok (LPFB)

De posterior (achterste) fasciculus van de linkerbundeltak is breed, verloopt naar de basis van de posteromediale papillairspier en verzorgt het postero-inferieure deel van de linkerventrikel. Een blok in de posterior fasciculus leidt tot verlate activatie van een groot deel van de achter- en onderwand van de linkerventrikel. Het ECG-patroon werd oorspronkelijk beschreven als linker posterior hemiblok (LPH).

Het ECG-patroon van het LPFB bestaat uit een rechter asdeviatie in het frontale vlak (+105° tot +180°), waardoor in I en aVL een rS-patroon ontstaat, en in de afleidingen II, III en aVF een qR-patroon met traag aflopend deel van de R-top (◘ Figuur 4.18). Het QRS-complex is niet of slechts gering verbreed (tot 0,11 sec.).

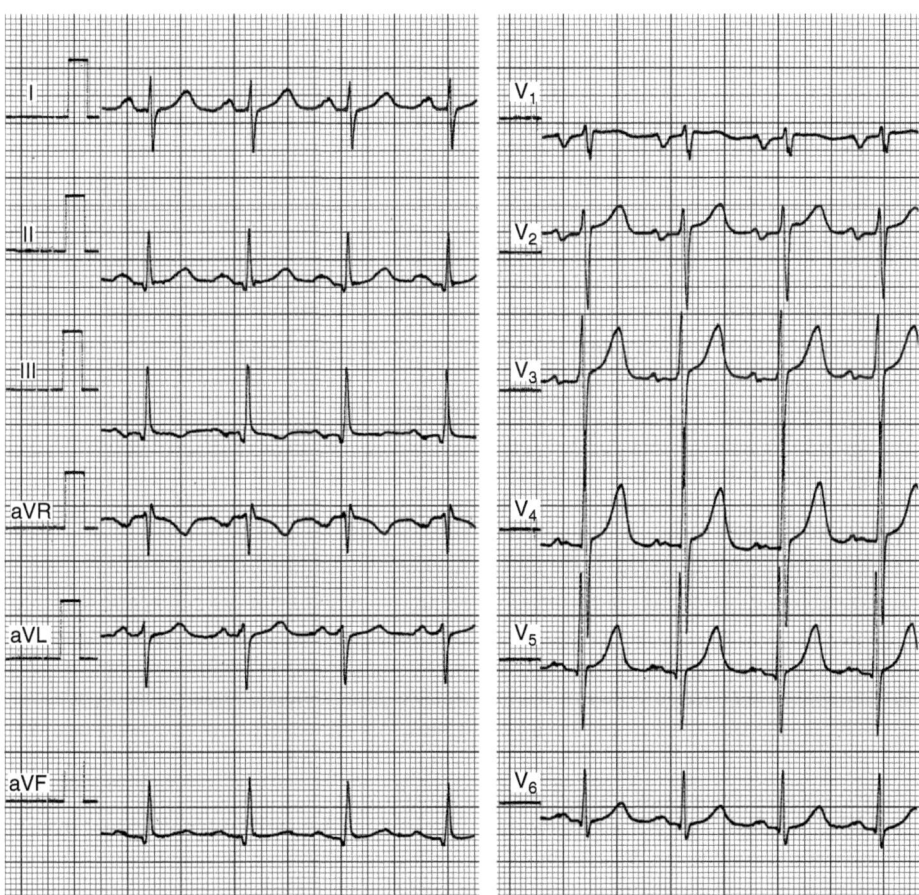

◘ Figuur 4.18 Linker posterior fasciculairblok (LAFB). De typische kenmerken zijn een naar rechts gedraaide elektrische hartas (as hier 110° met III iets hoger R-golfvoltage dan dat aVF), een rS-patroon in I en aVL, en een qR-patroon met geringe 'slurring' van het terminale deel van de R in III en aVF. Het ECG toont duidelijk een linker-atriumdilatatie. De patiënt was bekend met paroxismaal atriumfibrilleren. De asdraaiing naar rechts ontstond over een periode van twee jaar uit een aanvankelijk intermediaire positie. Andere aandoeningen die de rechter asdeviatie zouden kunnen verklaren, werden uitgesloten.

Men kan een LPFB op grond van de genoemde ECG-kenmerken slechts vaststellen, wanneer andere oorzaken voor een rechter asdeviatie zoals rechterkamerhypertrofie, laagstand van het diafragma of een lateraal myocardinfarct, kunnen worden uitgesloten. Een LPFB wordt waarschijnlijker wanneer men de veranderingen in korte tijd of alternerend in het ECG ziet optreden. Een LPFB is relatief zeldzaam. Omdat de posterior fasciculus van de linkerbundel breed is, mag bij uitval van deze bundel een grotere, meestal anatomische beschadiging van het posterieure deel van het hart worden aangenomen. De prognose is dan ook minder goed dan die van het LAFB, zie ook ▶ par. 6.7.2.

### 4.5.5 Bi- en trifasciculaire geleidingsstoornis

#### Bifasciculair blok

Een bifasciculair blok manifesteert zich meestal als een combinatie van RBTB met LAFB (◘ Figuur 4.19) of RBTB met LPFB (◘ Figuur 4.20). De kenmerken van RBTB blijven behouden in de vorm van een rsR′-patroon, of – vaker – een genotcht, traag oplopend R-complex in afleiding V1 en een brede S-golf in de afleidingen I, aVL en V6. De combinatie met LAFB leidt tot een linker asdeviatie in het frontale vlak en de combinatie met een LPFB tot rechter asdeviatie. In beide gevallen staat de verlate activatie van de rechterventrikel op de voorgrond, hetgeen blijkt uit de dominantie van de kenmerken van het RBTB.

De combinatie van een geleidingsstoornis in de proximale voorste en achterste fasciculus van de linkerbundel leidt tot het ECG-patroon van een LBTB. Het onderscheid met een LBTB dat is veroorzaakt door blokkering van de impuls in de gemeenschappelijke stam van de linkerbundeltak, is niet met zekerheid te maken. Bij een meer distale blokkade van beide linker fasciculi kan soms de normale initiële septumactivatie van links naar rechts behouden blijven. Er ontstaat dan een verbreed QRS-complex dat lijkt op LBTB, maar zo niet genoemd mag worden omdat er dan wel een q aanwezig is in I, aVL en V6.

#### Trifasciculair blok

Dit is eigenlijk geen correcte uitdrukking: wanneer wij naast de anterior (voorste) en posterior (achterste) fasciculus van de linkerbundeltak ook de rechterbundeltak als een aparte fasciculus beschouwen, kan het hele intraventriculaire geleidingssysteem als een trifasciculair systeem worden beschouwd. In theorie zou, wanneer de geleidingsstoornis tegelijkertijd een volledige blokkade in de anterior en posterior fasciculi van de linkerbundel en ook rechterbundel veroorzaakt, dan sprake zijn van een trifasciculair blok. Als dit optreedt ontstaat een totaal AV-blok met een ventriculair escaperitme. Er zijn echter verschillende combinaties en ECG-patronen van een trifasciculaire geleidingsstoornis mogelijk:

- RBTB met LAFB en een verlengde PQ-tijd als uiting van vertraagde geleiding over de posterior fasciculus van de linkerbundeltak;
- RBTB met LAFB en (perioden met) een tweedegraads AV-blok, vrijwel altijd van het type II, dat gelokaliseerd is in de posterior fasciculus;
- RBTB met LPFB en een verlengde PQ-tijd als uiting van vertraagde geleiding over de anterior fasciculus van de linkerbundeltak;
- RBTB met LPFB en (perioden met) een tweedegraads AV-blok type II, gelokaliseerd in de anterior fasciculus van de linkerbundeltak.

Bij de combinatie van een RBTB met LAFB of LPFB en een verlengde PQ-tijd, is het onduidelijk of de vertraagde geleiding in de resterende, intacte, fasciculus plaatsvindt. De vertraging

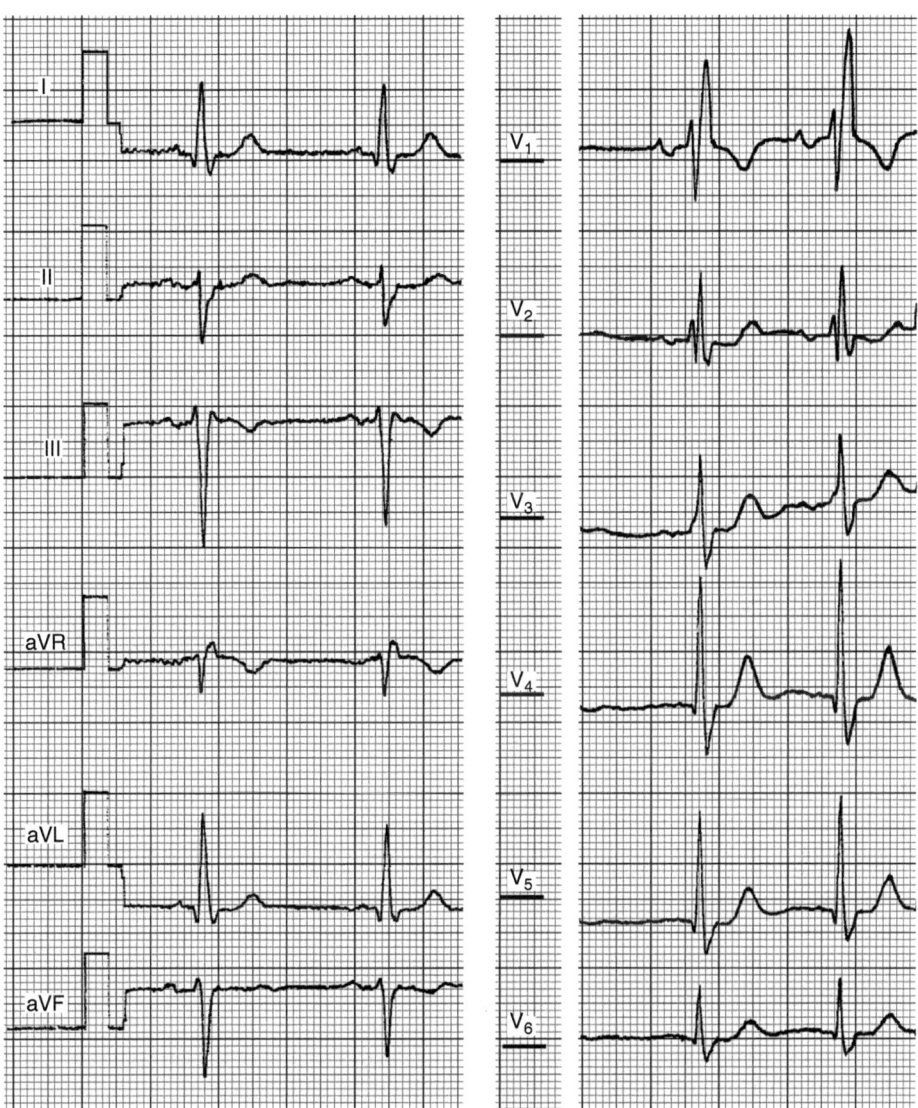

◘ **Figuur 4.19** Compleet rechterbundeltakblok met linker anterior fasciculairblok (LAFB). Het ECG toont een rsR´-patroon in V1 en een brede S-golf in I, aVL en V6 als uiting van het RBTB. De sterk naar links gedraaide elektrische hartas met rS-complex in II, III en aVF wijst op de additionele uitval van de anterior fasciculus van de linkerbundel. De PQ-tijd is normaal (0,18 sec.), hetgeen een normale geleiding in de intacte posterior fasciculus doet veronderstellen. Het ECG toont naast het bifasciculair blok (RBTB en LAFB), ook linker atriale dilatatie, zie brede negatieve P in V1-V2 en terminaal positieve P in aVL.

kan immers ook in de AV-knoop of bundel van His tot stand komen. Dat geldt ook wanneer een bifasciculair blok gepaard gaat met een type 1 tweedegraads AV-blok. Het type I tweedegraads AV-blok is immers meestal in de AV-knoop aanwezig. Lokalisatie onder het niveau van de bundel van His komt echter voor en de kans hierop is groter wanneer het QRS-complex de kenmerken heeft van een bifasciculair blok, namelijk een duidelijk verbreed QRS-complex met RBTB-patroon.

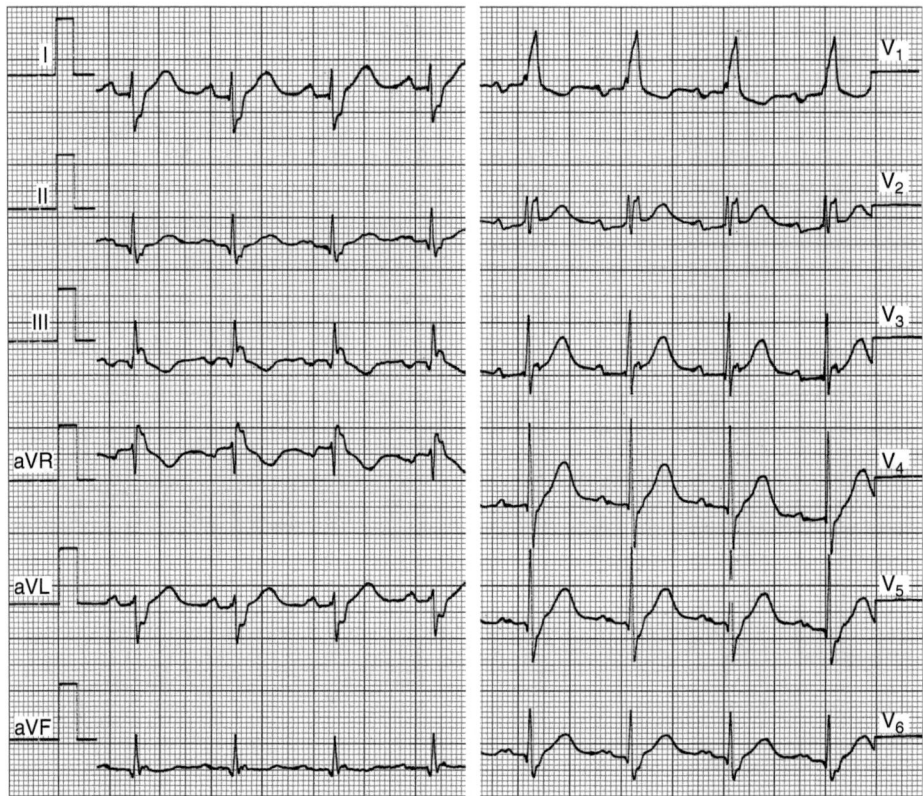

**Figuur 4.20** Bifasciculair blok: rechterbundeltakblok met linker posterior fasciculairblok (LPFB) bij dezelfde patiënt als in ◘ Figuur 4.18. Naast de kenmerken van het LPFB toont dit ECG de tekenen van een compleet RBTB: een genotcht R-complex in V1 en brede S in I, aVL, V6.

Uit het voorgaande volgt dat de termen bi- en trifasciculair blok verzamelnamen zijn, die niet aangeven waar het blok precies gelokaliseerd is. Hetzelfde geldt voor de term *bilateraal bundeltakblok*, een geleidingsstoornis in de rechter- en linkerbundeltak. In alle gevallen is het beter de lokalisatie van het blok te benoemen aan de hand van het ECG-patroon.

### 4.5.6 Niet-specifieke intraventriculaire geleidingsstoornissen

Dit is een algemene aanduiding voor een verbreed QRS-complex (> 0,10 sec.) tijdens een supraventriculair ritme, dat de typische kenmerken van een rechter- of linkerbundeltakblok of fasciculair blok mist. De plaats van de geleidingsstoornis is dan niet exact aan te geven. Aangenomen wordt dat de verbreding, vaak met 'notching' en 'slurring', van het QRS-complex het gevolg is van vertraging of blokkering van de impuls ergens in de ventrikels. Het kan daarbij gaan om een blok in een deel van het Purkinje-netwerk en/of een deel van het ventriculaire myocard, of om een combinatie van een geleidingsstoornis in een van de bundeltakken en het perifere Purkinje-netwerk of het ventriculaire myocard. ◘ Figuur 4.21 toont een voorbeeld van een niet-specifieke intraventriculaire geleidingsstoornis.

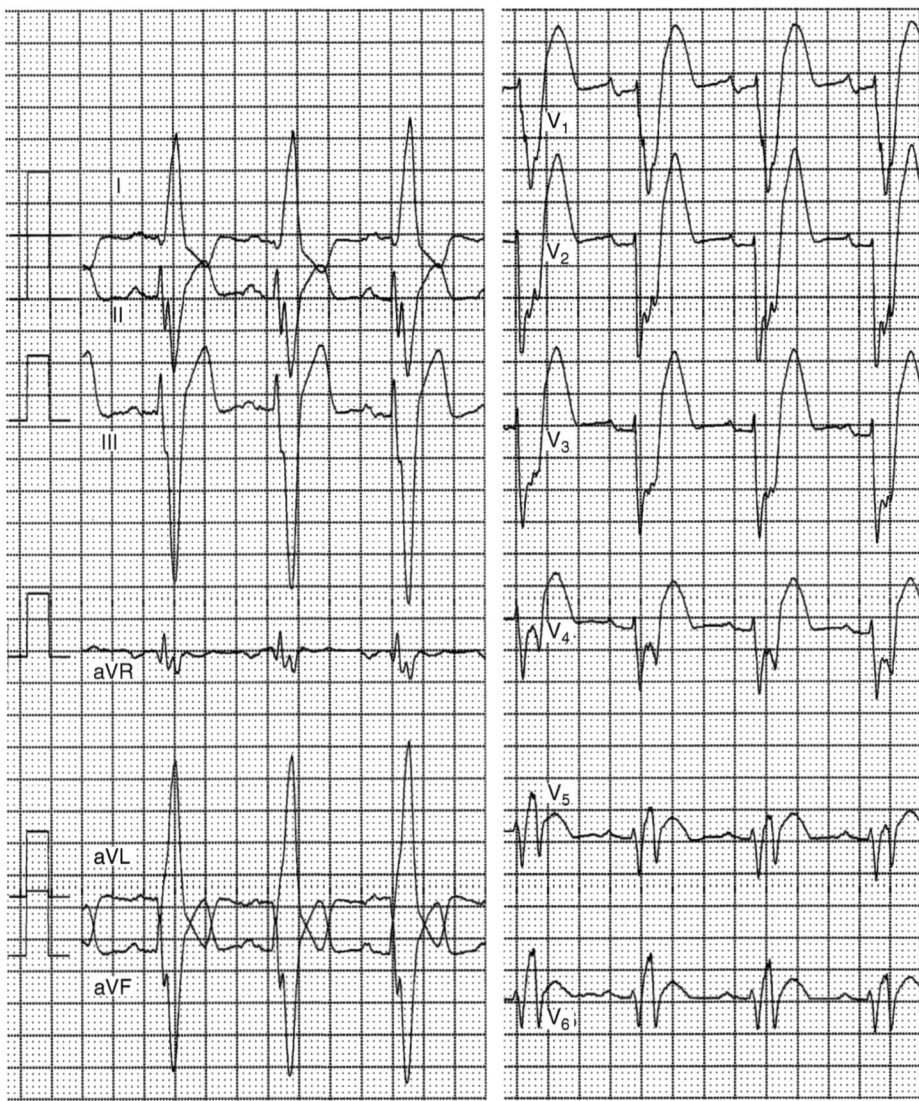

◘ **Figuur 4.21** Niet-specifieke intraventriculaire geleidingsstoornis: het ECG toont een sinusritme met sterke verbreding van de QRS-complexen tot 0,20 sec. De typische kenmerken van een LBTB of RBTB ontbreken en de verbreding van het QRS-complex is meer dan men bij een ongecompliceerd compleet bundeltakblok ziet. De uitgesproken convexe ST-elevatie in de afleidingen V1-V6 past bij een acute ischemische laesie van de voorwand (zie ◘ Figuur 6.20).

## Tabel 4.4 Lokalisatie van AV-geleidingsstoornissen met QRS-breedte.

| | vertraagde AV-geleiding | | 2° AVB | | | | | | 3° AVB | |
|---|---|---|---|---|---|---|---|---|---|---|
| | | | type I | | type II | | hooggradig | | | |
| | NQRS | BTB | NQRS | BTB | NQRS | BTB | NQRS | BTB | NQRS | BTB |
| AV-knoop | ++ | + | ++ | ++ | | | ++ | + | ++ | + |
| Bundel van His | (+) | + | + | | ++ | + | + | | (+) | |
| Infra His | | + | | + | | ++ | | ++ | | ++ |

AVB = atrioventriculair blok, BTB = bundeltakblok (rechter of linker), NQRS = normaal QRS-complex.
++ = overwegend; + = mogelijk; (+) = zeldzaam; zie tekst voor nadere toelichting.
2°, 3° = respectievelijk tweede- en derdegraads.

## 4.6 Lokalisatie van het atrioventriculaire blok

De lokalisatie van een AV-geleidingsstoornis is van belang voor de prognose en behandeling. Het onderscheid tussen een lokalisatie in de AV-knoop enerzijds en een lokalisatie in de bundel van His, bundeltakken of fasciculi anderzijds kan verstrekkende gevolgen hebben. Geleidingsstoornissen in de AV-knoop hebben vaak een functioneel karakter en hebben meestal een gunstige prognose. Specifieke behandeling is zelden nodig, tenzij de patiënt klachten heeft die aan de geleidingsstoornis kunnen worden toegeschreven. Daarentegen hebben stoornissen in de prikkelgeleiding onder het niveau van de AV-knoop, collectief aangeduid als infranodale geleidingsstoornissen, meestal een structurele oorzaak en daarom komt progressie naar een hooggradig of totaal AV-blok hierbij vaker voor.

Met behulp van het ECG kan de lokalisatie van het AV-blok vrij goed worden voorspeld. De belangrijkste criteria zijn hiervoor reeds besproken en zijn gebaseerd op het type tweedegraads blok, de kenmerken van het QRS-complex van de voortgeleide complexen, alsmede de kenmerken van een eventueel aanwezig escaperitme. ◘ Tabel 4.4 geeft een samenvatting van de belangrijkste differentieel-diagnostische criteria. In twijfelgevallen kan, wanneer men therapeutische consequenties overweegt, de registratie van een Hisbundel-elektrogram uitsluitsel geven. Met non-invasieve methoden kan ook de lokalisatie van het AV-blok vastgesteld worden. Interventies die de geleiding in de AV knoop vertragen zoals vagale manoeuvres (zie ► par. 5.10.5-7) verbeteren de blokkade onder de AV-knoop omdat er nu minder impulsen aangeboden worden. Aan de andere kant met ingrepen als atropine (1-2 mg intraveneus) of inspanning wordt de AV-geleiding beter en kunnen meer impulsen de AV-knoop passeren. Het gevolg zal zijn dat een subnodaal AV-blok zichtbaar wordt, zie ◘ Tabel 4.5.

## Tabel 4.5 Lokalisatie van AV-geleidingsstoornissen met non-invasieve methoden.

| Methode | AV knoop geleiding | Subnodale AV geleiding |
|---|---|---|
| atropine | beter | minder |
| inspanning | beter | minder |
| sinus carotis massage | minder | beter |

## 4.7 Exitblok

Dit is een stoornis in de prikkelgeleiding vanuit een groep impulsvormende cellen (pacemaker) naar het omliggende myocard, die zich voordoet op een moment in de hartcyclus waarop men kan aannemen dat de atriale of ventriculaire myocardcellen zich niet meer in de refractaire (niet meer prikkelbare) fase van een voorafgaande depolarisatie bevinden. Als het einde van de refractaire periode wordt als regel aangenomen het einde van de repolarisatiefase: voor het atriale myocard is dat het einde van de $T_A$-golf, voor het ventriculaire myocard het eind van de T-top.

De indeling van het exitblok is dezelfde als van het AV-blok maar we moeten er rekening mee houden dat een vertraagde geleiding en derdegraads exitblok op het oppervlakte-ECG niet te herkennen zijn, omdat het moment van ontlading van de pacemaker niet kan worden vastgesteld. Wanneer men van een exitblok spreekt gaat het dus vrijwel altijd om een tweedegraads exitblok.

De meest voorkomende manifestatie van een exitblok is het *sino-auriculaire (SA-)blok*, dat zich voordoet bij de overgang van de impuls van de sinusknoop naar het atriale myocard (zie ▶ par. 5.4.1 en ◘ Figuur 5.8) Een exitblok kan ook optreden tijdens ectopische ritmen, met name bij parasystolische ritmen.

## 4.8 Aberrante geleiding

Onder aberrante intraventriculaire geleiding of kortweg aberrante geleiding, verstaat men het verschijnsel waarbij een supraventriculaire impuls (dat is een impuls die afkomstig is uit de atria, de AV-knoop of bundel van His) als gevolg van een functionele geleidingsstoornis in een van de bundeltakken tot een veranderd activatiepatroon van de kamers leidt.[11] De verandering van het activatiepatroon uit zich in een verandering van de vorm en/of breedte van het QRS-complex. Aberrante geleiding is dus synoniem met een functioneel bundeltak- of fasciculairblok.

Het functionele karakter van zo'n geleidingsstoornis blijkt uit het feit dat het ontstaan van de afwijking van het QRS-complex afhankelijk is van een kritische verandering van de hartfrequentie. Zodra niet meer aan deze conditie wordt voldaan, verdwijnt het verschijnsel. Wanneer een reeds bestaand, permanent bundeltak- of fasciculairblok aanwezig is, of wanneer de abnormale kameractivatie het gevolg is van anterograde geleiding van de impuls via een extra AV-bundel (zie ▶ par. 5.5) is er geen sprake van aberrante geleiding.

Aberrante geleiding wordt het meest gezien wanneer de relatief lange cycluslengte van het basisritme plotseling verkort wordt door een vroeg vallende supraventriculaire impuls (◘ Figuur 4.22), of door de start van een supraventriculaire tachycardie. De verklaring hiervoor ligt in het feit dat de duur van de actiepotentiaal en daarmee de duur van de refractaire periode van de bundeltakken frequentie-afhankelijk is: de refractaire periode wordt langer bij een lange voorafgaande cycluslengte en korter bij een korte voorafgaande cycluslengte. Hoe groter de verkorting van de cycluslengte, dat wil zeggen hoe vroeger de impuls valt en hoe langer het voorgaande interval, hoe groter de kans op aberrante geleiding. De bevordering van het ontstaan van een functioneel bundeltakblok (fase 3-blok, dat wil zeggen dat de geleiding geblokkeerd wordt doordat de impuls juist voor het einde van de actiepotentiaal van de vorige activatie aankomt, zie verder) door een lange voorafgaande cycluslengte wordt het *Ashman-fenomeen* genoemd (◘ Figuur 4.22). Aberrante geleiding door plotselinge verkorting van de cycluslengte toont meestal het patroon van een rechterbundeltakblok, omdat de rechterbun-

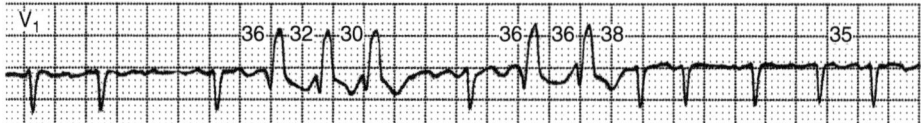

◘ **Figuur 4.22** Aberrante intraventriculaire geleiding met Ashman-fenomeen. De registratie toont atriumfibrilleren met periodieke verbreding van de QRS-complexen die een RBTB-patroon hebben. Het verschijnsel treedt voorspelbaar op wanneer een kort RR-interval wordt voorafgegaan door een relatief lang interval (Ashman-fenomeen). Verkorting van het RR-interval alleen is in dit geval niet voldoende om aberrante geleiding te veroorzaken, zoals blijkt aan het einde van de strook. Het interval van 0,35 sec. wordt niet afgesloten door een aberrant QRS-complex, omdat het daaraan voorafgaande interval ook kort is. Merk tevens op dat tijdens de periode met aberrante geleiding de RR-intervallen als gevolg van het atriumfibrilleren onregelmatig blijven en dat het laatste aberrant geleide QRS-complex niet wordt gevolgd door een pauze. Deze twee aspecten worden besproken bij de differentiatie van tachycardieën met een breed QRS-complex, zie ▶ par. 5.7 en ▶ Tabel 5.4.

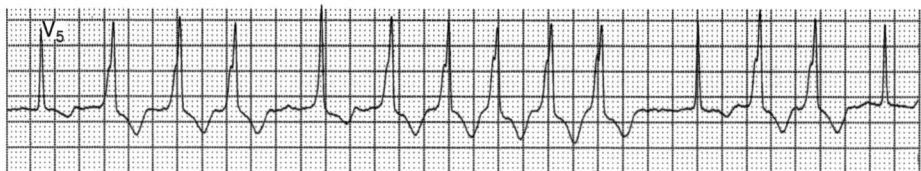

◘ **Figuur 4.23** Acceleratie-afhankelijke (fase 3-blok) aberrante geleiding. De registratie toont atriumfibrilleren, te herkennen aan het ontbreken van P-toppen (wel fibrillatiegolfjes) en de sterk onregelmatige RR-intervallen. Lange RR-intervallen worden gevolgd door een smal QRS-complex, de kortere intervallen tonen verbrede QRS-complexen met LBTB-patroon. De acceleratie-afhankelijkheid bewijst het functionele karakter van de intraventriculaire geleidingsstoornis.

deltak bij normale en niet al te hoge hartfrequenties een langere refractaire periode heeft dan de linkerbundel. Door de verbreding van het QRS-complex kan het lastig zijn om onderscheid te maken tussen een aberrant voortgeleide supraventriculaire impuls en een impuls van ventriculaire oorsprong. Dit geldt vooral wanneer men te maken heeft met een tachycardie met brede QRS-complexen (zie ▶ par. 5.7 en ▶ Tabel 5.4).

Aberrante geleiding als gevolg van cycluslengteverkorting is een fysiologisch fenomeen, waaraan geen abnormale betekenis mag worden toegekend.

Er bestaan nog twee vormen van aberrante geleiding. Bij de *acceleratie-afhankelijke (ook wel frequentie-afhankelijke) vorm van aberrante geleiding* doet de aberrantie zich voor bij relatief geringe verkorting van de cycluslengte (versnelling van het ritme, fase 3-blok) en verdwijnt weer bij daaropvolgende verlenging van de cycluslengte (◘ Figuur 4.23 en ◘ Figuur 4.24). Bij deze vorm wordt vaker een functioneel linkerbundeltakblok gezien. Zeldzamer is de *deceleratie- of bradycardie-afhankelijke vorm van aberrante geleiding*, die zich manifesteert na een kritische vertraging van het ritme (pauze of bradycardie) (◘ Figuur 4.25).

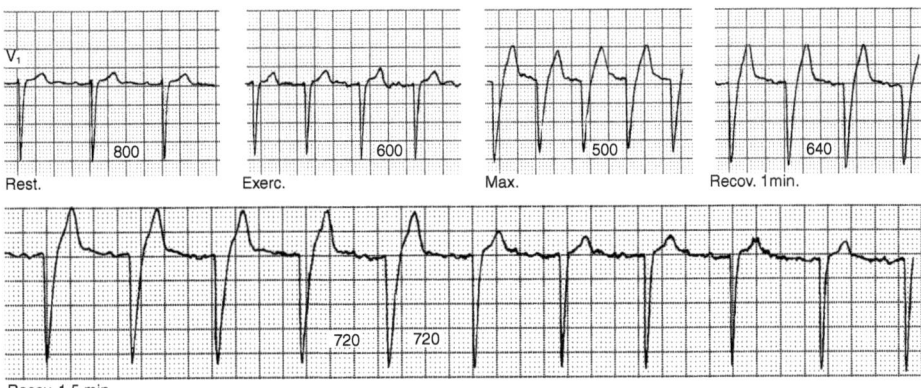

◻ **Figuur 4.24** Acceleratie-afhankelijke (fase 3-blok) aberrante geleiding. Deze registraties werden gemaakt tijdens een inspanningstest. Tot een cycluslengte van 600 ms (frequentie 100/min.) zijn de QRS-complexen smal. Vanaf een interval van 500 ms (120/min.) ontstaat het beeld van een LBTB, dat pas in de herstelfase weer verdwijnt, nadat de hartfrequentie is gedaald onder de waarde waarbij het LBTB ontstond (cycluslengte, 720 ms, frequentie 83/min.). Dit is een typisch kenmerk van een acceleratie-afhankelijk functioneel bundeltakblok.

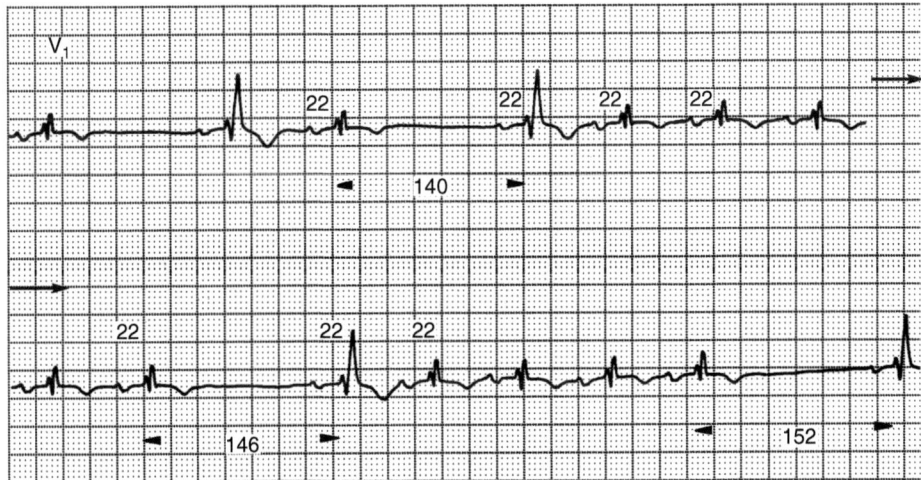

◻ **Figuur 4.25** Deceleratie-afhankelijke aberrante geleiding. Deze continu geregistreerde ECG-strook toont een sinusritme met periodiek optredende pauzes. De QRS-complexen tonen het patroon van een incompleet RBTB, dat na de pauze verandert in een compleet RBTB. Dat het hier gaat om aberrant voortgeleide complexen en niet om invallende ventriculaire complexen (ventriculaire escapes), mag worden afgeleid uit de vaste koppeling van het verbrede QRS-complex aan de voorafgaande P-top. De PQ-tijd blijft bij alle impulsen gelijk (0,22 sec.), ondanks geringe variaties in de duur van de pauzes (1,40-1,52 sec.).

## 4.9 Atrioventriculaire dissociatie

Dit begrip kwam reeds ter sprake bij de bespreking van het derdegraads AV-blok en vereist een korte toelichting. De term geeft aan dat de activatie van atria en ventrikels onafhankelijk tot stand komt, elk door een eigen pacemaker: de atria meestal vanuit de sinusknoop, de ventrikels vanuit een ectopische gangmaker in de AV-knoop, bundel van His of één van de ventrikels. Als gevolg hiervan zullen ook atria en ventrikels onafhankelijk van elkaar samentrekken. De dissociatie kan tijdelijk, gedurende één cyclus of een aantal opeenvolgende cycli of permanent zijn. *AV-dissociatie is geen diagnose* maar een elektrocardiografisch verschijnsel dat te vergelijken is met een symptoom. Naar het mechanisme ervan moet dan ook worden gezocht.

∎∎ **Aanvullende opmerkingen over AV-dissociatie**
a) Wij kennen vier mechanismen die AV-dissociatie kunnen veroorzaken (❏ Figuur 4.26):
   1. vertraging van het sinusritme, waardoor een ectopische pacemaker in of onder de AV-knoop tijdelijk kan invallen en er een competitie tussen de twee pacemakers ontstaat;
   2. versnelde prikkelvorming in een ectopische pacemaker in of onder de AV-knoop, zoals bij een ventriculaire tachycardie het geval kan zijn;
   3. een AV-geleidingsstoornis, met als bekendste voorbeeld een derdegraads AV-blok;
   4. combinaties van 1–3.

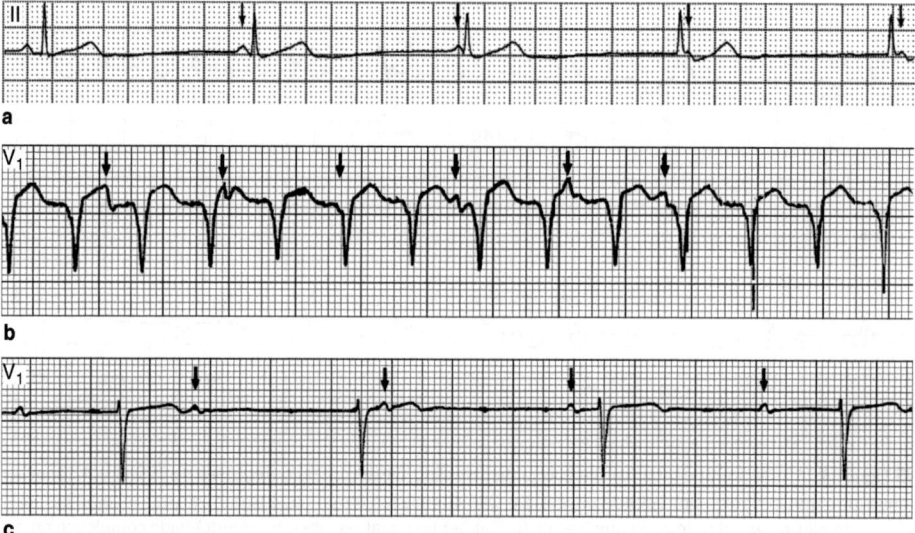

❏ **Figuur 4.26** Drie mechanismen van AV-dissociatie:
a) Een uitgesproken sinusbrachycardie (35/min, P-toppen aangeduid met pijlen) maakt een invallend AV-junctioneel ritme van 36/min. mogelijk, waarna een AV-dissociatie ontstaat: in de rechterhelft van de strook is er geen relatie tussen de sinus-P en het AV-junctioneel QRS-complex.
b) Ventriculaire tachycardie met AV-dissociatie. Door de hoge frequentie van prikkelvorming in de ventrikels (150/min.) wordt het AV-geleidingssysteem voortdurend refractair gehouden, waardoor de sinusimpulsen (P-toppen met pijlen aangegeven) de ventrikels niet kunnen bereiken.
c) Totaal AV-blok. Er bestaat een langzaam, regelmatig sinusritme (pijlen, frequentie 48/min,). Ook het ritme van de QRS-complexen is regelmatig, 38/min. Er is geen relatie tussen de P-toppen en QRS-complexen: ook P-toppen die ver achter het QRS-complex vallen, verstoren de regelmaat van het ventriculaire ritme niet, hetgeen wijst op onvermogen tot anterograde geleiding. De smalle QRS-complexen tijdens de periode van AV-dissociatie wijzen op een AV-junctionele oorsprong van deze impulsen.

b) Een bijkomende voorwaarde voor AV-dissociatie voor het gelijktijdig actief zijn van twee onafhankelijke pacemakers bestaat uit het feit dat de pacemaker met de laagste frequentie beschermd moet zijn tegen ontlading door de pacemaker met de hogere frequentie. Dit betekent dat er een (retrograad) ventriculo-atriaal blok moet bestaan waardoor de impulsen van de pacemaker die het ventrikelritme bepaalt, de atria en dus ook de sinusknoop niet kunnen bereiken. Als dat niet het geval is, zal de pacemaker met de hoogste frequentie de sinusknoop ontladen en het ritme van het gehele hart bepalen.

## 4.10 Verborgen geleiding (concealed conduction)

De term 'verborgen geleiding' of 'concealed conduction' betekent dat een impuls gedeeltelijk het geleidingssysteem binnendringt maar die gebeurtenis blijft in het ECG onzichtbaar.

Men ziet bijvoorbeeld een P-top zonder gevolgd QRS-complex (geblokkeerde P-top) of een QRS-complex dat niet gevolgd wordt door retrograde atriale activatie (retrograde blokkering van het QRS-complex).

Uit het na-effect dat een dergelijk geblokkeerde impuls heeft op de geleiding van de volgende impuls van het bestaande ritme, kan men afleiden dat de geblokkeerde impuls het geleidingssysteem gedeeltelijk moet zijn binnengedrongen. Daardoor verandert de refractaire periode van het geleidingssysteem en ontstaat vertraging of een blok van de daaropvolgende impuls (◘ Figuur 4.27). Ook kan het gebeuren dat een gedeeltelijk doorgedrongen impuls een actieve gangmaker in het geleidingssysteem tot ontlading brengt, waardoor deze zijn cyclus opnieuw moet beginnen ('resetting' van de pacemaker). Dit uit zich in een verstoring van het ritme van deze pacemaker. De herkenning van 'concealed conduction' is van belang omdat hierdoor onverwacht, afwijkend gedrag van prikkelgeleiding of prikkelvorming te verklaren valt.

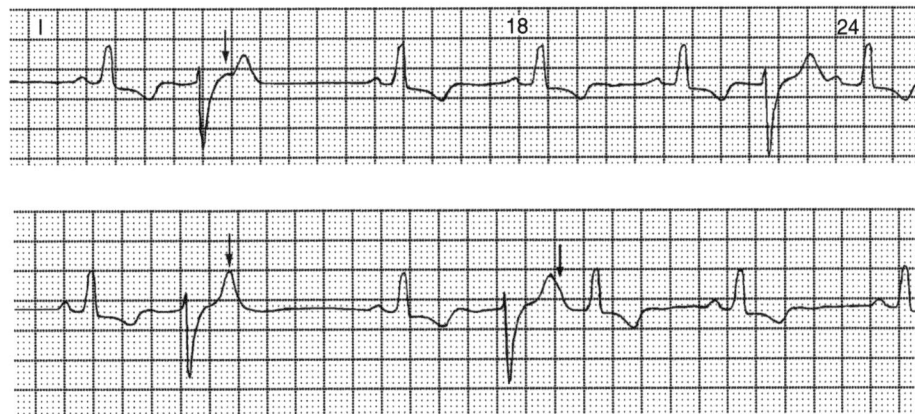

◘ Figuur 4.27 Ventriculaire extrasystolen met retrograde 'concealed conduction': twee ritmestroken van afleiding I. Beide stroken tonen twee ventriculaire extrasystolen, waarvan de eerste gevolgd wordt door een compensatoire pauze. Deze ontstaat wanneer de sinus-P-top (pijl) in het ST-segment of de T-top van de extrasystole valt en dan wordt geblokkeerd. Valt de sinus P-top achter of in het afdalende been van de T-top van de extrasystole, dan vindt vertraagde voortgeleiding naar de ventrikels plaats (toename van de PQ-tijd van 0,18 tot 0,24 sec). Het na-effect van de extrasystole op de voortgeleiding van de daaropvolgende sinusimpuls wordt toegeschreven aan het gedeeltelijk doordringen van de ventriculaire extrasystole in het geleidingssysteem (retrograde 'concealed conduction'). P-toppen die worden gemaskeerd door de T-toppen kunnen worden herkend aan de subtiele vervorming van het ST-segment of de T-top van de extrasystole. De niet-vervormde T-top van de ventriculaire extrasystole is te zien in het voorlaatste complex van de bovenste strook.

## Literatuur

1. van Gijn J., Gijselhart JP. Wenckebach and his rhythm. Ned Tijdschr Geneeskd 2011;155(30-31):A3128.
2. Fisch C. Centennial of the string galvanometer and the electrocardiogram. J Am Coll Cardiol 2000;36:1737-45.
3. Langendorf R, Cohen H, Gozo EG, Jr. Observations on second degree atrioventricular block, including new criteria for the differential diagnosis between type I and type II block. Am J Cardiol;1972 29:111-9.
4. Silverman ME, Upshaw CB, Jr., Lange HW. Woldemar Mobitz and His 1924 classification of second-degree atrioventricular block. Circulation 2004;110:1162-7.
5. Moya A, Sutton R, Ammirati F, Blanc JJ, Brignole M, Dahm JB, et al. Guidelines for the diagnosis and management of syncope (version 2009). Eur Heart J 2009;30:2631-71.
6. Da Silva KR, Costa R, De Oliveira RMJ, Lacerda MS, Un Huang AI, Rossi MB, et al. Quality of life and functional capacity after long-term right ventricular pacing in pediatrics and young adults with congenital atrioventricular block. Pacing Clin Electrophysiol 2013;36:1539-49.
7. Surawicz B, Childers R, Deal BJ, Gettes LS, Bailey JJ, Gorgels A, et al. AHA/ACCF/HRS recommendations for the standardization and interpretation of the electrocardiogram: part III: intraventricular conduction disturbances: a scientific statement from the American Heart Association Electrocardiography and Arrhythmias Committee, Council on Clinical Cardiology; the American College of Cardiology Foundation; and the Heart Rhythm Society: endorsed by the International Society for Computerized Electrocardiology1. Circulation 2009;119: e235-e240.
8. Baranchuk A, Enriquez A, Garcia-Niebla J, Bayes-Genis A, Villuendas R, Bayes de LA. Differential diagnosis of rSr' pattern in leads V1 -V2. Comprehensive review and proposed algorithm. Ann Noninvasive Electrocardiol 2015;20:7-17.
9. Melgarejo-Moreno A, Galcera-Tomas J, Consuegra-Sanchez L, Alonso-Fernandez N, Diaz-Pastor A, Escudero-Garcia G, et al. Relation of New Permanent Right or Left Bundle Branch Block on Short- and Long-Term Mortality in Acute Myocardial Infarction Bundle Branch Block and Myocardial Infarction. Am J Cardiol 2015; 116:1003-9.
10. Dunn M.I., Lipman B.S. Fascicular block, infarction block, parietal block. Lipman-Massie Clinical Electrocardiography, 8th edition, 149-158. 1989. Year Book Publishers, Inc Chicago USA.
11. Fisch C. Aberration: seventy five years after Sir Thomas Lewis. Br Heart J 1983;50:297-302.

# Ritmestoornissen

Iedere afwijking van het normale sinusritme betekent een ritmestoornis. Eerst zullen de supraventriculaire ritmestoornissen worden besproken die kunnen ontstaan in de sinusknoop, rechter- of linkeratrium, in het gebied van de AV-knoop en His-bundel en eventueel aanwezige extra (accessoire) AV-verbindingen. Supraventriculaire ritmestoornissen kunnen optreden in de vorm van een arrest, extrasystolen, versneld ritme, tachycardie, flutter, en fibrilleren vanuit bovengenoemde anatomische plaatsen. Deze ritmestoornissen kunnen in het ECG zichtbaar worden met een normaal of abnormaal QRS-complex dat niet verward moet worden met een ventriculaire ritmestoornis. Atriumfibrilleren is de meest voorkomende supraventriculaire ritmestoornis, gevolgd door AV-nodale re-entrytachycardie. Naast de mechanismen van de supraventriculaire ritmestoornissen, zullen ook de diagnostiek, het onderscheid tussen de verschillende vormen en de behandeling, worden besproken.

5.1 Definities – 77

5.2 Mechanismen van ritmestoornissen – 78
5.2.1 Normaal en abnormaal automatisme – 78
5.2.2 Getriggerde activiteit – 79
5.2.3 Re-entry – 80
5.2.4 Driecomponentenmodel – 82

5.3 Indeling van ritmestoornissen – 82

5.4 Supraventriculaire ritmestoornissen – 84
5.4.1 Ritmestoornissen uitgaande van de sinusknoop – 84
5.4.2 Atriale ritmestoornissen – 92
5.4.3 Ritmestoornissen uitgaande van de AV-junction – 104

5.5 Atrioventriculaire re-entrytachycardieën (AVRT) – 110
5.5.1 Wolff-Parkinson-White-syndroom – 112
5.5.2 AVRT's bij verborgen extra AV-bundels – 120
5.5.3 Differentiële diagnostiek van smal-QRS-complex tachycardieën – 123

| | | |
|---|---|---|
| **5.6** | **Ventriculaire ritmestoornissen – 124** | |
| 5.6.1 | Ventriculaire extrasystolen – 125 | |
| 5.6.2 | Ventriculaire escape-complexen en ventriculaire escaperitmen – 127 | |
| 5.6.3 | Versneld ventriculair ritme – 127 | |
| 5.6.4 | Ventriculaire tachycardieën – 128 | |
| 5.6.5 | Ventrikelflutter – 135 | |
| 5.6.6 | Ventrikelfibrilleren – 135 | |

**5.7 Differentiatie van tachycardieën met een breed-QRS-complex – 136**

5.7.1 ECG-kenmerken van een ventriculaire tachycardie – 137
5.7.2 Kenmerken van een antidrome atrioventriculaire tachycardie – 142
5.7.3 Supraventriculaire tachycardieën met aberrante geleiding of pre-existent bundeltakblok – 143

**5.8 Parasystolie – 147**

**5.9 Hemodynamisch effect van geleidings- en ritmestoornissen – 150**

**5.10 Evaluatie van de patiënt met een hartritmestoornis – 151**

5.10.1 Inleiding – 151
5.10.2 Anamnese – 151
5.10.3 Lichamelijk onderzoek – 152
5.10.4 Elektrocardiografische documentatie – 153
5.10.5 Vagale manoeuvres – 154
5.10.6 Uitvoering van de sinuscaroticusmassage (SCM) – 156
5.10.7 Medicamenteuze interventies – 156
5.10.8 Overig diagnostisch onderzoek – 158

**5.11 Richtlijnen voor de analyse van het hartritme – 158**

5.11.1 Specifieke stappen – 158

**Literatuur – 161**

## 5.1 Definities

Elke verstoring van het normale hartritme wordt een ritmestoornis genoemd. De normale frequentie van de hartslag in rust is afhankelijk van beïnvloeding via het autonome zenuwstelsel, maar ligt tussen 50 en 100 per minuut. Vooral bij jongere mensen stijgt de frequentie duidelijk bij inademing en daalt bij uitademing (respiratoire aritmie). Daardoor is op het normale ECG dikwijls enige irregulariteit te zien. Als de stoornis leidt tot een te lage hartfrequentie wordt van brady-aritmie of bradycardie gesproken. In dit hoofdstuk wordt vooral van ritmestoornissen gesproken bij optreden van extra hartslagen en te snelle hartactie (tachyaritmie of tachycardie).

Ritmestoornissen kunnen in aanvallen of *paroxismen* voorkomen of ze kunnen *chronisch* (permanent) aanwezig zijn. Een paroxismale ritmestoornis wordt gekenmerkt door een abrupt begin en einde, van de ene 'hartslag' op de andere. Zo'n aanval kan een paar tellen, enkele uren of dagen duren. De grens tussen een langdurig paroxisme en een chronische, permanent aanwezige ritmestoornis is niet scherp gedefinieerd. Paroxismale ritmestoornissen die dertig seconden of langer duren of gepaard gaan met een acute circulatoire collaps worden in de Angelsaksische literatuur aangeduid met de term *'sustained'* (aanhoudend). Wanneer aan geen van beide criteria wordt voldaan spreekt men van een *'non-sustained'*-aritmie.

Bij de typering van een ritmestoornis wordt onderscheid gemaakt tussen extrasystolen, 'escape'-slag, bradycardie, versneld ritme, tachycardie, flutter, fibrilleren en arrest.

1. *Extrasystole:* een voortijdige (premature) activatie van het hart of een deel van het hart. Een activatie is prematuur wanneer zij tot stand komt vóór het volgende verwachte complex van het basisritme (zie ◘ Figuur 4.27 en ◘ Figuur 5.12). Het interval tussen de extrasystole en het voorafgaande complex van het basisritme wordt het koppelingsinterval van de extrasystole genoemd. Men spreekt dus alleen van een extrasystole wanneer het koppelingsinterval korter is dan de cycluslengte van het bestaande basisritme. Bij de meest voorkomende vorm van extrasystolie is het koppelingsinterval constant, dit wil zeggen dat de variatie in dit interval minder dan 0,12 seconde bedraagt. Veel zeldzamer zijn extrasystolen met een variabel koppelingsinterval (> 0,12 sec.). Bij atriale extrasystolen wordt het koppelingsinterval gemeten van het begin van de voorafgaande sinus-P-top tot het begin van de P-top van de extrasystole; bij ventriculaire extrasystolen wordt het koppelingsinterval gemeten van het begin van het voorafgaande QRS-complex tot het begin van het QRS-complex van de extrasystole (zie ◘ Figuur 5.33).
2. *'Escape'-slag (invallend complex):* een meestal ectopisch complex dat een lang interval of pauze in het basisritme beëindigt. In tegenstelling tot een extrasystole is een escapeslag laat in relatie tot de verwachte ontlading van de pacemaker die het basisritme bepaalt (zie ◘ Figuur 5.9 en ◘ Figuur 5.10). Het interval tussen de escapeslag en het voorgaande complex van het basisritme wordt het *escape-interval* genoemd. Het escape-interval is dus langer dan de gemiddelde cycluslengte van het basisritme.
3. *'Escape'-ritme (invallend ritme):* dit is een aaneenschakeling van drie of meer escapes. De cycluslengte van het escaperitme is gelijk aan of iets korter dan het escape-interval en komt ongeveer overeen met de spontane cycluslengte (en dus de frequentie van prikkelvorming) van de desbetreffende pacemaker (zie ◘ Figuur 4.26a en ◘ c). Voor pacemakers in de sinusknoop ligt de spontane ontladingsfrequentie tussen 50 en 100 per minuut, voor pacemakers in de atria en de AV-junction tussen 40 en 60 per minuut en voor pacemakers in een van de kamers tussen 30 en 40 per minuut.
4. *Bradycardie:* klinisch is het gebruikelijk om van een bradycardie te spreken bij een hartfrequentie < 50 per minuut. In de elektrocardiografie wordt echter van een bradycardie

gesproken wanneer de frequentie van prikkelvorming in een pacemaker onder de normale, spontane frequentie van de desbetreffende pacemaker ligt.
5. *Tachycardie:* klinisch is het gebruikelijk om van een tachycardie te spreken bij een hartfrequentie > 100 per minuut, ongeacht de plaats waar het ritme ontstaat. In de elektrocardiografie wordt van een tachycardie gesproken wanneer er drie of meer opeenvolgende ontladingen zijn uit dezelfde pacemaker met een frequentie > 100 per minuut. Zo kan men het hebben over een sinus-, atriale of ventriculaire tachycardie. Wanneer de pacemakerfrequentie boven de spontane ontladingsfrequentie van de desbetreffende pacemaker ligt, maar onder 100 per minuut, wordt van een *versneld ritme* gesproken.
6. *Flutter:* snelle en regelmatige elektrische activiteit van de atria (atriumflutter) of ventrikels (ventrikelflutter), die in ten minste één ECG-afleiding wordt gekenmerkt door het ontbreken van een iso-elektrische lijn tussen de deflecties van respectievelijk de atria en ventrikels (zie ◘ Figuur 5.19a en ◘ b).
7. *Fibrillatie:* onregelmatige, gedesorganiseerde elektrische activiteit van de atria (atriumfibrilleren) of ventrikels (ventrikelfibrilleren) (zie ◘ Figuur 5.19c, ◘ Figuur 5.43 en ◘ Figuur 5.44). Fibrillatie leidt tot mechanische stilstand van het desbetreffende compartiment.
8. *Arrest:* stilstand in de elektrische activiteit van het hart of een deel daarvan (atria of ventrikels). Een arrest leidt tot een asystolie (mechanische stilstand) van het desbetreffende compartiment. De termen arrest en asystolie worden vaak door elkaar gebruikt, maar ze zijn niet synoniem.

De *naamgeving* van een ritmestoornis is gebaseerd op de plaats waar de ritmestoornis ontstaat en het type ritmestoornis. Zo wordt bijvoorbeeld onderscheid gemaakt tussen een sinustachycardie en een atriale tachycardie, of tussen atriumfibrilleren en ventrikelfibrilleren.

## 5.2 Mechanismen van ritmestoornissen

Ritmestoornissen kunnen berusten op een stoornis in de prikkelvorming, een stoornis in de prikkelgeleiding, of op een combinatie van beide. Een indeling van deze mechanismen is weergegeven in ◘ Tabel 5.1.

### 5.2.1 Normaal en abnormaal automatisme

Bij automatische prikkelvorming gaat het om spontane, autonome vorming van impulsen zonder dat hierbij voorafgaande stimulatie van de cel nodig is. Automatisme kan betrekking hebben op *het normale mechanisme van fase-4-depolarisatie* in pacemakercellen (zie ▶ H. 2 en ◘ Figuur 2.3), of op een *abnormale vorm van fase-4-depolarisatie in cellen met een verlaagde membraanpotentiaal*. Voorbeelden van veranderingen in het normale automatisme zijn de meeste vormen van sinusbradycardie en sinustachycardie. Ook het ontstaan van een escapeslag of escaperitme bij sterke vertraging van de prikkelvorming in de sinusknoop berust op normaal automatisme in subsidiaire pacemakercellen.
Abnormaal automatisme, secundair aan verlaging van de rustmembraanpotentiaal, kan zowel in pacemakercellen ontstaan als in gewone hartspiercellen die onder normale omstandigheden geen spontane ontlading vertonen. Abnormaal automatisme wordt onder andere gezien bij ischemie en het speelt mogelijk een rol bij het versnelde kamerritme (geaccelereerd idioventriculair ritme) dat kan optreden bij reperfusie na een hartinfarct.

◘ Tabel 5.1 Mechanismen van ritmestoornissen

| I Stoornissen in de prikkelvorming | |
|---|---|
| 1 Veranderd automatisme | – normaal automatisme |
| | – abnormaal automatisme |
| 2 Getriggerde activiteit | – vroege na-depolarisaties |
| | – late na-depolarisaties |
| **II Stoornissen in de prikkelgeleiding** | |
| 1 Re-entry | – in een hoofdzakelijk anatomisch bepaald circuit |
| | – in een functioneel bepaald circuit |
| 2 Tweede- en derdegraads AV-blok | |
| **III Combinaties van I en II** | |
| 1 Parasystolie | |
| 2 AV-dissociatie | |

## 5.2.2 Getriggerde activiteit

Experimenteel is aangetoond dat abnormale prikkelvorming onder bepaalde omstandigheden ook het gevolg kan zijn van door het voorafgaande ritme geïnduceerde oscillaties van de membraanpotentiaal, aangeduid als *getriggerde activiteit*.[1] De oscillaties van de membraanpotentiaal kunnen ontstaan tijdens de repolarisatiefase van de actiepotentiaal: *vroege nadepolarisaties* ('early afterdepolarisations', EAD's) of na beëindiging van de repolarisatiefase: *late nadepolarisaties* ('delayed afterdepolarizations', DAD's) (◘ Figuur 5.1). Wanneer nadepolarisaties

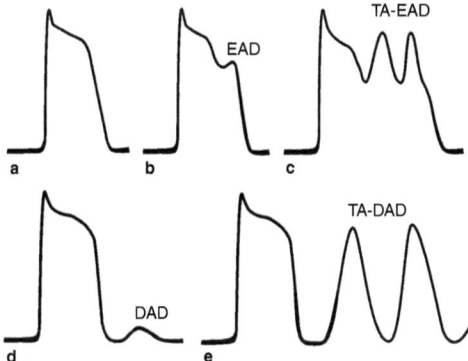

◘ **Figuur 5.1** Vroege en late nadepolarisaties en getriggerde activiteit. *a* Normale actiepotentiaal van een ventriculaire cel. *b* Vroege nadepolarisatie (EAD) tijdens fase 3 van de actiepotentiaal. De amplitude van de EAD is te klein om tot een voortgeleide impuls te leiden. Het blijft bij een lokale reactie. *c* Getriggerde activiteit door repetitieve EAD's waarvan de amplitude voldoende groot is om ontlading van naastgelegen cellen te bewerkstelligen. *d* Late nadepolarisatie (DAD) tijdens fase 4 van de actiepotentiaal. *e* Getriggerde activiteit door DAD's die de drempelpotentiaal van de cel overschrijden en deze tot (hernieuwde) ontlading brengen.

voldoende amplitude hebben en de drempelpotentiaal van de cel overschrijden, volgt hernieuwde ontlading van de cel. Dit kan eenmalig of bij herhaling gebeuren, met als gevolg respectievelijk een extrasystole of een tachycardie. Activatie van het hart ten gevolge van vroege of late nadepolarisaties wordt *getriggerde activiteit* genoemd.[2] Er zijn tal van aanwijzingen dat EAD's en DAD's bij een aantal supraventriculaire en ventriculaire ritmestoornissen een rol spelen.[3] Dat geldt in het bijzonder voor ventriculaire tachycardieën van het 'torsade de pointes'-type (EAD's) en ritmestoornissen veroorzaakt door overdosering van digitalis (DAD's).

### 5.2.3 Re-entry

Onder normale omstandigheden dooft een prikkel uit nadat alle hartspiercellen gedepolariseerd zijn. Soms kan het echter gebeuren dat de impuls zichzelf in stand houdt door een bepaald traject meerdere malen te doorlopen: *re-entry* of *cirkelbeweging*.[4] Vanuit dit re-entrycircuit wordt het desbetreffende compartiment eenmalig of meerdere malen opnieuw geëxciteerd waardoor een extrasystole of een tachycardie ontstaat. Een aantal voorwaarden is nodig om een re-entrycircuit op gang te brengen (❒ Figuur 5.2): *a* het circuit moet uit twee (anatomisch of functioneel bepaalde) wegen bestaan, die zowel in een proximaal traject als in een distaal traject met elkaar in verbinding staan; *b* in een van deze wegen moet een gebied van eenrichtingsblok bestaan, dat wil zeggen dat de impuls dit gebied in een bepaalde richting niet, maar in tegengestelde richting wel kan doorlopen, en *c* het circuit moet zodanig traag worden doorlopen dat de impuls steeds prikkelbaar weefsel voor zich vindt. Is dat niet het geval, dan zal de impuls tegen nog refractair (onprikkelbaar) weefsel opbotsen en uitdoven.

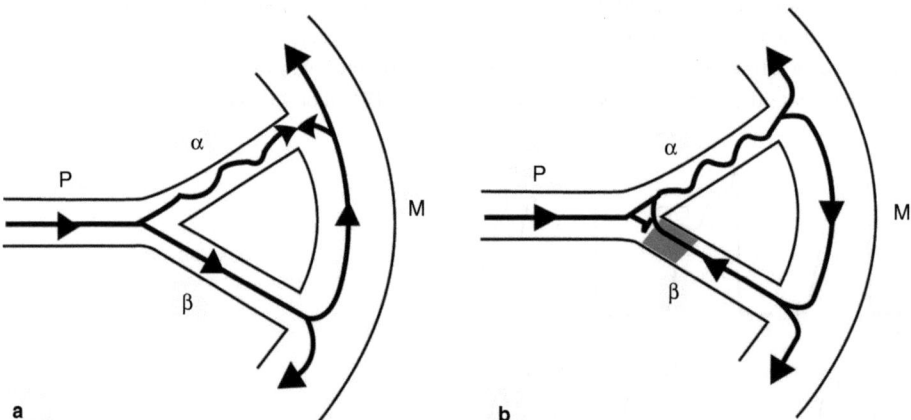

❒ **Figuur 5.2** Schematische voorstelling van het re-entrymechanisme en de criteria waaraan moet worden voldaan voor het ontstaan van een cirkelbeweging. α en β stellen twee takjes van een Purkinje-vezel (P) voor, die onderling in elektrofysiologische eigenschappen verschillen (duur van de refractaire periode en snelheid van prikkelgeleiding). M is een deel van het myocard dat de twee wegen verbindt. In *a* kan geen re-entry tot stand komen omdat de impuls komend uit P via beide wegen wordt voortgeleid, zij het met een verschil in geleidingssnelheid. De beide impulsen zullen ergens in het traject tussen α en M tegen elkaar opbotsen en uitdoven. In *b* is een gebied van eenrichtingsblok (gearceerd gebied) in pad β ontstaan, waardoor de activatie van M uitsluitend via het traag geleidende pad α tot stand komt. De prikkel kan nu vanuit M, via pad β teruglopen in de richting van P en bij voldoende vertraging de refractaire periode op de splitsingsplaats van P overbruggen om het pad α opnieuw te exciteren, enzovoorts.

Verschillende vormen van re-entry worden onderscheiden. Het circuit kan *anatomisch* bepaald en dus gefixeerd zijn, zoals bij accessoire AV-verbindingen of een hartinfarct (◘ Figuur 5.3a en ◘ c). Het re-entrycircuit kan ook *functioneel* bepaald zijn. Naast elkaar liggende spiervezels kunnen verschillende elektrofysiologische kenmerken vertonen, zoals een verschil in duur van de refractaire perioden. Een impuls kan dan in het gebied met een lange refractaire periode geblokkeerd worden en zich via spiervezels met een korte refractaire periode voortplanten. Zodra het functionele obstakel gepasseerd is, kan de impuls omkeren en in de richting van zijn oorsprong teruglopen. Het centrale obstakel waar de impuls omheen cirkelt, wordt in stand gehouden door naar binnen gerichte excitatiegolfjes die zich van het hoofdfront afsplitsen en tegen elkaar opbotsen (◘ Figuur 5.3b). Dit type re-entry wordt het *'leading circle'* -type genoemd en het speelt waarschijnlijk een rol bij het ontstaan van atriumflutter en atriumfibrilleren.[5,6]

Een bijzondere vorm van anatomisch bepaalde re-entry is de vorm die recent is beschreven bij ventriculaire tachycardieën in de chronische fase van een hartinfarct. Hier wordt het re-entrycircuit, althans in een deel van de gevallen, gevormd door overlevende spierbundels in het

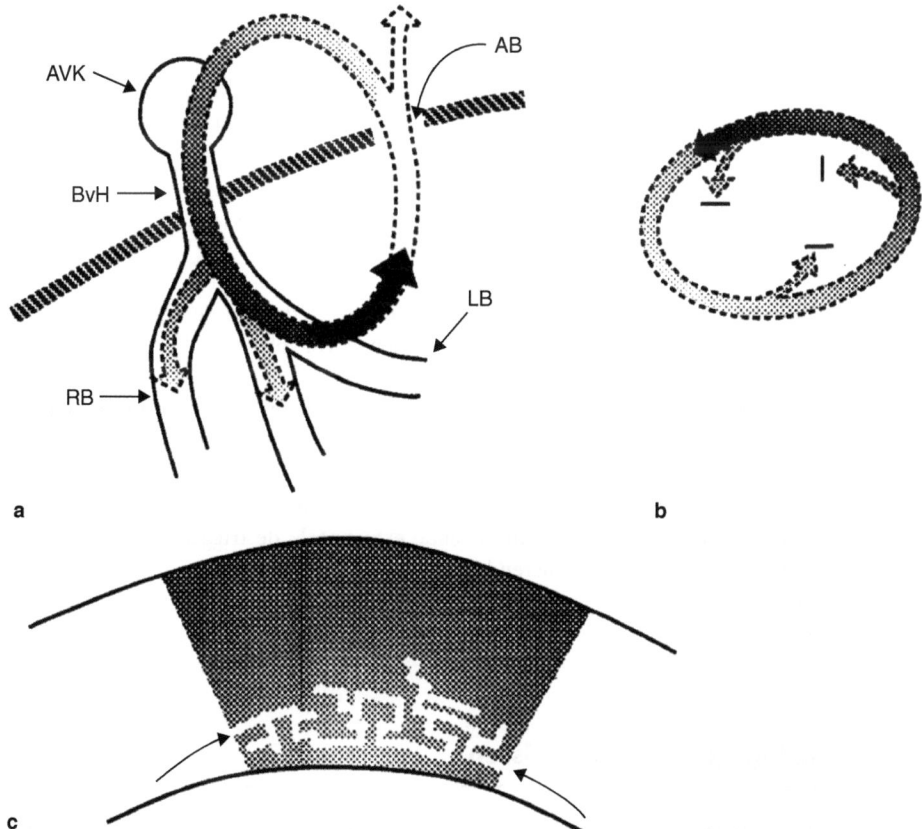

◘ **Figuur 5.3** Drie vormen van re-entry. *a* In een anatomisch bepaald circuit zoals bij patiënten met een accessoire atrioventriculaire verbinding. *b* Re-entry in een functioneel bepaald circuit, dat wisselende dimensies kan hebben. *c* Macro-re-entry via grillig verlopende, overlevende spiervezels (wit) in een infarct (gestippeld). AVK = atrioventriculaire knoop, AB = accessoire bundel, BvH = bundel van His, RB = rechterbundeltak, LB = linkerbundeltak.

infarct, die het gezonde spierweefsel aan weerszijden van het infarct verbinden.[6] Het bijzondere van dit circuit is dat de overlevende spiercellen normale of nagenoeg normale elektrofysiologische eigenschappen hebben en de impuls met normale snelheid voortgeleiden. De vertraging van de prikkelgeleiding die noodzakelijk is om de refractaire periode te overbruggen en re-entry mogelijk te maken, wordt dan ook niet zozeer gevormd door trage prikkelgeleiding, maar door een langere geleidingstijd als gevolg van toegenomen lengte van het traject door het infarct. Door diffuse fibrosering als gevolg van het hartinfarct worden overlevende spierbundels op grillige wijze gedeeltelijk gescheiden, waardoor ze een zigzagverloop vertonen dat tot aanzienlijke verlenging van het traject in het infarct leidt (doolhofstructuur, zie ◘ Figuur 5.3c). Als de impuls de overlevende spierbundels in het infarct verlaat op een moment waarop het omliggende gezonde myocard weer prikkelbaar (excitabel) is, volgt re-excitatie van de kamers. Hierna kan het proces zich herhalen en een ventriculaire tachycardie veroorzaken.

### 5.2.4 Driecomponentenmodel

De opsomming van mogelijke mechanismen verklaart nog niet waarom iemand op een bepaald moment een ritmestoornis krijgt en waarom het gedrag van zo'n ritmestoornis vaak zo onvoorspelbaar is. Sommige patiënten krijgen incidenteel een aanval, anderen een stormachtig verlopende reeks van nauwelijks te controleren aanvallen. Om dit verschil in klinisch gedrag te begrijpen kan men het beste uitgaan van een driecomponentenmodel, waarin drie factoren een rol spelen:
1. een anatomisch of elektrofysiologisch bepaald substraat;
2. modulerende factoren die het gedrag van het substraat beïnvloeden; en
3. een trigger.

Alleen wanneer deze drie factoren zodanig op elkaar inwerken dat aan de voorwaarden voor het in werking treden van de afzonderlijke mechanismen wordt voldaan, zal een ritmestoornis optreden.

Dit driecomponentenmodel is het duidelijkst van toepassing op ritmestoornissen op basis van re-entry. Als anatomisch substraat kunnen structurele afwijkingen zoals bij een hartinfarct, cardiomyopathie of hypertrofie fungeren. Dit substraat kan worden gemoduleerd door invloeden van het autonome zenuwstelsel, ischemie, elektrolytstoornissen, anti-aritmica, enzovoort. Daarna kan een op een kritisch moment vallende extrasystole de trigger leveren voor het optreden van de aritmie. Sterke modulerende factoren kunnen soms tevens als trigger fungeren, waardoor een tweecomponentenmodel ontstaat. Zo'n tweecomponentenmodel is ook beter toepasbaar op het ontstaan van ritmestoornissen door abnormaal automatisme en mogelijk ook op sommige gevallen van getriggerde activiteit.

### 5.3 Indeling van ritmestoornissen

In ◘ Tabel 5.2 wordt een overzicht gegeven van de meest voorkomende ritmestoornissen. Deze indeling is gebaseerd op de plaats van impulsvorming.

We onderscheiden twee categorieën: *1* supraventriculaire ritmestoornissen en *2* ventriculaire ritmestoornissen.

Een supraventriculaire ritmestoornis is een ritmestoornis waarbij delen van het hart boven de splitsing van de bundel van His in de beide bundeltakken, essentieel zijn voor het mecha-

**Tabel 5.2** Indeling van de meest voorkomende ritmestoornissen

**A Supraventriculaire ritmestoornissen**

1 *Stoornissen in het sinusritme*

– onregelmatig sinusritme
- respiratoir
- niet-respiratoir

– sinusbradycardie

– sinustachycardie

– sinusarrest

– sino-auriculair blok

2 *Atriale ritmestoornissen*

– atriale extrasystole

– atriale escapeslag en escaperitme

– versneld atriaal ritme

– atriumtachycardie
- multiforme atriumtachycardie

– atriumflutter

– atriumfibrilleren

3 *Ritmestoornissen uitgaande van de AV-junction*

– AV-junctionele extrasystole

– AV-junctionele escapeslag en escaperitme

– versneld AV-junctioneel ritme

– AV-junctionele tachycardie
- AV-nodale re-entrytachycardie (AVNRT)

4 *Atrioventriculaire re-entrytachycardieën (AVRT)*

– bij het WPW-syndroom

– bij een 'concealed' (verborgen) accessoire AV-verbinding

**B Ventriculaire ritmestoornissen**

– ventriculaire extrasystole

– ventriculaire escapeslag en escaperitme

– versneld (idio)ventriculair ritme

– ventriculaire tachycardie
- monomorf
- polymorf
- torsade de pointes
- bidirectioneel

– ventrikelflutter

– ventrikelfibrilleren

nisme van de ritmestoornis. Tot de supraventriculaire ritmestoornissen worden gerekend ritmestoornissen die in de sinusknoop, de atria (buiten de sinusknoop), of de AV-junction ontstaan. De *AV-junction* is de verzamelnaam voor een gebied dat omvat: de cellen laag in de boezem die naar de AV-knoop leiden, de AV-knoop in engere zin (compact AV-node), alsmede de gemeenschappelijke bundel van His. Ook atrioventriculaire tachycardieën worden tot de supraventriculaire ritmestoornissen gerekend. Het betreft immers een re-entrytachycardie waarbij altijd het atrium een essentieel deel van het re-entrycircuit vormt. Bij de analyse van zo'n ritmestoornis moet men altijd trachten om het oorsprongsgebied te bepalen en daarnaast op grond van het mechanisme tot de juiste diagnose van het type ritmestoornis te komen.

Ventriculaire ritmestoornissen hebben hun oorsprong distaal van de splitsingsplaats van de bundel van His in een van de beide hartkamers of in het ventrikelseptum. Het oorsprongsgebied kan in een van de bundeltakken, in het perifere Purkinje-systeem of in het ventrikelmyocard liggen.

## 5.4 Supraventriculaire ritmestoornissen

### 5.4.1 Ritmestoornissen uitgaande van de sinusknoop

Ritmestoornissen die uitgaan van de sinusknoop hebben als gemeenschappelijk kenmerk dat de P-top positief is in de afleidingen II, III en aVF, I en V6 en negatief in aVR. De normale sinus-P-top heeft meestal een breedte van 0,08–0,11 sec. Bij frequenties tussen 50/min. en 100/min. bedraagt de PQ-tijd 0,12–0,20 sec. De PQ-tijd is korter naarmate de frequentie hoger is.

### Sinusaritmie

Wij onderscheiden twee vormen van onregelmatig sinusritme: een respiratoir-afhankelijke vorm en een niet-respiratoire vorm. De *respiratoire sinusaritmie* is fysiologisch en treedt vooral op bij kinderen en jong-volwassenen. Met toenemende leeftijd neemt de invloed van de ademhaling op de sinusfrequentie af en wordt het sinusritme regelmatiger. In typische gevallen heeft de respiratoire sinusaritmie het kenmerk van fasen van versnelling van het sinusritme en dus verkorting van de PP-intervallen bij inspiratie afgewisseld door vertraging van het ritme met verlenging van de PP-intervallen bij expiratie (◘ Figuur 5.4).

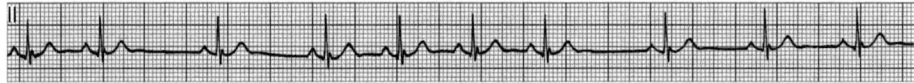

◘ Figuur 5.4 Respiratoire sinusaritmie. Let op de typische periodieke versnelling en vertraging van de sinusfrequentie conform het patroon en frequentie van de ademhaling.

Vooral op oudere leeftijd kunnen onregelmatigheden in het sinusritme optreden die niet gerelateerd zijn aan de ademhaling. Deze vorm van sinusaritmie kan een uiting zijn van veroudering van de sinusknoop en kan dus een lichte mate van sinusknoopdisfunctie weerspiegelen, maar kan ook door geneesmiddelen of andere extrinsieke factoren worden uitgelokt. Zowel de respiratoire als de niet-respiratoire vorm van sinusaritmie geven geen klachten Alleen met het voelen van de pols kan iemand deze onschuldige onregelmatigheid vaststellen.

Ook het normale sinusritme, dat op het oog, over korte stukken gemeten, als regelmatig imponeert, is bij nauwkeurige meting van de cycluslengten niet strikt regelmatig: variaties in het PP-interval tot 10% zijn niet ongewoon. Deze subtiele variaties, die over 24 uur gemeten meer uitgesproken zijn, reflecteren de wisselende invloed van het autonome zenuwstelsel op de prikkelvorming in de sinusknoop. Bij ouderen maar ook bij aandoeningen zoals hartfalen en diabetische neuropathie neemt deze variabiliteit van het hartritme af.[7]

## Sinustachycardie

De normale frequentie van het sinusritme bedraagt bij volwassenen in rust 50–100 per minuut. Bij frequenties > 100 per minuut spreekt men van een sinustachycardie. De gangbare vorm van sinustachycardie berust op versneld automatisme van pacemakercellen in de sinusknoop dat optreedt bij lichamelijke inspanning, emoties, koorts, anemie, enzovoorts. Als het te snelle sinusritme onder de desbetreffende omstandigheden als een niet-fysiologische reactie wordt beschouwd kan men spreken van een ritmestoornis. Op het ECG tonen de P-toppen de kenmerken van prikkelvorming in de sinusknoop (◘ Figuur 5.5). De PP-intervallen tonen vaak geringe variaties en bedragen gemiddeld minder dan 600 ms, overeenkomend met een frequentie > 100/min.

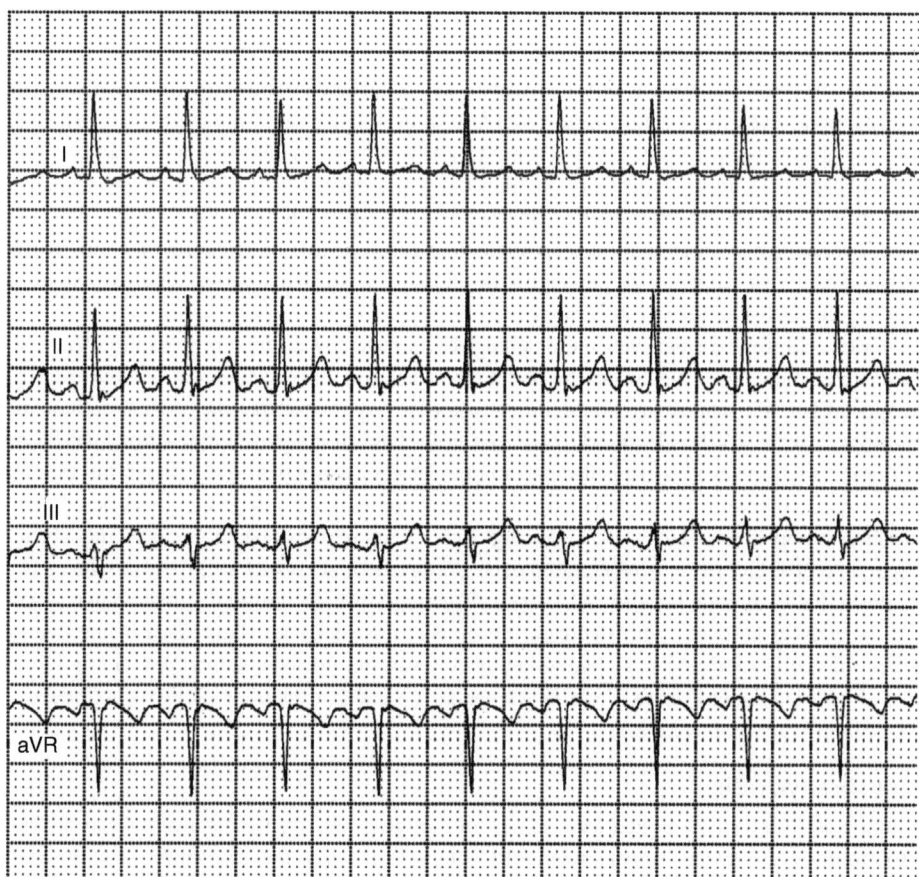

◘ **Figuur 5.5** Sinustachycardie. Er is sprake van een regulaire tachycardie met een frequentie van 120/min. Elk QRS-complex wordt voorafgegaan door een P-top die positief is in II en III en negatief in aVR. De PQ-tijd bedraagt 0,14 sec. De QRS-complexen zijn smal, hetgeen wijst op normale intraventriculaire geleiding van de impulsen.

Een sinustachycardie onderscheidt zich in een aantal kenmerken van een ectopische boezemtachycardie:
1. bij een ectopische boezemtachycardie hangen polariteit en breedte van de P-top af van de plaats van oorsprong in de boezem. Ze zijn vaak smal en spits;
2. bij een boezemtachycardie zijn de PP-intervallen meestal strikt regelmatig (zie ▶ par. 5.11.1);
3. wanneer een sinustachycardie in rust of bij emoties optreedt, bedraagt de frequentie meestal niet meer dan 130 tot 150 per minuut. Frequenties in rust > 150/min. pleiten meer voor een ectopische tachycardie;
4. sinuscaroticusmassage veroorzaakt bij een sinustachycardie een voorbijgaande vertraging van het ritme. Na beëindiging van de ingreep neemt de frequentie weer geleidelijk toe. Bij een boezemtachycardie heeft sinuscaroticusmassage of geen effect of er volgt abrupte beëindiging van de tachycardie, of er ontstaat kortdurend een AV-blok terwijl de boezemtachycardie doorloopt (zie ◘ Figuur 5.16);
5. wanneer men het begin en einde van de tachycardie registreert, toont de sinustachycardie een geleidelijk begin en einde, terwijl een boezemtachycardie in typische gevallen een abrupt begin en einde toont.

De klinische betekenis van een sinustachycardie wordt bepaald door de onderliggende oorzaak. Sinustachycardieën in de acute en subacute fase van een hartinfarct, die buiten proportie zijn met de lichaamstemperatuur, kunnen een uiting zijn van een manifest of latent hartfalen. Bij een onbegrepen sinustachycardie moet men ook altijd denken aan een, al dan niet latente, hyperthyreoïdie. Bij patiënten met coronarialijden kan een sinustachycardie tot het ontstaan van of verergering van angina pectoris aanleiding geven. Het te snelle hartritme kan, vooral indien dit in rust aanwezig is, aanleiding geven tot een voelbare, versnelde en regelmatige hartslag die als hinderlijk wordt ervaren.

Twee zeldzame vormen van niet-fysiologische sinustachycardie zijn de aanhoudende sinustachycardie (in de Angelsaksische literatuur aangeduid als 'incessant sinustachycardia' of 'inappropriate sinustachycardia') en de sinusknoop re-entrytachycardie.[8] De aanhoudende sinustachycardie wordt gekenmerkt door een vrijwel continu versneld sinusritme, dat bij de geringste emotionele of fysieke belasting kan oplopen tot frequenties boven 150 per minuut. De aandoening komt voornamelijk bij jonge vrouwen voor, is zeer hinderlijk en therapieresistent. De sinusknoop re-entrytachycardie gedraagt zich als een paroxismale tachycardie met abrupt begin en einde. Het ritme is regelmatig, maar doorgaans niet zo snel als bij ectopische tachycardieën. De frequentie ligt meestal in de orde van 130–160 per minuut. Aangenomen wordt dat de tachycardie berust op re-entry in de sinusknoop. Elektrocardiografisch hebben de P-toppen dezelfde morfologische kenmerken als die van het normale sinusritme. Het is echter niet uitgesloten dat er in feite sprake is van een atriumtachycardie hoog uit de rechterboezem, uit de buurt van de sinusknoop.

## Sinusbradycardie

Klinisch wordt bij sinusfrequenties < 50 per minuut gesproken van een sinusbradycardie. Het ECG toont een langzaam sinusritme met PP-intervallen > 1000 ms, die vrijwel altijd onregelmatig zijn (◘ Figuur 5.6). Een sinusbradycardie is, net als een sinustachycardie, doorgaans een uiting van een fysiologisch aanpassingsmechanisme. Men ziet dit vooral bij een verhoogde vagotonus, zoals tijdens de slaap en bij topsporters. Sinusbradycardieën kunnen echter ook een uiting zijn van een intrinsieke stoornis in de functie van de sinusknoop ('sick sinus-syn-

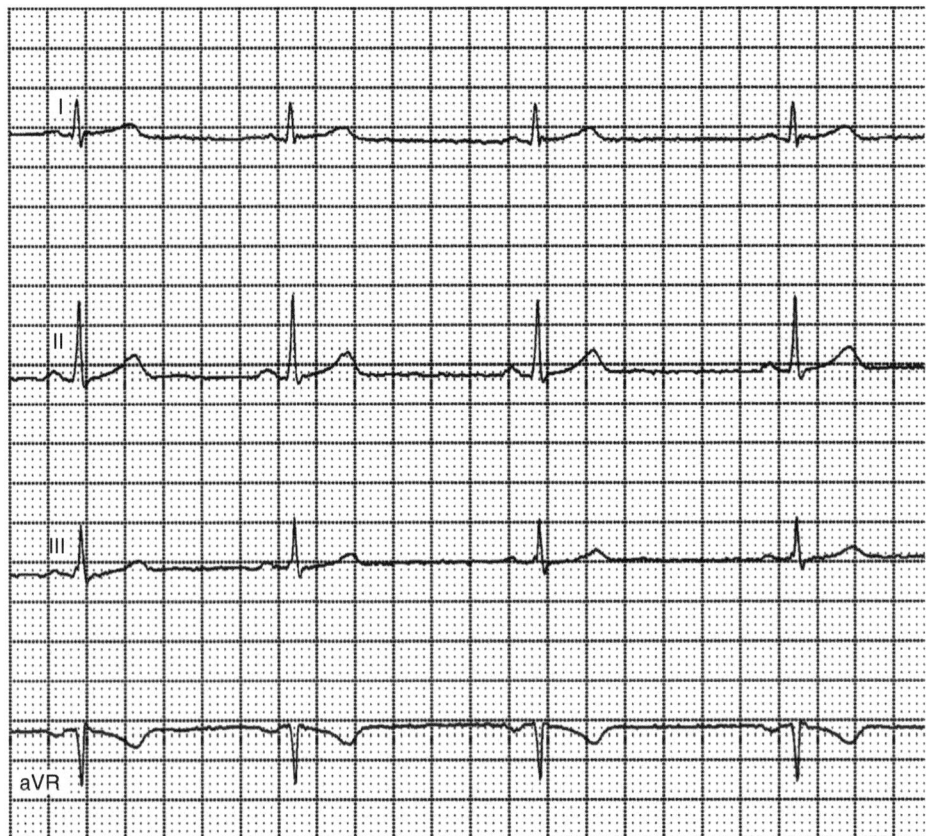

◘ **Figuur 5.6** Sinusbradycardie. Er is sprake van een langzaam ritme met een gemiddelde frequentie van 48 /min. Elk QRS-complex wordt voorafgegaan door een P-top die positief is in II en III en negatief in aVR. De PQ-tijd bedraagt 0,16 sec. Zoals vaak bij een sinusbradycardie wordt gezien zijn de PP- en dus ook de RR-intervallen niet strikt regelmatig.

drome') of van depressie van het sinusknoop-automatisme, bijvoorbeeld ten gevolge van geneesmiddelen zoals β-blokkers en sommige calciumantagonisten.

Bij een fysiologische sinusbradycardie zal het ritme versnellen door sympathische stimulatie (zoals lichamelijke inspanning) of blokkering van de N. vagus (atropine). Bij patiënten met een intrinsieke of extrinsieke functiestoornis van de sinusknoop kan sprake zijn van chronotrope incompetentie. De sinusfrequentie neemt dan onvoldoende toe bij lichamelijke inspanning (zie ◘ Figuur 5.10).

Sinusbradycardie, door welke oorzaak dan ook, kan het ontstaan van ectopische ritmen in de hand werken. Meestal betreft dit het ontstaan van een escapeslag of escaperitme (zie ◘ Figuur 4.26a). Er treedt dan een competitie op tussen het trage sinusritme en het ectopische ritme. Onder bepaalde voorwaarden kan zo een AV-dissociatie ontstaan. Bradycardieën kunnen ook het elektrofysiologische gedrag van atriale en ventriculaire myocardcellen ongunstig beïnvloeden en op die wijze het ontstaan van tachycardieën op basis van getriggerde activiteit of re-entry bevorderen. Dit geldt vooral voor patiënten met een structurele hartziekte of met het verworven lange QT-syndroom.

## Sinusarrest

Deze term geeft een meestal tijdelijke stilstand of pauze in de activiteit van de sinusknoop aan, met als gevolg een verlenging van de sinuscycluslengte, die zich manifesteert in een verlenging van het PP-interval. Er bestaat echter geen eenstemmigheid over de duur van de pauze waarbij van een sinusarrest moet worden gesproken. Sommigen doen dat bij een sinusstilstand van twee seconden of meer, anderen echter pas bij een stilstand van drie seconden of meer. Kenmerkend is dat de pauze in het sinusinterval geen veelvoud is van de basale sinuscycluslengte (❏ Figuur 5.7). Wanneer meerdere pauzes in het ritme worden geregistreerd, verschillen deze als regel in tijdsduur. Dit is te verklaren uit het feit dat de sinusknoop na een periode van stilstand in de prikkelvorming, op een willekeurig moment zijn activiteit hervat, dit in tegenstelling tot de situatie bij het sino-auriculaire blok.

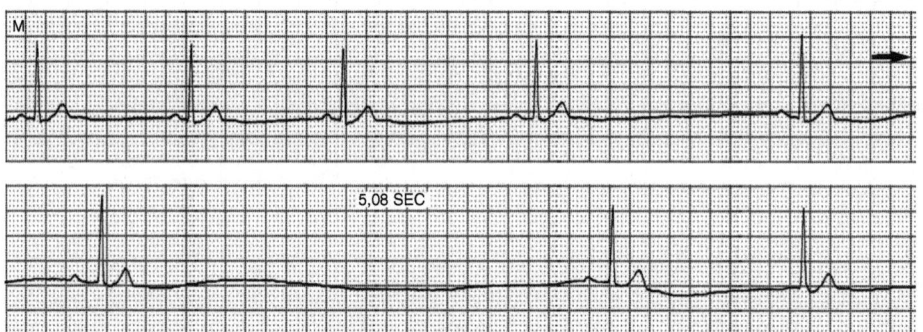

❏ Figuur 5.7 Sinusarrest. Deze doorlopende monitorafleiding (M) werd geregistreerd tijdens een vasovagale collaps en toont in de bovenste strook een sinusbrachycardie van 40/min, overgaand in langere intervallen van wisselende lengte totdat in de onderste strook een pauze van ongeveer 5 sec. wordt geregistreerd. Dit patroon kenmerkt een sinusarrest. De geleidelijke toename van de PQ-tijd tot 0,24 sec. in de onderste strook is een uiting van de invloed van excessieve vagale stimulatie op de AV-knoopgeleiding.

In veel gevallen ontstaat de pauze bij een sinusarrest niet abrupt, maar wordt deze voorafgegaan door een periode met variabele vertraging van het sinusritme. Wanneer de subsidiaire pacemakers in atria of ventrikels normaal functioneren, beëindigt een escapeslag of escaperitme een te lange stilstand van het hart. Als regel zal zo'n ritme afkomstig zijn uit een van de atria omdat de subsidiaire atriale pacemakers een hogere intrinsieke frequentie van prikkelvorming hebben dan pacemakers in de AV-junction of ventrikels. Niet zelden ziet men echter dat bij een sinusarrest ook de subsidiaire pacemakers onderdrukt zijn, waardoor langdurige stilstanden in de atrium- en ventrikelactiviteit kunnen optreden.

## Sino-auriculair blok

Bij een sino-auriculair (SA-)blok is sprake van een stoornis in de prikkelgeleiding van de sinusknoop naar het atriummyocard. De sinusknoop vormt met normale regelmaat impulsen maar deze worden of vertraagd naar het atrium geleid (eerstegraads SA-blok) of bij hun uittreding periodiek (tweedegraads SA-blok) of aanhoudend (derdegraads SA-blok) geblokkeerd. De indeling en kenmerken komen overeen met die van de atrioventriculaire (AV-)geleidingsstoornis. Omdat het moment waarop de sinusknoop vuurt op het ECG niet zichtbaar is, kunnen het eerstegraads SA-blok en het derdegraads SA-blok niet op het conventionele ECG worden herkend. Wij beperken ons hier derhalve tot een bespreking van het tweedegraads SA-blok, waarvan twee vormen worden onderscheiden: het type I en het type II.

Bij het *type I SA-blok* worden – net als bij het type I AV-blok – opeenvolgende sinusimpulsen steeds trager naar de boezem geleid totdat er een wordt geblokkeerd, waarna de cyclus zich herhaalt. Zelden worden twee of meer opeenvolgende impulsen geblokkeerd. Dit karakteristieke prikkelgeleidingspatroon kenmerkt zich in het ECG door een progressieve verkorting van opeenvolgende PP-intervallen totdat een pauze in de boezemactiviteit optreedt. De pauze is korter dan tweemaal het voorafgaande PP-interval (◘ Figuur 5.8). Voor de verklaring wordt verwezen naar het type I AV-blok (◘ Figuur 4.1).

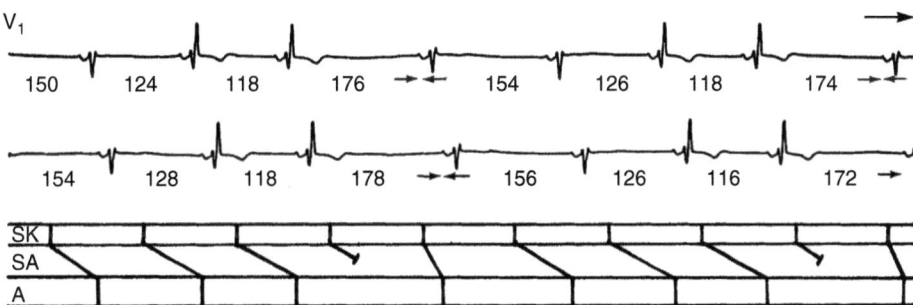

◘ **Figuur 5.8** Sino-auriculair blok type I met acceleratie-afhankelijk RBTB. Deze doorlopende registratie van afleiding V1 toont een onregelmatig sinusritme. In de onregelmatigheid van het ritme is een terugkerend patroon te herkennen: de PP-intervallen worden steeds korter, totdat er een langere pauze volgt van 1,72–1,78 sec. waarna het patroon zich herhaalt. Deze rangschikking van de PP-intervallen doet denken aan de typische structuur van een tweedegraads blok type 1 (vergelijk ◘ Figuur 4.1 en ◘ Figuur 4.3). In dit geval betreft het de geleiding vanuit de sinusknoop naar het boezemmyocard. De verschillende Wenckebach-cycli zijn met kleine pijlen aangegeven. Wanneer men voor elke cyclus de frequentie waarmee de sinusknoop vuurt met behulp van de formule (zie ◘ Figuur 4.1), door in de formule de RR-intervallen te substitueren door de manifeste PP-intervallen van dit ECG, komt men uit op een sinuscycluslengte van respectievelijk 1,14; 1,14; 1,16 en 1,14 sec. Dit levert een sinusknoopfrequentie op van 52–53/min., hetgeen wijst op een opvallend constant, langzaam sinusritme. De manifeste onregelmatigheid van het ritme is dus het gevolg van een type I exitblok voor de sinusimpulsen. Een andere interessante waarneming in dit ECG is dat alle PP-intervallen die – als gevolg van het type I SA-blok – korter zijn dan 1,24 sec., worden gevolgd door een RBTB-patroon van de QRS-complexen. Er is dus tevens sprake van een acceleratie-afhankelijk functioneel RBTB. Het SA-blok is met behulp van een voor de SA-geleiding gemodificeerd ladderdiagram uitgebeeld. De markeringen op het niveau van A komen overeen met de manifeste P-toppen in het ECG. SK = sinusknoop, SA = sino-auriculaire geleiding, A = atrium.

Bij het *type II SA-blok* daarentegen is de prikkelgeleidingstijd van de sinusknoop naar de boezem constant en wordt er plotseling een impuls geblokkeerd. Dit patroon kenmerkt zich door PP-intervallen die periodiek worden onderbroken door een lang interval. Omdat de geleidingstijd van de effectieve sinusimpulsen constant is, is de pauze in het PP-interval gelijk of nagenoeg gelijk aan de som van twee of meer voorafgaande PP-intervallen (◘ Figuur 5.9). Dit patroon is het gemakkelijkst te herkennen als de PP-intervallen van het sinusritme regelmatig zijn.

Voor het onderscheid tussen een sinusarrest en een SA-blok zijn dus zowel de kenmerken van de pauze in het PP-interval als het gedrag van de PP-intervallen voorafgaand aan de pauze van belang. Bij het type II SA-blok is de pauze gelijk aan de som van twee voorafgaande PP-intervallen, terwijl dat bij het sinusarrest en het type I SA-blok niet het geval is. Het onderscheid tussen een sinusarrest en een type I SA-blok is dus moeilijker te maken. Echter, bij het type I SA-blok is sprake van een repeterend patroon met progressieve verkorting van opeenvolgende PP-intervallen voorafgaand aan de pauze. Wanneer er meerdere pauzes worden ge-

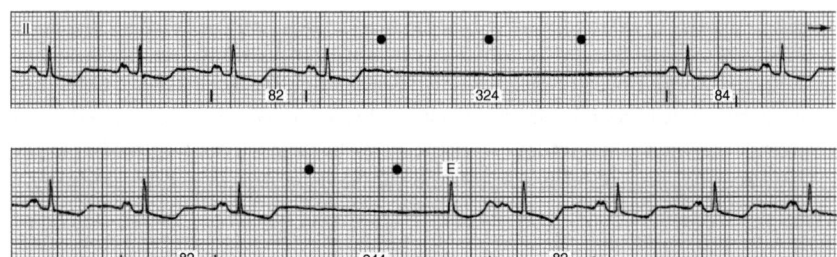

◘ **Figuur 5.9** Sino-auriculair blok type II. Doorlopende registratie van afleiding II. Het ECG toont een regelmatig sinusritme met PP-intervallen van gemiddeld 0,82 sec. In de bovenste strook wordt een PP-interval geregistreerd van 3,24 sec., dat is 4× een interval van 0,81 sec. en in de onderste strook een PP-interval van 2,44 sec., dat is 3× een interval van 0,81 sec. De pauzes in het sinusritme kunnen dus worden verklaard door blokkering van respectievelijk drie en twee opeenvolgende P-toppen (markering met stippen in het ECG) bij gelijkblijvende sino-auriculaire geleidingstijd (type II exitblok). In de onderste strook wordt de pauze bekort door het invallen van een QRS-complex uit de AV-knoop of bundel van His (AV-junctionele escapeslag, E; (zie ▶ par. 5.4.3). De P-toppen tonen een intra-atriale geleidingsstoornis.

registreerd zijn deze ongeveer aan elkaar gelijk. Bij het sinusarrest is dit niet het geval en is veeleer sprake van een onvoorspelbaar gedrag van de PP-intervallen.

De *klinische betekenis* van abnormale vormen van sinusbradycardie en van sinusarrest of SA-blok wordt bepaald door de oorzaak en het klachtenpatroon. Extreme sinusbradycardieën en chronotrope incompetentie kunnen bij een verminderde linkerventrikelfunctie hartfalen bevorderen en/of aanleiding geven tot vermoeidheid en verminderd uithoudingsvermogen. Langdurige perioden van sinusarrest of SA-blok, die niet gepaard gaan met het tijdig invallen van een 'escapeslag' of 'escaperitme', kunnen aanvallen van duizeligheid of zelfs syncope (dan ook wel Adams-Stokes-aanval[10] genoemd) tot gevolg hebben.

### Sick sinus-syndroom (SSS)

Onder deze term wordt een reeks van symptomatische ritme- en geleidingsstoornissen samengevat die worden toegeschreven aan een intrinsieke disfunctie, dus ziekte, van de sinusknoop.[10,11] Tot het SSS worden gerekend:
1. abnormaal traag of relatief langzaam sinusritme met chronotrope incompetentie;
2. sinusarrest;
3. sino-auriculair blok;
4. *brady-tachycardiesyndroom:* een karakteristiek patroon dat bestaat uit perioden van sinusbradycardie, sinusarrest of SA-blok, afgewisseld met perioden van boezemfibrilleren, boezemflutter of (zelden) boezemtachycardie. Na een periode van boezemfibrilleren, -flutter of –tachycardie, volgt er een langdurige pauze in het sinusritme die in typische gevallen wordt gevolgd door een sinusbradycardie of perioden met sinusarrest of SA-blok (◘ Figuur 5.10 en ◘ Figuur 5.11). Mechanistisch is dan de benaming tachy-bradycardiesyndroom beter. Door de hoge voorgaande frequentie wordt de reeds zieke sinusknoop verder onderdrukt en komt het sinusritme pas na langdurige pauze weer op gang. Omdat de sinusknoop een deel van het rechteratrium is, zal sinusknoopdisfunctie ook vaak gezien worden bij atriale ziekte, waardoor de samenhang met atriale ritmestoornissen en ontbreken van adequate escapeslagen of -ritme vanuit de AV-junction vaak gezien worden. Strikt genomen kunnen ook de sinusknoop re-entrytachycardie en de 'inappropriate sinustachycardia' als een manifestatie van disfunctie van de sinusknoop worden beschouwd.

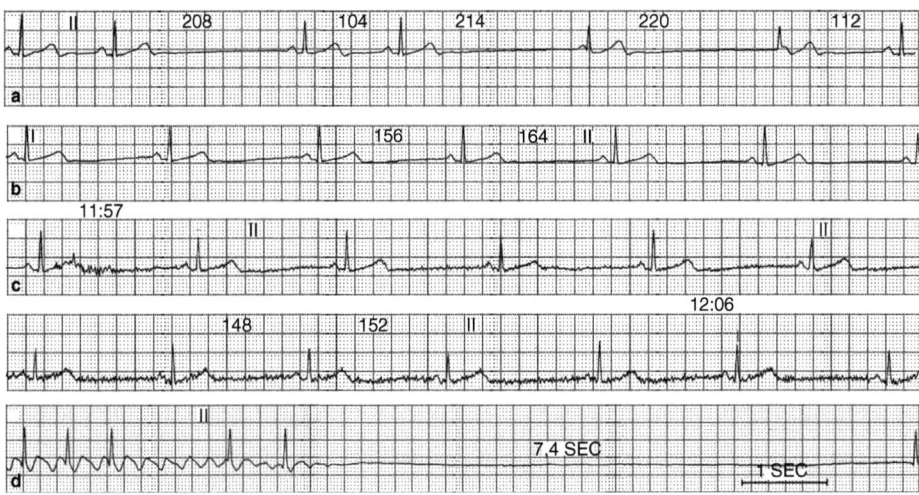

**Figuur 5.10** Sick sinus-syndroom. Deze monitorstroken van afleiding II werden geregistreerd bij een 67-jarige vrouw met coronarialijden en perioden van extreme moeheid en aanvallen van duizeligheid. De registratie toont alle kenmerken van het syndroom van de zieke sinusknoop.
a) Langzaam sinusritme met perioden van SA-blok type II, waardoor een extreme brachycardie ontstaat. In het rechterdeel van de strook kunnen als gevolg hiervan twee opeenvolgende AV-junctionele escape-complexen invallen, waardoor een kortdurende periode van AV-dissociatie optreedt.
b) Uitgesproken sinusbradycardie, frequentie ongeveer 38/min.
c) Doorlopende registratie. Chronotrope incompetentie: bij lopen over de gang in normaal tempo blijft de sinusfrequentie rond 40/min.
d) Een periode van boezemflutter met wisselend AV-blok eindigt in een stilstand van 7,4 sec. De stilstand werd beëindigd door een AV-junctional escape-complex.
Met toestemming van de uitgever.[8,9]

Alvorens men van een SSS kan spreken moeten eerst extrinsieke, dat wil zeggen door uitwendige factoren bepaalde, oorzaken van disfunctie van de sinusknoop worden uitgesloten. Bekende extrinsieke oorzaken zijn het gebruik van geneesmiddelen zoals β-blokkers, sommige calciumantagonisten en parasympathicomimetica; verhoging van de vagotonus zoals bij topsporters en bij patiënten met het sinuscaroticussyndroom, hypothyreoïdie en obstructie-icterus. Voorts is het gebruikelijk slechts dan van een sick sinus-*syndroom* te spreken wanneer de genoemde ritmestoornissen symptomatisch zijn, dat wil zeggen met bijpassende klachten gepaard gaan. Wanneer de ECG-afwijkingen asymptomatisch zijn, kan men beter spreken van een disfunctie van de sinusknoop.[11,12] Bij het brady-tachycardiesyndroom kunnen zowel de perioden van tachycardie als de daaropvolgende perioden van sinusarrest of SA-blok aanleiding geven tot aanvallen van duizeligheid of syncope. Bij een sustained atriale ritmestoornis kan de oorzaak van een eerder opgetreden syncope daardoor soms miskend worden.

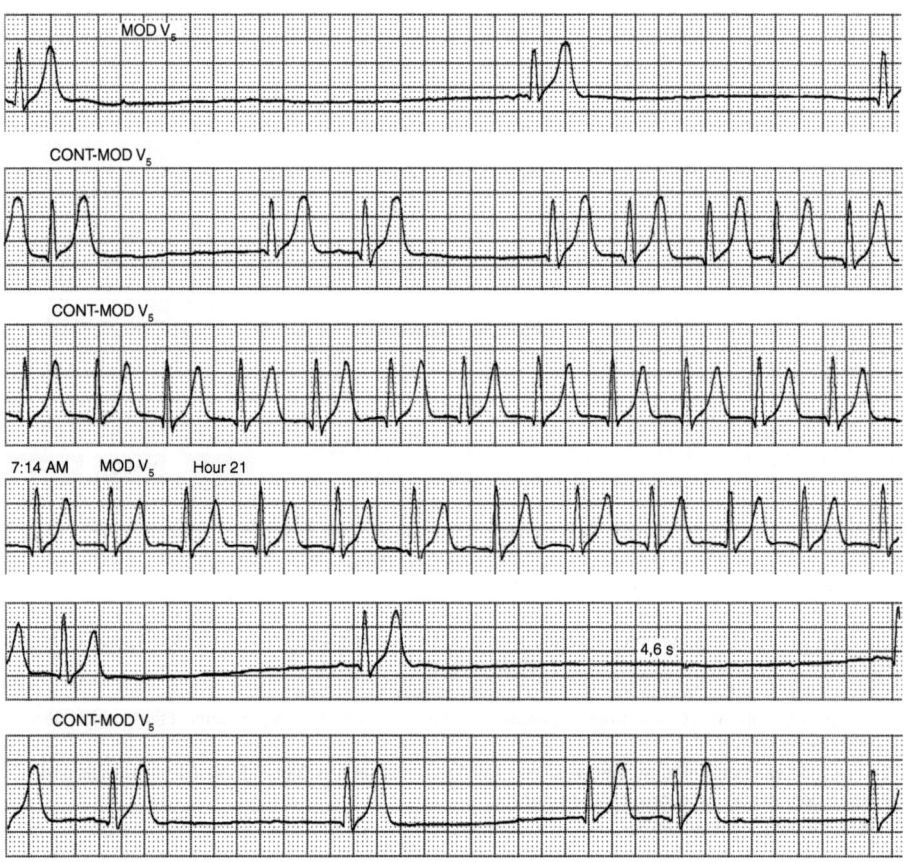

**Figuur 5.11** Brady-tachycardiesyndroom. Representatieve stroken uit een 24-uurs ambulant ECG met gemodificeerde V5-afleiding. De bovenste drie stroken tonen een doorlopende registratie, dit is ook het geval met de onderste drie. Perioden van boezem- en kamerstilstand – tot 4,6 sec. – wisselen af met perioden met versneld AV-junctioneel ritme, frequentie ongeveer 90/min.

## 5.4.2 Atriale ritmestoornissen

Ectopische atriale pacemakers kunnen door spontane fase 4-depolarisatie actief worden wanneer de frequentie van het sinusritme onder de frequentie van prikkelvorming in de ectopische atriale pacemaker daalt of door versnelde fase 4-depolarisatie van de ectopische atriale pacemaker. Daarnaast kunnen ten gevolge van structurele of functionele veranderingen in atriale myocardcellen, door abnormaal automatisme, re-entry of getriggerde activiteit, abnormale prikkels tot stand komen. Wanneer de prikkelvorming in een klein, goed omschreven gebied plaatsvindt, spreekt men van een *focale genese* van de ritmestoornis. Hoewel in deze gevallen vaak wordt verondersteld dat het om een automatisch mechanisme of getriggerde activiteit gaat, kan micro-re-entry niet worden uitgesloten. De term 'focaal' zegt dan ook niets over het ontstaansmechanisme van de ritmestoornis.

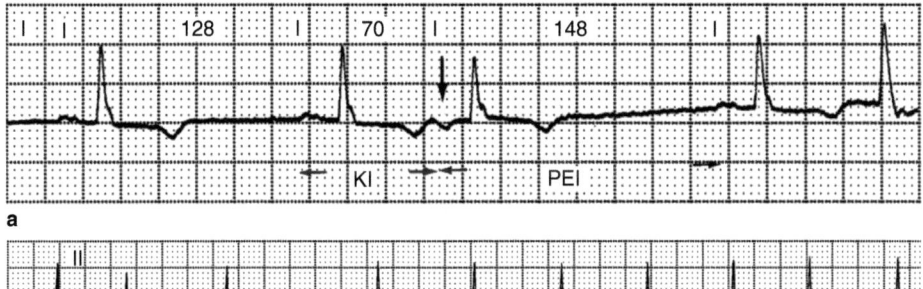

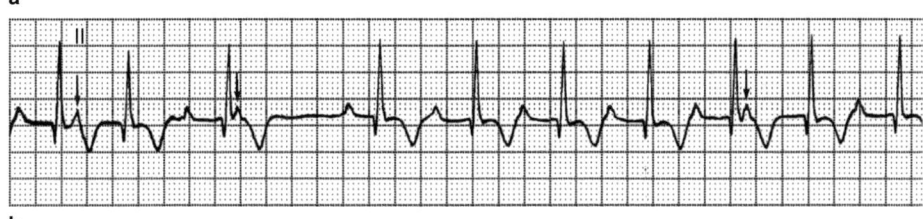

**Figuur 5.12** Atriale extrasystolen.
a) Het basisritme is een sinusbradycardie met een cycluslengte van 1,28 sec., hetgeen overeenkomt met een frequentie van 47/min. In het midden van de strook wordt een atriale extrasystole geregistreerd, gekenmerkt door een negatieve P'-top (↓) in afleiding I en een QRS-complex dat identiek is aan dat van de voortgeleide sinuscomplexen. Het koppelingsinterval van de extrasystole (KI) bedraagt 0,70 sec. en het postextrasystolische interval (PEI) 1,48 sec. Aangezien de som van KI en PEI kleiner is dan tweemaal het sinusinterval van 1,28 sec. wordt het PEI aangeduid als 'incomplete compensatoire pauze'. Deze bevinding geeft aan dat de atriale extrasystole de sinusknoop heeft ontladen en 'gereset'. (Zie ook ◘ Figuur 5.38).
b) b Deze strook (afleiding II) toont een sinusritme met een eerstegraads AV-blok (verlengde PQ-tijd) en drie atriale extrasystolen (pijl). De eerste en de laatste worden sterk vertraagd naar de ventrikels s geleid (PQ-tijd 0,38 en 0,48 sec.). De tweede atriale extrasystole wordt in het AV-geleidingssysteem geblokkeerd en daardoor niet gevolgd door een QRS-complex (geblokkeerde atriale extrasystole).

## Atriale extrasystolen

Dit zijn premature atriale activaties die worden gekenmerkt door een andere volgorde van excitatie van de atria dan bij het sinusritme. Hoe verder het gebied van abnormale prikkelvorming van de sinusknoop verwijderd is, hoe meer afwijkend de richting en volgorde van activatie van de atria zal zijn. In het ECG wordt dit gekenmerkt door een afwijkende P-top, die voorafgaat aan het moment waarop de volgende sinusimpuls wordt verwacht (◘ Figuur 5.12). De afwijking van de P-top kan tot uiting komen in de vorm, de breedte en/of het voltage. Ectopische atriale activaties worden doorgaans aangeduid met een P'. De P'Q-tijd kan verkort, normaal of verlengd zijn. Bij normale intraventriculaire geleiding is het QRS-complex smal en heeft dezelfde morfologische kenmerken als de QRS-complexen van het sinusritme. Door aberrante intraventriculaire geleiding kan het QRS-complex echter verbreed of anderszins afwijkend van vorm zijn (zie ▶ par. 4.8). Zeer vroeg vallende atriale extrasystolen kunnen in het AV-geleidingssysteem geblokkeerd worden, waardoor ze niet worden gevolgd door een QRS-complex. Zulke extrasystolen noemt men 'geblokkeerde atriale extrasystolen' (◘ Figuur 5.12b).

Atriale extrasystolen hebben doorgaans een vast of constant koppelingsinterval tot de voorafgaande sinus-P-top. In veel gevallen zal de atriale extrasystole de sinusknoop penetreren en tot ontlading brengen ('resetting' van de sinusknoop). Vanaf het moment van resetting moeten de pacemakercellen in de sinusknoop hun membraanpotentiaal weer opbouwen alvorens de volgende sinusimpuls kan worden afgegeven. Daardoor zal het interval tussen de sinus-P-top die aan de extrasystole voorafgaat en de sinus-P-top na de extrasystole langer zijn dan het basale sinusinterval, maar korter dan twee keer dit interval (◉ Figuur 5.12). In zulke gevallen wordt gesproken van een *incomplete compensatoire pauze*.

Het interval tussen de atriale extrasystole en de eerstvolgende sinus-P-top na de extrasystole, dat is het postextrasystolische interval, wordt ook wel het 'escape-interval' of 'return cycle' van de sinusknoop genoemd (◉ Figuur 5.12). Dit interval kan gelijk aan of iets langer zijn dan de normale sinuscycluslengte. Een langer 'escape-interval' is te verklaren uit de tijd die nodig is voor penetratie en resetting van de sinusknoop door de extrasystole, kortdurende onderdrukking van het automatisme van de sinusknoop na de 'resetting' ('overdrive'-suppressie van de sinusknoop) en de tijd die benodigd is voor het uittreden van de volgende sinusimpuls.

Wanneer meerdere atriale extrasystolen worden geregistreerd, kunnen ze allemaal dezelfde vorm hebben (uniforme of monomorfe extrasystolen) of de vorm kan variabel zijn (multiforme of polymorfe extrasystolen). In het eerste geval is sprake van een unifocale genese (vooropgesteld dat de uniformiteit van de P'-toppen in meerdere, simultaan geregistreerde afleidingen kan worden vastgesteld), in het tweede geval is een multifocale genese waarschijnlijk, maar niet zeker. Ook extrasystolen die in hetzelfde gebied ontstaan kunnen soms, door een verschillende richting van uittreding uit het focus en daardoor een verschillende richting van atriale activatie, tot multiforme P'-toppen aanleiding geven. Om deze reden verdient het bij de beoordeling van het ECG de voorkeur de descriptieve termen te hanteren en te spreken van uniforme of multiforme extrasystolen.

Atriale extrasystolen zijn als regel onschuldig maar kunnen ook uiting zijn van structurele veranderingen van het atriummyocard of van een verhoogde druk of volume van de atria. Atriale extrasystolen kunnen als trigger fungeren voor een atriumtachycardie, atriumflutter of atriumfibrilleren, AV-nodale re-entrytachycardie of een AV-re-entrytachycardie.

### Atriale-'escapeslagen' en atriaal-'escape'-ritme

Wanneer het sinusritme te traag is of wanneer er om welke reden dan ook een pauze in het sinusritme optreedt, kan een automatisch focus in de atria ontsnappen en voor korte of langere tijd de pacemakerfunctie van de sinusknoop overnemen. Een atriaal escaperitme wordt gekenmerkt door een langzaam, regelmatig ritme van 40-60 per minuut, waarbij elk QRS-complex wordt voorafgegaan door een van het sinusritme afwijkende P'-top. De frequentie van het ritme komt overeen met de frequentie van prikkelvorming in subsidiaire atriale pacemakers. De P'Q-tijd is normaal, maar kan ook iets verkort zijn wanneer het ectopische ritme dicht bij de AV-knoop optreedt, waardoor de reistijd van de impuls naar de ventrikels immers verkort wordt. Een atriale escapeslag of escaperitme kan dus ontstaan zodra het sinus-PP-interval langer wordt dan 1000 ms, dus bij een frequentie onder 60 per minuut (◉ Figuur 5.13). Een

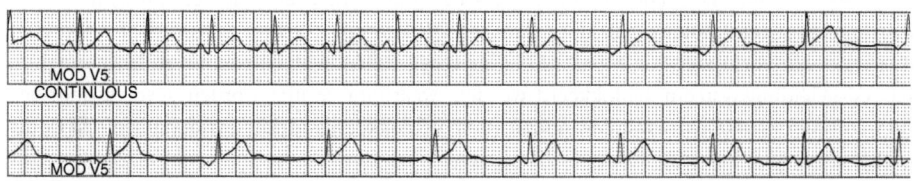

◉ **Figuur 5.13** Atriaal escaperitme. Deze doorlopende registratie van een gemodificeerde afleiding V5 toont in de linkerhelft van de bovenste strook een sinusaritmie. In het rechterdeel verschijnt als gevolg van vertraging van het ritme een sinus-P-top niet op tijd. Het langere interval wordt direct beëindigd door het invallen van een atriaal ritme, dat wordt gekenmerkt door negatieve P'-toppen. De frequentie van dit atriale escaperitme is evenmin stabiel, aanvankelijk ongeveer 60/min., in de onderste strook dalend naar ongeveer 50/min. Hierdoor krijgt de sinusknoop de kans de pacemakerfunctie weer over te nemen.

escapeslag of escaperitme is te beschouwen als een vangnet of veiligheidsmechanisme dat te lange stilstanden van het hart voorkomt. Zo'n ritme mag dan ook niet met medicamenten worden onderdrukt.

## Atriumtachycardie

Bij een atriumtachycardie vindt ectopische prikkelvorming in een van de atria plaats met een frequentie > 100 per minuut. Meestal ligt de frequentie tussen 120-220 per minuut. Het atriale ritme kan regelmatig of onregelmatig zijn. In overeenstemming met de atriale genese van het ritme wordt bij AV-geleiding elk QRS-complex voorafgegaan door een P'-top die in vorm en/of voltage afwijkt van de P-toppen van sinus-origine (◘ Figuur 5.14). De P'Q-tijd kan gelijk zijn aan die tijdens sinusritme of verlengd. Dit laatste ziet men vooral bij zeer hoge frequenties van de tachycardie of wanneer de AV-knoopgeleiding, bijvoorbeeld onder invloed van digitalis, vertraagd is. In deze gevallen kan er tijdens de tachycardie een tweedegraads AV-blok ontstaan, waardoor niet elke P'-top gevolgd wordt door een QRS-complex. Men spreekt dan van een *atriumtachycardie met blok*. Het AV-blok is meestal van het type I, hoewel een 2:1 AV-blok ook kan voorkomen als het niveau van het blok onder de AV-knoop ligt, dus in de bundel van His of in de bundeltakken (◘ Figuur 5.15). Wanneer het ectopische focus dichtbij de sinusknoop, dus hoog in de rechterboezem is gelegen, kunnen de P'-toppen grote gelijkenis vertonen met de sinus-P-toppen. Een abrupt begin en einde van de tachycardie (er wordt dan van een paroxisme gesproken) wijst op een ectopische oorsprong en sluit een fysiologische sinustachycardie

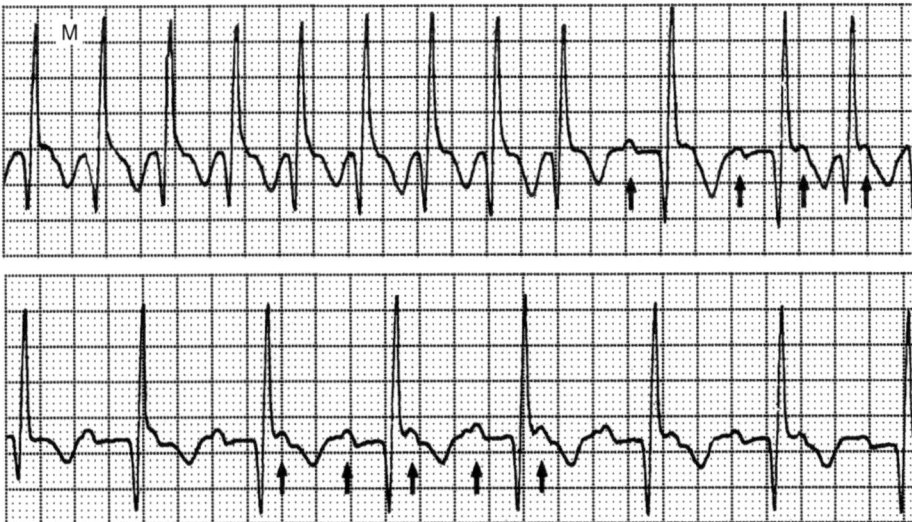

◘ Figuur 5.14 Atriumtachycardie met 1:1 en 2:1 AV-geleiding. Monitorafleiding (M). Het linkerdeel van de bovenste strook toont een tachycardie van 200/min. met smalle QRS-complexen. Er zijn in dit deel geen P-toppen zichtbaar zodat volstaan zou moeten worden met de diagnose 'supraventriculaire tachycardie'. In het rechterdeel ontstaat er kortdurend een vertraging van het ritme, gevolgd door opnieuw een versnelling. Tijdens de langere intervallen zijn nu P-toppen te herkennen en wordt het mogelijk ook tijdens de daaropvolgende versnelling naar de oorspronkelijke frequentie de P-toppen te identificeren (pijlen). De P-toppen blijken dezelfde frequentie te hebben als de QRS-complexen in het eerste en laatste deel van de strook, zodat duidelijk wordt dat hier sprake is van een atriumtachycardie met perioden van 1:1 AV-geleiding. Deze interpretatie wordt bevestigd in de onderste strook waar onder invloed van medicatie een 2:1 AV-blok is ontstaan, met halvering van de kamerfrequentie tot gevolg. Een soortgelijke reactie zou ook kunnen worden opgewekt door middel van sinuscaroticusmassage.

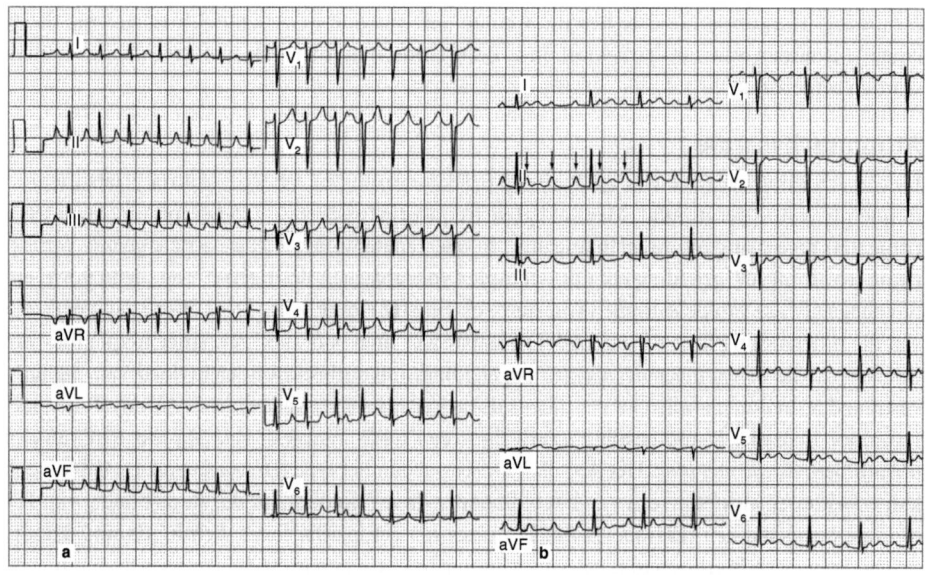

◘ **Figuur 5.15** Atriumtachycardie, vermoedelijk ten gevolge van digitalisintoxicatie.
a) Dit ECG toont een smal-QRS-complextachycardie met een frequentie van 158/min. Hoewel P-toppen niet direct zichtbaar zijn, kan hun aanwezigheid worden vermoed op grond van de ongewoon spitse T-toppen, vooral zichtbaar in II, III en aVF. Bovenal valt op dat de voorflank van de T-toppen in deze afleidingen heel steil is en een hoek maakt met het ST-segment. Dit is een kenmerk dat ongewoon is voor een normale T-top (die juist traag oploopt) en pleit voor superpositie van P-toppen op de T-toppen. Deze interpretatie doet een atriumtachycardie met 1:1 AV-geleiding vermoeden.
b) Het ventrikelritme is langzamer geworden en P-toppen kunnen nu gemakkelijk worden herkend (pijlen). De frequentie van de atriale activaties bedraagt 194/min., die van de ventrikel 97/min. Er is dus sprake van een atriumtachycardie met 2:1 AV-blok (aan het begin van de registratie is er even een periode met 3:1 AV-blok). De toename van de atriumfrequentie verklaart het ontstaan van het AV-blok en het langzamere ventrikelritme, omdat de AV-knoop deze hoge atriale frequenties niet aankan. De P-toppen van deze atriumtachycardie blijken dezelfde kenmerken te vertonen als van impulsvorming in de sinusknoop, hetgeen een oorsprong van de tachycardie suggereert hoog in het rechteratrium, zoals vaak bij digitalisintoxicatie wordt gezien.

uit. Echter, de zeldzame eveneens paroxismale sinusknoop re-entrytachycardie is niet altijd van een atriumtachycardie hoog uit de rechterboezem te onderscheiden.

Een belangrijk hulpmiddel om een atriumtachycardie met 1:1 AV-geleiding te differentiëren van een sinus- of andere supraventriculaire tachycardie is massage van de sinus caroticus (SCM). SCM kan een atriumtachycardie meestal niet beëindigen, maar wel kunnen door de vagale blokkering van de AV-geleiding de P'-toppen worden gedemaskeerd, waardoor de boezemactiviteit op het ECG zichtbaar wordt (zie ◘ Figuur 5.16). De gewone fysiologische sinustachycardie wordt kortdurend vertraagd (◘ Figuur 5.17), terwijl een sinusknoop re-entrytachycardie door SCM kan worden beëindigd. Het ontbreken van een reactie op SCM heeft echter geen diagnostische betekenis.

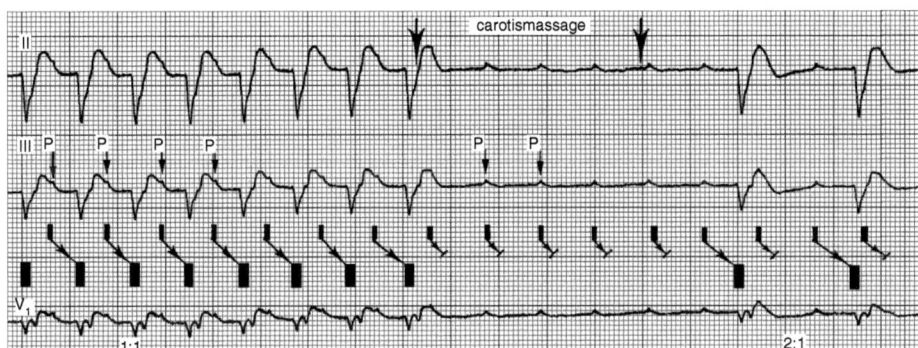

◘ **Figuur 5.16** Invloed van sinuscaroticusmassage op een atriumtachycardie. De registratie toont een tachycardie van 130/min. met brede QRS-complexen (zgn. breed-QRS-complextachycardie). P-toppen zijn nog juist zichtbaar in het afdalende been van de T-toppen, Zij zijn positief in II en III, hetgeen wijst op een craniocaudale atriumactivatie. Op grond van de frequentie en de polariteit (richting) van de P-toppen kan het zowel om een sinustachycardie als een tachycardie hoog uit het atrium gaan. Sinuscaroticusmassage leidt tot abrupte blokkering van de AV-geleiding, waardoor meerdere P-toppen vrij zichtbaar worden. Daarna herstelt de AV-geleiding zich via een 2:1-geleidingsratio. Blokkering van de AV-geleiding zonder dat de frequentie en regelmaat van de P-toppen onder invloed van sinuscaroticusmassage verandert wijst op een atriumtachycardie en sluit een normaal fysiologisch sinusritme uit (zie ◘ Figuur 5.17). Aangezien het ritme in de atria ontstaat moeten de brede QRS-complexen worden toegeschreven aan een pre-existente intraventriculaire geleidingsstoornis.

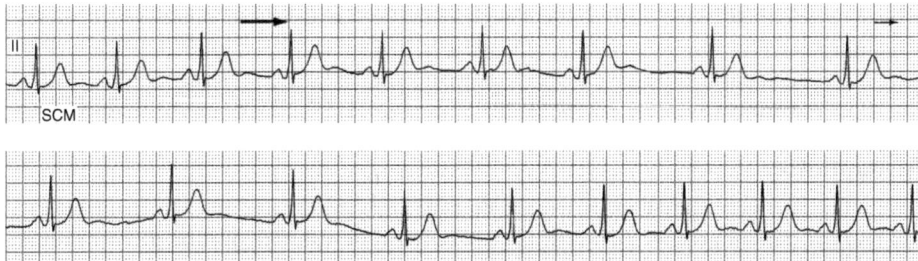

◘ **Figuur 5.17** Invloed van sinuscaroticusmassage op een sinusritme. Doorlopende strook van afleiding II. Start van de sinuscaroticusmassage (dikke pijl) leidt tot progressieve vertraging van het sinusritme. Na beëindiging van de ingreep (dunne pijl) volgt weer een geleidelijke versnelling van het ritme. Een soortgelijke reactie, zij het minder uitgesproken, wordt ook gezien bij de gewone vorm van sinustachycardie.

- **Klinische betekenis van atriale tachycardieën**

Deze zijn meestal het gevolg van structurele afwijkingen in het atriummyocard, zoals voorkomt bij klepgebreken en coronarialijden. Bekende oorzaken van atriumtachycardie zijn ook digitalisoverdosering en het gebruik van sympathicomimetica. Vooral bij oudere mensen met chronische digitalistherapie bij een nierfunctiestoornis, uitdroging, en additionele andere medicatie die de digitalisspiegel verhoogt en er tevens sprake is van een atriumtachycardie met AV-blok moet men aan digitalisintoxicatie denken.[13] In zulke gevallen tonen de P'-toppen vaak grote gelijkenis met de sinus-P-toppen en is er vaak een alternering van relatief lange en korte PP-intervallen: de PP-intervallen waarin een QRS-complex zit, zijn korter dan de intervallen waarbij dat niet het geval is (ventriculofasische irregulariteit). Het elektrofysiologische mechanisme dat aan een atriumtachycardie door digitalisoverdosering ten grondslag ligt, is getriggerde boezemactiviteit. Vooral op jonge leeftijd wordt weleens een idiopathische vorm van hard-

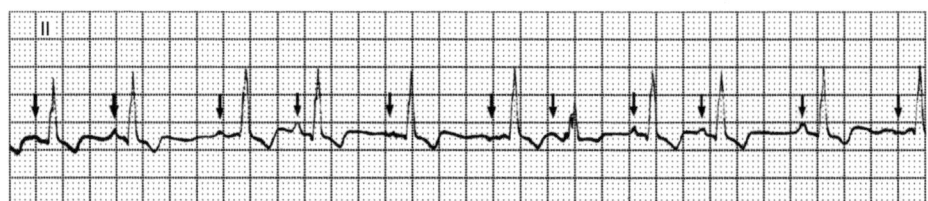

**Figuur 5.18** Multifocale atriumtachycardie, ook chaotisch atriaal ritme genoemd. Het ECG toont een uitgesproken onregelmatig ritme, waarbij elk QRS-complex wordt voorafgegaan door een P-top. De P'-toppen (pijlen) zijn vrijwel alle onderling van vorm verschillend. Er is geen terugkerend patroon te herkennen in de regelmaat en de configuratie van de P'-toppen.

nekkige en zeer frequent optredende of ononderbroken ('incessant') atriumtachycardie gezien, die vermoedelijk op abnormaal automatisme berust.

Een bijzondere vorm van atriumtachycardie is de multifocale atriumtachycardie, ook wel aangeduid als chaotisch atriumritme. Deze ritmestoornis wordt gekenmerkt door een volstrekt onregelmatig atriumritme, doorgaans met een frequentie > 100 per minuut en ten minste drie verschillende P-top-morfologieën. Een basispatroon in het ritme is niet te herkennen. Doordat de atriale impulsen op verschillende plaatsen in het atrium ontstaan, is ook de P'Q-tijd variabel. Het ventrikelritme is zeer onregelmatig en toont op het eerste gezicht gelijkenis met atriumfibrilleren (Figuur 5.18). Nadere analyse leert echter dat bij de multifocale atriumtachycardie elk QRS-complex wordt voorafgegaan door een identificeerbare P'-top. Deze ritmestoornis wordt vooral gezien bij acute verergering van chronisch obstructieve longziekten. Multifocale atriumtachycardie gaat nogal eens vooraf aan het ontstaan van atriumfibrilleren.

## Atriumflutter

Atriumflutter is een ritmestoornis waarbij de atria strikt regelmatig met een frequentie van 250–350 per minuut geactiveerd worden. Vaak bedraagt de atriumfrequentie 300 per minuut. De atriale activaties worden in het ECG aangeduid als flutter (F-)golven. Karakteristiek hierbij is dat de ene F-golf zonder tussenliggende iso-elektrische lijn in de daaropvolgende F-golf overgaat. In de afleidingen II, III en aVF leidt dit tot een kenmerkend zaagtandpatroon van de basislijn (Figuur 5.19). Bij de *typische vorm* van atriumflutter, ook wel aangeduid als type I, zijn de F-golven negatief in de afleidingen II, III, aVF en V6. Wanneer alle atriale impulsen naar de ventrikels geleid zouden worden, zouden ook de kamers met een frequentie van 250–350 per minuut worden geactiveerd. De AV-knoop kan deze hoge atriale frequentie echter niet aan en daarom wordt een deel van de atriale impulsen in de AV-knoop geblokkeerd. Typisch daarbij is een 2:1 AV-blok. De ventrikelfrequentie bedraagt dan de helft van de atriumfrequentie, in typische gevallen 150 per minuut (Figuur 5.19a). Bij een atriumflutter met een 2:1 AV-geleidingsratio valt één F-golf vaak samen met het QRS-complex. Dit is te herkennen aan een verbreding van de basis van het QRS-complex (Figuur 5.19a), met soms vorming van een pseudo-S- of pseudo-Q-golf in II, III en aVF.

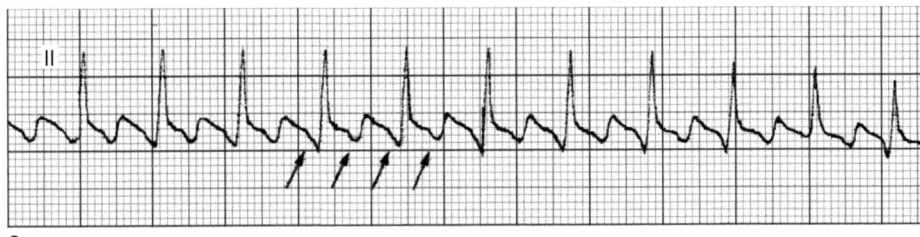

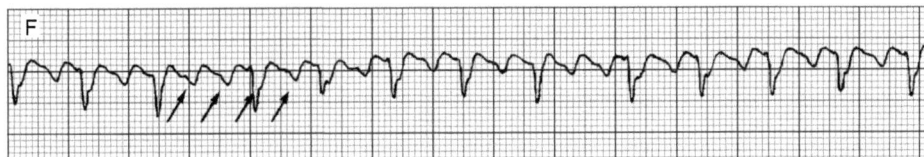

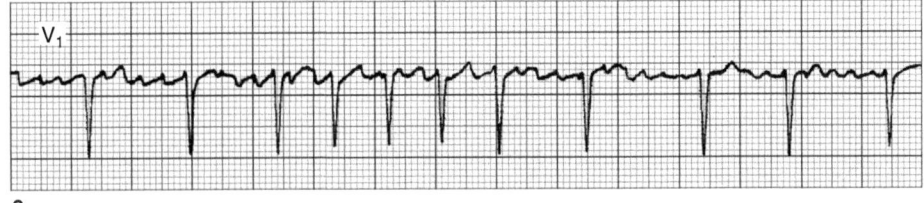

◘ **Figuur 5.19** Atriumflutter en atriumfibrilleren.
a) Klassieke atriumflutter met 2:1 AV-blok. Van twee fluttergolven wordt steeds één voortgeleid naar de kamers, waardoor het kamerritme regelmatig is met een frequentie die de helft bedraagt van de atriumfrequentie. De fluttergolven (pijlen) zijn overwegend negatief in afleiding II. Eén van de fluttergolven valt deels samen met het QRS-complex, waardoor een wisselend brede pseudo-Q-golf ontstaat.
b) Klassieke atriumflutter met wisselend AV-blok. De geleiding van de fluttergolven naar de ventrikels is door medicatie onregelmatig geworden, waardoor ook het ventrikelritme (de ventrikelrespons) onregelmatig is. Korte en lange RR-intervallen wisselen elkaar periodiek af. Tijdens de langere intervallen zijn de fluttergolven goed zichtbaar (pijlen). Tijdens de korte intervallen is één fluttergolf gesuperponeerd op een QRS-complex, waardoor de basis van dit complex breed wordt. F = afleiding aVF.
c) Ter vergelijking wordt het typische ECG-patroon van atriumfibrilleren getoond. De basislijn toont de typische fibrillatiegolfjes die in vorm, richting, grootte en regelmaat voortdurend wisselen. De kamerrespons is volledig onregelmatig.

Onder invloed van medicamenten die de AV-knoopgeleiding vertragen, zoals digitalis, β-blokkers en sommige calciumantagonisten, kan een 4:1 AV-blok worden bewerkstelligd, waardoor de ventrikelfrequentie verder afneemt naar ongeveer 75 per minuut. Ook kan onder inwerking van deze medicamenten een wisselend AV-blok optreden, waardoor het ventrikelritme onregelmatig wordt (◘ Figuur 5.19b). Bij normale intraventriculaire geleiding is het QRS-complex smal en gelijk aan dat tijdens een voortgeleid sinusritme.

Veel zeldzamer is een *atypische vorm* van boezemflutter, ook wel aangeduid als type II. Hierbij zijn de fluttergolven positief in de afleidingen II, III en aVF en ontbreekt het zaagtandpatroon (◘ Figuur 5.20). De boezemfrequentie ligt meestal hoger dan bij de typische vorm.

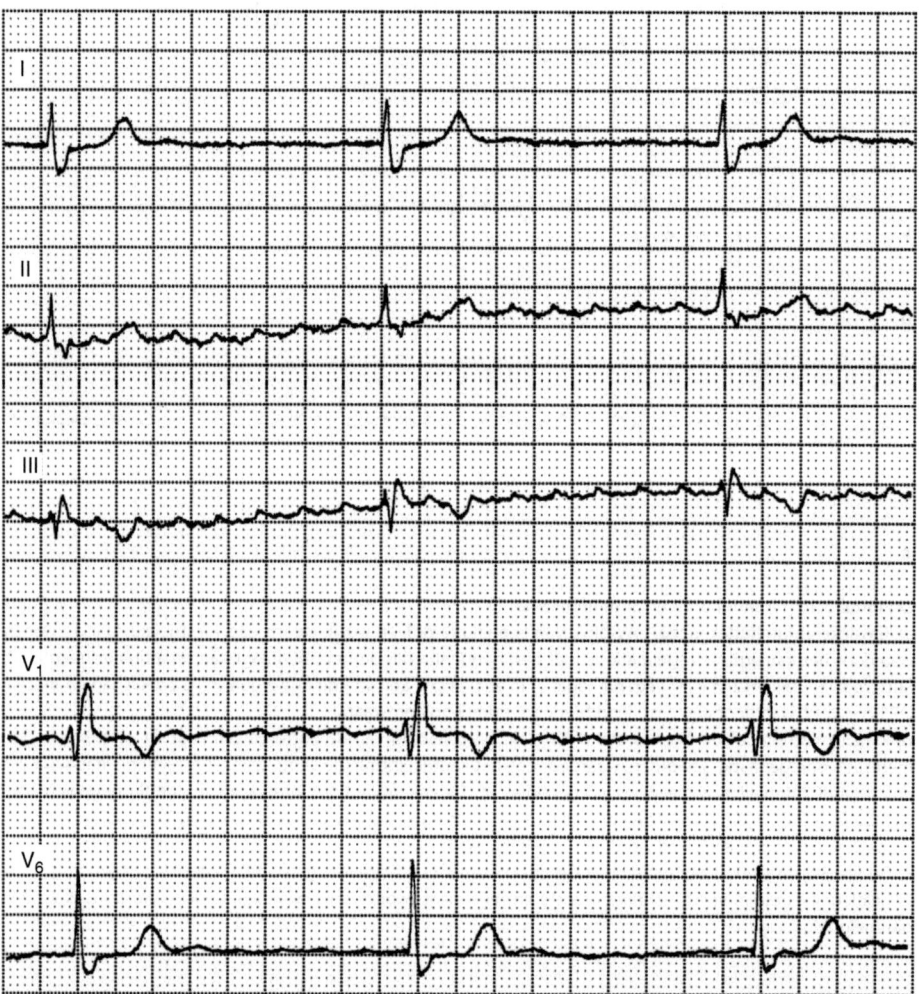

◘ **Figuur 5.20** Atypische atriumflutter. De fluttergolven zijn, in tegenstelling tot de typische flutter, positief in II en III en nagenoeg iso-elektrisch in I en V6. De flutterfrequentie bedraagt ongeveer 275/min. Er bestaat tevens een hooggradig, mogelijk totaal AV-blok met een kamerfrequentie van 33/min. De QRS-complexen tonen het typische patroon van een rechterbundeltakblok.

De typische atriumflutter berust op een macro-re-entrymechanisme waarvan het circuit is gelegen in het rechteratrium, min of meer parallel aan de tricuspidalisklepring. Vanuit dit circuit wordt de rest van de atria bij elke rondgang ge-exciteerd. De atypische vorm van atriumflutter berust eveneens op een re-entrymechanisme, dat op verschillende plaatsen in de atria kan optreden. Atriumflutter wordt vrijwel uitsluitend gezien bij patiënten met een organisch hartlijden. De aritmie kan in paroxismen of in chronische vorm voorkomen. De klinische symptomatologie is dezelfde als van andere ritmestoornissen die met een hoge hartfrequentie gepaard gaan. Hoewel de mechanische activiteit van de atria bij de typische atriumflutter behouden blijft, bestaat toch een verhoogde kans op trombo-embolische complicaties, mede doordat overgang naar boezemfibrilleren kan optreden. Atriumflutter is vaak resistent tegen medicamenteuze therapie. De typische vorm kan tegenwoordig met een hoog succespercentage curatief worden behandeld met radiofrequentie (RF-)katheterablatie.[14]

## Atriumfibrilleren

Dit is een van de oudst bekende hartritmestoornissen en op oudere leeftijd de meest frequent voorkomende vorm van persisterende tachyaritmie. De prevalentie ervan neemt toe met de leeftijd: tussen 60 en 69 jaar ongeveer 2,5%, tussen 70–79 jaar ongeveer 4,7% en boven 80 jaar ongeveer 10.%.[15] Atriumfibrilleren wordt elektrocardiografisch gekenmerkt door de afwezigheid van georganiseerde atriale activaties: er zijn geen P-toppen herkenbaar. In plaats daarvan toont de basislijn in richting en grootte voortdurend wisselende, onregelmatige deflexies, zgn. fibrillatie (f-)golfjes. Het aantal impulsen dat in de fibrillerende atria wordt gevormd schat men op 400–600 per minuut. Door de hoge frequentie en de onregelmatigheid van de atriale impulsen vallen vele in de refractaire periode van de AV-knoop en worden geblokkeerd. Een deel van deze impulsen kan in de AV-knoop gedeeltelijk doordringen en daarbij opnieuw onprikkelbaarheid van het betreffende gebied opwekken. Het resultaat is dat de daaropvolgende impulsgeleiding op zijn beurt wordt bemoeilijkt (een manifestatie dus van 'concealed conduction'). Op deze wijze worden vele atriale impulsen door de AV-knoop weggevangen en wordt slechts een relatief klein aantal op onregelmatige wijze doorgelaten naar de kamers.

Door de onregelmatige invoer van fibrillatie-impulsen uit de atria en de daaropvolgende blokkering of vertraging van vele impulsen in de AV-knoop ontstaat bij aanwezige AV-geleiding een kenmerkend totaal onregelmatig ventriculair ritme[16] dat bij onbehandeld atriumfibrilleren ongeveer 130–160 per minuut en soms meer bedraagt (◘ Figuur 5.19c en ◘ Figuur 5.21). Vrijwel alle opeenvolgende RR-intervallen verschillen van elkaar en er is geen terugkerend patroon te herkennen ('random'-ventriculair ritme). De ventrikelfrequentie is weliswaar hoog, maar toch belangrijk lager dan de frequentie van de fibrillerende atria. Op oudere leeftijd kan als gevolg van een (latente) AV-geleidingsstoornis de ventrikelfrequentie lager zijn, bijvoorbeeld 100–120 per minuut, of soms zelfs lager. Hetzelfde kan men zien in aanwezigheid van geneesmiddelen die de AV-geleiding negatief beïnvloeden, zoals digitalis, β-blokkers en sommige klassen van calciumantagonisten. Bij normale intraventriculaire geleiding zijn de QRS-complexen < 0,10 seconde.

Men dient zich te realiseren dat de totaal onregelmatige ventrikelfrequentie weliswaar een karakteristieke manifestatie is van atriumfibrilleren, maar geen kenmerk vormt van het eigenlijke fibrillatieproces in de atria. Het onregelmatige ventrikelritme manifesteert zich alleen bij intacte AV-geleiding en is dus een secundair kenmerk. Wanneer de AV-geleiding uitvalt, zoals bij een totaal AV-blok, kunnen de fibrillatie-impulsen de ventrikels niet bereiken. Het onafhankelijke ventrikelritme wordt dan bepaald door een pacemaker distaal van het gebied van het blok en is regelmatig. Het atriumfibrilleren is in zulke gevallen alleen te herkennen aan de onregelmatige fibrillatiegolfjes tussen de regelmatig optredende QRS-complexen (◘ Figuur 5.22).

Atriumfibrilleren wordt nogal eens gecompliceerd door aberrante geleiding (zie ▶ par. 4.8), waardoor de QRS-complexen breed kunnen worden. Het onderscheid tussen aberrant geleide complexen en ventriculaire extrasystolen of een ventriculaire tachycardie kan vooral in aanwezigheid van boezemfibrilleren – door het ontbreken van P-toppen – moeilijk zijn. Op dit onderscheid wordt ingegaan in ▶ par. 5.7.

Het ontstaan van atriumfibrilleren wordt bevorderd door structurele hartafwijkingen, in het bijzonder de afwijkingen die met vergroting of rek van de atria gepaard gaan, zoals afwij-

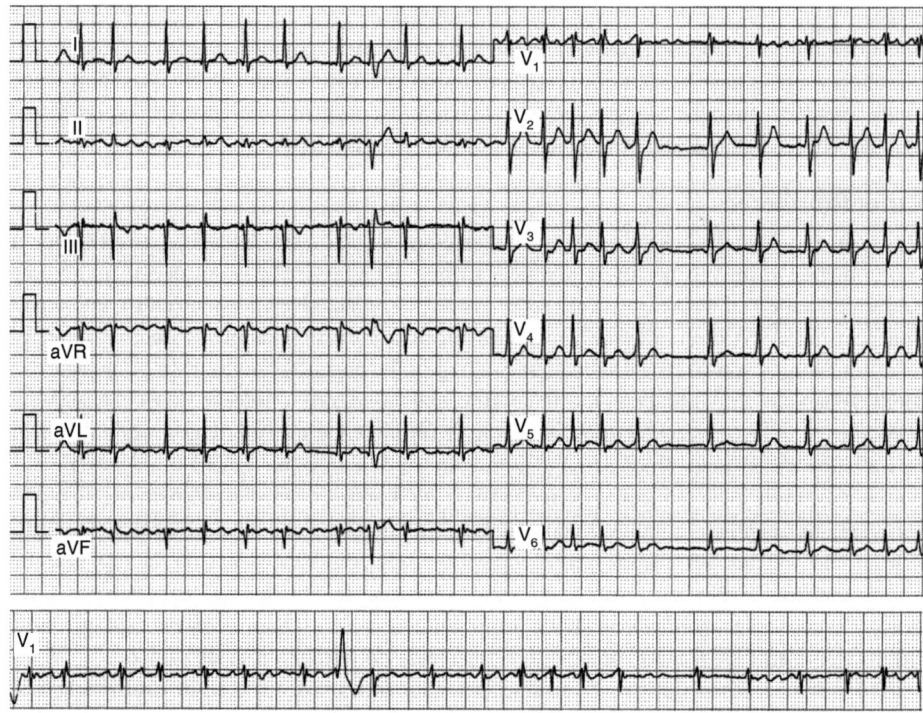

◘ **Figuur 5.21** Atriumfibrilleren. Dit ECG toont de typische kenmerken van een recent opgetreden aanval van atriumfibrilleren: er zijn geen P-toppen zichtbaar, wel fibrillatiegolfjes die het beste te zien zijn in II, aVF en VI. De ventrikelfrequentie is totaal onregelmatig en hoog, gemiddeld 126/min. Er is één rechts aberrant geleid complex (zie ritmestrook V1) als gevolg van het Ashman-fenomeen.

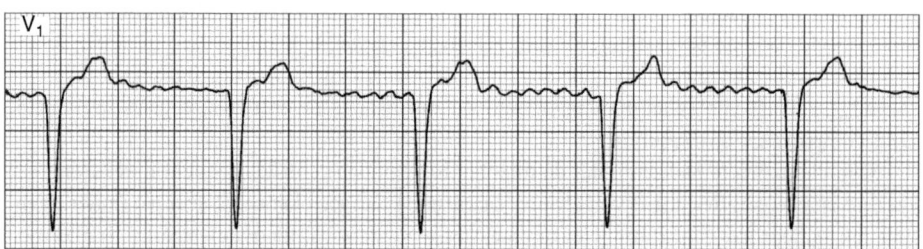

◘ **Figuur 5.22** Atriumfibrilleren met totaal AV-blok. Het atriumfibrilleren is te herkennen aan de fibrillatiegolfjes, die hier een lager voltage hebben en tevens een veel hogere frequentie dan werd getoond in ◘ Figuur 5.19c en ◘ Figuur 5.21. Het ventrikelritme is langzaam (47/min.) en regelmatig, hetgeen wijst op een AV-dissociatie. Op grond van het langzame, regelmatige ventrikelritme kan een totaal AV-blok als oorzaak van de dissociatie worden aangenomen. De QRS-complexen tonen de kenmerken van een linkerbundeltakblok. Atriumfibrilleren met een totaal AV-blok bij een volledig gedigitaliseerde patiënt moet altijd doen denken aan digitalisintoxicatie.[13]

kingen van de mitralisklep, coronarialijden, hypertensie en cardiomyopathie. In ongeveer 10%-30% van de gevallen is er sprake van idiopathisch atriumfibrilleren en hoewel in zulke gevallen met de gangbare onderzoeksmethoden geen causale cardiale of extracardiale afwijkingen kunnen worden aangetoond is atriale pathologie niet uitgesloten.[17]

De gangbare vorm van atriumfibrilleren berust op multipele, gelijktijdig actieve re-entrygolven in beide atria.[18] Atriumfibrilleren begint vaak vanuit een snel vurend focus, meestal bij de inmonding van de longvenen in het linkeratrium of in het atriale deel van een longvene.[19]

Atriumfibrilleren kan in paroxismen optreden die in duur kunnen variëren van enkele seconden tot een aantal dagen. De ritmestoornis kan ook chronisch of permanent aanwezig zijn. Om duidelijkheid in de terminologie te verschaffen is voorgesteld de grens tussen paroxismaal en chronisch of permanent atriumfibrilleren bij zeven dagen te leggen. Een paroxisme dat 48 uur of minder duurt wordt acuut of recent ontstaan atriumfibrilleren genoemd. Tussen 48 uur en zeven dagen spreekt men van persisterend atriumfibrilleren. De eerste aanvallen zijn meestal tijdelijk van aard. Gebleken is dat hoe vaker de aanvallen optreden, hoe langer ze gaan duren en hoe groter de kans is op overgang in chronisch atriumfibrilleren. Anderzijds blijkt dat hoe langer een aanval duurt, hoe moeilijker het wordt om deze met anti-aritmica of elektrische cardioversie te beëindigen en hoe groter de kans dat de aritmie recidiveert. Deze waarnemingen worden toegeschreven aan veranderingen in de elektrofysiologische eigenschappen en structuur van de atriale myocardcellen en de cellen van de sinusknoop.[20] De veranderingen worden aangeduid met respectievelijk de termen elektrofysiologische remodellering en anatomische remodellering. De elektrische remodellering is vooral gekenmerkt door een verkorting van de refractaire periode van de atriale myocardcellen en een depressie van de sinusknoopfunctie. Anatomische remodellering uit zich onder meer in vergroting van de atria. De praktische implicatie van deze waarnemingen is dat de kans op succesvolle en duurzame beëindiging van atriumfibrilleren het grootst is wanneer de ritmestoornis kort bestaat. Door de hoge frequentie en het onregelmatige ritme van de kamerrespons leidt atriumfibrilleren vaak tot zeer hinderlijke hartkloppingen. De bloeddruk kan dalen met zo'n 10-20 mmHg of meer, hetgeen vooral bij een reeds marginale ventrikelfunctie tot vermoeidheid, duizeligheid of zelfs syncope kan leiden. De hoge kamerfrequentie en daarmee gepaard gaande verkorting van de diastole hebben bovendien een ongunstige invloed op respectievelijk de $O_2$-vraag van het myocard en de coronaire doorstroming, waardoor myocardischemie (angina pectoris) kan ontstaan of verergeren. Een (verdere) depressie van de ventrikelfunctie met hartfalen kan hierdoor optreden

Atriumfibrilleren kent twee gevreesde complicaties. Als gevolg van het fibrillatieproces staan de atria mechanisch stil, waardoor zich stolsels in met name het linkerhartoor kunnen vormen die trombo-embolische complicaties tot gevolg kunnen hebben. Bij patiënten met atriumfibrilleren zonder klepafwijking wordt de jaarlijkse incidentie hiervan geschat op 5%-7%, ongeveer vijf tot zeven keer hoger dan in de algemene bevolking van dezelfde leeftijd en hetzelfde geslacht. Het risico van trombo-embolische complicaties is nog vele malen hoger bij patiënten met een kleplijden, in het bijzonder mitralisklepafwijkingen.[21] Zie voor de indicaties voor ontstolling met vitamine K-antagonisten en NOAC's de richtlijnen.[22,23] Een andere complicatie bij chronisch of persisterend boezemfibrilleren en een gemiddeld hoge kamerfrequentie is het ontstaan van het klinische beeld van een dilaterende cardiomyopathie, ook wel aangeduid als *tachycardie-geïnduceerde cardiomyopathie*. Dit beeld is reversibel na conversie van het atriumfibrilleren tot sinusritme of adequate afname van de kamerfrequentie. Patiënten met atriumfibrilleren hebben een beduidend hoger overlijdensrisico dan patiënten zonder atriumfibrilleren.

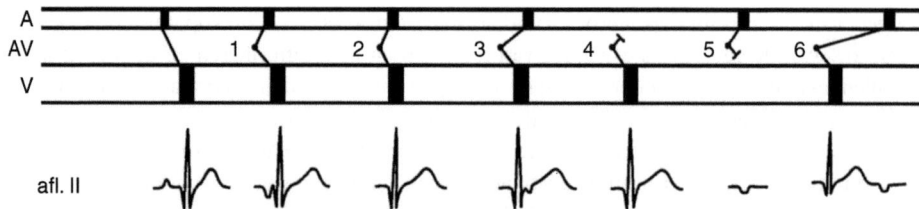

**Figuur 5.23** Ladderdiagram van de mogelijke relaties tussen atriale en ventriculaire activatie bij prikkelvorming in de AV-junction. Het AV-junctionele focus is puntvormig aangegeven op het niveau AV. Ter vergelijking wordt eerst de relatie tussen P-top en QRS-complex getoond bij impulsvorming in de sinusknoop of boezem. Onder het diagram is voor een enkel complex het ECG-patroon weergegeven zoals kan worden gezien in afleiding II; 1–6 = AV-junctionele prikkelvorming.

1. Vanuit het focus wordt retrograad eerst het atrium geactiveerd en daarna in anterograde richting de ventrikels. De teruggeleide P'-top valt voor het QRS-complex.
2. Atria en ventrikels worden gelijktijdig geactiveerd. De P'-top valt samen met het QRS-complex en is in het ECG niet zichtbaar.
3. De ventrikels worden vóór de atria geactiveerd. De teruggeleide P'-top zit pal achter het QRS-complex.
4. Er is een retrograad blok naar de atria, de ventrikels worden anterograad geactiveerd. Het ECG toont alleen een QRS-complex. De atria staan stil, of worden op normale wijze vanuit de sinusknoop of andere atriale pacemaker geactiveerd.
5. Er is een anterograad blok naar de ventrikels, de atria worden retrograad geactiveerd. Het ECG toont alleen een teruggeleide P'-top die geen relatie heeft met een QRS-complex.
6. De anterograde activatie van de ventrikels komt normaal tot stand, maar de retrograde atriale activatie is sterk vertraagd: de P'-top valt ver achter het QRS-complex en dichter voor het volgende QRS-complex.

### 5.4.3 Ritmestoornissen uitgaande van de AV-junction

Deze ritmestoornissen worden gekenmerkt door hun oorsprong in het gebied rondom de AV-knoop, in de AV-knoop zelf of de bundel van His. Omdat het met behulp van het oppervlakte-ECG onmogelijk is een impulsoorsprong in de afzonderlijke delen van de AV-junction te onderscheiden, worden deze ritmestoornissen collectief aangeduid als AV-junctionele ritmestoornissen. Binnen deze groep neemt de AV-nodale re-entrytachycardie (AVNRT) een aparte plaats in. Van deze tachycardieën wordt op grond van experimenteel en klinisch elektrofysiologisch onderzoek aangenomen dat ze in de AV-knoop ontstaan, dan wel dat de AV-knoop op zijn minst een deel van het re-entrycircuit vormt.

De gemeenschappelijke elektrocardiografische kenmerken van prikkelvorming in de AV-junction zijn een typische, nauwe tijdsrelatie tussen atriale en ventriculaire activatie en een obligate caudocraniale richting van de atriale activatie. Bij normale intraventriculaire geleiding is het QRS-complex – evenals bij andere supraventriculaire ritmestoornissen – normaal van breedte (≤ 0,10 sec.). De mogelijke relaties tussen boezem- en kameractivatie bij AV-junctionele prikkelvorming zijn in Figuur 5.23 schematisch weergegeven.

### AV-junctionele extrasystolen

Deze extrasystolen produceren een prematuur, smal QRS-complex afhankelijk van de refractaire toestand van het ventriculaire geleidingssysteem. Afhankelijk van de tijdsrelatie tussen atriale en ventriculaire activatie (Figuur 5.23) kan de bijbehorende P'-top vlak voor, in of pal achter het QRS-complex vallen. Omdat de atriale activatie in retrograde richting en vanuit een centraal gelegen gebied in het atriumseptum plaatsvindt, is de P'-top altijd negatief in de afleidingen II, III en aVF en positief in afleiding aVR. Wanneer de P'-top voor het QRS-complex valt (◐ Figuur 5.23-1) is de PQ-tijd kort: ≤ 0,12 sec. Valt de P'-top in of direct achter het QRS-complex, dan is hij niet zichtbaar of er ontstaat een geringe vervorming van het terminale deel van het QRS-complex (◐ Figuur 5.23-2 en ◐ Figuur 5.23-3). De geringe vervorming van het QRS-complex is vaak alleen te herkennen bij nauwkeurige vergelijking met het QRS-complex tijdens sinusritme. Het niet zichtbaar zijn van een P'-top kan ook betekenen dat de extrasystole als gevolg van retrograde blokkering in de AV-knoop niet tot boezemactivatie heeft geleid (◐ Figuur 5.23-4). In zo'n geval ziet men eveneens alleen een prematuur QRS-complex. Het komt incidenteel voor dat de AV-J-extrasystole zich uit in een geïsoleerde, premature P'-top, die als gevolg van anterograde blokkering in het geleidingssysteem niet wordt gevolgd door een QRS-complex (geblokkeerde AV-J-extrasystole) (◐ Figuur 5.23-5). Retrograde atriale activatie door de AV-J-extrasystole zal tot resetting van de sinusknoop leiden waardoor een incomplete compensatoire pauze in het sinusritme ontstaat, net zoals dat bij atriale extrasystolen het geval is (◐ Figuur 5.12). Omgekeerd kan de aanwezigheid van een incomplete compensatoire pauze als argument worden gebruikt om retrograde atriale activatie te veronderstellen in die gevallen waarin de P'-top niet zichtbaar is als gevolg van maskering door het QRS-complex.

## AV-junctionele escapes en escaperitme

Deze onderscheiden zich van AV-junctionele -extrasystolen doordat ze niet vroeg in de hartcyclus vallen, maar juist een pauze in het bestaande ritme beëindigen. Het maakt hierbij niet uit wat de oorzaak is van de pauze. Dat kan een lang interval zijn tijdens een periode van uitgesproken sinusaritmie, sinusbradycardie, sinusarrest of SA-blok (◐ Figuur 5.9, ◐ Figuur 5.10a en ◐ Figuur 5.24), of een pauze in het kamerritme als gevolg van blokkering van de sinusimpuls in de AV-knoop. Hoe langer de pauze of hoe trager het sinusritme, hoe groter de kans dat er meerdere opeenvolgende 'escapes' zullen optreden. Een typisch voorbeeld is het AV-junctioneel escaperitme bij een sinusbradycardie (◐ Figuur 5.24). De klinische betekenis is dezelfde als die van atriale escape-complexen.

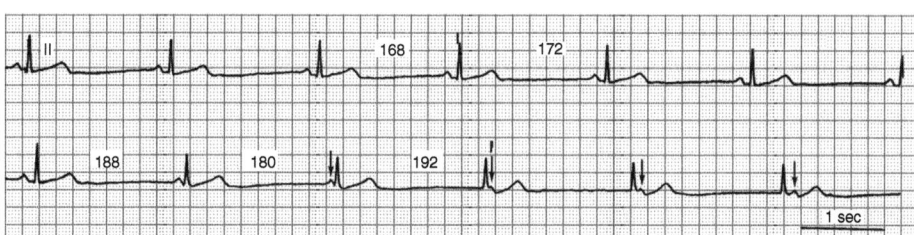

◐ **Figuur 5.24** AV-junctioneel escape-ritme. Monitorstroken van afleiding II. De bovenste strook toont een uitgesproken sinusbradycardie van ongeveer 38/min. (PP-intervallen 1,68-1,72 sec.). Het eerste P-QRS-complex in de onderste strook is de laatste normaal voortgeleide sinusimpuls die een normale PQ-tijd heeft. Daarna worden de PP-intervallen nog langer en treedt een regelmatig AV-junctioneel ritme op met een frequentie van 34/min. Vanaf dat moment ontstaat een AV-dissociatie, waarbij de sinus-P-toppen (pijlen) vlak voor of vlak na het junctionele QRS-complex vallen, waardoor hun voortgeleiding naar de kamers wordt geblokkeerd (zie ook ◐ Figuur 4.26). De getallen in de figuur geven de PP-intervallen van het sinusritme weer.

## Versneld AV-junctioneel (escape)ritme

Soms ziet men een AV-junctioneel ritme met een frequentie tussen 60 en 100 per minuut. Dit is een hogere frequentie dan men van een spontaan, in eigen tempo, vurende AV-junctionele pacemaker mag verwachten. Als gevolg hiervan kan het ectopische ritme reeds manifest worden bij geringe vertraging van het sinusritme. Men spreekt dan van een versneld AV-junctioneel (escape)ritme. De pacemakerfunctie kan tijdelijk van de sinusknoop worden overgenomen om weer plaats te maken wanneer het sinusritme zich versnelt als gevolg van verandering in de autonome tonus, secundair aan een geringe bloeddrukdaling tijdens het AV-junctioneel ritme, of onder invloed van lichamelijke inspanning.

### AV-junctionele tachycardie

Dit is een AV-junctioneel ritme met een frequentie > 100 per minuut. Er kunnen twee vormen worden onderscheiden: een niet-paroxismale vorm en een paroxismale vorm. De eerste wordt aangeduid als niet-paroxismale AV-junctionele tachycardie, de laatste als AV-nodale re-entry-tachycardie.

1. Niet-paroxismale AV-junctionele tachycardie (NPJT)
   Dit is in wezen een vorm van versneld AV-junctioneel ritme waarbij de frequentie van prikkelvorming > 100 per minuut ligt, maar meestal niet boven 140/min. Kenmerkend is dat de tachycardie niet wordt gestart door een boezemextrasystole zoals dat bij de hierna te bespreken AVNRT het geval is. Het eerste complex van de tachycardie verschilt niet van de overige complexen tijdens de tachycardie. Na het begin van de tachycardie kan de frequentie iets toenemen, om zich daarna te stabiliseren. Aangenomen wordt dat de oorsprong van het ritme in de proximale bundel van His gelegen is. Het QRS-complex heeft de morfologische kenmerken van een supraventriculair ritme. Bij retrograde boezemactivatie vallen de P'-toppen in of pal achter het QRS-complex. Bij retrograde blokkering van de impulsen ontstaat een AV-dissociatie. Een NPJT kan worden vertraagd door carotismassage en worden versneld door lichamelijke inspanning of atropine. Een NPJT wordt vooral gezien in de acute fase van een onderwandinfarct, na open hartoperaties, bij jonge kinderen en als uiting van digitalisintoxicatie (◘ Figuur 5.25).
2. Atrioventriculaire nodale re-entrytachycardie (AVNRT)
   Dit is de meest voorkomende vorm van regulaire ectopische supraventriculaire tachycardie, die vooral voorkomt bij jonge mensen met overigens gezonde harten. AVNRT kan echter ook voor het eerst op oudere leeftijd optreden. Het ritme wordt elektrocardiografisch gekenmerkt door een snelle, regelmatige tachycardie (150–250 per minuut), waarvan

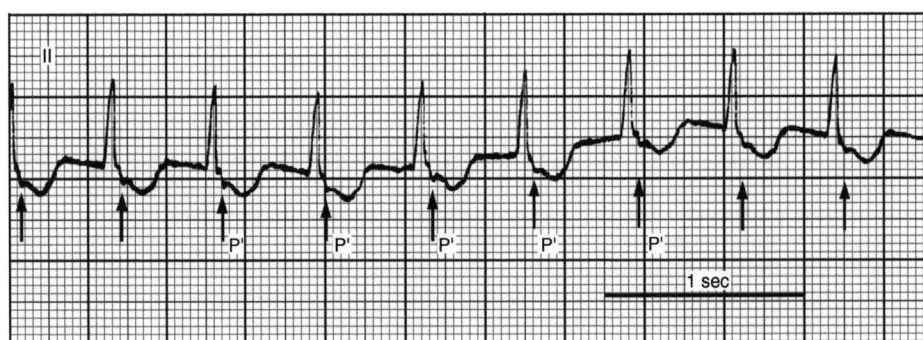

◘ Figuur 5.25  Niet-paroxismale AV-junctionele tachycardie (NPJT). Het ECG toont een regulaire tachycardie met smalle QRS-complexen, hetgeen wijst op een supraventriculaire oorsprong. De frequentie bedraagt 115/min. Pal achter elk QRS-complex is een P'-top te zien die negatief is in afleiding II, hetgeen duidt op retrograde boezemactivatie. Deze kenmerken passen bij een AV-junctioneel (AV-nodaal) ritme. De frequentie ligt echter lager dan bij een AV-nodale re-entrytachycardie (zie ◘ Figuur 5.26). De naar boven concave ST-segmentdepressie en de korte QT-tijd (300 ms) wijzen op een uitgesproken digitaliseffect en in combinatie met de NPJT op een digitalisintoxicatie.

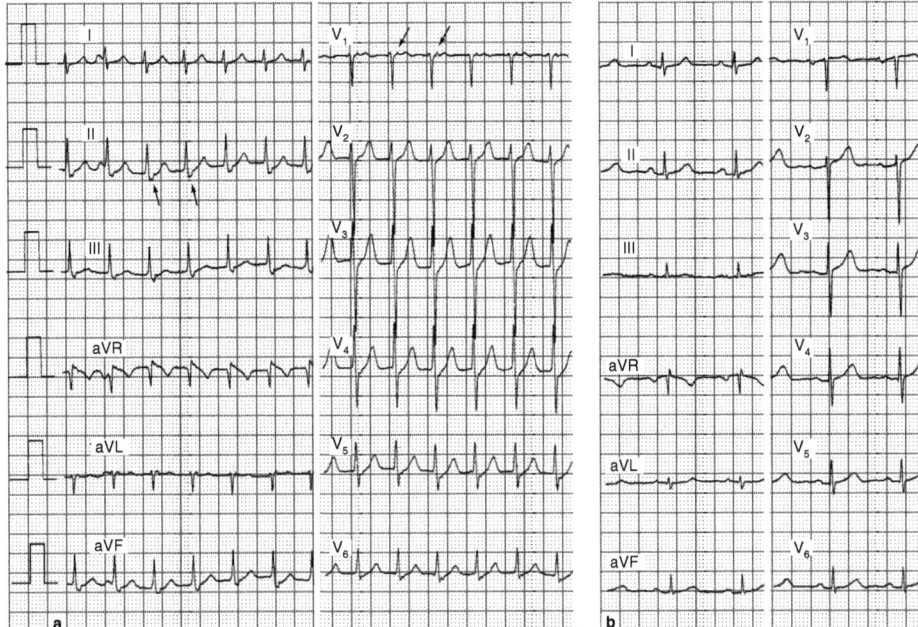

**Figuur 5.26** AV-nodale re-entrytachycardie (AVNRT). Paneel a toont een regulaire smal-QRS-complextachycardie met een frequentie van 143/min. Er zijn op het eerste gezicht geen P-toppen te herkennen. Nadere beschouwing leert echter dat het einde van de QRS-complexen vervormd is en een pseudo-S-golfje toont in II, III en aVF, en een pseudo-r'-topje in aVR en V1 (pijlen). Vergelijking met het ECG tijdens sinusritme in paneel b laat zien dat het in paneel a inderdaad om een vervorming van het terminale deel van het QRS-complex gaat. In b ontbreekt met name het r'-golfje in V1 en in II, III en aVF zijn de S-golfjes veel minder breed. Dit zijn typische bevindingen bij de gewone vorm van AVNRT. Differentieel-diagnostisch kan men nog denken aan een geringe vorm van aberrante geleiding met functioneel rechterbundelblok bij een andere vorm van supraventriculaire tachycardie. De ervaring leert echter dat een functioneel rechterbundelblok met name in V1 een veel meer uitgesproken rSR'-patroon laat zien.

de QRS-complexen bij normale intraventriculaire geleiding smal zijn. Bijna altijd is er een 1:1-relatie tussen P'-toppen en QRS-complexen. Bij de meest voorkomende, typische of gewone vorm (ongeveer 90% van de gevallen) zijn geen afzonderlijke P'-toppen zichtbaar omdat ze worden gemaskeerd door de QRS-complexen. Soms kan de P'-top net aan het einde van het QRS-complex worden gezien, vooral wanneer men de complexen tijdens de tachycardie vergelijkt met die tijdens sinusritme of ander supraventriculair ritme (◘ Figuur 5.26). Dit manifesteert zich als een pseudo-S-golfje in de afleidingen II, III en aVF (als teken van een negatieve P'-top in deze afleidingen) en als een pseudo-R' in afleiding V1. Wanneer de P'-toppen vlak voor het QRS-complex vallen, kunnen ze in de afleidingen II, III en aVF als een Q-golf imponeren. De juiste positie van de retrograde P'-top kan worden aangetoond met een intracardiale afleiding uit de rechterboezem (◘ Figuur 5.27). Bij de typische vorm van AVNRT is het RP'-interval veel korter dan het daaropvolgende P'R-interval (RP': P'R ratio < 1).

Bij de veel zeldzamer voorkomende *atypische of ongewone vorm van AVNRT* valt de (traag) teruggeleide P'-top op enige afstand voor het volgende QRS-complex en is daardoor duidelijk zichtbaar op het ECG. De RP':P'R ratio is > 1 (vergelijk ◘ Figuur 5.23 en ◘ Figuur 5.28).

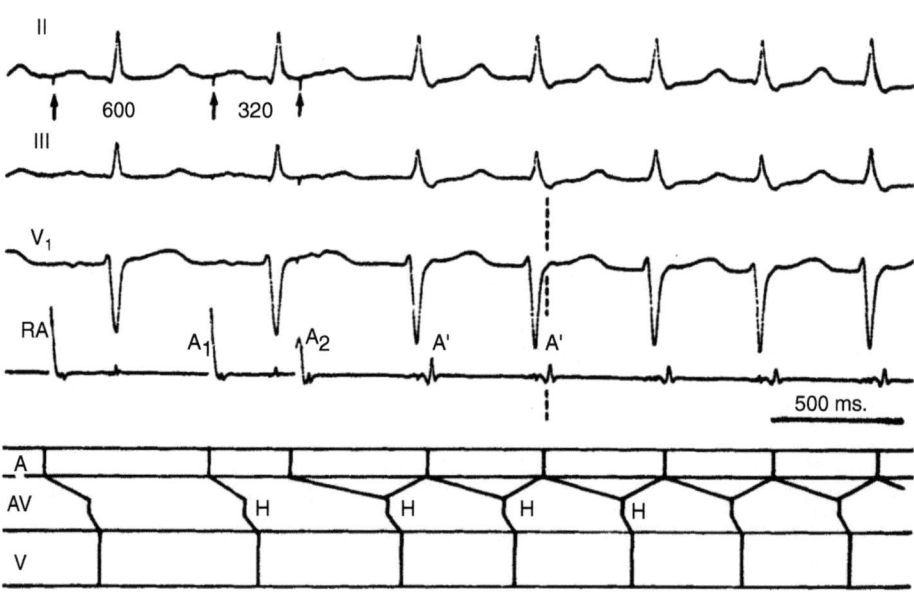

◻ **Figuur 5.27** Initiëring van een typische AVNRT. Getoond wordt een simultane registratie van de ECG-afleidingen II, III en V1, en een bipolaire endocardiale afleiding uit het rechteratrium (RA). De registratie werd gemaakt met een loopsnelheid van 50 mm/sec. De rechterboezem wordt in de buurt van de sinusknoop gestimuleerd met een interval van 600 ms, overeenkomend met een frequentie van 100/min. De prikkelartefacten zijn met pijlen aangegeven. De P-top van het gestimuleerde basisritme is in de RA-afleiding met A1 aangeduid. Na het tweede gestimuleerde complex van het basisritme wordt een premature prikkel (te vergelijken met een atriale extrasystole) op het rechteratrium gegeven na een interval van 320 ms. De hierdoor veroorzaakte P'-top leidt tot een geringe vervorming van het ST-segment van het tweede QRS-complex en is in de RA-afleiding met A2 aangeduid. De geïnduceerde atriale extrasystole (A2) wordt met een zeer lange PQ-tijd (A2 tot begin QRS) naar de kamers geleid, waarna een regulaire smal-QRS-complextachycardie gestart wordt. Deze heeft een frequentie van 158/min. Tijdens de tachycardie is een geringe vervorming van het terminale deel van het QRS-complex zichtbaar (pseudo-S-golfje in II en III en pseudo-r'-topje in V1) goed te zien bij vergelijking met de twee QRS-complexen van het basisritme. Dat deze vervorming van het QRS-complex het gevolg is van een teruggeleide P'-top kan worden aangetoond door vergelijking met de atriale activiteit (A') in de RA-afleiding (stippellijn). Zowel de lange PQ-tijd van de atriale extrasystole die de tachycardie start, als de positie van de retrograde P'-top aan het einde van het QRS-complex zijn kenmerkend voor de typische vorm van AVNRT. De verklaring wordt gegeven in ◻ Figuur 5.28. In het ladderdiagram stelt H het moment voor van activatie van de bundel van His.

De typische ECG-kenmerken van de AVNRT kunnen worden verklaard met het concept van re-entry over twee elektrofysiologisch verschillende geleidingswegen in de AV-knoop: een traag geleidende weg (α) met een korte refractaire periode en een snel geleidende weg (β) met een lange refractaire periode (◻ Figuur 5.28). De typische vorm van AVNRT ontstaat wanneer een boezemextrasystole de snelle weg (β) refractair vindt, daarin in anterograde richting geblokkeerd wordt, en via de trage weg (α) naar de ventrikels wordt geleid. De overgang van geleiding via de snelle weg naar geleiding via de trage weg uit zich in het ECG in een opvallende verlenging van de P'Q-tijd van de initiërende atriale extrasystole (◻ Figuur 5.27). Teruggeleiding van de impuls naar de boezems vindt plaats via de snelle weg (β), wanneer deze van onder uit wordt bereikt op een moment waarop de refractaire periode van dit pad beëindigd is. Vanuit de boezems of via de proximale verbinding kan het trage pad weer in anterograde richting worden binnengedrongen, enzovoorts (◻ Figuur 5.28). Bij de zeldzame atypische vorm wordt de initiërende atriale extrasystole in anterograde richting in het trage pad geblokkeerd en via de

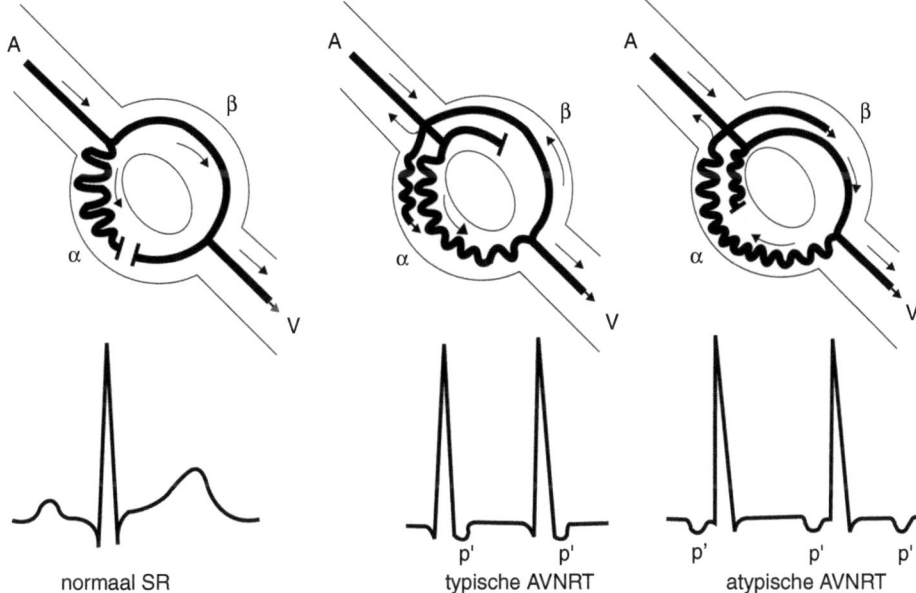

◘ **Figuur 5.28** Schematische weergave van het mechanisme van een AV-nodale re-entrytachycardie (AVNRT). In het schema is de AV-knoop als een ring voorgesteld met twee, in elektrofysiologisch gedrag verschillende geleidingswegen. Pad α heeft een trage geleidingssnelheid en een korte refractaire periode, pad β heeft een hoge geleidingssnelheid en een lange refractaire periode. Personen met een AV-knoop met dubbele geleidingswegen hebben een predispositie tot het optreden van AVNRT's.
a) Tijdens sinusritme (SR) zal de impuls uit het atrium beide wegen binnendringen. Via de snelle weg β worden de ventrikels bereikt en ontstaat het QRS-complex. Vanuit de distale aansluiting van de twee wegen dringt de impuls ook in retrograde richting het trage pad binnen, alwaar de tegengesteld gerichte impulsen tegen elkaar opbotsen en uitdoven. De betrokkenheid van het trage pad blijft dus verborgen.
b) Wanneer een atriale extrasystole voldoende vroeg valt, kan hij in het snelle pad (met lange refractaire periode) worden geblokkeerd, waardoor geleiding naar de ventrikels via de trage weg (korte refractaire periode) ongehinderd kan plaatsvinden. De overgang van snelle naar trage geleiding uit zich in het ECG in een opvallende toename van de PQ-tijd van de extrasystole (vergelijk ◘ Figuur 5.27). Deze impuls zal op zijn beurt retrograad het snelle pad binnendringen en wanneer de totale geleidingsvertraging, in het trage pad en retrograad in het snelle pad, voldoende groot is om de refractaire periode in het snelle pad te overbruggen, volgt re-excitatie van de proximale aansluiting van de twee wegen, van waaruit de atria opnieuw geactiveerd worden en de ronddraaiende impuls het trage pad opnieuw kan binnendringen om de ventrikels te activeren. Een eenmalige rondgang in de AV-knoop leidt tot eenmalige re-excitatie van de atria en een enkele atriale extrasystole, die ook wel een atriumecho wordt genoemd (Engels: echo- of returnextrasystole; Duits: Umkehrextrasystole). Onder gunstige omstandigheden kan het re-entryproces repeterend zijn en ontstaat een AVNRT. Omdat in dit geval de impuls via de trage weg omlaag komt en via de snelle weg teruggaat naar de atria, zal in het ECG de teruggeleide P'-top in, of pal achter het QRS-complex vallen. Dit is de typische of gewone vorm van AVNRT (zie ook ◘ Figuur 5.27).
c) Hier is de ongewone situatie weergegeven waarbij een atriale extrasystole het trage pad refractair vindt en daarin hoog geblokkeerd wordt. Anterograde geleiding naar de ventrikels gebeurt via de snelle weg, gevolgd door trage retrograde penetratie van het langzame pad, enzovoorts. In deze situatie worden de ventrikels vroeg geactiveerd en gevolgd door late retrograde activatie van de atria. Dit is de ongewone of atypische vorm van AVNRT. In het ECG uit zich deze vorm in een teruggeleide P'-top (negatief in o.a. afl. II) die ver achter het QRS-complex valt, zodat hij voor het volgende QRS-complex van de tachycardie valt (vergelijk ook ◘ Figuur 5.23-6). A = atria, V = ventrikels.

snelle weg naar de kamers geleid. Retrograde geleiding naar de atria komt in dit geval tot stand via de trage weg, vandaar dat de teruggeleide P'-top ver achter het bijbehorende QRS-complex en voor het daaropvolgende QRS-complex valt (◘ Figuur 5.28c). Vervolgens worden de ventrikels weer via de snelle weg geactiveerd.

Aanvallen van AVNRT treden in typische paroxismen op met een plotseling begin en einde. De aanvallen kunnen onder zeer wisselende, alledaagse omstandigheden optreden en enkele seconden tot vele uren aanhouden. Op jonge leeftijd en bij overigens structureel gezonde harten klaagt de patiënt soms alleen over hartkloppingen, al dan niet gepaard gaand met angst of kortademigheid. Op oudere leeftijd, of in aanwezigheid van cardiale pathologie, kan ook sprake zijn van duizeligheid of syncope. Ook kunnen, als gevolg van de hoge hartfrequentie, angina pectoris of en bij lange duur hartfalen ontstaan.

Bij het lichamelijk onderzoek valt bij de typische vorm op dat er snelle, regelmatige, expansieve pulsaties in de hals zichtbaar zijn (zgn. kikkerfenomeen) als gevolg van het feit dat de atriale contracties voortdurend tijdens de systole van de kamers vallen als de AV-kleppen gesloten zijn. De tachycardie kan worden beëindigd door vagale stimulatie (carotismassage, Valsalva-manoeuvre, kokhalzen, enz.), adenosine (▶ H. 12), digitalis, β-blokkers of sommige calcium-antagonisten zoals verapamil of diltiazem. Tegenwoordig kunnen AVNRT's met een zeer hoog succespercentage (≥ 95%) afdoende worden behandeld met katheterablatie van het langzaam geleidende pad.

## 5.5 Atrioventriculaire re-entrytachycardieën (AVRT)

Dit zijn specifieke, macro-re-entrytachycardieën die voorkomen bij mensen die, naast de AV-knoop en bundel van His, een anatomische extra verbinding (accessoire bundel) hebben tussen een van de atria en een van de ventrikels (◘ Figuur 1.4). Door de aanwezigheid van twee gescheiden AV-verbindingen – met verschillende elektrofysiologische eigenschappen – wordt een anatomisch aangelegd macro-re-entrycircuit gevormd, dat bestaat uit een atriaal deel, de AV-knoop en bundel van His, een van de bundeltakken, een deel van het kamermyocard en de accessoire bundel (◘ Figuur 5.29a en ◘ Figuur 5.30). De aanwezigheid van zo'n anatomisch substraat predisponeert tot het optreden van cirkeltachycardieën, waarbij zowel een deel van de atria als een deel van de ventrikels onderdelen zijn van het re-entrycircuit. Zowel activatie van de atria als activatie van de ventrikels zijn dus noodzakelijk voor het ontstaan en voortgaan van zo'n tachycardie. Afhankelijk van de elektrofysiologische eigenschappen van de accessoire bundel kunnen twee categorieën van AVRT worden onderscheiden: 1. AVRT's bij het Wolff-Parkinson-White-(WPW-)syndroom en 2. AVRT's bij een 'concealed' (verborgen) abnormale (accessoire) AV-verbinding.[13]

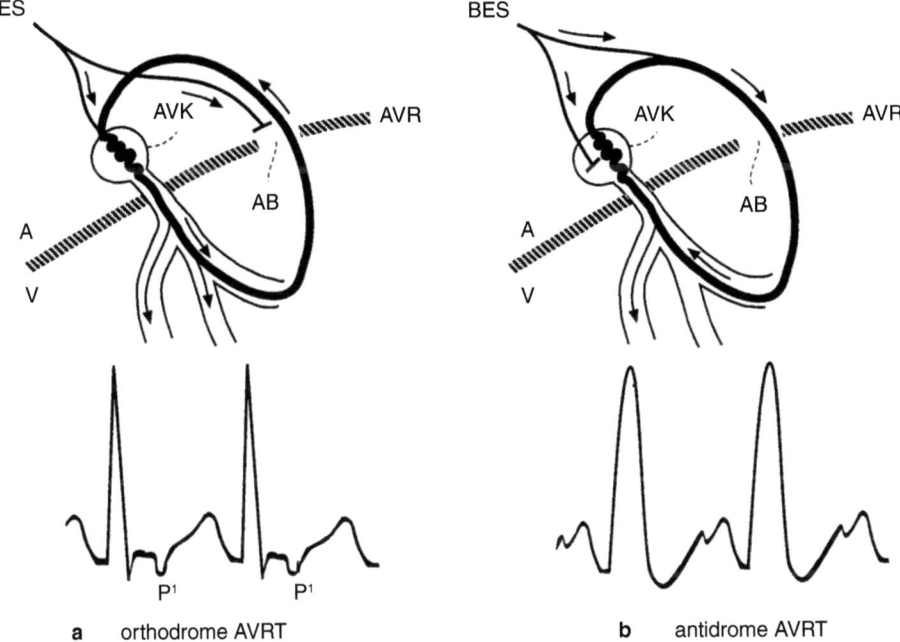

a orthodrome AVRT  b antidrome AVRT

◘ **Figuur 5.29** Schematische weergave van het mechanisme van een atrioventriculaire re-entrytachycardie (AVRT).
A = atrium, V = ventrikel, AVR = atrioventriculaire bindweefselring, AB = accessoire AV-bundel, AVK = AV-knoop, AES = atriale extrasystole.
a) Een atriale extrasystole vindt de accessoire AV-bundel refractair en wordt via de AV-knoop en bundel van His naar de ventrikels geleid. Wanneer bij voldoende totale vertraging tijdens de anterograde geleiding de impuls de extra bundel in retrograde richting prikkelbaar vindt, volgt hernieuwde activatie van de atria en van daaruit weer van de AV-knoop en bundel van His. Omdat een deel van de ventrikel de schakel vormt tussen het specifieke AV-geleidingssysteem en de accessoire bundel zal de teruggeleide P'-top tijdens de tachycardie altijd achter en los van het QRS-complex zitten. Hoe de P'-top er in de verschillende afleidingen precies uitziet, hangt af van de lokalisatie van de accessoire bundel en daarmee van de richting van activatie van de atria.
Wanneer de impuls anterograad via de AV-knoop/His-bundel wordt geleid en retrograad via de accessoire bundel spreekt men van een orthodrome AVRT. Bij normale geleiding in de bundeltakken zijn de QRS-complexen van de tachycardie smal.
b) Hier wordt de atriale extrasystole anterograad in de AV-knoop geblokkeerd, waardoor de kameractivatie via de accessoire bundel tot stand komt. Van daaruit kan de impuls via het ventrikelmyocard retrograad de bundeltakken, bundel van His en AV-knoop binnendringen en vervolgens de atria op symmetrische wijze re-exciteren, enzovoorts. Omdat de impuls via de accessoire bundel rechtstreeks naar het ventriculaire myocard wordt gevoerd zullen de QRS-complexen van deze antidrome cirkeltachycardie breed zijn en grote gelijkenis vertonen met die van een ventriculaire tachycardie.

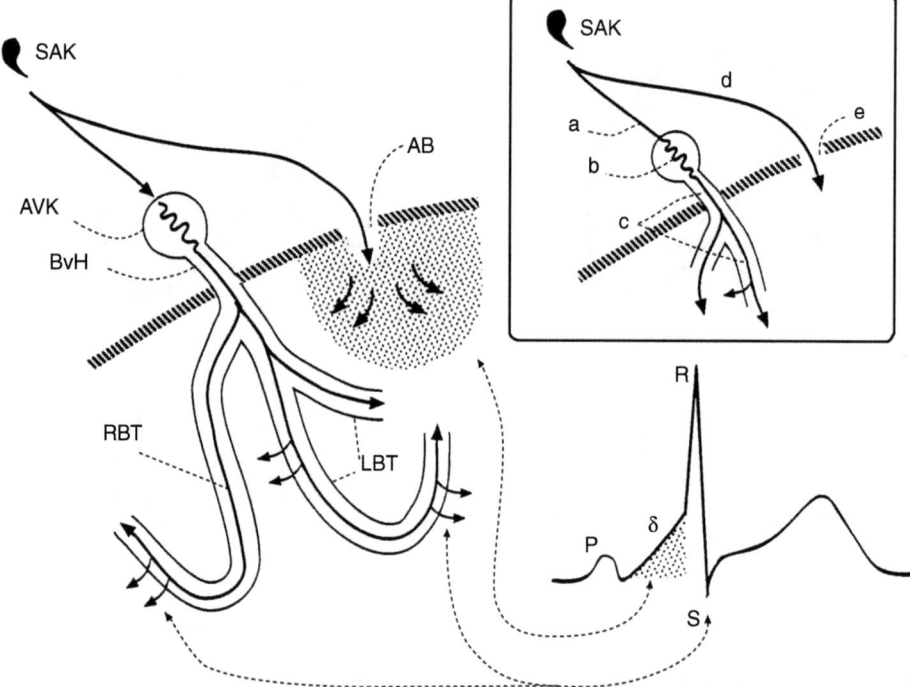

**Figuur 5.30** Schematische voorstelling van het ontstaan van het Wolff-Parkinson-White (WPW-)patroon. In aanwezigheid van een accessoire bundel (AB) die de AV-ring (gearceerd) doorkruist kan een impuls uit de sinusknoop (SAK) langs twee wegen de ventrikels bereiken: via het specifieke geleidingssysteem bestaande uit de AV-knoop (AVK), bundel van His (BvH) en de rechter- (RBT) en linkerbundeltak (LBT) en via de accessoire bundel. In tegenstelling tot de AV-knoop vertraagt de AB de impuls als regel niet, zodat de ventriculaire activatie via de accessoire bundel zal starten en tot pre-excitatie van de ventrikel zal leiden (gestippeld gebied). Dit veroorzaakt in het ECG de deltagolf. Het terminale en meestal grootste deel van het QRS-complex is het gevolg van activatie van de rest van de ventrikels via het specifieke geleidingssysteem. Inzet: uit deze figuur blijkt dat de mate van pre-excitatie en daarmee de grootte van de deltagolf, wordt bepaald door het verschil in de totale geleidingstijd tussen de twee wegen. De geleidingstijd via de accessoire bundel wordt bepaald door de geleidingstijd in het atrium (d) en de accessoire bundel (e). De geleidingstijd via het specifieke geleidingssysteem door de reistijd in het atrium (a), de AV-knoop (b) en de bundel van His tot aan het begin van de septumactivatie (c). Pre-excitatie treedt op wanneer (d + e) korter is dan (a + b + c).

### 5.5.1 Wolff-Parkinson-White-syndroom

Bij het Wolff-Parkinson-White-(WPW-)syndroom is er sprake van pre-excitatie, dat wil zeggen voortijdige activatie van het ventrikelmyocard via een accessoire AV-verbinding, die ook wel bundel van Kent genoemd wordt, en die atriale impulsen buiten de AV-knoop om naar de ventrikels geleidt. Pre-excitatie van de ventrikel treedt op doordat de vertragende werking van de AV-knoop wordt omzeild. Hierdoor ontstaat tijdens sinusritme een typisch ECG-patroon dat het WPW-patroon of pre-excitatiepatroon wordt genoemd.[13] De combinatie van het WPW-patroon en het spontaan optreden van ritmestoornissen zoals AVRT's, atriumfibrilleren, atriumflutter en – zelden – ventrikelfibrilleren, vormt een klinisch-elektrocardiografische eenheid die men aanduidt als het WPW-syndroom.

## WPW-patroon

In aanwezigheid van een accessoire AV-bundel die in anterograde richting kan geleiden, zal een sinus- of andere atriale impuls langs twee wegen de ventrikels kunnen bereiken: via de AV-knoop – bundel van His en via de accessoire bundel. Omdat geleiding via de accessoire bundel als regel zonder vertraging plaatsvindt, terwijl dit wel het geval is voor de geleiding via de AV-knoop, zal de ventriculaire activatie in eerste instantie via de accessoire verbinding tot stand komen. Dit leidt tot *pre-excitatie van de ventrikels*: een deel van de ventrikels wordt eerder geactiveerd dan wanneer de impulsgeleiding uitsluitend via de normale weg tot stand zou zijn gekomen. Vanuit het gepre-exciteerde deel van de ventrikel breidt de impuls zich verder via traag geleidend spierweefsel van de ventrikel uit. Daardoor krijgt de impuls die via het specifieke geleidingssysteem naar de ventrikel gaat alsnog de gelegenheid een bijdrage te leveren aan de totale ventriculaire activatie. Het QRS-complex dat hiervan het gevolg is, is dus een typisch *fusie*- of mengcomplex: het initiële deel is het gevolg van activatie van een deel van de ventrikel via de accessoire bundel en het terminale deel van activatie via de normale weg (◘ Figuur 5.30).

De mate van pre-excitatie van de ventrikels wordt bepaald door *a* het verschil in afstand en geleidingssnelheid tussen de plaats van prikkelvorming in het atrium en de atriale aanhechting van de accessoire bundel enerzijds en de AV-knoop anderzijds, en *b* het verschil in geleidingssnelheid tussen de accessoire bundel en de normale geleidingsweg. Een linkslateraal gelegen anomale AV-verbinding die ver van de sinusknoop verwijderd is, zal tijdens sinusritme, onder overigens gelijke omstandigheden, tot minder pre-excitatie leiden dan een accessoire verbinding die dicht bij de sinusknoop gelegen is, bijvoorbeeld tussen rechterboezem en rechterkamer.

Het WPW-patroon kenmerkt zich door *a* een korte PQ-tijd (< 0,12 sec.), *b* een traag initieel deel van het QRS-complex (δ-golf) dat de activatie van het gepre-exciteerde deel van de ventrikel weergeeft en (daardoor) *c* verbreding van het QRS-complex (≥ 0,12 sec.) (◘ Figuur 5.31 en ◘ Figuur 5.32). De lokalisatie van de accessoire bundel kan bij benadering worden bepaald aan de hand van de polariteit van de deltagolf in de diverse afleidingen. Hieruit kan worden afgeleid in welke richting de ventriculaire activatie tijdens de periode van pre-excitatie plaatsvindt en dus waar de pre-excitatie begonnen is. Dit gebied komt ongeveer overeen met de lokalisatie van de ventriculaire aanhechting van de accessoire bundel. Het principe is hetzelfde als bij de bepaling van de oorsprongsplaats van een ritme (zie ▶ par. 5.6.4 en ▶ H. 11).

Als de mate van pre-excitatie van de ventrikels gering is, zal de deltagolf klein zijn en kan de breedte van het QRS-complex < 0,12 seconde bedragen. Het WPW-patroon kan dan gemakkelijk over het hoofd worden gezien. Bij jonge patiënten met regulaire supraventriculaire tachycardieën dient men daarom tijdens sinusritme nauwlettend naar de PQ-tijd en het begin van het QRS-complex te kijken. Een initiële 'slurring' van het QRS-complex kan de enige aanwijzing zijn van pre-excitatie van de kamer. Een accessoire bundel kan permanent of intermitterend in anterograde richting functioneren, zodat het ECG niet altijd het WPW-patroon hoeft te tonen (intermitterend WPW). Soms ziet men in één ECG-registratie QRS-complexen met en QRS-complexen zonder pre-excitatie.

Afwijkingen lijkend op het typische WPW-patroon, maar met vaak nog normaal PQ-interval, kunnen ook ontstaan in de zeldzame situatie van pre-excitatie in de rechterventrikel via een lange en traag geleidende atrioventriculaire bundel, zie ▶ par. 1.4 en ◘ Figuur 1.4. Een dergelijke verbinding wordt aangeduid met Mahaim-bundel. Deze verbinding gaat van de rechterboezem naar de rechterbundeltak en geleidt uitsluitend in anterograde richting. Het trage deel in de AV-geleiding bevindt zich in de tricuspidalisklepring als een vorm van accessoire AV-knoop. Door vroege activatie van de rechterventrikel geeft deze pre-excitatie een sterk op een linkerbundeltakblok gelijkend patroon en is daarvan, zonder aanvullende diag-

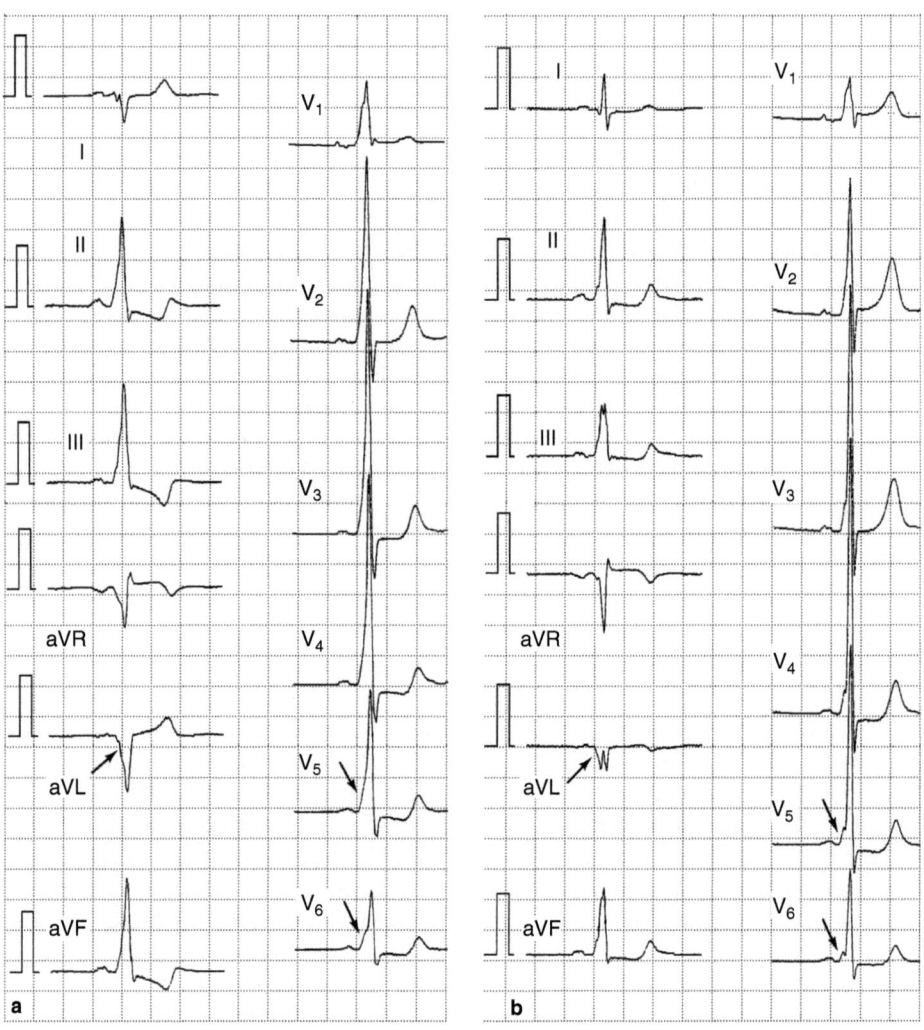

◘ **Figuur 5.31** Wolff-Parkinson-White-(WPW)-patroon met verschillende mate van pre-excitatie. *a* Typisch WPW-patroon met positieve deltagolven (pijlen) in II, III, aVF en V1-V6 en negatieve deltagolf in aVL, hetgeen wijst op een links laterale posterolaterale accessoire bundel. De PQ-tijd meet in de precordiale afleidingen 0,12 sec. en de QRS-breedte bedraagt 0,14 sec. *b* Bij dezelfde patiënt wordt op een andere dag hetzelfde WPW-patroon geregistreerd, echter de breedte en het voltage van de deltagolf is kleiner dan in *a*. Daardoor is het QRS-complex minder breed, 0,12 sec. Geconcludeerd kan worden dat het verschil in geleidingstijd tussen de weg via de accessoire bundel en de weg via de AV-knoop kleiner is geworden dan in *a*. Meestal is dit het gevolg van versnelling van de geleiding in de AV-knoop onder invloed van het autonome zenuwstelsel.

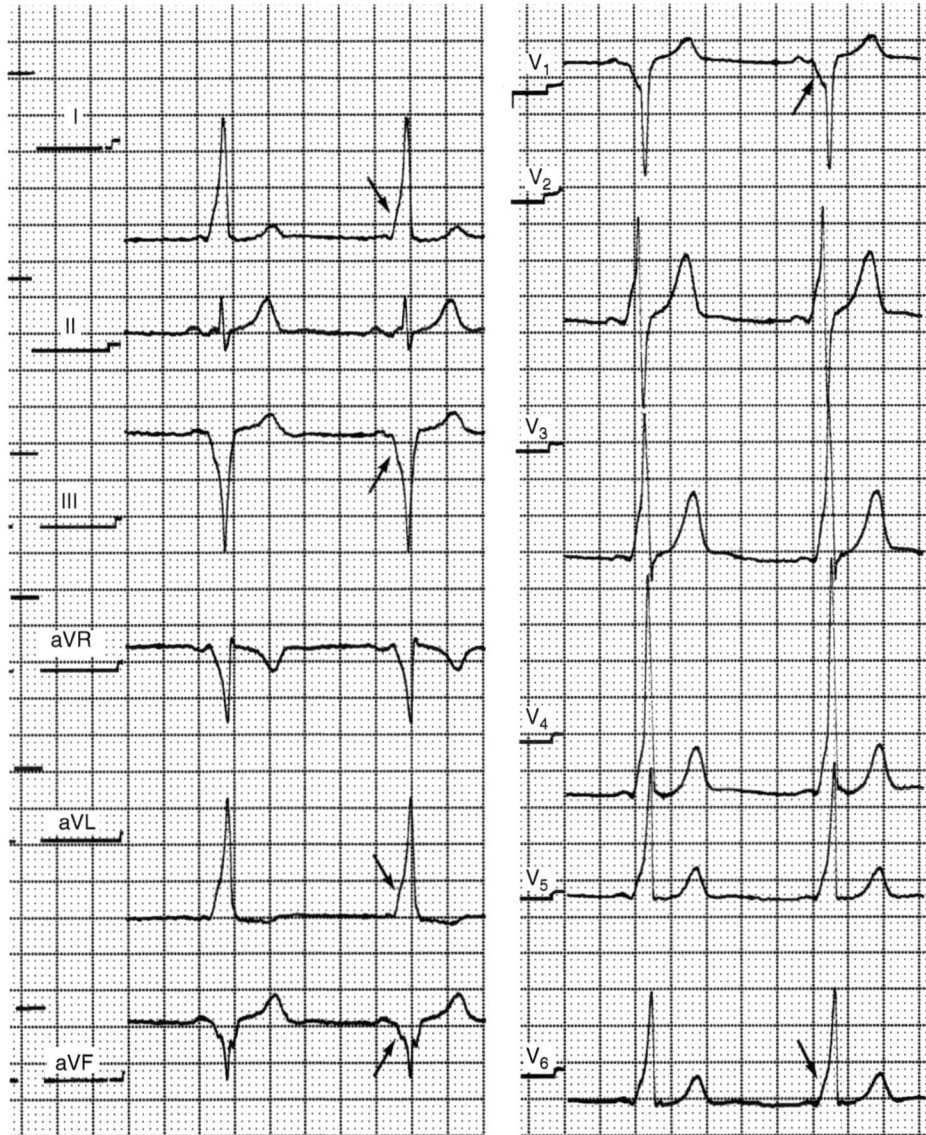

**Figuur 5.32** WPW-patroon bij rechts posteroseptale accessoire bundel. De deltagolven (pijlen) zijn negatief in III, aVF en V1 en positief in I, aVL en V6. Typisch voor deze lokalisatie van de bundel is het pseudo-onderwand-infarctpatroon.

nostiek, op het ECG vaak niet te onderscheiden. Nog zeldzamer is een nodoventriculaire verbinding tussen de AV-knoop en de rechterventrikel, die op het ECG dezelfde kenmerken toont als zojuist beschreven en vroeger geduid werd als de typische oorzaak van het gedrag van een Mahaim-bundel.

De prevalentie van het WPW-patroon wordt geschat op 1-3 promille afhankelijk van de studiepopulatie. De prevalentie van het totale aantal anomale verbindingen ligt echter belangrijk hoger (atypische vormen, intermitterende pre-excitatie, verborgen bundels). Op oudere leeftijd kan het vermogen tot anterograde geleiding via de accessoire bundel en dus tot pre-excitatie van de ventrikel spontaan verloren gaan. Bij ongeveer 15% van de individuen met een WPW-patroon is sprake van meer dan één accessoire bundel.

De aanwezigheid van een accessoire AV-verbinding vormt een anatomische predispositie tot het ontstaan van atrioventriculaire re-entrytachycardieën. Bovendien vertonen patiënten met een WPW-patroon, vooral bij een linkszijdige lokalisatie van de accessoire verbinding, een hogere incidentie van atriumfibrilleren en atriumflutter dan personen in dezelfde leeftijdsklasse zonder deze aandoening. Atriumfibrilleren kan, bij een korte effectief refractaire periode van de accessoire bundel, aanleiding geven tot ventrikelfibrilleren en het plotseling overlijden van de patiënt.

In aanwezigheid van het WPW-patroon zijn de gangbare ECG-criteria voor diagnostiek van een infarct of ventrikelhypertrofie niet meer geldig. Anderzijds kan pre-excitatie van de ventrikels het patroon van een infarct of ventrikelhypertrofie nabootsen (◐ Figuur 5.32).

### WPW-syndroom

Omdat de extra bundel bij het WPW-syndroom – evenals het normale AV-geleidingssysteem – in staat is impulsen zowel in anterograde richting als in retrograde richting te geleiden, kunnen twee soorten AVRT's ontstaan, orthodrome AVRT's en antidrome AVRT's, afhankelijk van de richting waarin de impuls het re-entrycircuit doorloopt.

De *orthodrome AVRT* is de meest voorkomende vorm van AVRT (ongeveer 90% van de gevallen). Anterograde geleiding van de impuls vindt plaats via de AV-knoop, bundel van His en bundeltakken, terwijl de retrograde geleiding terug naar het atrium via de accessoire bundel tot stand komt. Het ECG kenmerkt zich bij normale geleiding in de bundeltakken door een regulaire tachycardie met smalle QRS-complexen en een frequentie van 150-250 per minuut, gemiddeld ongeveer 200 per minuut. De frequentie ligt gemiddeld iets hoger dan bij een AVNRT. Omdat de ventrikels eerst geactiveerd moeten worden voordat retrograde activatie van de atria via de accessoire bundel tot stand kan komen, zal de retrograde P'-top altijd achter het QRS-complex vallen, in het ST-segment of het eerste deel van de T-top (◐ Figuur 5.33). De RP'/P'R ratio is ≤ 1, maar groter dan bij de gewone vorm van AVNRT (vergelijk met ◐ Figuur 5.26 en ◐ Figuur 5.27). Het is overigens niet gemakkelijk de P'-top te identificeren. Let vooral op subtiele vervormingen van het ST-segment tijdens de tachycardie. Hiertoe kan de vergelijking met het ST-segment tijdens sinusritme nuttig zijn. Als de P'-toppen kunnen worden vastgesteld, blijkt er altijd een 1:1-relatie tussen P'-toppen en QRS-complexen te bestaan omdat zowel de atria als de ventrikels een essentieel onderdeel van het re-entrycircuit vormen. De richting van de boezemactivatie en daarmee de polariteit van de P'-top is afhankelijk van de plaats van de atriale aanhechting van de extra bundel.

Een orthodrome AVRT komt meestal tot stand doordat een atriale extrasystole de accessoire bundel refractair vindt en vervolgens uitsluitend via de AV-knoop en bundel van His naar de ventrikels wordt geleid (◐ Figuur 5.29). Wanneer de impuls na het doorlopen van de ipsilaterale bundeltak (de bundeltak aan dezelfde zijde als de accessoire bundel) en het bijbehorende deel van het kamermyocard de accessoire bundel bereikt en deze in retrograde richting prikkel-

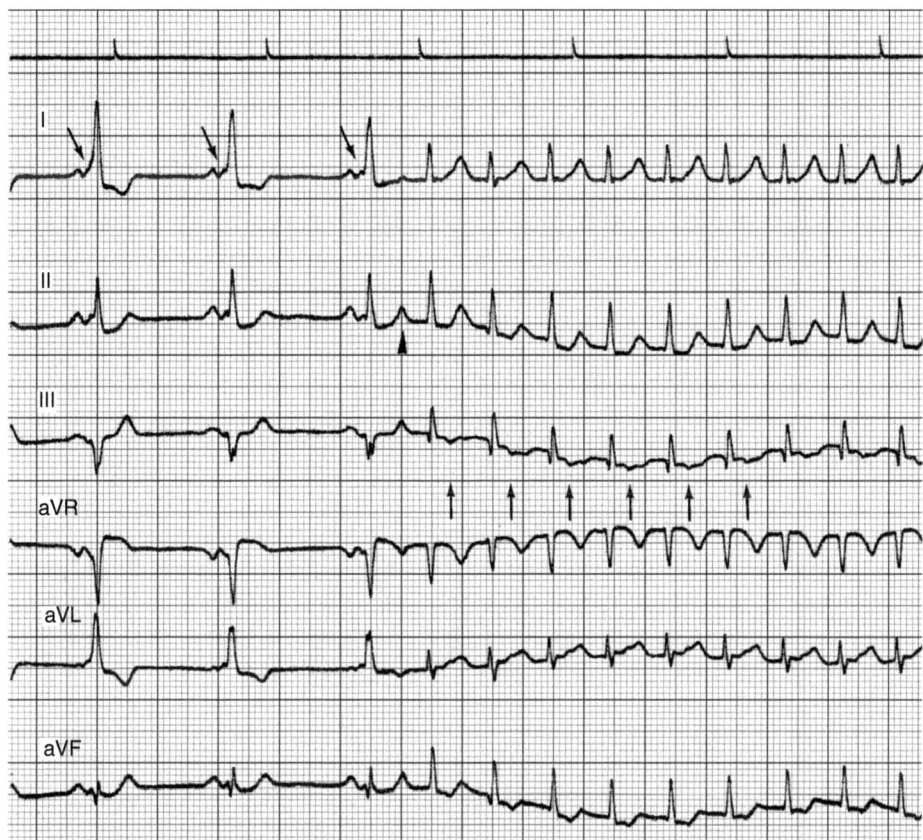

◘ **Figuur 5.33** WPW-syndroom: start van een orthodrome AV-re-entrytachycardie (AVRT). Het ECG toont een simultane registratie van de afleidingen I, II, III, aVR (R), aVL (L) en aVF (F). De drie eerste complexen tonen een sinusritme met ventriculaire pre-excitatie via een rechtslateraal gelegen extra AV-bundel. De deltagolf is met pijlen aangegeven. Na het derde sinuscomplex volgt er een atriale extrasystole (pijlkop), te herkennen aan de veel spitsere T-top met een veel hoger voltage die behoort bij het derde sinuscomplex. De atriale extrasystole wordt met een matige verlenging van de PQ-tijd gevolgd door een normaal, smal-QRS-complex. De deltagolf is dan verdwenen. Hierna wordt een smal-QRS-complextachycardie gestart met een frequentie van 158/min. Het mechanisme, dat in ◘ Figuur 5.29 nader wordt toegelicht, is af te leiden uit het verdwijnen van de deltagolf. Dit geeft aan dat de accessoire AV-bundel refractair was voor de extrasystole, zodat deze uitsluitend via de normale weg, d.i. de AV-knoop en bundel van His, naar de ventrikels kan worden geleid. Vanuit de ventrikels kan de impuls, bij voldoende vertraging om de retrograde refractaire periode van de accessoire bundel te overbruggen, via deze bundel terug naar de atria en van daaruit via de AV-knoop en de bundel van His terug naar de ventrikels lopen, enzovoorts. Dat men met een orthodrome AVRT te maken heeft, kan worden afgeleid uit het feit dat de teruggeleide P'-top op enige afstand achter het QRS-complex van de tachycardie zit met een RP'-P'R-ratio < 1. De P'-top is met pijlen aangegeven en is vooral goed te zien in afleiding III, alwaar hij negatief is.

baar vindt, kan een nieuwe atriale activatie plaatsvinden. Vervolgens wordt de impuls weer via de AV-knoop en bundel van His naar de ventrikels geleid, enzovoorts: daarmee is een orthodrome AVRT een feit. Zeldzamer is het starten van de tachycardie door een ventriculaire extrasystole, die retrograad in de AV-knoop blokkeert en via de extra bundel de atria bereikt. Daarna is de kringloop dezelfde als bij de start van de tachycardie door een atriale extrasystole.

De *antidrome AVRT* is veel zeldzamer en komt slechts in ongeveer 10% van de gevallen van

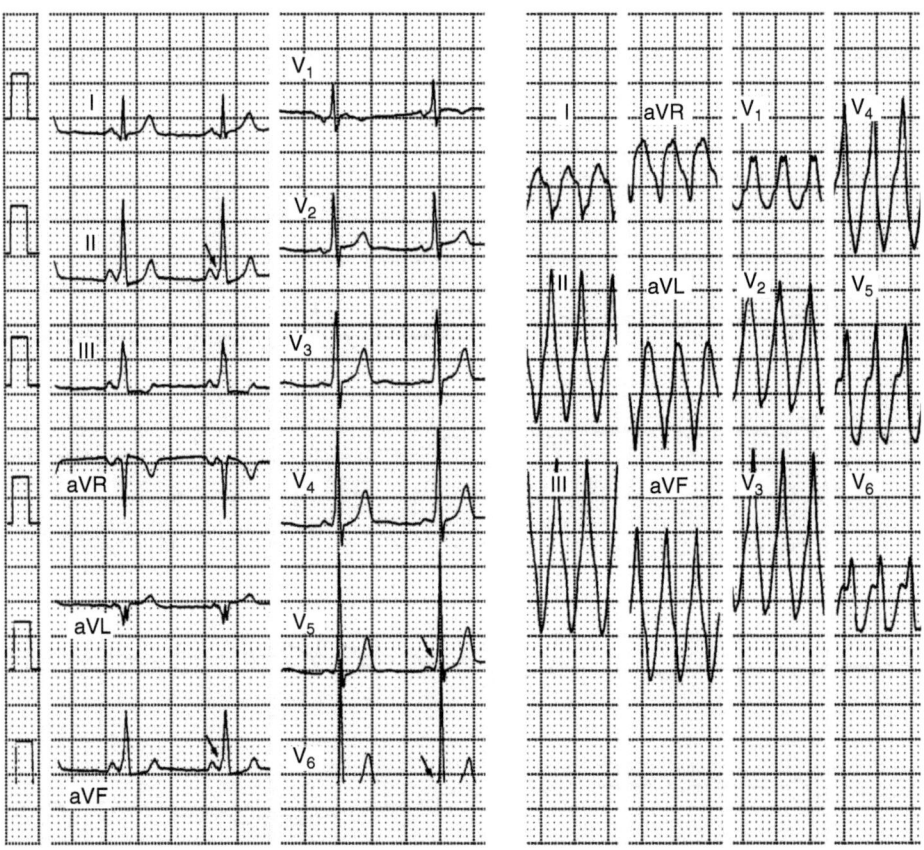

**Figuur 5.34** Antidrome AVRT. Paneel *a* toont het 12-afleidingen-ECG met WPW-patroon van een patiënt met een accessoire bundel in de vrije wand van de linkerventrikel. De deltagolven zijn met een pijl aangegeven en zijn positief in II, III en aVF en alle precordiale afleidingen en negatief in aVL. Paneel *b* toont een regulaire tachycardie met brede QRS-complexen, frequentie 214/min. De QRS-complexen tonen in alle afleidingen dezelfde polariteit als de deltagolven tijdens sinusritme (vergelijk paneel *a*). Deze bevinding geeft aan dat de kameractivatie geheel via de accessoire bundel tot stand komt en pleit voor een antidrome AVRT (zie ◘ Figuur 5.29b, rechterpaneel). Een dergelijk beeld kan men echter ook zien bij een boezemtachycardie met 1:1-geleiding uitsluitend over de accessoire bundel, waarbij deze slechts een passieve rol als doorgeefluik naar de ventrikels vervult en geen deel vormt van een re-entry circuit.

AVRT voor. Bij deze vorm vindt anterograde geleiding van de impuls plaats via de accessoire bundel en retrograde geleiding naar het atrium via de bundel van His en de AV-knoop (◘ Figuur 5.29b en ◘ Figuur 5.34). Ook deze tachycardieën kunnen zowel door een atriale extrasystole als door een ventriculaire extrasystole in gang worden gezet. Een antidrome AVRT wordt gekenmerkt door een regulaire tachycardie met een breed QRS-complex door volledige pre-excitatie, want de ventrikels worden uitsluitend via de accessoire bundel geactiveerd (er is dus geen fusiecomplex). De morfologische kenmerken van de antidrome AVRT zijn niet te onderscheiden van een ventriculaire tachycardie. Een aanwijzing dat men met een antidrome AVRT te maken kan hebben vormt het feit dat de QRS-complexen van deze breedcomplextachycardie dezelfde richting (vector) hebben als de δ-golf van het QRS-complex tijdens sinusritme. Op andere criteria voor het onderscheid tussen een antidrome AVRT en een ventriculaire tachycardie wordt later ingegaan (▶ par. 5.7.2).

De accessoire AV-bundel bij het WPW-syndroom kan – behalve tot het optreden van orthodrome of antidrome AVRT's – aanleiding geven tot andere complexe situaties. Deze zijn terug te voeren tot de bijzondere geleidingseigenschappen van een accessoire AV-bundel. De prikkelgeleiding over zo'n bundel vindt als regel zonder noemenswaardige vertraging plaats. Bij een korte effectief refractaire periode van de bundel kunnen een groot aantal impulsen in korte tijd en tevens vroeg in de hartcyclus naar de kamers worden voortgeleid. Daardoor kunnen bij atriale ritmestoornissen met een hoge frequentie van prikkelvorming, levensgevaarlijke situaties ontstaan. Gevreesd is het optreden van atriumfibrilleren in aanwezigheid van een accessoire bundel met korte anterograde effectief refractaire periode (zgn. maligne bundel). Terwijl bij deze patiënten het merendeel van de fibrillatie-impulsen in de AV-knoop wordt geblokkeerd kunnen via de accessoire bundel een groot aantal fibrillatie-impulsen aan de kamers worden doorgegeven, waardoor zeer hoge kamerfrequenties met bizarre QRS-complexen (◘ Figuur 5.35) of zelfs ventrikelfibrilleren kunnen ontstaan, met het overlijden van de patiënt als gevolg. Ook kan de diagnostiek van andere supraventriculaire tachycardieën zoals een atriumtachycardie of atriumflutter worden bemoeilijkt, wanneer er preferentiële geleiding

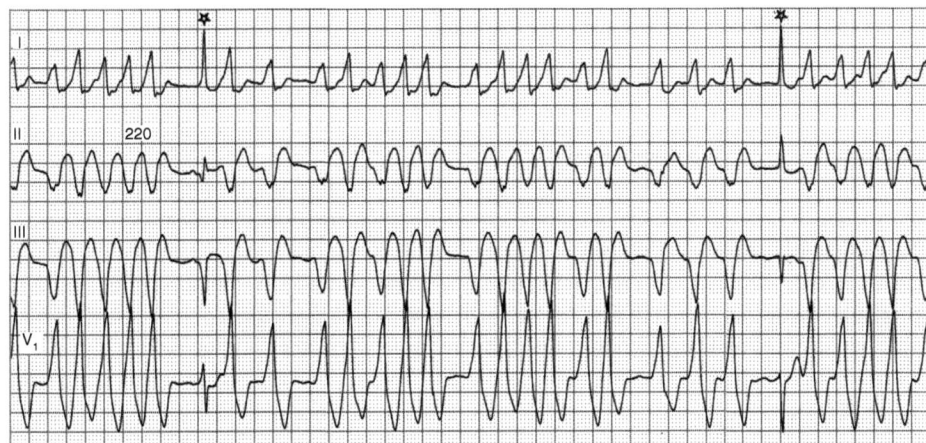

◘ **Figuur 5.35** Atriumfibrilleren bij het WPW-syndroom. Getoond wordt een simultane registratie van de afleidingen I, II, III en V1. Er is een uitgesproken onregelmatig ritme met overwegend brede QRS-complexen, die monofasisch en positief zijn in V1 en een sterk naar links gedraaide elektrische as tonen. De kenmerken van deze brede QRS-complexen komen overeen met die van ventriculaire prikkelvorming (zie ◘ Tabel 5.5). Bepaalde kenmerken passen daar echter niet bij: 1. het totaal onregelmatige ritme; 2. de wisselende breedte van de QRS-complexen; 3. vrijwel normale, maar toch weer onderling van configuratie verschillende QRS-complexen na relatief lange RR-intervallen (asterisk). Een ander kenmerk van het ECG is het ontbreken van P-toppen. In plaats daarvan zijn er geringe onregelmatigheden van de basislijn zichtbaar tijdens de langere RR-intervallen. Een terugkerend patroon in deze onregelmatige golfjes is er niet. Het geheel van kenmerken van dit chaotisch ogende ritme met brede QRS-complexen is typisch voor atriumfibrilleren bij het WPW-syndroom, waarbij de fibrillatie-impulsen uit de atria preferentieel via de accessoire bundel naar de ventrikels worden voortgeleid. De wisselende breedte van het QRS-complex wordt veroorzaakt door de wisselende bijdrage van de geleiding naar de ventrikels over de extra verbinding en het normale geleidingssysteem.Het positieve QRS-complex in afleiding V1 wijst op de start van de ventrikelactivatie in de linkerventrikel en dus op een linkszijdige lokalisatie van de accessoire bundel. Het kortste RR-interval tijdens de brede, gepre-exciteerde QRS-complexen bedraagt 220 ms, hetgeen wijst op een korte refractaire periode van de accessoire bundel.

van de boezemimpulsen via de anomale bundel plaatsvindt. De QRS-complexen worden in dat geval breed en imiteren een antidrome AVRT of een ventriculaire tachycardie.

Bij een korte effectief refractaire periode (< 250 ms) van de anomale AV-bundel wordt van een bundel met maligne geleidingseigenschappen gesproken en bij een lange effectief refractaire periode van een bundel met benigne eigenschappen. Voor een benigne bundel pleiten de volgende bevindingen: *a* een intermitterend WPW-patroon (in hetzelfde ECG of in op verschillende tijdstippen geregistreerde ECG's), *b* het plotseling verdwijnen van het pre-excitatiepatroon tijdens een inspanningsonderzoek, en *c* de mogelijkheid de pre-excitatie te blokkeren en daarmee het WPW-patroon tot verdwijnen te brengen door middel van een procaïnamidetest (10 mg/kg i.v., max. 1000 mg). Een maligne bundel is zonder invasief elektrofysiologisch onderzoek alleen te herkennen wanneer tijdens een spontane, gedocumenteerde aanval van boezemfibrilleren het kortste RR-interval tussen twee opeenvolgende gepre-exciteerde QRS-complexen < 250 ms bedraagt (◘ Figuur 5.35).

## 5.5.2 AVRT's bij verborgen extra AV-bundels

Een verborgen of 'concealed' accessoire AV-verbinding kan alleen in retrograde richting impulsen geleiden. Anterograde geleiding over de bundel is niet mogelijk, waardoor op het ECG tijdens sinusritme geen δ-golf als teken van ventriculaire pre-excitatie wordt gezien. De PQ-tijd en het QRS-complex zijn dus normaal. Zo'n bundel predisponeert alleen tot het optreden van orthodrome AVRT's. Deze kunnen op dezelfde wijze in gang worden gezet als bij het WPW-syndroom en hebben ook dezelfde ECG-kenmerken. Antidrome AVRT's zijn niet mogelijk en ook atriumfibrilleren zal door uitsluitend AV-geleiding via de AV-knoop, geen aanleiding geven tot levensgevaarlijke hoge kamerfrequenties.

Een bijzondere vorm van concealed AVRT is de door Coumel beschreven Permanent Form of Junctional Tachycardia die bij kinderen en jeugdige personen kan optreden. Deze tachycardie kan jarenlang bestaan en op den duur een cardiomyopathie veroorzaken. De retrograde geleiding over de postero-septaal gelegen bundel verloopt traag: AV knoop-achtig, dat will zeggen bij oplopende frequentie neemt de snelheid van de VA-geleiding over de extra-verbinding af ('decremental conduction'). Bij de tachycardie wordt dit patroon zichtbaar met een QRS-P-interval > PQ-interval en negatieve P-toppen in de onderwandsafleidingen (zie ◘ Tabel 5.3 en ◘ Figuur 5.36)

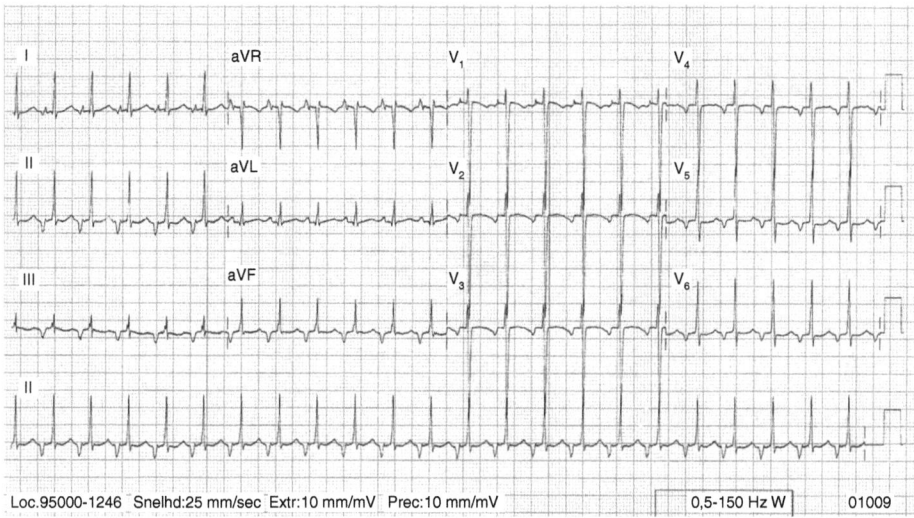

◘ **Figuur 5.36** Permanent Form of Junctional Tachycardia: de QRS-complexen van deze aanhoudende tachycardie zijn smal met een frequentie van 130/min. Opvallend zijn de negatieve P-toppen in de onderwandsafleidingen en RP>PR-patroon wijzend op vertraagde retrograde geleiding over de extra verborgen AV-verbinding.

Door de abrupte frequentieverandering bij het ontstaan van een orthodrome AVRT, alsmede door de hoge frequentie, ontstaat niet zelden bij de start van zo'n tachycardie een functioneel bundeltakblok (aberrante geleiding), waardoor de QRS-complexen breed worden en een bundeltakblokpatroon gaan tonen. Na enige tijd treedt meestal weer normalisering van de QRS-complexen op, onder andere doordat de refractaire periode van de desbetreffende bundeltak zich verkort en zich aanpast aan de hoge hartfrequentie (◘ Figuur 5.37). Het ontstaan en verdwijnen van een functioneel bundeltakblok kan een belangrijk effect hebben op de cycluslengte en dus op de frequentie van een AVRT. Dit wordt toegelicht in ◘ Figuur 5.37b. In aanwezigheid van bijvoorbeeld een linkszijdige accessoire bundel zal het ontstaan van een functioneel linkerbundeltakblok (LBTB-aberrantie) tot gevolg hebben dat het re-entrycircuit groter wordt. De impuls moet nu immers via de rechterbundeltak, dus via een omweg, de accessoire bundel bereiken. Daardoor zal de ventriculo-atriale (VA-)geleidingstijd toenemen en de cycluslengte van de tachycardie langer worden, hetgeen een lagere frequentie van de AVRT tot gevolg heeft. Bij het verdwijnen van de aberrantie vindt er weer geleiding via de linkerbundeltak plaats, met als gevolg verkorting van de cycluslengte (toename van de frequentie) van de tachycardie.

Een functioneel rechterbundeltakblok (RBTB-aberrantie) daarentegen heeft bij een linkszijdige accessoire bundel geen effect op de cycluslengte. De rechterbundeltak vormt immers geen onderdeel van dit re-entrycircuit. Echter, als het RBTB optreedt bij een rechts in de vrije wand gelegen accessoire verbinding zal net als eerder beschreven, tijdens AVRT verlenging van de cycuslengte optreden. Verkorting van de cycluslengte van een tachycardie met 35 ms of meer bij het verdwijnen van een bundeltakblok-aberrantie – dus bij de overgang van breedcomplextachycardie naar smalcomplextachycardie – is een bewijs dat men te maken heeft met een AVRT, waarbij de accessoire bundel zich aan dezelfde zijde bevindt als de aanvankelijk geblokkeerde bundeltak. Deze bevinding bewijst bovendien dat de accessoire bundel onderdeel is van het re-entrycircuit van de tachycardie.

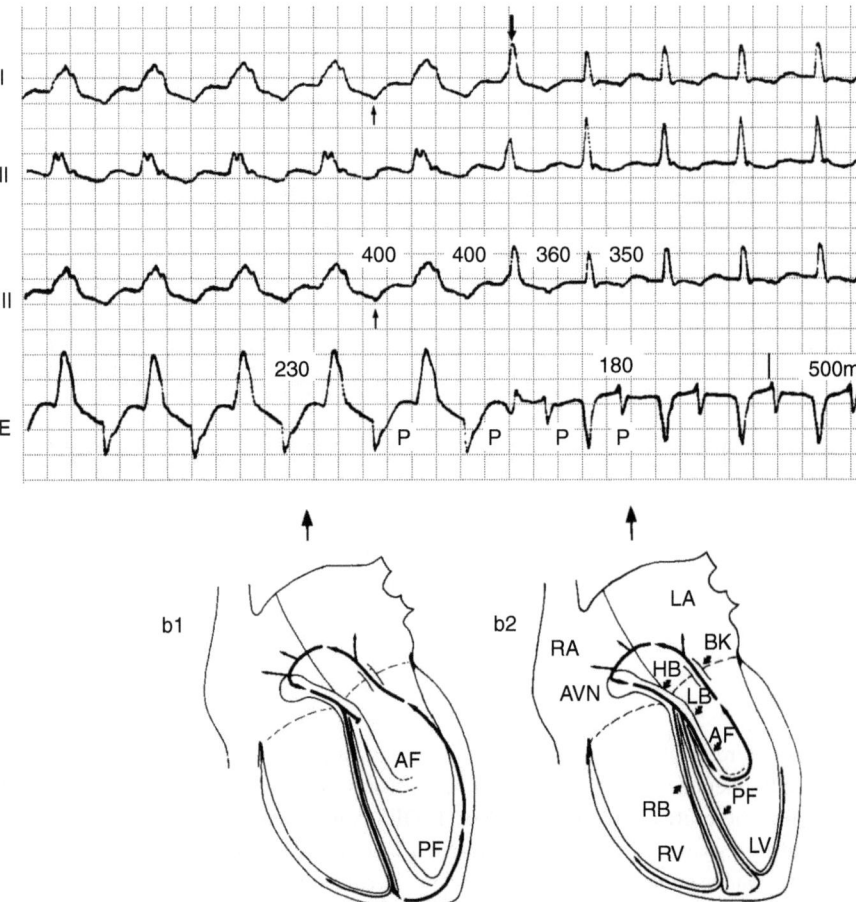

**Figuur 5.37** Invloed van een functioneel bundeltakblok op de frequentie van een orthodrome atrioventriculaire re-entrytachycardie (AVRT).
a) Simultane registratie van de afleidingen I, II, III en een afleiding uit de oesofagus (E). Registratiesnelheid 50 mm/s. De linkerhelft van het paneel toont een regulaire breed-QRS-complextachycardie met cycluslengte van 400 ms (frequentie 150/min.). De QRS-complexen tonen de kenmerken van een LBTB. In het midden van de figuur gaat de tachycardie over in smalle QRS-complexen met een cycluslengte van 350 ms (170/min.). Tijdens de tachycardie zijn geen duidelijke P-toppen zichtbaar, hoewel de scherpe hoek (kleine pijl) bij de overgang van het afdalende in het opstijgende been van de T-top de aanwezigheid van een negatieve P-top in afleidingen I en III doet vermoeden. Dit wordt bevestigd in de oesofagusafleiding, waar de P-toppen als een scherpe positief-negatieve deflexie zichtbaar zijn (P). Tijdens de periode met brede QRS-complexen bedraagt de ventriculo-atriale (VA-)geleidingstijd (begin QRS tot begin P) 230 ms en tijdens de periode met smalle QRS-complexen 180 ms. De verkorting van de VA-geleidingstijd bij de overgang van brede naar smalle QRS-complexen verklaart de versnelling van de tachycardie en is bewijzend voor een AVRT met aberrante geleiding.
b) Schematische tekening ter verklaring van de bevindingen in *a*. De afkortingen hebben dezelfde betekenis als in eerdere figuren: HB = bundel van His; AF en PF = respectievelijk voorste en achterste fasciculus van de linkerbundeltak; BK = linkszijdige accessoire bundel van Kent. Figuur links (b1): tijdens de periode met brede QRS-complexen bestaat een functioneel LBTB. Het re-entrycircuit van de tachycardie wordt gevormd door de AV-knoop, bundel van His, rechterbundeltak, een deel van het linkerventrikelmyocard, de accessoire bundel en een deel van het linkeratrium. Het re-entrycircuit is dus groot. Figuur rechts (b2): als het linkerbundeltakblok verdwijnt, wordt het QRS-complex smal en wordt het re-entrycircuit kleiner. Deze bestaat nu uit de AV-knoop, bundel van His, het proximale deel van de linkerbundel, een kleiner deel van het ventrikelmyocard, de accessoire bundel en een deel van het atriale myocard. Door het kleinere re-entrycircuit is de omlooptijd van de impuls korter geworden, waardoor de tachycardie sneller wordt.

### 5.5.3 Differentiële diagnostiek van smal-QRS-complex tachycardieën

Tachycardieën met een smal-QRS-complex (< 0,12 sec.) kunnen het gevolg zijn van *a* een sinustachycardie, *b* een atriumtachycardie, *c* atriumflutter, *d* atriumfibrilleren, *e* een AV-nodale re-entrytachycardie, of *f* een orthodrome AV-re-entrytachycardie. De criteria voor differentiatie van deze tachycardieën zijn – zoals bij de analyse van elk hartritme – gebaseerd op de identificatie van boezemactiviteit (P-toppen, flutter- of fibrillatiegolven), de relatie daarvan tot de QRS-complexen en de richting (vector) van de boezemactivatie (polariteit van de P-toppen). ◘ Tabel 5.3 geeft de belangrijkste kenmerken van de verschillende smal-QRS-complex-tachycardieën.

◘ **Tabel 5.3** Differentiële diagnose van regulaire smal-QRS-complextachycardieën.

| Kenmerk | Diagnose | | | |
|---|---|---|---|---|
| | AT | AFL | AVNRT | AVRT |
| Atriale frequentie | < 250/min. | > 250/min. | 150-250/min. | 150-250/min. |
| Polariteit P-top | afhankelijk van lokalisatie PM | Typ.: neg. II, III, aVF<br>Atyp.: pos. II, III, aVF | neg. II, III, aVF | afhankelijk van lokalisatie acc. bundel |
| Positie P-top t.o.v. QRS | variabel | afhankelijk van AV-geleidings-ratio | Typ.: P geheel of gedeeltelijk samenvallend met QRS<br>Atyp.: RP/PR > 1 | P los van QRS RP/PR < 1 (>90%) RP/PR > 1 (zeldzaam) |
| AV-blok tijdens tachycardie (spontaan of door SCM) | mogelijk; P-toppen zichtbaar | mogelijk; F-golven zichtbaar | zeldzaam | uitgesloten |

acc. = accessoire, AV = atrioventriculaire, Atyp = atypische vorm, Typ = typische vorm, SCM = sinuscaroticusmassage, PM = pacemaker

Een sinustachycardie kan doorgaans gemakkelijk worden herkend, zie ▶ par. 5.4.1. Hetzelfde geldt voor atriumfibrilleren. Het eerste en meest opvallende kenmerk van atriumfibrilleren met intacte AV-geleiding is het totaal onregelmatige kamerritme. Bevestiging van de diagnose berust echter op het aantonen van fibrillatiegolfjes in de basislijn. De diagnostische uitdaging is het grootst wanneer men te maken heeft met een snelle, regulaire, smal-QRS-complextachycardie. In aanmerking komen: een atriumtachycardie, een boezemflutter met 1:1 AV-geleiding of een constant (meestal 2:1) AV-blok, een AV-nodale re-entrytachycardie en een orthodrome AV-re-entrytachycardie.

De volgende uitgangspunten zijn van belang voor het onderscheid:
1. Bij een atriale tachycardie is de polariteit van de P-top afhankelijk van de plaats waar de impuls in de atria ontstaat. Bij een hoge oorsprong verloopt de activatierichting van craniaal naar caudaal en zijn de P-toppen positief in de afleidingen II, III en aVF. Bij een caudocraniale activatierichting zijn de P-toppen negatief in deze afleidingen. Bij een excentrische lokalisatie van een vurend atriaal focus zal de atriumactivatie bovendien asymme-

trisch zijn en van rechts naar links of omgekeerd verlopen (zie ook de richtlijnen voor analyse van het hartritme, ▶ H. 12). Wanneer het vurend focus (pacemaker) op ongeveer gelijke afstand van het linker- en rechteratrium is gelokaliseerd zijn de P-toppen smal (< 0,10 sec.) en vaak klein of spits (◘ Figuur 5.16).
2. Bij een atriumflutter zijn de fluttergolven in typische gevallen negatief in II, III en aVF en is er geen iso-elektrische lijn tussen de fluttergolven (◘ Figuur 5.19). Bij de atypische flutter zijn de fluttergolven positief in II, III en aVF en vertonen ze gelijkenis met de P-toppen bij een atriumtachycardie (◘ Figuur 5.20). Onderscheidend is de atriumfrequentie: bij een atriumtachycardie < 250/min., bij de atriumflutter > 250/min.
3. Aan een (typische) atriumflutter moet altijd worden gedacht wanneer een regulaire smal-QRS-complextachycardie een ventrikelfrequentie heeft van 150/min., of wanneer men tijdens de tachycardie negatieve P-toppen ziet in II, III en aVF die zich halverwege het RR-interval bevinden. Sinuscaroticusmassage kan soms een atriumtachycardie beëindigen of vaker – door blokkering van de AV-geleiding – de P-toppen of fluttergolven zichtbaar maken (◘ Figuur 5.16).
4. Bij een AV-nodale re-entrytachycardie zijn de P-toppen, wegens de centrale ligging van de AV-knoop tussen rechter- en linkeratrium en even boven het grensvlak tussen atrium en ventrikel, altijd negatief in de afleidingen II, III en aVF en worden rechter- en linkeratrium symmetrisch geactiveerd. In de meest voorkomende typische vorm zitten de P-toppen pal vóór, in, of pal achter het QRS-complex (◘ Figuur 5.26). Bij de atypische vorm zitten de P-toppen op enige afstand vóór het QRS-complex, zodanig dat de RP/PR-ratio > 1 is (◘ Figuur 5.28).
5. Bij een orthodrome AV-re-entrytachycardie is de polariteit van de P-toppen afhankelijk van de lokalisatie van de extra AV-bundel. Hoe dichter bij de AV-knoop de extra-verbinding gelegen is, hoe groter de gelijkenis met de symmetrische, retrograde richting van de atriumactivatie bij een AVNRT. Echter, bij een orthodrome AVRT is de P-top altijd los van het QRS-complex (◘ Figuur 5.29 en ◘ Figuur 5.33). Bij excentrische lokalisatie van de accessoire bundel is de atriumactivatie asymmetrisch, waardoor gelijkenis ontstaat met een laag atriale tachycardie of een atriale flutter met 2:1 AV-blok. Een spontaan of door sinuscaroticusmassage geïnduceerd AV-blok tijdens de tachycardie sluit een AV-re-entrytachycardie uit, omdat er bij deze tachycardieën een obligate 1:1-relatie bestaat tussen boezem- en kameractivatie. ◘ Tabel 5.3 vat de belangrijkste differentieel-diagnostische criteria samen.

Wanneer men het onderscheid tussen de verschillende vormen van smal-QRS-complextachycardieën niet kan maken, wordt volstaan met de diagnose 'supraventriculaire tachycardie'.

## 5.6 Ventriculaire ritmestoornissen

Net als supraventriculaire ritmestoornissen kunnen ventriculaire ritmestoornissen bestaan uit enkelvoudige ectopie (escape-complexen, extrasystolen), twee ectopische complexen achter elkaar, regelmatige en onregelmatige tachycardieën en fibrilleren. Per definitie ontstaan ventriculaire ritmestoornissen in de rechter- of linkerventrikel, onder het niveau van de splitsing van de bundel van His. Enerzijds kunnen deze stoornissen optreden bij afwezigheid van aantoonbaar structureel lijden, anderzijds leidt structureel hartlijden vaak tot ventriculaire ritmestoornissen. De stoornissen kunnen asymptomatisch verlopen, maar kunnen ook ernstige klachten geven. Ventrikelfibrilleren is onbehandeld vrijwel altijd dodelijk en is verreweg de belangrijkste oorzaak van onverwachte plotse dood. In onderstaande paragrafen worden de elektrocardiografische aspecten van ventriculaire ritmestoornissen systematisch behandeld.

De indeling van ventriculaire ritmestoornissen is dezelfde als die van atriale ritmestoornissen.

### 5.6.1 Ventriculaire extrasystolen

Ventriculaire extrasystolen zijn een frequent voorkomende ritmestoornis, ook bij gezonde personen. Iedereen heeft vrijwel dagelijks een of meer geïsoleerde kamerextrasystolen. Meestal merkt de persoon in kwestie hiervan niets. Elektrocardiografisch worden ze gekenmerkt door een prematuur, verbreed QRS-complex (≥ 0,12 sec.) waarvan de T-top tegenovergesteld staat aan de grootste uitslag van het QRS-complex (◘ Figuur 5.38 en ◘ Figuur 5.39). Als de extrasystole in het kamerseptum ontstaat, kan het QRS-complex relatief smal (0,10-0,12 sec.) zijn. Obligaat is echter dat de extrasystolen niet worden voorafgegaan door een *bijbehorende* P-top. Dit betekent dat de elektrische activatie van de ventrikels onafhankelijk optreedt van de

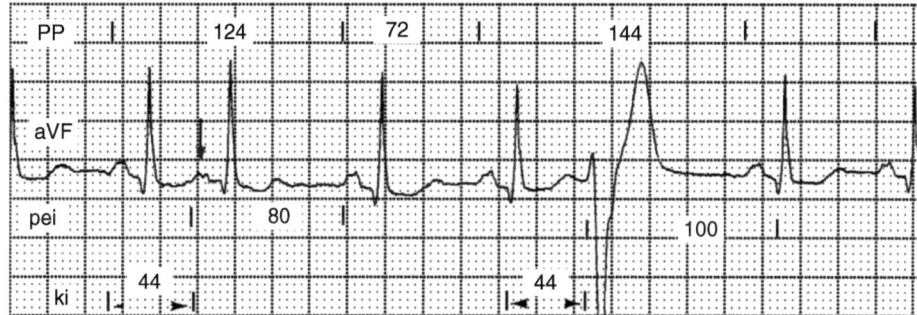

◘ **Figuur 5.38** Ventriculaire extrasystole met volledige compensatoire pauze en atriale extrasystole met incomplete compensatoire pauze. Het basisritme is een sinusritme met een cycluslengte van 0,72 sec. (midden en einde van de strook). De ventriculaire extrasystole (VES; 6e QRS-complex) wordt gekenmerkt door een breed QRS-complex en een T-top die daar tegenover staat. De extrasystole wordt niet voorafgegaan door een P-top. Het compensatoire karakter van het postextrasystolische interval (PEI) blijkt uit het feit dat het koppelingsinterval (KI) van de VES plus het PEI gelijk is aan tweemaal de cycluslengte van het sinusritme (2 × 0,72). Ter vergelijking wordt in het eerste deel van de figuur tevens een atriale extrasystole getoond (pijl). Deze wordt gekenmerkt door een incomplete compensatoire pauze (zie ook ◘ Figuur 5.12).

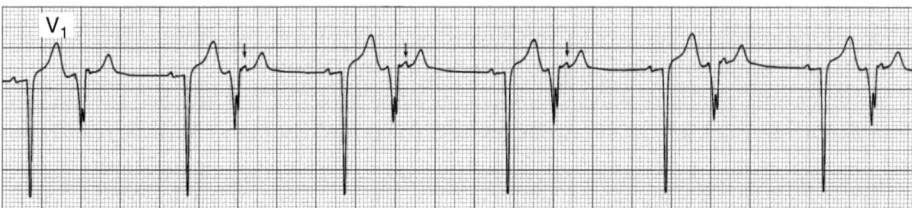

◘ **Figuur 5.39** Ventriculaire bigeminie. Het ECG toont monomorfe ventriculaire extrasystolen (VES) in een bigeminiepatroon: elk QRS-complex van het voortgeleide sinusritme wordt gevolgd door een VES. Direct na het QRS-complex van de extrasystolen is een geblokkeerde sinus-P-top (pijl) zichtbaar, waardoor een volledige compensatoire pauze ontstaat. Het koppelingsinterval van de VES varieert minder dan 0,06 sec: vast koppelingsinterval. Een fysiologische bijzonderheid is dat het PP-interval dat de twee QRS-complexen begrenst steeds korter is dan het PP-interval, waarbij dat niet het geval is. Dit verschijnsel wordt ventriculofasische sinusaritmie genoemd.

daaraan voorafgaande supraventriculaire activatie. Wanneer de extrasystole laat in de elektrische diastole valt, kan er door toeval een uit de sinusknoop afkomstige P-top voor zitten, maar van een oorzakelijke relatie is dan echter geen sprake. Men herkent dit aan het feit dat de P-top dezelfde morfologische kenmerken heeft als tijdens het sinusritme en aan het kortere interval tussen de P-top en het QRS-complex van de ventriculaire extrasystole in vergelijking met de PQ-tijd tijdens sinusritme.

De ventriculaire extrasystole kan door retrograde penetratie tot wisselende hoogte in het geleidingssysteem doordringen. In een deel van de gevallen wordt de AV-knoop gepasseerd en volgt retrograde atriale activatie. De retrograde P'-top zit dan achter het QRS-complex en is negatief in de afleidingen II, III en aVF, doordat de atria, in tegenstelling tot de situatie tijdens sinusritme, van onder naar boven geactiveerd worden. Wanneer het activatiefront ook in de sinusknoop penetreert kan deze ook worden ontladen en moet dan, net zoals dat bij een atriale extrasystole het geval is, zijn cyclus opnieuw beginnen ('resetting' van de sinusknoop). Als gevolg van deze reset zal het postextrasystolische interval gelijk aan of langer zijn dan het basale sinusinterval, waardoor een *incomplete compensatoire pauze* ontstaat. In de overige gevallen wordt de extrasystole in het geleidingssysteem geblokkeerd, waardoor het sinusritme niet wordt verstoord.

De penetratie van de extrasystole in het geleidingssysteem ('concealed conduction', zie ◘ Figuur 4.27) kan ertoe leiden dat de cellen van dit systeem geheel of partieel refractair worden, waardoor de anterograde geleiding van de eerstvolgende sinusimpuls na de extrasystole wordt geblokkeerd of vertraagd voortgeleid. Bij volledig antegraad blok kan de tweede sinusimpuls volgend op de extrasystole weer normaal naar de kamers worden geleid. Dit leidt tot een *volledig compensatoire pauze:* de som van het pre-extrasystolische interval (het koppelingsinterval) en het postextrasystolische interval is dan gelijk aan tweemaal het sinusinterval (◘ Figuur 5.39).

Bij een langzaam sinusritme kan het ook gebeuren dat de eerste sinusimpuls na de extrasystole buiten de effectief refractaire periode van het geleidingssysteem valt. De sinusimpuls wordt dan met een normale of verlengde PQ-tijd naar de kamers geleid, waardoor de extrasystole niet wordt gevolgd door een pauze. In zulke gevallen spreekt men van een *geïnterpoleerde ventriculaire extrasystole* (◘ Figuur 4.27).

Men spreekt van *monomorfe* ventriculaire extrasystolen wanneer alle extrasystolen dezelfde morfologie hebben. Indien in een 12-kanaals-ECG per afleiding steeds dezelfde QRS-morfologie wordt gezien suggereert die bevinding eenzelfde oorsprongsplaats, zodat ook wel van unifocale extrasystolen kan worden gesproken. Wanneer de extrasystolen onderling van vorm verschillen noemt men ze *multiforme* of *polymorfe* extrasystolen. Deze kunnen uit verschillende oorsprongsplaatsen afkomstig zijn (multifocaal), maar het is ook mogelijk dat eenzelfde oorsprongsplaats bestaat met verschillend activatiepatroon van de ventrikels door een verschillende richting van uittreding uit het focus of re-entrycircuit.

De frequentie van optreden van ventriculaire extrasystolen is zeer variabel. Dit kan incidenteel zijn, maar ook kan elk sinuscomplex worden gevolgd door een ventriculaire extrasystole (bigeminiepatroon, ◘ Figuur 5.39). Wanneer twee sinuscomplexen gevolgd worden door een extrasystole spreekt men van een ventriculaire trigeminie. Twee extrasystolen achter elkaar noemt men een ventriculaire doublet.

Ventriculaire extrasystolen bij personen zonder aantoonbare cardiale afwijking en een normaal rust-ECG zijn doorgaans onschuldig en komen vaak uit de rechterventrikel-uitstroombaan. In zulke gevallen treden zij laat in de diastole op, na het einde van de T-top en zijn ze relatief smal en glad van contour. In aanwezigheid van belangrijke structurele afwijkingen of afwijkingen van de QRS-T-complexen op het rust-ECG kunnen zij op een minder gunstige prognose wijzen. Dit geldt vooral wanneer de extrasystolen op de voorafgaande T-top vallen (R-op-T-fenomeen), sterk verbreed en gefragmenteerd zijn of tot een repetitieve kamerrespons (doubletten of kortdurende kamertachycardie) aanleiding geven (zie ◘ Figuur 5.46). Ook wanneer zij ontstaan en/of toenemen bij inspanning en ischemie kan dat wijzen op een ongunstige prognose.[24] Patiënten met frequente (meer dan 10 per uur) of repetitieve ventriculaire extrasystolen na een doorgemaakt hartinfarct hebben een verhoogd risico van overlijden door een ventriculaire tachycardie of ventrikelfibrilleren, in het bijzonder wanneer de linkerventrikelfunctie gestoord is.[25]

Ventriculaire extrasystolen hebben, evenals atriale extrasystolen, vaak een cyclisch beloop, met perioden waarin de patiënten frequent klachten hebben en andere perioden waarin er spontaan een remissie optreedt. Bij het overwegen van een behandeling is het goed hiermee rekening te houden.

## 5.6.2 Ventriculaire escape-complexen en ventriculaire escaperitmen

Ventrikel escape-complexen kunnen worden verwacht wanneer er een pauze in de activatie van de ventrikels optreedt als gevolg van blokkering van de sinus- of andere atriale of AV-junctional impulsen in het distale deel van het AV-geleidingssysteem. Een ventrikel escape-complex is een uiting van intrinsieke automatie van de ventrikels en wordt gewoonlijk onderdrukt door opgelegde hogere frequentie van voortgeleide activiteit vanuit sinusritme of ritmen van andere supraventriculaire oorsprong. Een typisch voorbeeld is het ventriculaire escape-ritme bij een totaal AV-blok, dat in de beide bundeltakken is gelokaliseerd (◘ Figuur 4.9b).

De ECG-kenmerken van een ventrikel escape-complex en ventriculair escaperitme zijn wat de QRS-morfologie en de (ontbrekende) relatie met voorafgaande P-toppen betreft, dezelfde als van ventriculaire extrasystolen. Alleen het moment van optreden is verschillend. Een ventriculair escape-complex is nooit prematuur en ontstaat juist na langere afwezigheid van ventriculaire activatie. De frequentie van een ventriculair escaperitme bedraagt 30–40 per minuut. Het mechanisme berust op normaal automatisme in een subsidiaire ventriculaire pacemaker. De escape en het escaperitme vormen een veiligheidsmechanisme dat niet met medicamenten mag worden onderdrukt.

## 5.6.3 Versneld ventriculair ritme

Dit is een ventriculair ritme met een frequentie van 50–100 per minuut. De kenmerken van de QRS-complexen en de ontbrekende relatie met voorafgaande supraventriculaire activiteit (vanuit atrium of AV-junction) is dezelfde als van ventriculaire extrasystolen en escapes. Een versneld ventriculair ritme, ook wel aangeduid als versneld idioventriculair ritme ('accelerated idioventricular rhythm': AIVR), in de acute fase van een hartinfarct wordt beschouwd als een uiting van reperfusie van de infarctgerelateerde coronairarterie (spontaan of geïnduceerd door trombolytische behandeling of percutane coronaire interventie) (◘ Figuur 5.40).

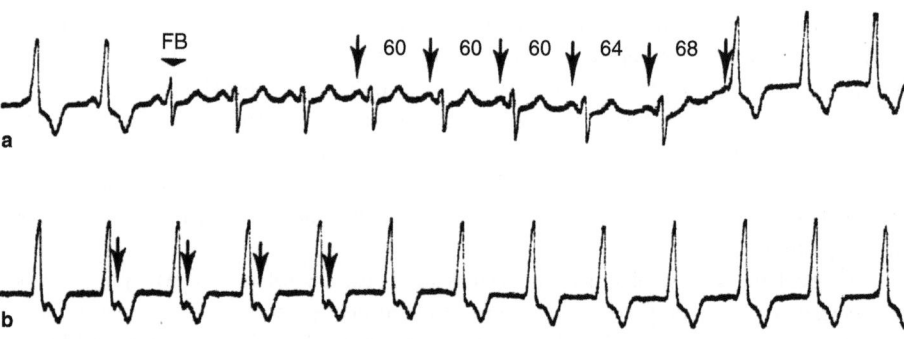

**Figuur 5.40** Versneld idioventriculair ritme. Monitorafleiding bij een patiënt met een acuut voorwandinfarct.
a) Deze strook toont een sinusritme van 100/min. Aan het begin en het einde van de strook is een regelmatig ritme met brede QRS-complexen te zien met een frequentie van eveneens 100/min. Het ritme met brede QRS-complexen valt in na geringe vertraging van het sinusritme, blijkend uit de toename van het PP-interval van 0,60 naar 0,68 sec. Vlak voor het tweede (idio)ventriculaire complex en voor het eerste invallende complex na vertraging van het sinusritme is nog een P-top van het sinusritme te zien, die niet gerelateerd is aan de daaropvolgende kameractiviteit, wijzend op AV-dissociatie. Deze bevinding en het fusiecomplex (FB), dat ontstaat door samenvallen van vanuit het sinusritme voortgeleide activiteit en ectopische activiteit aan het begin van de strook bevestigen de ventriculaire origine van het breed-QRS-complexritme (zie ◘ Tabel 5.5).
b) Deze strook toont alleen het idioventriculaire ritme. De pijlen geven de onafhankelijke sinus P-toppen aan die als gevolg van de nagenoeg gelijke frequentie een tijdje met het ventriculaire ritme meelopen (iso-ritmische dissociatie). Als gevolg van een te verwachten geringe daling van de bloeddruk en activatie van het sympathische zenuwstelsel zal het sinusritme in frequentie toenemen en de pacemakerfunctie na enige tijd weer overnemen. Dit ziet men aan het begin van strook *a*. Het voorvoegsel 'idio' benadrukt dat het ectopische ritme in de ventrikel zelf ontstaat.

## 5.6.4 Ventriculaire tachycardieën

Ventriculaire tachycardieën kenmerken zich door een ritme met verbrede QRS-complexen (≥ 0,12 sec.) en een frequentie hoger dan 100 per minuut. Er is geen relatie met voorafgaand sinusritme of andere ritmen met supraventriculaire oorsprong.

In ongeveer 50% van de gevallen bestaat een retrograad VA-blok en ontstaat er dus een AV-dissociatie (◘ Figuur 5.41). Het bestaande ritme op atriaal niveau, meestal een sinusritme, wordt dan niet verstoord door de tachycardie. Omdat de impulsen van de kamertachycardie voortdurend het geleidingssysteem binnendringen en refractair maken, kunnen de supraventriculaire impulsen de ventrikels dikwijls niet bereiken. De tegengesteld gerichte impulsen botsen in het geleidingssysteem tegen elkaar op en doven uit (zie diagram bij ◘ Figuur 5.41). Wanneer de twee ritmen volledig van elkaar gescheiden zijn, de een als pacemaker van de boezems, de ander als gangmaker van de kamers, spreekt men van een *complete AV-dissociatie*.

Vooral bij een relatief langzame kamertachycardie (< 150 per minuut) kan het echter gebeuren dat er af en toe een atriale impuls het AV-geleidingssysteem buiten de refractaire periode bereikt en naar de ventrikels wordt geleid voordat deze opnieuw door de volgende impuls van de tachycardie worden geactiveerd (incomplete AV-dissociatie). Zo'n voortijdige, normale kameractivatie door een supraventriculaire impuls noemt men een *ventriculaire capture* (◘ Figuur 5.41). Deze wordt gekenmerkt door een smal-QRS-complex en een daaraan voorafgaande P-top.

Ook kan het in zulke gevallen voorkomen dat de atriale impuls de ventrikels vrijwel gelijktijdig met de volgende impuls van de tachycardie bereikt. De ventrikels worden dan gedeeltelijk

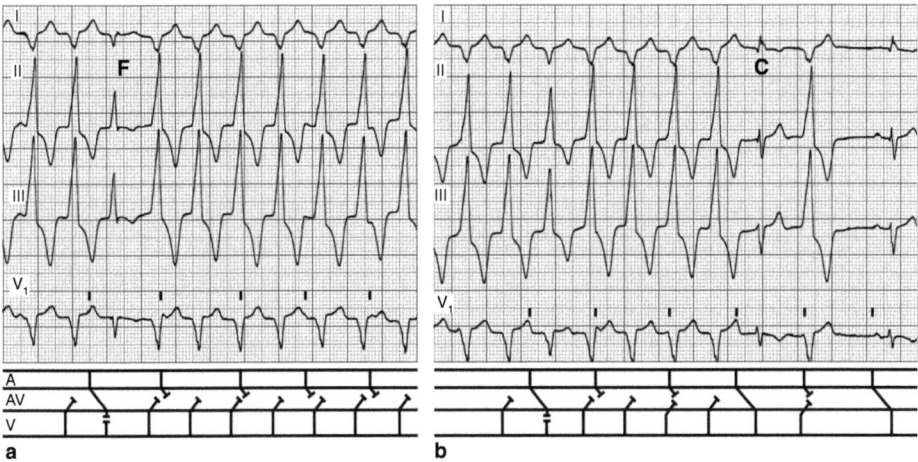

**Figuur 5.41** Ventriculaire tachycardie met AV-dissociatie.
a) Regulaire breed-QRS-complextachycardie met een frequentie van 125/min. In V1 zijn enkele P-toppen zichtbaar waaruit het PP-interval kan worden gemeten (verticale streepjes). Er blijkt sprake te zijn van een AV-dissociatie. Het derde QRS-complex is een fusiecomplex (F) tussen de voortgeleide sinusimpuls en de impuls van de tachycardie. Zie het ladderdiagram waarin de AV-dissociatie en de simultane activatie van de ventrikels door beide impulsen is weergegeven. De AV-dissociatie en het fusiecomplex bevestigen dat het om een ventriculaire tachycardie gaat.
b) Dit paneel toont het einde van de ventriculaire tachycardie, waardoor een late, volledige capture (C) van de ventrikels (derde QRS-complex voor het einde van de strook) door een sinusimpuls mogelijk wordt. Vergelijk de capture met het QRS-complex van de voortgeleide sinusimpuls aan het einde van de strook.

door de ene en gedeeltelijk door de andere impuls geactiveerd en er ontstaat een fusiecomplex. Deze complexen zijn in vorm intermediair tussen de ventriculaire complexen geïnduceerd door de voortgeleide supraventriculaire impuls en de ventriculaire complexen van de ventriculaire tachycardie. Bovendien ontstaan ze op een moment waarop beide impulsen tot een ventriculaire activatie kunnen leiden (◘ Figuur 5.41). De 'timing' van het intermediaire complex is dus van belang, wil er werkelijk sprake zijn van een fusiecomplex. Niet elk complex dat toevallige gelijkenis vertoont met de twee afzonderlijke QRS-complexen is dus een fusiecomplex.

De aanwezigheid van AV-dissociatie tijdens een breed-QRS-complextachycardie is van grote diagnostische betekenis, omdat deze vrijwel altijd op een ventriculaire tachycardie wijst. Een AV-dissociatie kan ook wel ontstaan bij een AV-junctionele tachycardie met retrograad VA-blok, maar dat komt zelden voor.

Jammer genoeg wordt de diagnostische waarde van een AV-dissociatie beperkt door het feit dat deze slechts in een minderheid van de gevallen van een ventriculaire tachycardie op het ECG kan worden herkend. Een AV-dissociatie mag echter ook worden aangenomen wanneer er bij lichamelijk onderzoek tijdens de tachycardie sprake is van een wisselende systolische bloeddruk, en dus een wisselend luide eerste harttoon en intermitterende 'cannon waves' in de V. jugularis (zie ▶ par. 5.10.3). Ventriculaire captures en ventriculaire fusiecomplexen tijdens een breed-QRS-complextachycardie wijzen eveneens met grote betrouwbaarheid op een ventriculaire tachycardie. Ook deze manifestaties zijn echter zeldzaam en daardoor in de praktijk van beperkte diagnostische waarde.

In de overige 50% van de gevallen van ventriculaire tachycardie treedt er retrograde atriale activatie op, waarbij de P-top achter het QRS-complex zit en dan als een 'notch' in het ST-segment of de T-top herkenbaar kan zijn (● Figuur 5.42). De retrograde atriale activatie kan bij elke ventriculaire impuls tot stand komen (1:1 VA-geleiding) of periodiek optreden. In het laatste geval kan er sprake zijn van een 2:1-geleidingsratio of een 3:2 of 4:3 VA-blok, dat meestal van het Wenckebach-type is. Een tweedegraads VA-blok tijdens een breed-QRS-complex-tachycardie kan, net als AV-dissociatie, worden beschouwd als een betrouwbaar criterium voor een ventriculaire tachycardie. Er zijn dan immers meer QRS-complexen dan P-toppen, zodat een atriale tachycardie (met aberrante geleiding) is uitgesloten. Ook een AVRT is uitgesloten omdat daarbij een 1:1-relatie tussen P'-toppen en QRS-complexen obligaat is. Een AVNRT met aberrante geleiding is onder deze omstandigheden eveneens onwaarschijnlijk, omdat daarbij meestal een 1:1-relatie tussen atriale en ventriculaire activatie wordt gezien.

Wanneer geen P-toppen identificeerbaar zijn, of wanneer het gaat om een breed-QRS-complex-tachycardie met 1:1 VA-geleiding, kan de diagnose van een ventriculaire tachycardie moeilijk zijn. In zulke gevallen moet de diagnose worden gesteld aan de hand van de kenmer-

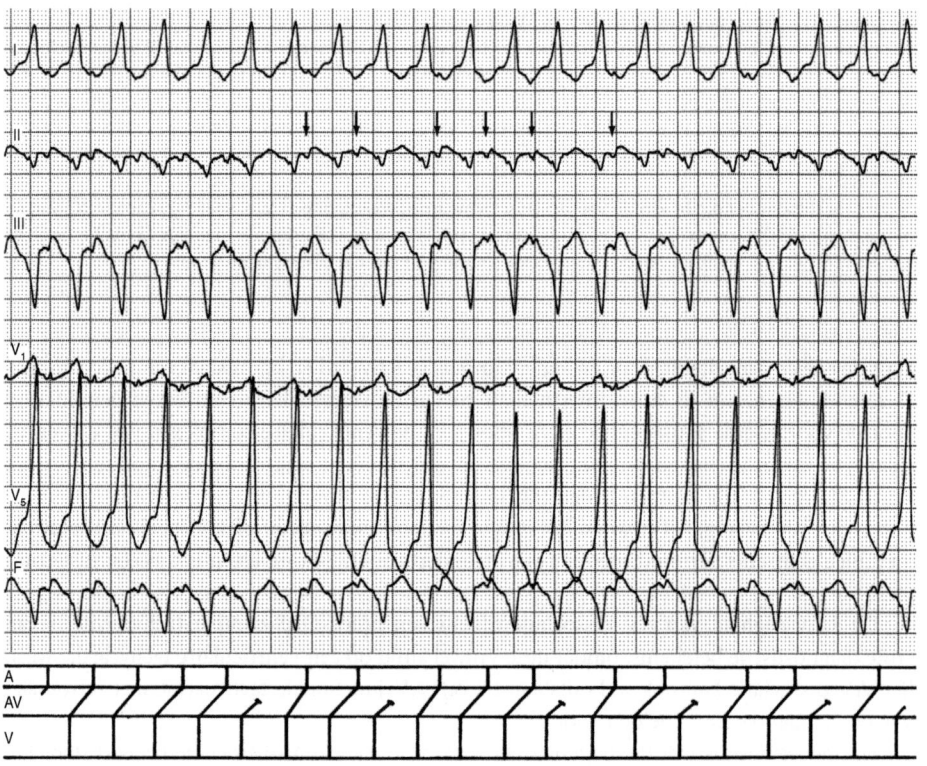

● **Figuur 5.42** Ventriculaire tachycardie met retrograad type Wenckebach ventriculo-atriaal (VA)-blok. De registratie toont een regulaire breed-QRS-complextachycardie met een frequentie van 136/min. Periodiek zijn P-toppen zichtbaar (pijlen) die in II, III en aVF (F) negatief zijn, hetgeen duidt op caudocraniale atriale activatie. Nauwkeurige analyse van de relatie met de QRS-complexen toont dat de P-toppen geleidelijk aan steeds later na het QRS-complex vallen, totdat er een ontbreekt waardoor het desbetreffende ST-segment niet wordt vervormd. Na het lange PP-interval herhaalt zich dit proces, dat ook wel Wenckebach-periodiciteit genoemd wordt: type Wenckebach (retrograad) VA-blok met wisselende VA-geleidingsratio. Deze bevinding bevestigt de ventriculaire genese van de tachycardie. Zie het diagram en merk ook op dat de PP-intervallen voorafgaand aan de pauze steeds korter worden en dat de pauze korter is dan tweemaal een kort PP-interval (typische structuur van een Wenckebach-blok, zie ● Figuur 4.1).

ken van het QRS-complex. Deze criteria van een ventriculaire tachycardie worden elders besproken, zie ◘ Tabel 5.4 en ◘ 5.5.

### Indeling van ventriculaire tachycardieën

Ventriculaire tachycardieën worden naar hun vorm onderscheiden in monomorfe en polymorfe tachycardieën.

Bij *monomorfe ventriculaire tachycardieën* hebben de QRS-complexen in elke afleiding dezelfde morfologie en gaat het om één oorsprongsplaats. Het is gebruikelijk om ze in te delen naar tachycardieën met een rechterbundeltakblokmorfologie en tachycardieën met een linkerbundeltakblokmorfologie. Deze indeling berust op de morfologische kenmerken van het QRS-complex van de tachycardie in afleiding V1 van het ECG. Tachycardieën met een *rechterbundeltakblokmorfologie* worden gekenmerkt door een overwegend positief QRS-complex (RSR'-, qR-, R- of Rs-patroon) in afleiding V1 (◘ Figuur 5.42). Deze tachycardieën zijn afkomstig uit de linkerkamer. Tachycardieën met een *linkerbundeltakblokmorfologie* vertonen een overwegend negatief QRS-complex in afleiding V1 (QS- of rS-patroon) (◘ Figuur 5.41) en zijn afkomstig uit de rechterkamer, of – bij patiënten die een hartinfarct hebben doorgemaakt – uit de linkerzijde van het kamerseptum. Bij een ventriculaire tachycardie van het linkerbundeltakbloktype wijst een verticale of naar rechts gedraaide elektrische as in het frontale vlak op een oorsprongsplaats in de uitstroombaan van de rechterkamer, terwijl een naar links gedraaide elektrische as wijst op een oorsprong in de onderwand van de rechterkamer.

Ventriculaire tachycardieën ziet men vooral bij patiënten met een structurele en meestal ernstige hartafwijking, maar ook idiopathische vormen komen voor. Bekende oorzaken zijn het coronarialijden, waaronder in het bijzonder een vroeger doorgemaakt hartinfarct, kleplijden, verschillende vormen van cardiomyopathie en hypertensieve hartziekte. Een patiënt kan meerdere vormen van monomorfe ventriculaire tachycardie vertonen. Dit verschijnsel heet *pleiomorfisme*. Bij patiënten met recidiverende aanvallen van tachycardie is het daarom van belang om zo veel mogelijk te proberen bij elke aanval een 12-afleidingen-ECG te registreren om verschillende morfologieën te kunnen herkennen. Soms zijn onderlinge verschillen in morfologie slechts in enkele afleidingen zichtbaar. De morfologische verschillen kunnen berusten op een verschil in oorsprongsplaats, maar soms kan eenzelfde oorsprongsplaats tot verschillende QRS-vormen aanleiding geven door een wisselende activatie van de ventrikels.

*Polymorfe ventriculaire tachycardieën* hebben tijdens de tachycardie een wisselende configuratie van de QRS-complexen. P-toppen zijn meestal niet zichtbaar, zodat de diagnose moet worden gesteld aan de hand van de morfologische kenmerken van de QRS-complexen (zie ◘ Tabel 5.5). Polymorfe ventriculaire tachycardieën berusten net als de meeste monomorfe ventriculaire tachycardieën waarschijnlijk op een re-entrymechanisme. De oorzaak van de voortdurende wisseling van de vorm van de QRS-complexen is mogelijk door sterke lokale verschillen van de refractaire perioden (zogenaamde 'dispersion of refractoriness') zoals bijvoorbeeld bij een lange QT-tijd kan worden gezien. De tachycardieën kunnen spontaan eindigen, of overgaan in een monomorfe tachycardie of ventrikelfibrilleren (zie ◘ Figuur 5.46).

Ventriculaire tachycardieën bij een structureel hartlijden hebben in het algemeen een ongunstige prognose. Altijd dreigt het gevaar van ontaarding in kamerfibrilleren en overlijden van de patiënt.[26] Dit risico is het grootst in aanwezigheid van een gestoorde linkerventrikelfunctie, bij een groot doorgemaakt voorwandinfarct, bij hoge frequentie van de tachycardie (200 per minuut of meer), bij polymorfe ventriculaire tachycardieën en ventriculaire tachycardieën die tussen 48 uur en zes weken na een hartinfarct ontstaan. In andere gevallen kan een sustained monomorfe ventriculaire tachycardie aanleiding geven tot bloeddrukdaling en verschijnselen van shock ('forward failure') of asthma cardiale ('backward failure'). Hierdoor kan ontaarding in ventrikelfibrilleren worden bevorderd.

## Bijzondere vormen van ventriculaire tachycardie

### ▪▪ Torsade de pointes

Dit is een bijzondere vorm van polymorfe ventriculaire tachycardie die optreedt bij aangeboren of verworven vormen van het lange QT-syndroom (► H. 8). Deze bijzondere vorm van ventriculaire tachycardie ziet men ook wel bij patiënten met een hooggradig of totaal AV-blok dat met een lange QT-tijd gepaard gaat.[27] De QRS-complexen lijken tijdens de tachycardie geleidelijk om de iso-elektrische lijn te draaien. Positieve QRS-complexen gaan via een korte periode van laag gevolteerde complexen of soms vrij abrupt over in negatieve QRS-complexen en weer terug naar positieve complexen of vice versa. De typische vorm van de tachycardie hoeft niet in alle afleidingen van het ECG zichtbaar te zijn. Het koppelingsinterval van de initiërende kamerextrasystole is lang, vaak 800 ms of meer. De tachycardieën zijn onregelmatig en hebben een hoge frequentie, 250 per minuut of meer. Meestal eindigen de aanvallen spontaan, maar overgang in ventrikelfibrilleren en plotseling overlijden van de patiënt komen ook vaak voor.

### ▪▪ Bidirectionele ventriculaire tachycardie

Dit is een vorm van ventriculaire tachycardie, die regelmatig is en waarbij de as van de QRS-complexen in de extremiteitsafleidingen alternerend van richting verandert. Deze vorm van ventriculaire tachycardie wordt gezien bij de zogenaamde catecholaminerge polymorfe ventrikeltachycardie (CPVT), een erfelijke ritmestoornis, en bij digitalisintoxicatie.

### ▪▪ Idiopathische ventriculaire tachycardieën

Dit zijn monomorfe ventriculaire tachycardieën die optreden zonder dat met de thans beschikbare klinische onderzoekmethoden een structurele hartafwijking aantoonbaar is. Soms kan het gaan om een vroege manifestatie van een nog niet klinisch detecteerbare hartspieraandoening. Meestal betreft het jonge (< 40 jaar), ogenschijnlijk gezonde mensen. Idiopathische ventriculaire tachycardieën hebben drie predilectieplaatsen: de rechterventrikeluitstroombaan (outflow tract), het gebied van de fasciculus posterior en het posteroseptale gebied van de linkerventrikel dicht bij de apex. De idiopathische rechterventrikel outflow-tract-tachycardieën zijn gekenmerkt door een linkerbundeltakblokmorfologie (rS-complex in afleiding V1) met een verticale as. Ze kunnen in korte, snel repeterende paroxismen van enkele complexen optreden (◘ Figuur 5.43), of in de vorm van inspannings- of stressgeïnduceerde, aanhoudende (sustained) tachycardieën. Ze berusten op getriggerde activiteit of abnormale automatie en zijn gevoelig voor adenosine, verapamil en β-blokkers. Idiopathische linkerventrikeltachycardieën kenmerken zich door een rechterbundeltakblokmorfologie (R- of qR-patroon in afleiding V1) met linker asdeviatie (◘ Figuur 5.44).[28] In deze gevallen gaat het waarschijnlijk om een heterogene groep van ritmestoornissen waarbij zowel re-entry als getriggerde activiteit een rol kan spelen. Deze vorm van ventriculaire tachycardie kan worden beëindigd met verapamil. De prognose van idiopathische ventriculaire tachycardieën is in het algemeen gunstig. Met katheterablatie wordt vaak definitieve genezing bereikt.

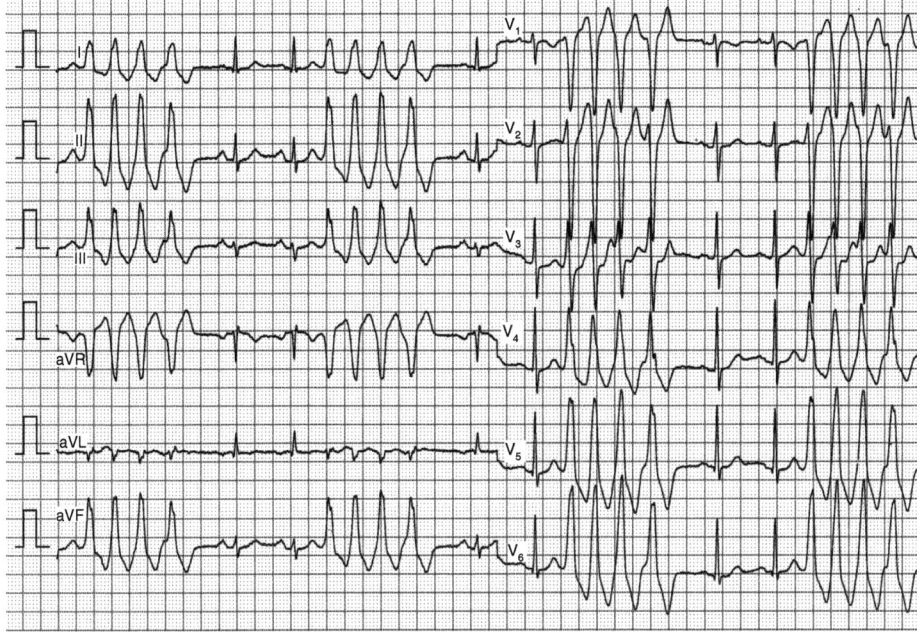

◘ **Figuur 5.43** Idiopathische paroxismale rechterventrikeltachycardie. Het ECG toont kortdurende paroxismen van een irregulaire monomorfe breed-QRS-complextachycardie met LBTB-morfologie en een intermediaire elektrische as. Tijdens de tachycardie zijn P-toppen niet goed zichtbaar maar de QRS-breedte van 0,14 sec. en het r-S-nadir-interval in V2 en V3 van ≥ 0,10 sec. pleiten voor een ventriculaire tachycardie. Bovendien is een negatief complex in aVL bij LBTB-morfologie niet verenigbaar met een supraventriculaire oorsprong van de tachycardie. De QRS-T-complexen van het sinusritme zijn normaal. De kenmerken van de tachycardie zijn verenigbaar met een oorsprong in de uitstroombaan van de rechterkamer. Merk op dat de P-toppen met een vrijwel zelfde PP-interval doorlopen, wat ook pleit voor een ventriculaire tachycardie.

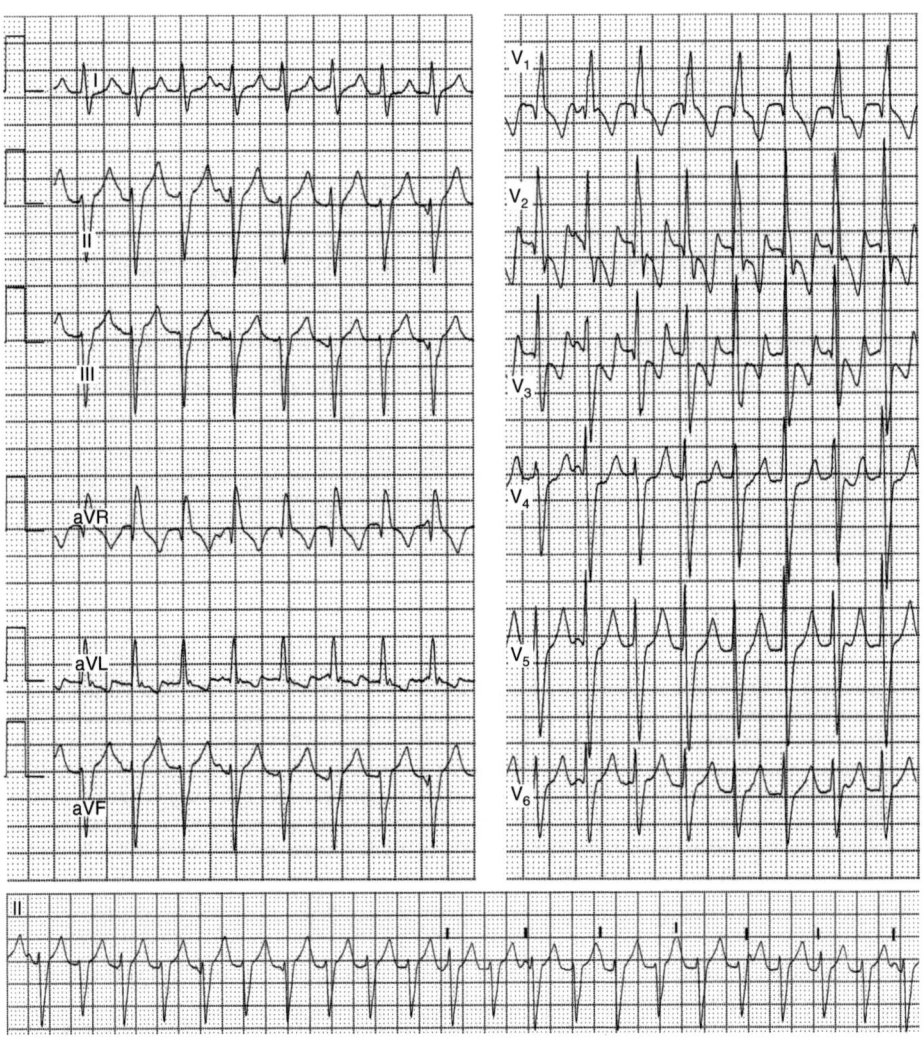

**Figuur 5.44** Idiopathische linkerventrikeltachycardie. Dit ECG toont een regulaire breed-complextachycardie en werd geregistreerd bij een negenjarige jongen zonder aantoonbare cardiale pathologie. De QRS-complexen zijn voor de leeftijd te breed (0,10-0,12 sec.), tonen een sterk naar links gedraaide hartas (−90°), een qR-patroon in V1 en een R/S-ratio in V6 < 1. Deze kenmerken pleiten sterk voor een ventriculaire tachycardie, hetgeen wordt bevestigd door het aantonen van een AV-dissociatie (met iets onregelmatige PP-intervallen) in de ritmestrook van afleiding II. De P-toppen zijn met verticale streepjes gemarkeerd. Het patroon, van een breed-complextachycardie met 'rechterbundeltakblok-linkeras'-morfologie met q in V1 bij een jonge patiënt zonder aantoonbare pathologie, wijst op een idiopathische linkerventrikeltachycardie. Deze ventriculaire tachycardie is gevoelig voor adenosine. De op een rechterbundeltakblok gelijkende QRS-configuratie en linkeras wijst op een oorsprongsplaats in (de buurt van) de fasciculus posticus. N.B. Bovendien zal bij afwezig structureel hartlijden en afwezig linkerbundeltakblok de ventriculaire activatie bij voortgeleid supraventriculair ritme van links naar rechts lopen en dus geen q geven in V1. Daardoor wijst de q in V1 hier al direct op een ventriculaire tachycardie. Merk ook op dat de QRS-complexen alternerend van as draaien, zie V3.

## 5.6.5 Ventrikelflutter

Dit is een zeer snelle, regelmatige en monomorfe ventrikeltachycardie. De frequentie bedraagt 250 per minuut of meer. Een iso-elektrische lijn tussen de QRS-complexen is niet meer zichtbaar. ST-segment en T-top manifesteren zich als een boogvormig segment tussen de QRS-complexen. Meestal volgt snel bewustzijnsverlies en ontaarding in kamerfibrilleren. De term ventrikelflutter wordt de laatste jaren nog maar weinig gebruikt. Meestal spreekt men van een snelle ventriculaire tachycardie.

## 5.6.6 Ventrikelfibrilleren

Ventrikelfibrilleren wordt gekenmerkt door een totaal verlies van georganiseerde elektrische activiteit van de ventrikels, dat zich manifesteert in een volledig onregelmatig elektrisch gebeuren, waarbij geen P-toppen, QRS-complexen en T-toppen meer herkenbaar zijn. Het ECG toont uitslagen die voortdurend van vorm, amplitude en richting veranderen (❒ Figuur 5.45 en ❒ Figuur 5.46). De aritmie kan direct worden geïnduceerd door een vroeg vallende ventrikelextrasystole (R-op-T-fenomeen; ❒ Figuur 5.45) of ontstaat door ontaarding van een polymorfe of snelle monomorfe ventrikeltachycardie (❒ Figuur 5.46). Ventrikelfibrilleren kan ook optreden als complicatie van atriumfibrilleren bij patiënten met het WPW-syndroom en een korte effectief refractaire periode van de extra AV-bundel. Ventrikelfibrilleren leidt onmiddellijk tot het verloren gaan van de mechanische activiteit van de ventrikels waardoor de circulatie stilstaat. De patiënt verliest binnen 10 seconden het bewustzijn en sterft als het ritme en daarmee de circulatie niet binnen enkele minuten worden hersteld.

Ventrikelfibrilleren berust, evenals atriumfibrilleren, op multipele, re-entrygolven die voortdurend wisselen van richting en grootte. Een kritische spiermassa is nodig om het proces van fibrilleren te onderhouden. Gesteld is dat ventrikelfibrilleren bij de mens niet spontaan eindigt. Niettemin zijn er waarnemingen dat ventrikelfibrilleren, of althans een ritmestoornis waarvan het ECG-patroon niet van kamerfibrilleren te onderscheiden is, in zeer zeldzame gevallen ook bij de mens spontaan kan eindigen.[29]

Ventrikelfibrilleren treedt meestal op bij patiënten met zieke harten. Bij patiënten die plotseling en onverwacht overlijden is in ongeveer 80% van de gevallen sprake van ventrikelfibrilleren of van een zeer snelle ventriculaire tachycardie. Bij mensen boven ongeveer 40 jaar is in ruim 80% van deze gevallen sprake van ernstig coronarialijden en 75% van deze patiënten heeft een of meer infarcten doorgemaakt. Bij jongere mensen zijn andere aandoeningen zoals

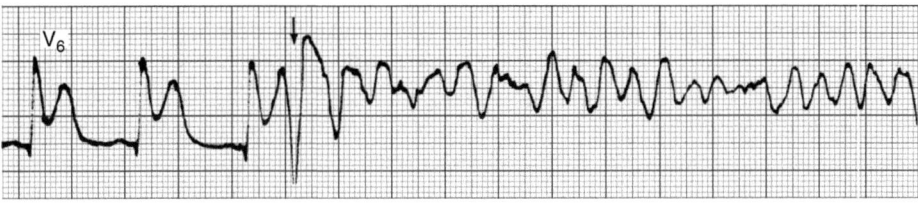

❒ **Figuur 5.45** Ventrikelfibrilleren. De eerste drie QRS-complexen behoren bij het sinusritme en tonen een ST-elevatie, hetgeen wijst op een acute ischemie. De T-top van het derde complex wordt onderbroken door een ventriculaire extrasystole (pijl) die onmiddellijk leidt tot volledige elektrische desorganisatie van het ventriculaire myocard.

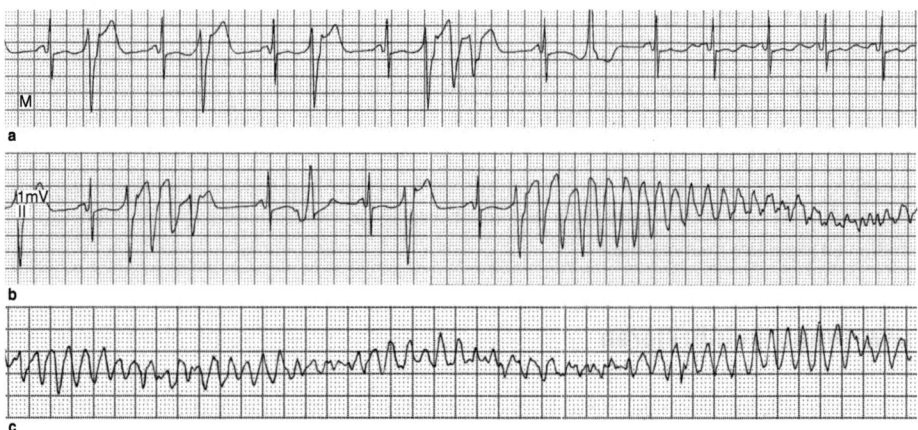

◻ **Figuur 5.46** Ventrikelfibrilleren bij het verworven lange QT-syndroom. Monitorafleiding (M). *a* De strook begint met een ventriculaire bigeminie. De extrasystolen vallen in het terminale deel voor de T-top van de sinuscomplexen. In het midden wordt een polymorfe ventriculaire tachycardie van drie complexen geregistreerd. Het sinusritme aan het einde van de strook toont een sterk verlengde QT-tijd van 0,56 sec. *b-c* Als omineus voorteken wordt hier een polymorfe ventriculaire tachycardie van vier complexen geregistreerd en aan het einde van de strook een sustained polymorfe tachycardie, die na enkele seconden ontaardt in ventrikelfibrilleren, hoewel aan het einde van strook C weer enige organisatie lijkt op te treden.

cardiomyopathieën, congenitale hartziekten, WPW-syndroom, en ionkanaal en andere erfelijke ziekten, een belangrijke oorzaak.[26]

### Idiopathisch kamerfibrilleren

In sommige gevallen van plotse hartdood buiten het ziekenhuis kan geen structurele hartafwijking worden aangetoond. Het betreft meestal jonge mensen met een gemiddelde leeftijd onder de veertig jaar. Bij met succes gereanimeerde patiënten is de kans op een recidief van een levensbedreigende ritmestoornis groot en de effectiviteit van anti-aritmische medicatie teleurstellend.[30] Zie ook 'early repolarization': cardiogenetica, ▶ H. 8.

## 5.7 Differentiatie van tachycardieën met een breed-QRS-complex

Eerder werd besproken dat behalve ventriculaire ritmestoornissen ook supraventriculaire aritmieën onder bepaalde omstandigheden een breed QRS-complex kunnen hebben. Wanneer het QRS-complex verbreed is (≥ 0,12 sec.) kan het bepalen van de oorsprong van een ritmestoornis dus moeilijk zijn. Dit geldt vooral voor tachycardieën, omdat het identificeren van P-toppen, de hoeksteen van elke ritmeanalyse, onder die omstandigheid vaak moeilijk is. En juist dan is het zowel uit therapeutisch als prognostisch oogpunt van groot belang dat men tot de juiste diagnose komt. Ventriculaire tachycardieën hebben immers in het algemeen een slechtere prognose dan supraventriculaire tachycardieën en vereisen ook een andere behandelingsstrategie. De mogelijke oorzaken van een regulaire tachycardie met brede QRS-complexen staan samengevat in ◻ Tabel 5.4.

De diagnostische benadering is afhankelijk van de klinische toestand van de patiënt. Wanneer de patiënt hemodynamisch instabiel is en buiten bewustzijn raakt, dient het ritme zo snel mogelijk elektrisch gecardioverteerd te worden (DC-shock van 200-300 joules, gesynchroni-

| **Tabel 5.4** Oorzaken van regulaire breed-QRS-complextachycardieën |
|---|
| 1 Ventriculaire tachycardie |
| 2 Supraventriculaire tachycardie |
| – met aberrante geleiding (functioneel bundeltakblok) |
| – met een pre-existent bundeltakblok |
| 3 Orthodrome atrioventriculaire tachycardie (bij WPW-syndroom of 'concealed' accessoire AV-bundel) |
| – met aberrante geleiding |
| – met pre-existent bundeltakblok |
| 4 Antidrome atrioventriculaire tachycardie (bij WPW-syndroom) |

seerd op de R-top van het QRS-complex), nadat zo mogelijk een ritmestrook van de monitor of standaard 12-kanaals-ECG geregistreerd is. In deze gevallen gaat men uit van de werkhypothese dat er sprake is van ventrikelfibrilleren of een snelle ventrikeltachycardie, die zo snel mogelijk beëindigd moet worden. Een ventriculaire tachycardie is overigens de meest voorkomende oorzaak van een breed-QRS-complextachycardie. Dit geldt vooral als de patiënt eerder een hartinfarct heeft doorgemaakt. Wanneer de patiënt echter hemodynamisch stabiel is, wordt eerst een volledig 12-afleidingen-ECG geregistreerd en wordt de patiënt onderzocht op fysisch-diagnostische tekenen van AV-dissociatie (wisselende systolische bloeddruk en wisselende luidheid van de eerste harttoon; intermitterende 'cannon waves' in de V. jugularispols). Daarna wordt, als er geen contra-indicaties zijn, bij voorkeur een meer-kanaals ritmestrook geregistreerd tijdens sinuscaroticusmassage om het effect van vagale stimulatie op de tachycardie te beoordelen. Wanneer onzekerheid over de juiste diagnose van een breed QRS-complextachycardie blijft bestaan, moet elektrische cardioversie met ≤ 5 joules overwogen worden. Als cardioversie met deze lage energie lukt pleit dat voor ventriculaire tachycardie.

### 5.7.1 ECG-kenmerken van een ventriculaire tachycardie

De analyse van het ECG is er in eerste instantie op gericht een ventriculaire genese van de tachycardie aannemelijk of minder waarschijnlijk te maken. De ECG-kenmerken van een ventriculaire tachycardie zijn samengevat in ◘ Tabel 5.5.

Om snel tot een diagnose te komen zijn de criteria gebaseerd op de breedte, de frontale as en de morfologie van het QRS-complex in de precordiale afleidingen doorgaans het gemakkelijkst. Het zoeken naar P-toppen en vaststellen van de relatie tussen boezem- en kameractivatie is het meest betrouwbaar maar dikwijls moeilijker en meer tijdrovend en leent zich daardoor soms beter om achteraf de diagnose definitief te stellen. In dit opzicht onderscheidt de procedure ten aanzien van analyse van een breed-QRS-complextachycardie zich van de gangbare procedure bij de beoordeling van het hartritme (zie ▶ par. 5.10).

Indien de relatie tussen boezem- en kameractiviteit niet direct duidelijk is, volgt als eerste stap vaststellen van de breedte van het QRS-complex. Een QRS-duur tijdens de tachycardie ≥ 0,14 sec. pleit voor een kamertachycardie, mits de breedte van het complex tijdens sinusritme normaal is.

**Tabel 5.5** Kenmerken van een ventriculaire tachycardie*

1 *Criterium gebaseerd op de breedte van het QRS-complex*

– QRS-breedte tijdens de tachycardie ≥ 0,14 sec., mits deze tijdens sinusritme normaal is

2 *Criteria gebaseerd op de frontale as van het QRS-complex*

– naar links gedraaide elektrische hartas in het frontale vlak (> –30° tot – 180°)

– bij RBTB-configuratie superior of rechteras bij LBTB-configuratie

3 *Criteria gebaseerd op de morfologie van het QRS-complex*

*Tachycardie met overwegend positief QRS-complex in afl. V1 (RBTB-morfologie):

– monofasisch (R-complex) of bifasisch (qR-, of RS-)complex in afleiding V1

– genotcht qR- of R-complex in V1 waarvan de eerste top hoger is dan de tweede ('left rabbit ear'-patroon)

– R/S-ratio < 1 in afleiding V6

– QS- of QR-complex in afleiding V6

– volledig positief QRS-complex in alle precordiale afleidingen (positieve QRS-concordantie)

*Tachycardie met overwegend negatief QRS-complex in afleiding V1 (LBTB-morfologie):

– rS-complex in afleiding V1 met een r-top hoger of breder (≥ 0,04 sec.) dan tijdens sinusritme, of een 'notch' in het afdalende been van de S-golf

– r-S-nadir-interval in afleiding V1 ≥ 0,07 sec.

– QR- of QS-complex in afleiding V6

– volledig negatief QRS-complex in alle precordiale afleidingen (negatieve QRS concordantie)

*Ontbreken van een RS-complex in enige precordiale afleiding

*RS-complex in een van de precordiale afleidingen met een r-S-nadir-interval ≥ 0,10 sec.

4 *Criteria gebaseerd op identificatie van P-toppen*

– aanwezigheid van AV-dissociatie

– ventrikel capture-complexen met een smal QRS-complex of een QRS-complex dat overeenkomt met dat tijdens sinusritme

– ventriculaire fusiecomplexen

– aanwezigheid van een VA-blok tijdens de tachycardie (aantoonbare relatie tussen P-toppen en QRS-complexen, maar waarbij er meer QRS-complexen dan P-toppen zijn)

* De criteria genoemd onder [1], [2] en [3] zijn ook toepasbaar om een ventriculaire oorsprong van extrasystolen en escapecomplex aannemelijk te maken.

Als tweede stap wordt de as van het QRS-complex in het frontale vlak bepaald. Een naar links gedraaide elektrische hartas (> −30°) pleit voor een ventriculaire tachycardie, vooral als sprake is van een extreme linker asdeviatie, met een positie in het linkerbovenkwadrant van het assenstelsel (tussen −90° en ± 180°) (◘ Figuur 5.47).

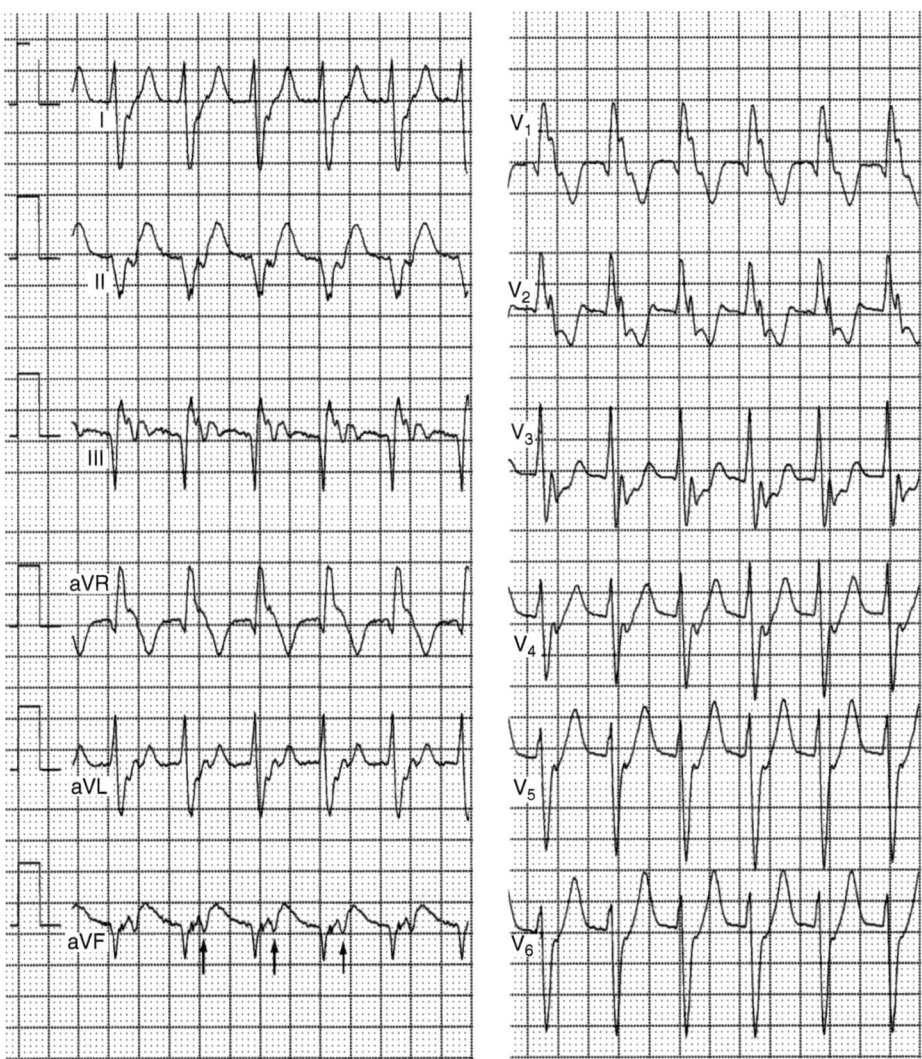

◘ **Figuur 5.47** Ventriculaire tachycardie met 'left rabbit ear'. Het ECG toont een regulaire breed-QRS-complex-tachycardie met een QRS-breedte van 0,16 sec., een frontale hartas van ongeveer −130° en een qR-complex in V1. De R-top in V1 toont een 'notch' in het afdalende been ('left rabbit ear'-patroon), R/S-ratio in V6 < 1. De negatieve golven na het QRS-complex in II, III en aVF (pijlen) zijn vermoedelijk retrograad geleide P-toppen. Net als in ◘ Figuur 5.44 wordt hier een q in V1 geregistreerd bij een RBTB-patroon, hetgeen bij afwezigheid van doorgemaakt anteroseptaal infarct direct duidt op een ventriculaire tachycardie.

De derde stap is een gedetailleerde analyse van de vorm van het QRS-complex in de precordiale afleidingen. Hiertoe worden breed-complextachycardieën ingedeeld in tachycardieën met een overwegend positief QRS-complex in afleiding V1 (gemakshalve aangeduid als rechterbundeltakblok[RBTB-]morfologie) en tachycardieën met een hoofdzakelijk negatief QRS-complex in deze afleiding (gemakshalve aangeduid als linkerbundeltakblok[LBTB-]morfologie). Bij tachycardieën met een RBTB-morfologie pleit een monofasisch (R of RR') of bifasisch (qR- of RS-) patroon voor een ventriculaire tachycardie en tegen aberrante geleiding. Dit geldt bij een genotcht R- of qR-patroon vooral wanneer de eerste piek van het complex hoger is dan de tweede (zgn. 'left rabbit ear'-patroon) (◘ Figuur 5.47). Andere kenmerken bij deze vorm van breed-complextachycardie zijn een R/S ratio < 1 in afleiding V6 en een QS- of QR-complex in afleiding V6. Positieve concordantie, dat wil zeggen een volledig positief QRS-complex in alle precordiale afleidingen, pleit eveneens sterk voor een ventriculaire genese van de tachycardie (◘ Figuur 5.48).

Aanwezigheid van een QR-patroon in de precordiale afleidingen tijdens de ventriculaire tachycardie pleit sterk voor een oud hartinfarct als oorzaak van de ritmestoornis.

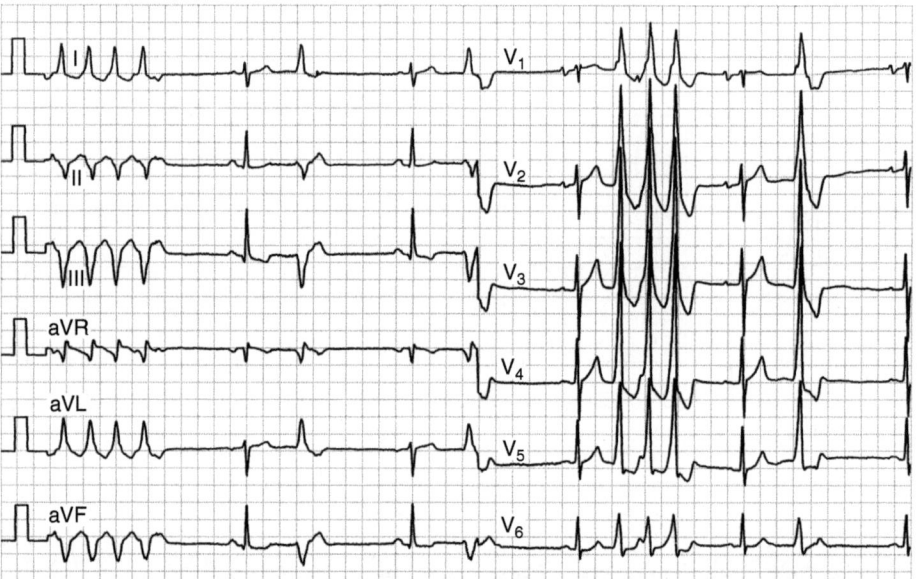

◘ **Figuur 5.48** Ventriculaire tachycardie met positieve concordantie. Dit ECG toont geïsoleerde ventriculaire extrasystolen en korte paroxismen van ventriculaire tachycardie. De extrasystolen en de tachycardie hebben in alle afleidingen dezelfde QRS-morfologie en beide tonen positieve concordantie in de precordiale afleidingen. Tijdens de tachycardie bestaat er bovendien AV-dissociatie.

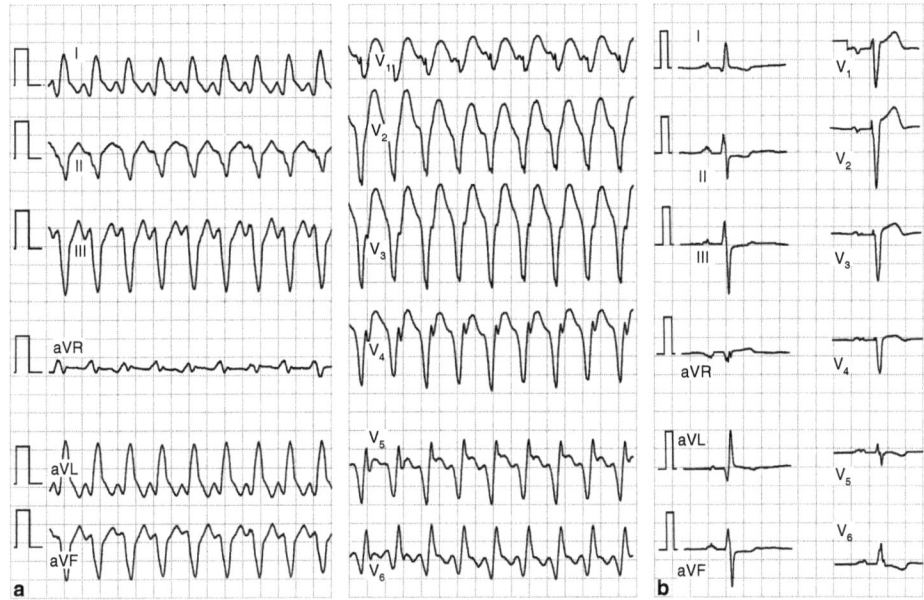

**Figuur 5.49** Ventriculaire tachycardie met LBTB-morfologie. a De QRS-complexen zijn breed (0,16 sec.), tonen een naar links gedraaide hartas en een genotcht rS-complex in V1 (LBTB-morfologie). Het r-S-nadir-interval in V1 bedraagt 0,12 sec. en er is een QR-patroon in V6. In afleiding II is ook AV-dissociatie zichtbaar. Tijdens sinusritme blijkt sprake te zijn van een oud antero-lateraal infarct: verlies van R-top voltage in V3-V5 en abnormale Q in aVL.

Bij tachycardieën met LBTB-morfologie pleit een rS-complex in afleiding V1 met een r-top hoger of breder (≥ 0,04 sec.) dan tijdens sinusritme, of een notch in het afdalende been van de S-golf, alsmede een interval van het begin van de r tot het nadir van de S ≥ 0,70 sec., voor een ventriculaire tachycardie (◘ Figuur 5.49). Hetzelfde geldt voor een QR- of QS-complex in afleiding V6. Negatieve concordantie, dat wil zeggen een volledig negatief QRS-complex in alle precordiale afleidingen, wijst met zekerheid op een ventriculaire origine van de tachycardie (◘ Figuur 5.50). Later zijn twee andere morfologische criteria aan de lijst van kenmerken van een ventriculaire tachycardie toegevoegd: het ontbreken van een RS-complex in alle precordiale afleidingen (◘ Figuur 5.49) en de aanwezigheid van een RS-complex in een van de precordiale afleidingen, waarbij het interval tussen begin van de R en het nadir van de S ≥ 0,10 sec. bedraagt. Vrijwel alle van de in ◘ Tabel 5.5 onder 1–3 genoemde criteria kennen uitzonderingen. Aan hoe meer criteria wordt voldaan, hoe waarschijnlijker de diagnose van een ventriculaire tachycardie wordt.

De criteria gebaseerd op de relatie tussen P-toppen en QRS-complexen werden eerder besproken op p. 136 e.v. (zie ook ◘ Figuur 5.41 en ◘ Figuur 5.42).

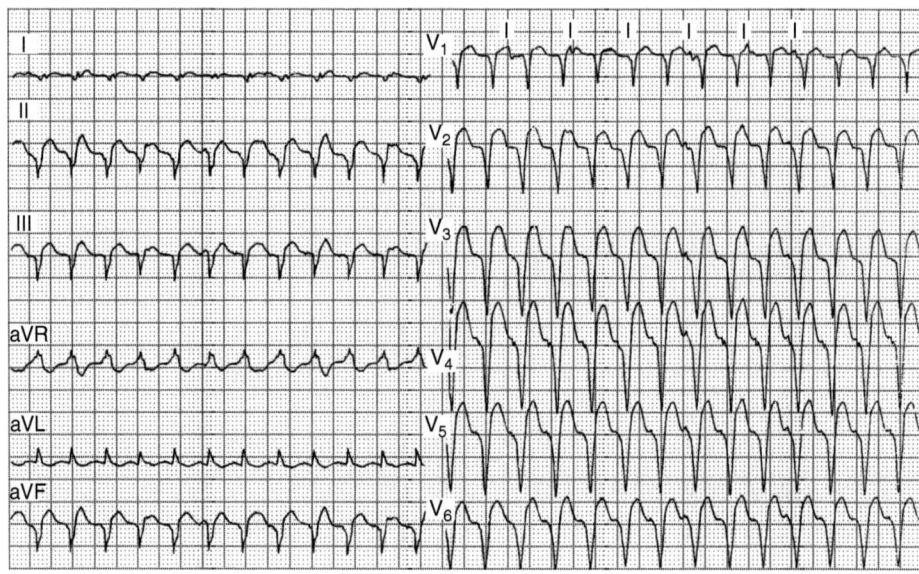

**◘ Figuur 5.50** Ventriculaire tachycardie met negatieve concordantie. In alle precordiale afleidingen zijn de QRS-complexen negatief. Daarnaast is er een AV-dissociatie (zie afleiding V1, de verticale streepjes geven de P-toppen aan). R, L, F = resp. afleidingen aVR, aVL en aVF.

## 5.7.2 Kenmerken van een antidrome atrioventriculaire tachycardie

Een antidrome AVRT is op grond van de morfologische kenmerken van het QRS-complex niet te onderscheiden van een ventriculaire tachycardie. Antidrome AV-tachycardieën zijn echter zeer zeldzaam. Aan deze mogelijkheid moet vooral worden gedacht wanneer het ECG tijdens sinusritme een WPW-patroon toont en de polariteit van de deltagolf tijdens sinusritme in alle afleidingen dezelfde is als de polariteit van het initiële deel (eerste 0,04 sec.) van het QRS-complex van de breed-complextachycardie (zie ◘ Figuur 5.34). Een antidrome AV-re-entrytachycardie kan worden uitgesloten wanneer aantoonbaar is dat er tijdens de tachycardie geen 1:1-relatie bestaat tussen P-toppen en QRS-complexen, dus bij een AV-dissociatie of VA-blok. Deze bevinding sluit elke vorm van AV-re-entry uit.

### 5.7.3 Supraventriculaire tachycardieën met aberrante geleiding of pre-existent bundeltakblok

Wanneer een ventriculaire tachycardie op grond van het ontbreken van de in ◘ Tabel 5.5 genoemde kenmerken minder waarschijnlijk is, zal meer aan een supraventriculaire tachycardie met aberrante geleiding worden gedacht. Steun voor dat vermoeden kan men vinden in zowel kenmerken van het QRS-complex als van het hartritme en de reactie op SCM. Kenmerken van aberrante geleiding zijn samengevat in ◘ Tabel 5.6.

| ◘ Tabel 5.6 Kenmerken van aberrante geleiding* |
|---|
| 1 Aantoonbare relatie met voorafgaande P-toppen of fluttergolven |
| 2 rSR'-complex in afleiding V1, met normale 'septum q' in 1, aVL, V6 |
| 3 rS-complex in afleiding V1 of V2 met kleine, smalle r ( < 0,04 sec.) en r-S-nadir interval < 0,07 sec. |
| 4 Initieel deel QRS-complex van de tachycardie overeenkomend met initieel deel QRS-complex tijdens sinusritme |
| 5 Overgang van breed-QRS-complextachycardie naar smal-QRS-complextachycardie bij gelijk blijvende of iets hogere frequentie van de laatste |
| 6 Beëindiging van de tachycardie of zichtbaar worden van boezemactiviteit (P-toppen, flutter- of fibrillatiegolven) door sinuscaroticusmassage of adenosine |
| 7 Bij boezemfibrilleren: onregelmatig blijven van RR-intervallen tijdens breed-complexepisode of ontbreken van 'compensatoire pauze' |
| * De eerste vier criteria zijn ook toepasbaar om aberrante geleiding van supraventriculaire extrasystolen en escapes aannemelijk te maken. |

Aberrante geleiding mag worden aangenomen wanneer men kan aantonen dat de abnormale QRS-complexen worden voorafgegaan door een P-top.

Wij willen opmerken dat bij een AVNRT met retrograad blok de relatie met de P-top ontbreekt. Dit is echter een zeldzame bevinding.

Morfologische kenmerken van het QRS-complex worden vooral gehanteerd wanneer geen P-toppen te identificeren zijn of wanneer de richting van de atriale activatie niet kan worden vastgesteld. Zoals eerder gezegd gaat aberrante geleiding meestal gepaard met het patroon van een rechterbundeltakblok. Een typisch rSR'-patroon in V1, met behoud van de normale 'septum-q' in I, aVL en V6 pleit dus voor aberrantie (◘ Figuur 5.51). LBTB-aberrantie kan worden vermoed wanneer het QRS-complex de typische kenmerken van een LBTB vertoont, dat wil zeggen een QS- of rS-patroon in V1, V2, met ontbrekende 'septum-q' in I, aVL, V6. In het geval van een rS-complex in V1, V2 is de r-top klein en smal (< 0,04 sec.) en bedraagt het interval van begin r tot nadir van de S-golf minder dan 0,07 sec. (◘ Figuur 5.52).

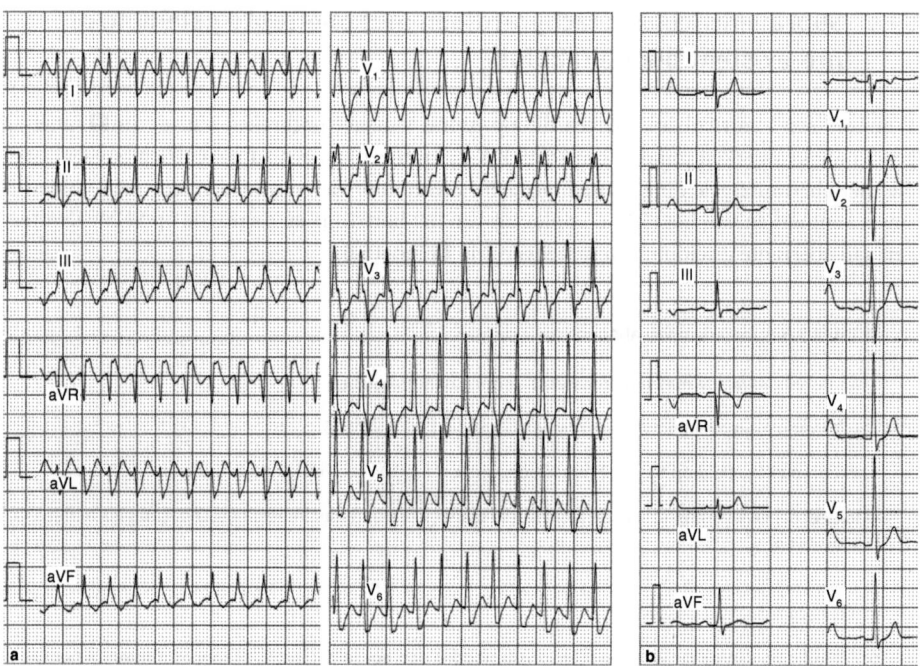

◘ **Figuur 5.51** Supraventriculaire tachycardie met RBTB-aberrantie.
a) Het ECG toont een snelle, regulaire tachycardie met een frequentie van 214/min en een bij RBTB passende verticale elektrische as. P-toppen zijn niet met zekerheid te herkennen. Het rsR'-patroon in V1 en de kleine (septum-)q in V6 pleiten voor een supraventriculaire tachycardie met functioneel RBTB (aberrante geleiding). Nadere differentiatie tussen een AVNRT, een AVRT of een atriumtachycardie is met dit ECG niet mogelijk.
b) Tijdens sinusritme toont het ECG een geringe vorm van incompleet RBTB, hetgeen de interpretatie bij a ondersteunt.

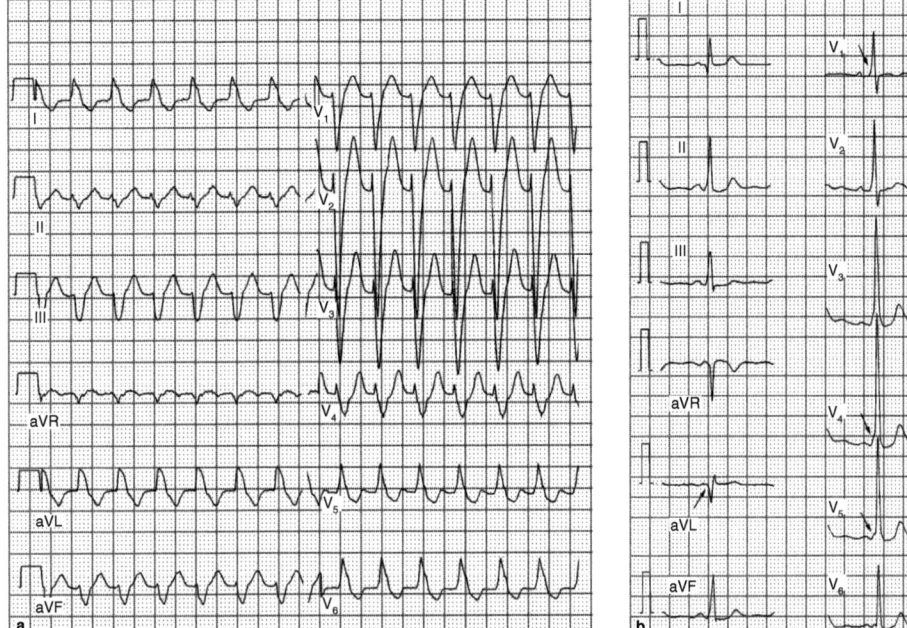

◘ **Figuur 5.52** Atrioventriculaire tachycardie met LBTB-aberrantie.
a) Het ECG toont een regulaire breed-QRS-complextachycardie van 160/min. Er zijn geen P-toppen te herkennen. De typische LBTB-configuratie met kleine, smalle r in V1 en een r-S-nadir-interval van 0,60 sec. in deze afleiding pleiten voor een supraventriculaire tachycardie met (functioneel) LBTB.
b) De diagnose van een orthodrome AVRT met LBTB-aberrantie wordt ondersteund door de bevinding van een WPW-patroon met linkszijdige accessoire bundel tijdens sinusritme. De deltagolven zijn met pijlen aangegeven. De tachycardie kan geen antidrome AVRT zijn want de polariteit van de deltagolf is niet steeds dezelfde als die van de initiële kameractiviteit tijdens sinusritme.

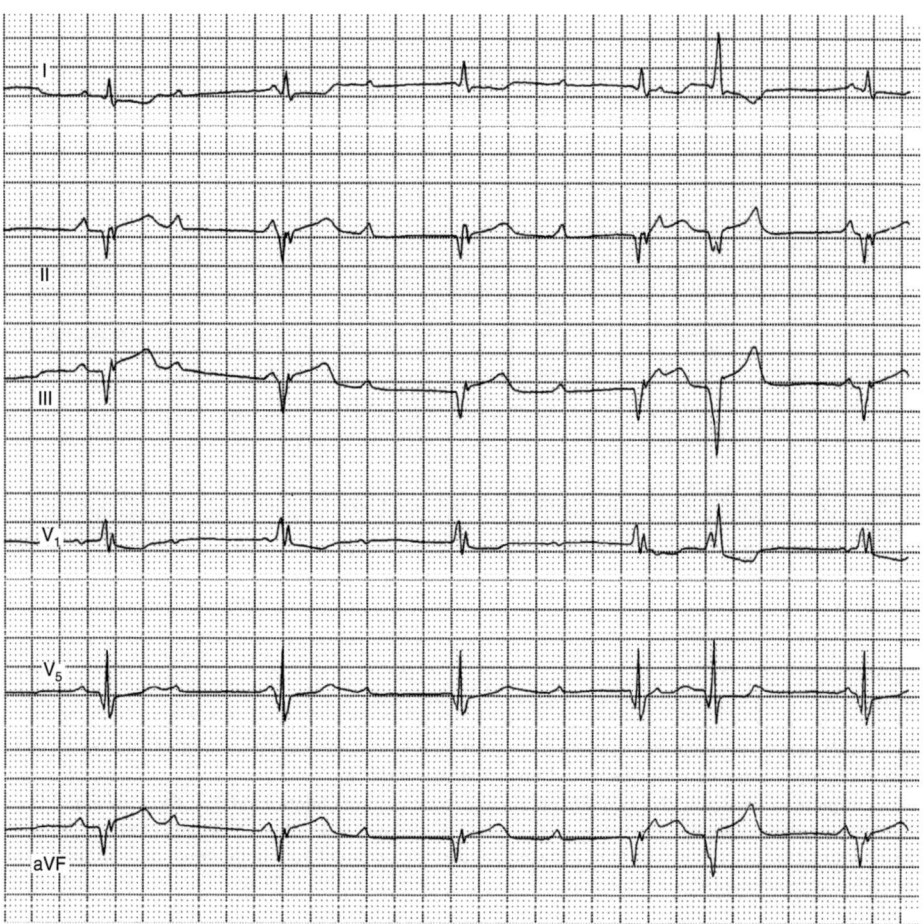

**Figuur 5.53** De registratie toont een sinusritme met totaal AV-blok en een AV-junctioneel escaperitme bij een patiënt met een recent doorgemaakt onder-achter-lateraalinfarct. Het voorlaatste, premature QRS-complex is verbreed en afwijkend van vorm. Ook de T-toppen zijn anders. Het initiële deel van dit QRS-complex is echter in alle getoonde afleidingen identiek aan dat van de junctionele complexen. Deze bevinding doet veronderstellen dat dit premature QRS-complex afwijkend van vorm is door aberrante voortgeleiding.

Aberrante geleiding is ook waarschijnlijk wanneer het initiële deel (eerste 0,04 sec.) van het QRS-complex van de tachycardie in alle beschikbare afleidingen identiek is aan dat van het QRS-complex tijdens sinus- of ander supraventriculair ritme (◘ Figuur 5.53).

N.B. Voor de oorsprong van het premature QRS-complex zijn twee verklaringen mogelijk. De voorafgaande P-top direct achter de voorafgaande QRS van het AV-junctionele ritme doet vermoeden dat hier sprake is van een ventriculair capture-complex door voortgeleide activiteit vanuit het atrium. De opvolging van escape-complex en capture wordt escape-capture genoemd. Dat andere P-toppen niet worden voortgeleid komt door de ongunstige timing van optreden van deze P-toppen. Voortgeleiding wordt verhinderd door retrograde concealed conduction in de AV-knoop tijdens het AV-junctionele ritme dat vermoedelijk ontstaat net onder de AV-knoop. Alleen wanneer de P-top heel vroeg optreedt, hier direct achter het QRS-complex is voortgeleiding vanuit de boezem mogelijk. Om dit mechanisme te bewijzen moet dit fenomeen reproduceerbaar optreden in een langere registratie. Als alternatieve verklaring geldt het optreden van een AV-junctionele of His-bundel extrasystole tijdens AV-junctioneel escaperitme.

Aberrante geleiding mag worden verondersteld wanneer een breed-complextachycardie overgaat in een smal-complextachycardie, bij gelijkblijvende of iets hogere frequentie van de laatste. Het zou immers wel heel toevallig zijn wanneer een ventriculaire en supraventriculaire tachycardie exact dezelfde frequentie zouden hebben. Versnelling van een tachycardie bij de overgang van brede naar smalle QRS-complexen is een kenmerkend fenomeen bij orthodrome AVRT's die met aberrante geleiding gepaard gaan (zie ▶ par. 5.5.2 en ◘ Figuur 5.37). Indien een breed-complextachycardie echter juist trager wordt bij overgang naar een smal-complextachycardie zijn er twee mogelijkheden: 1) Het brede complex werd veroorzaakt door aberrantie als gevolg van fase 3-blok, of 2) aanwezigheid van twee tachycardieën, een ventriculaire tachycardie en tevens een supraventriculaire tachycardie, die tijdens de snellere ventriculaire tachycardie niet werd waargenomen.

Tijdens atriumfibrilleren kan het, door het ontbreken van P-toppen, moeilijk zijn te bepalen of een periode met plotselinge verbreding van de QRS-complexen het gevolg is van een kortdurende ventriculaire tachycardie, of van aberrante geleiding van fibrillatie-impulsen. In deze situatie pleit het onregelmatig blijven van het ventrikelritme (de RR-intervallen) tijdens de periode met brede QRS-complexen voor aberrantie. Hetzelfde geldt wanneer het verdwijnen van de QRS-verbreding niet wordt gevolgd door een lang RR-interval – het pendant van een compensatoire pauze – zoals men dat vaak ziet bij een ventriculaire tachycardie (zie ◘ Figuur 4.22).

Een supraventriculaire tachycardie zal in aanwezigheid van een pre-existent bundeltakblok of een pre-existente intraventriculaire geleidingsstoornis hetzelfde verbrede QRS-complex tonen als tijdens sinusritme. Dit is te herkennen door het ECG tijdens de tachycardie te vergelijken met dat tijdens sinusritme of ander supraventriculair ritme.

Het verdere onderscheid tussen de verschillende soorten supraventriculaire tachycardieën berust op het vaststellen van het type boezemactiviteit (P-toppen, flutter- of fibrillatiegolven), de richting van de boezemactivatie (polariteit van de P-toppen) en de relatie tussen P-toppen en QRS-complexen, zie ▶ par. 5.11.1.

Sinuscaroticusmassage en adenosine kunnen voor het onderscheid tussen de verschillende vormen van breed-QRS-complextachycardie van nut zijn, zie ▶ H. 12.

## 5.8 Parasystolie

Dit is een bijzondere vorm van aritmie waarbij hetzelfde hartcompartiment (atria of ventrikels), afwisselend door twee gelijktijdig actieve vurende foci (natuurlijke pacemakers) wordt geactiveerd. Eén pacemaker bepaalt het basis- of dominante ritme van het hart, terwijl de andere – tussendoor – tot incidentele activatie van het omgevende myocard leidt. Een dergelijk dubbelritme kan alleen bestaan wanneer de pacemaker met de lagere frequentie van prikkelvorming in zijn directe omgeving wordt beschermd tegen ontlading door de snellere pacemaker. De beschermde, tragere, pacemaker wordt de parasystolische pacemaker genoemd en deze kan in een van de atria, de AV-junction, of – meestal – in een van de ventrikels gelegen zijn. Het dominante of basisritme is meestal een sinusritme of atriumfibrilleren. Aangenomen wordt dat zich om de parasystolische pacemaker een gebied van eenrichtings (unidirectioneel) blok bevindt, waardoor impulsen van het basisritme de parasystolische pacemaker niet kunnen bereiken. Anderzijds kunnen de impulsen van de parasystolische pacemaker periodiek wel

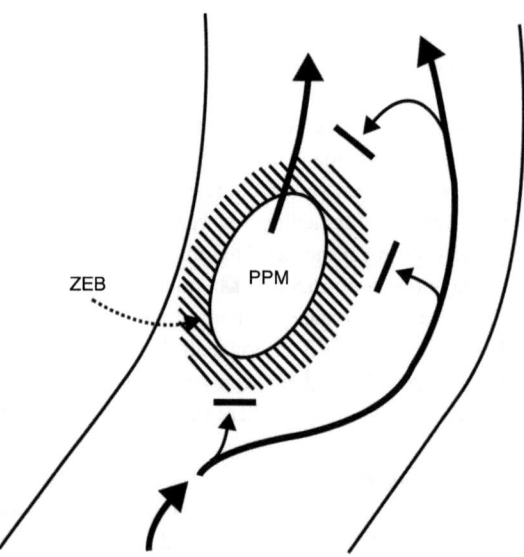

**◘ Figuur 5.54** Schematische voorstelling van het mechanisme van een parasystolisch ritme. De figuur geeft een deel van het ventrikelmyocard weer. De parasystolische pacemaker (PPM) wordt geacht in zijn directe omgeving beschermd te zijn door een zone van entrance blok (ZEB, gearceerd) tegen ontlading door impulsen van buitenaf. De parasystolische impulsen kunnen echter de pacemaker wel verlaten wanneer het omgevende myocard niet refractair is.

naar buiten treden. Zo'n eenrichtingsblok wordt daarom ook wel een ingangsblok ('entrance block') of beschermingsblok ('protection block') genoemd (◘ Figuur 5.54). Wanneer de bescherming compleet is zal de parasystolische pacemaker zich niets van het basisritme aantrekken en in zijn eigen tempo – als een metronoom – actief blijven. Wanneer een parasystolische impuls wordt afgegeven op een moment waarop het omgevende myocard niet meer refractair is van de voorafgaande depolarisatie door de dominante pacemaker, volgt activatie van het desbetreffende compartiment. Wordt echter een impuls afgegeven in de refractaire fase van het myocard, dan zal deze ineffectief zijn. Het basisritme wordt dan niet verstoord. Bij deze ritmestoornis ziet men echter niet zelden ook een echt exitblok: een parasystolische impuls die volgens berekening buiten de refractaire periode van het myocard valt, leidt dan niet tot activatie van het desbetreffende hartcompartiment. Omdat de parasystolische pacemaker onverstoord blijft vuren, kan het moment van ontlading van de pacemaker worden berekend uit de typische rangschikking van de parasystolische complexen (◘ Figuur 5.55).Onder gunstige omstandigheden kunnen de impulsen van beide vurende foci (pacemakers) samen myocardweefsel activeren wat in het ECG zichtbaar wordt met een fusiecomplex (◘ Figuur 5.55).

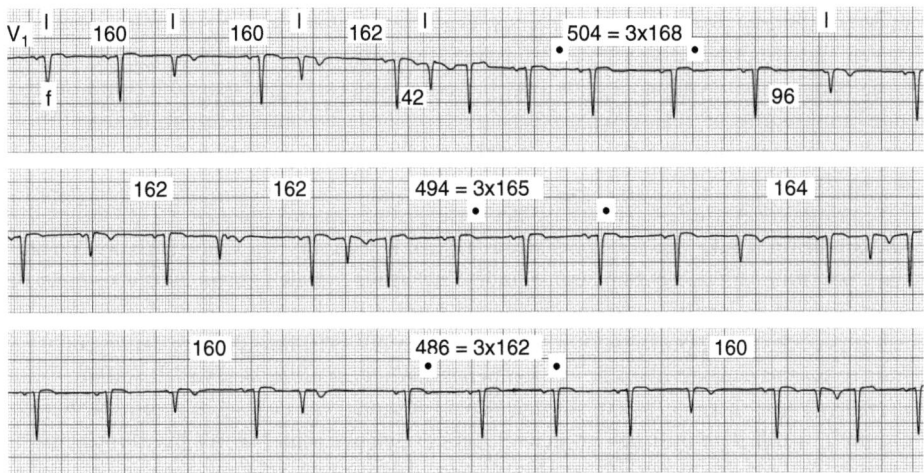

◻ **Figuur 5.55** Ventriculaire parasystolie. De stroken tonen een sinusritme dat periodiek wordt verstoord door premature ventriculaire complexen. Deze tonen een sterk wisselend koppelingsinterval (0,42-0,96 sec., de onderste getallen in de bovenste strook). De korte interectopische intervallen tussen deze complexen bedragen 1,60-1,64 sec. (bovenste rij getallen) en de lange intervallen zijn daarvan een veelvoud, respectievelijk 3 × 1,68; 3 × 1,65 en 3 × 1,62 sec. Uit de gemeenschappelijke deler van 1,60-1,65 sec. kan een frequentie van het parasystolische ritme worden berekend van 36-37,5/min. F = fusiecomplex tussen de impulsen van de twee onafhankelijke ritmen. De stippen geven het berekende moment van een verborgen ontlading van de parasystolische pacemaker weer. De eerste stip in de bovenste strook kan wijzen op het bestaan van een exitblok.

De ECG-kenmerken van de klassieke parasystolie weerspiegelen het beschermde, onafhankelijke karakter van het parasystolische ritme en kunnen als volgt worden samengevat:
1. Er is een wisselende tijdsrelatie tussen de ectopische, parasystolische, complexen en de voorafgaande complexen van het basisritme. De variatie in het 'koppelingsinterval' bedraagt meer dan 0,12 sec. In feite is er – in tegenstelling tot de gewone extrasystolie – helemaal geen koppeling tussen de complexen van de twee pacemakers.
2. Lange en korte interectopische intervallen, dat wil zeggen de intervallen tussen manifeste ectopische complexen, hebben een gemeenschappelijke deler, die overeenkomt met de cycluslengte van de parasystolische pacemaker. Hieruit kan de frequentie van het parasystolische ritme worden berekend. Bij een traag basisritme of hoge frequentie van de parasystolische pacemaker kunnen soms twee opeenvolgende parasystolische complexen manifest worden, zodat de cycluslengte rechtstreeks kan worden gemeten. Men kan trachten dit fenomeen te provoceren door met behulp van SCM het basisritme te vertragen.
3. Fusiecomplexen ontstaan wanneer de dominante pacemaker en de parasystolische pacemaker gelijktijdig een activatie bewerkstelligen van het hartcompartiment waarin zich de parasystolische pacemaker bevindt.

Er zijn verschillen tussen een parasystolie en de gewone vorm van extrasystolie. In beide gevallen vertoont het ECG geïsoleerde, premature, ectopische complexen. Echter, bij extrasystolie is er sprake van een causale relatie met het basisritme, hetgeen zich manifesteert in een vast koppelingsinterval (< 0,12 sec.) tussen de extrasystole en het voorafgaande complex van het basisritme (◻ Figuur 5.39). Bij parasystolie is sprake van een onafhankelijk ectopisch ritme. De meest in het oog springende manifestatie daarvan is de wisselende tijdsrelatie (> 0,12 sec.) tussen de ectopische complexen en de complexen van het basisritme. De klinische betekenis van extrasystolie en parasystolie is ook verschillend. Extrasystolen kunnen zowel in gezonde als in zieke harten optreden, terwijl een parasystolie voornamelijk wordt gezien bij structureel beschadigde harten. Parasystolie leidt niet of uiterst zelden tot hemodynamisch compromitterende ritmestoornissen zoals een paroxismale ectopische tachycardie, boezem- of kamerfibrilleren [31] en is meestal geen uiting van digitalisoverdosering. Behandeling is dan ook zelden aangewezen.

Ten slotte moet worden gewezen op het verschil tussen parasystolie en AV-dissociatie. In beide gevallen is sprake van een dubbelritme. Echter, bij een AV-dissociatie bepaalt één pacemaker het ritme van de boezems en de andere het ritme van de kamers. Ook dan moet de pacemaker met de laagste ontladingsfrequentie worden beschermd tegen ontlading door de snellere pacemaker. De protectie zit in dit geval in het AV-geleidingssysteem dat ervoor zorgt dat de tragere pacemaker niet kan worden bereikt. Wanneer echter een van de impulsen van het snellere ritme succesvol wordt voortgeleid en het gebied van de tragere pacemaker bereikt ('capture'), wordt deze ontladen en gereset. Bij parasystolie echter wordt het compartiment waarin de parasystolische pacemaker zit wel gedepolariseerd door de impulsen van het basisritme, maar de ritmische activiteit van het parasystolische focus wordt hierdoor niet verstoord.

## 5.9 Hemodynamisch effect van geleidings- en ritmestoornissen

Ritme- en geleidingsstoornissen kunnen via verschillende mechanismen de functie van het hart en daarmee de circulatie ongunstig beïnvloeden. De klinische effecten zijn zeer variabel en worden mede bepaald door de functie en conditie van de linkerkamer en de kwaliteit van de coronaire en cerebrale circulatie, alsook door de effectiviteit van compensatiemechanismen op het moment dat ritme en geleidingsstoornissen optreden. Sommige patiënten merken weinig of niets van een ritmestoornis, terwijl andere zeer hinderlijke klachten kunnen ervaren of in een levensbedreigende situatie terecht kunnen komen.

1. *Hoge kamerfrequenties*, zoals bij een tachycardie, gaan voornamelijk ten koste van de duur van de diastole, waardoor de vulling van de hartkamers en de coronaire perfusie afneemt. Bij hoge frequenties (meestal > 150 per minuut) kan daardoor het slagvolume zodanig afnemen dat het hartminuutvolume daalt. Als de perifere compensatie tekortschiet kan de bloeddruk dalen en de doorbloeding van het myocard verder in gedrang komen, waardoor een vicieuze cirkel in werking treedt. Een chronisch of nagenoeg permanent verhoogde hartfrequentie, zoals kan voorkomen bij onbehandeld boezemfibrilleren en andere langdurig aanhoudende tachycardieën, kan op den duur aanleiding geven tot een *tachycardie-geïnduceerde cardiomyopathie*. [32] Dit beeld is reversibel na tijdige, adequate reductie van de kamerfrequentie of permanente beëindiging van de ritmestoornis.
2. Bij *langzame kamerfrequenties*, zoals bij een extreme sinusbradycardie, hooggradig tweedegraads of totaal AV-blok, wordt het hartminuutvolume op peil gehouden door een compensatoire toename van het slagvolume. Wanneer echter een kritische grens wordt overschreden, of bij een reeds gestoorde linkerkamerfunctie, kan het hartminuutvolume en ook de bloeddruk dalen.
3. *Verlies van de atriale transportfunctie*, zoals wordt gezien bij atriumfibrilleren, AV-junctioneel ritme en ritmestoornissen die gepaard gaan met een AV-dissociatie, zal de bloeddruk dalen doordat de atriale contracties ontbreken of tijdens de systole van de ventrikels, op gesloten atrioventriculaire kleppen, plaatsvinden. De atriale contractie kan daardoor geen bijdrage leveren aan de vulling van de ventrikels.

4. Een *abnormaal activatiepatroon van de ventrikels* leidt tot een abnormale volgorde van contractie en relaxatie van de ventrikels, waardoor een stoornis in de systolische en diastolische functie van het hart kan optreden.[33] Ook kan zich door late activatie van de papillairspieren een mitralis- en/of tricuspidalisklepinsufficiëntie voordoen. Deze situatie treedt op bij ventriculaire tachycardieën, bij supraventriculaire tachycardieën die met aberrante intraventriculaire geleiding gepaard gaan, bij een bundeltakblok en bij kunstmatige stimulatie van de ventrikels.
5. Ook een *onregelmatig kamerritme* kan tot een daling van het hartminuutvolume aanleiding geven. De wisselende cycluslengte leidt tot meer of minder uitgesproken slag-op-slagveranderingen in de systolische bloeddruk, de polsdruk en de duur en snelheid van de kamerejectie. Een klassiek voorbeeld is boezemfibrilleren. Regularisatie van de cycluslengte kan op zichzelf dus al tot een verbetering van de hemodynamiek leiden.
6. De circulatoire effecten van ritme- en geleidingsstoornissen komen in wisselende mate tot uiting in de effecten op de eindorganen. Op het hart kunnen de effecten op de pompfunctie of op de coronaire doorstroming op de voorgrond staan. Hartfalen of angina pectoris kan ontstaan of verergeren. Verminderde cerebrale doorstroming kan tot verwardheid, duizeligheid of syncope leiden. Polyurie na een tachycardie wordt vooral gezien bij snelle supraventriculaire ritmestoornissen en men schrijft dit toe aan rek van mechano-receptoren in het rechteratrium.

## 5.10 Evaluatie van de patiënt met een hartritmestoornis

### 5.10.1 Inleiding

Hartritmestoornissen kunnen asymptomatisch zijn en bij toeval worden ontdekt bij het tellen van de pols, of op een ECG. Ze kunnen echter ook tot een veelheid van klachten aanleiding geven, waarvan de meest voorkomende zijn: palpitaties, dyspneu, verminderd uithoudingsvermogen door snelle vermoeidheid, plotseling optredende, kortdurende duizeligheid, syncope, (verergering van) angina pectoris of hartfalen of plotse hartdood.

Onder palpitaties verstaat men de subjectieve, onaangename gewaarwording van de hartslag. Dit kan het gevolg zijn van een ritmestoornis of van gewaarwording van de normale hartslag. Een systematische evaluatie van de patiënt is noodzakelijk. Hiertoe staan verschillende onderzoeksmethoden ter beschikking.

### 5.10.2 Anamnese

Een nauwkeurig afgenomen anamnese is van groot belang voor de analyse van de klacht. Bij palpitaties is het vaak nuttig de patiënt met de hand door kloppen op het bureau te laten nabootsen wat hij precies voelt. Plotseling begin en vooral einde van snelle kloppingen kunnen zo helpen in de differentiatie tussen sinustachycardie en paroxismale tachycardie. Volstrekte irregulariteit zoals bij boezemfibrilleren kan van extrasystolie onderscheiden worden. De anamnese kan informatie geven over de aard, frequentie van optreden en ernst van de klacht, omstandigheden waaronder de ritmestoornis zich voordoet, de regelmaat en frequentie van de hartactie, wijze van begin en einde en de duur van een ritmestoornis, en de mogelijkheid een tachycardie met bepaalde (vagale) interventies te beëindigen. Uit de informatie kan men afleiden of het gaat om gewaarwording van de normale hartslag in de vorm van een voelbare krachtige hartactie in normaal tempo en normale regelmaat, meestal optredend als de patiënt in rust is, of om een verstoring van de normale regelmaat of frequentie van het hartritme.

In het geval van een snelle hartactie kan uit de anamnese blijken of het gaat om een sinustachycardie of om een ectopische tachycardie. De eerstgenoemde kenmerkt zich door een betrekkelijk geleidelijk oplopen van de hartfrequentie, een regelmatige, niet al te snelle hartactie (< 150/min.), die na een poos weer geleidelijk daalt en meestal optreedt onder omstandigheden die een sinustachycardie doen verwachten, zoals stress, anemie, koorts, enzovoorts. Een ectopische tachycardie daarentegen kan zowel in rust, bij alledaagse activiteiten, als bij inspanning ontstaan. Een abrupt begin en einde, een hartactie met een frequentie > 150/min. en een voelbaar onregelmatig ritme pleiten voor een ectopische genese van de tachycardie. Vaak echter kan de patiënt de wijze van begin en einde van de hartkloppingen niet goed aangeven. De ontkenning van een abrupt begin en einde sluit een ectopische oorsprong dus niet uit. Polyurie tijdens of na een aanval pleit voor een supraventriculaire tachycardie.

Bij een syncope is het van belang dat wordt gevraagd naar eventuele naweeën in de vorm van persisterende gevoelens van onwel zijn. Deze pleiten, indien aanwezig, tegen een cardiale genese van de wegraking. Heteroanamnestische gegevens met betrekking tot de kenmerken van en omstandigheden waaronder de wegraking optrad, kunnen eveneens van belang zijn. Kortdurende roodheid van het gelaat na een wegraking suggereert een voorbijgaande circulatiestilstand als oorzaak (Adams-Stokes-aanval).

De anamnese dient voorts om informatie te verzamelen over een al dan niet bekend, onderliggend hartlijden. Frequentie en ernst van de klacht en het vermoeden van een structureel hartlijden spelen een rol bij het bepalen van de noodzaak van aanvullend onderzoek, het soort onderzoek en de intensiteit daarvan. Vooral bij jongere personen is het van groot belang geïnformeerd te zijn over hartziekten, hartritmestoornissen en plotse dood bij familieleden, vanwege eventuele erfelijke aspecten.

### 5.10.3 Lichamelijk onderzoek

Dit kan een belangrijke bijdrage leveren aan de diagnostiek van een ritmestoornis, vooral als het elektrocardiografisch om een breed-QRS-complextachycardie blijkt te gaan. Intermitterende, expansieve veneuze pulsaties in de hals ('cannon waves'), een wisselende systolische bloeddruk en wisselende intensiteit van de eerste harttoon tijdens een regulaire breed-QRS-complextachycardie wijzen op het bestaan van een AV-dissociatie: een bevinding die met grote waarschijnlijkheid wijst op een ventriculaire tachycardie. Regelmatige, snelle en expansieve pulsaties in de hals, synchroon met de hartslag – het zgn. kikkerfenomeen – wijst op gelijktijdige of nagenoeg gelijktijdige activatie van de boezems en de kamers, waardoor de boezemcontracties op gesloten tricuspidalis- (en mitralis-)kleppen plaatsvinden en het bloed het veneuze systeem wordt ingestuwd. Dit verschijnsel is kenmerkend voor de gewone vormen van AV-nodale re-entrytachycardie. Sinustachycardieën en tachycardieën hoog uit het rechter- of linkeratrium tonen geen veneuze pulsaties in de hals, omdat de atriale contractie op normale wijze vóór de ventrikelcontractie valt.

Het lichamelijk onderzoek tijdens een ritmestoornis biedt tevens de gelegenheid een oordeel te vormen over het hemodynamisch effect van de aritmie. Dit gegeven speelt een rol bij het uit te stippelen diagnostische en therapeutische beleid, maar het onderscheidt niet tussen ventriculaire en supraventriculaire tachycardieën. Beide categorieën van ritmestoornissen kunnen met een stabiele of instabiele hemodynamische toestand gepaard gaan. Ook de frequentie van een tachycardie biedt voor dit doel geen houvast. Zowel supraventriculaire als ventriculaire tachycardieën kunnen zeer hoge hartfrequenties (> 200/min.) vertonen. In afwezigheid van de ritmestoornis dient het lichamelijk onderzoek vooral gericht te zijn op het vaststellen van de aan- of afwezigheid van een onderliggend hartlijden en de ernst daarvan.

### 5.10.4 Elektrocardiografische documentatie

De analyse van een ritme- of geleidingsstoornis staat of valt met de kwaliteit van de ECG-documentatie. In het algemeen is een 12-afleidingen-ECG noodzakelijk – zeker als het een tachycardie betreft – zo mogelijk aangevuld met een ritmestrook. Hoe complexer de ritmestoornis oogt, hoe langer de strook dient te zijn. Dit vergemakkelijkt de herkenning van terugkerende patronen en het vaststellen van de relatie tussen P-toppen en QRS-complexen. Een strook van 30-60 seconden zal in het algemeen voldoende zijn. Bij voorkeur maakt men een simultane registratie van de afleidingen I, II, III, V1, V2 en V6, zodat behalve de richting van de atriale activatie ook de richting van de ventriculaire activatie kan worden vastgesteld. Wanneer men niet over een meerkanaals elektrocardiograaf beschikt, is afleiding II of V1 het meest geschikt.

Wanneer, zoals vaak het geval is, de patiënt zich presenteert in afwezigheid van een ritmestoornis, kan een rust-ECG belangrijke informatie geven over de aanwezigheid van aandoeningen die tot bepaalde ritmestoornissen predisponeren, zoals het WPW-patroon, een verlengd QT-interval, een doorgemaakt infarct, kamer- of boezemhypertrofie. Het ECG in afwezigheid van klachten speelt ook een belangrijke rol bij de vergelijking van P-toppen en QRS-complexen tijdens latere analyse van een ritmestoornis. Bij intermitterend optredende, lang aanhoudende klachten die goed worden verdragen kan men de patiënt vragen naar het ziekenhuis te komen voor registratie van een ECG. In andere gevallen kan men gebruikmaken van een *langdurige ambulante ECG-registratie (Holter-ECG)*. Deze techniek behelst de continue registratie van een aantal ECG-afleidingen met behulp van draagbare ECG-apparatuur. Gebruikelijk is de registratie van twee simultane afleidingen gedurende 24 uur. Tegenwoordig zijn ook apparaten beschikbaar die alle twaalf afleidingen registreren en ook langduriger registraties mogelijk maken. Het continu geregistreerde ECG kan vervolgens met computerondersteuning vele malen versneld worden afgespeeld, waarna representatieve stroken met normale loopsnelheid (25 mm/s) kunnen worden uitgeschreven en geanalyseerd. Zo'n ambulant ECG maakt het mogelijk intermitterende, niet al te zeldzaam optredende klachten, elektrocardiografisch te analyseren terwijl de patiënt zijn dagelijkse bezigheden verricht. Door klachten en activiteiten met de bijbehorende tijd in een dagboekje te noteren wordt een directe relatie gelegd met de ECG-bevindingen (◘ Figuur 5.56). Ook kan men zien hoe een ritmestoornis begint en eindigt en of er een relatie bestaat tussen het begin van de aritmie en het daaraan voorafgaande gedrag van het hartritme, zoals een versnelling, vertraging of pauze in het basisritme.

Bij sporadisch optredende klachten, die de kans op detectie met een Holter-ECG klein maken, kan gebruik worden gemaakt van een zgn. *event recorder*. Dit is een handgroot ECG-apparaatje dat bij het ontstaan van klachten door de patiënt op de borst wordt geplaatst en geactiveerd, waarna een eenkanalig ECG wordt geregistreerd. Deze registratie kan vervolgens via de telefoon naar een ECG-centrale worden gestuurd en uitgeschreven. Daarnaast bestaan er implanteerbare 'loop'-recorders (Reveal®) die óf door de drager kunnen worden geactiveerd óf door programmering zo kunnen worden ingesteld dat bij het optreden van bepaalde ritmestoornissen of stilstand, registratie van een dergelijke episode tot stand komt.[34] Later kan deze ECG-registratie worden uitgeschreven en geanalyseerd.

Wanneer de anamnese een relatie tussen de klacht en lichamelijke inspanning suggereert, kan een *inspannings-ECG* aangewezen zijn. Hiermee wordt nagegaan of er door middel van

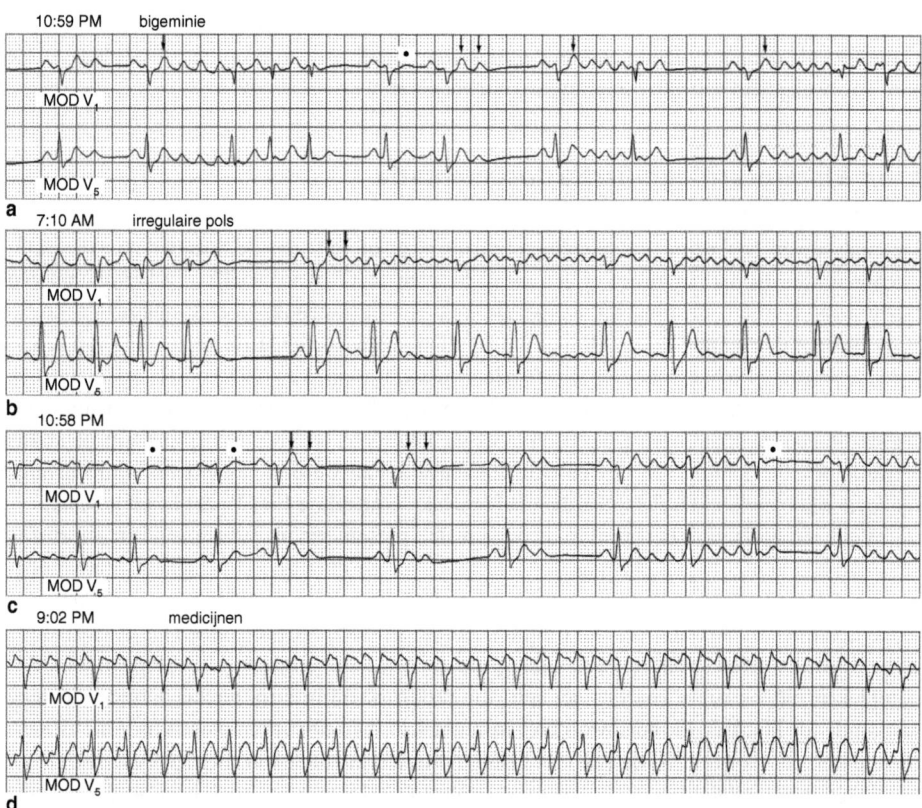

**Figuur 5.56** 24-uurs ambulant ECG (Holter-ECG) van een patiënt bekend met paroxismaal boezemfibrilleren. De figuur toont representatieve stroken met diverse vormen van supraventriculaire ritmestoornissen en de daarbij vermelde klachten in professionele terminologie (tekst boven de stroken). *a* Het sinusritme wordt frequent onderbroken door geblokkeerde atriale extrasystolen (pijlen), vaak twee achter elkaar, en atriumflutter met wisselende AV-geleidingsratio. Ter vergelijking zijn de niet door atriale extrasystolen vervormde T-toppen met stippen aangegeven. *b* Een zo'n episode van atriumtachycardie/flutter ontaardt in atriumfibrilleren (rechterdeel van de strook). *c* Einde van een episode van atriumfibrilleren, verder als in *a*, echter nu zonder klachten te vermelden. *d* Een periode van typische atriumflutter met 2:1 AV-geleidingsratio. Geen klachten vermeld. Deze registratie toont de onvoorspelbare relatie tussen klachten en de ECG-bevindingen van atriumfibrilleren.

inspanning een ritmestoornis te provoceren is. Bij patiënten met ventriculaire tachycardieën na een doorgemaakt hartinfarct kan men op deze wijze onderzoeken of er ischemie optreedt en of deze gerelateerd is aan het ontstaan van de tachycardie. In al deze gevallen kan, bij een positieve relatie, de test tevens worden gebruikt om de effectiviteit te beoordelen van anti-aritmische of anti-ischemische therapie.

### 5.10.5 Vagale manoeuvres

De sinusknoop en de AV-knoop worden rijkelijk geïnnerveerd door sympathische en parasympathische (vagale) zenuwvezels van het autonome zenuwstelsel. Hierdoor passen de hartfrequentie en de prikkelgeleiding zich aan de metabole behoefte van het organisme aan. Vagale stimulatie leidt tot vertraging van de frequentie van de sinusknoop en de sino-auriculaire en atrioventriculaire geleiding kunnen worden geblokkeerd. Als regel is er geen effect op prikkelvorming in de kamers.

Als vagale manoeuvres staan bekend: sinuscaroticusmassage (SCM: kortweg carotismassage genoemd), de Valsalva-manoeuvre (persen met gesloten glottis), kokhalzen, onderdompelen van het gezicht in koud water (duikreflex) en krachtig hoesten. Vagale stimulatie is bijzonder nuttig ter ondersteuning van de ECG-diagnostiek van ritme- en geleidingsstoornissen [35] en kan daarnaast als eerste therapeutische maatregel dienen voor het beëindigen van een AVNRT of AVRT.

Een sinustachycardie wordt tijdelijk vertraagd, om na beëindiging van de interventie weer geleidelijk te versnellen (zie ◘ Figuur 5.17). Sommige atriumtachycardieën kunnen worden beëindigd. AV-nodale re-entrytachycardieën en atrioventriculaire re-entrytachycardieën kunnen als gevolg van blokkering van de impuls in de AV-knoop abrupt worden beëindigd. Atriumflutter, atriumfibrilleren en de meeste atriale tachycardieën worden door SCM niet beïnvloed, maar door tijdelijke blokkering van de AV-knoopgeleiding wordt de atriale activiteit zichtbaar, waardoor de diagnose gemakkelijk kan worden gesteld (◘ Figuur 5.57; zie ook ◘ Figuur 5.58). Ventriculaire tachycardieën worden als regel niet beïnvloed. Beëindiging van een tachycardie door carotismassage pleit dus voor een supraventriculaire tachycardie. Het uitblijven van enige reactie van het ritme heeft daarentegen geen diagnostische betekenis.

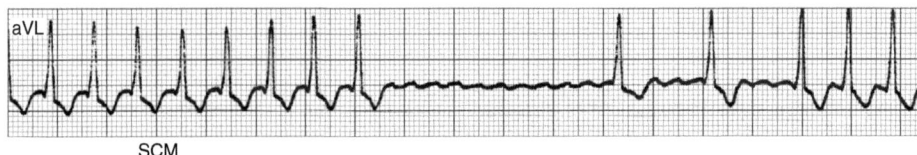

◘ **Figuur 5.57** Invloed sinuscaroticusmassage (SCM) op een atriumflutter. Aangezien er tijdens deze regulaire smal-QRS-complextachycardie van 166/min. geen atriale activiteit zichtbaar is, kan alleen de diagnose supraventriculaire tachycardie worden gesteld. SCM blokkeert de AV-geleiding waardoor duidelijk wordt dat er sprake is van een atriumflutter, in het linkerdeel met 2:1-geleidingsratio.

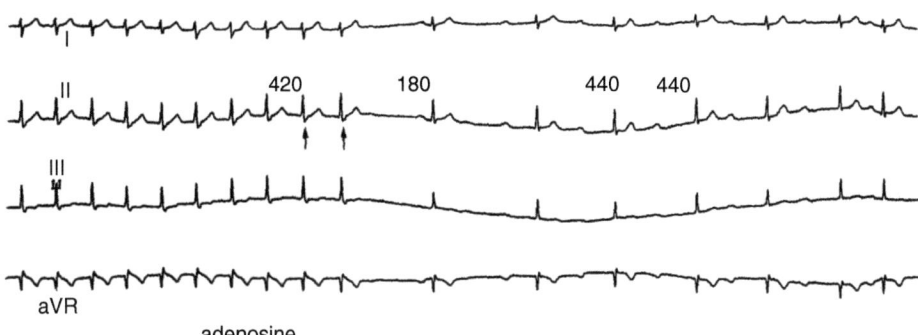

◘ **Figuur 5.58** Beëindiging van een AVNRT met adenosine. De tachycardie is dezelfde als die werd getoond in ◘ Figuur 5.26. Als de tachycardie eindigt, wordt nog wel een P'-top (pijl) geregistreerd, zodat de impuls op zijn weg naar de ventrikels, dus in het trage pad in de AV-knoop, moet zijn geblokkeerd. Bijzonder is dat er tijdens het daaropvolgende sinusritme twee PQ-tijden worden geregistreerd, 180 en 440 ms, waarvan de laatste nagenoeg gelijk is aan de P'Q tijdens de tachycardie. Ook tijdens het sinusritme is er dus waarschijnlijk sprake van geleiding via twee wegen in de AV-knoop.

Carotismassage wordt bij voorkeur uitgevoerd onder ECG-controle, nadat een volledig ECG is geregistreerd. Is dat niet mogelijk, dan wordt de test uitgevoerd tijdens auscultatie van het hart om het effect op het ritme te kunnen beoordelen. Als hiervoor geen contra-indicaties bestaan, is het raadzaam om bij elke tachycardie van onbekende oorsprong het effect van SCM na te gaan.

### 5.10.6 Uitvoering van de sinuscaroticusmassage (SCM)

Als *contra-indicaties* gelden een voorgeschiedenis van 'transient ischemic attacks' (TIA's) of een recent (< 6 maanden) doorgemaakt cerebrovasculair accident (CVA). Ook bij vaatgeruisen over een of beide carotiden kan men de test beter niet verrichten. De Valsalva-manoeuvre is dan een goed alternatief.

De patiënt wordt platgelegd met het hoofd op een kussen, de nek iets overstrekt en het hoofd afgewend van de te masseren zijde. Goede geruststellende uitleg over wat de arts gaat doen is onmisbaar. Door de ritmestoornis is er toch al verhoogde adrenerge drive. Verdere verhoging daarvan zal de kans van slagen van SCM verkleinen. De massage wordt uitgevoerd ter plaatse van de sinus caroticus, onder de kaakhoek, voor de M. sternocleidomastoideus. Eerst wordt de ene, dan de andere sinus caroticus gemasseerd. Begonnen wordt met lichte druk ter plaatse, om een eventuele overgevoelige sinuscaroticusreflex, die vooral bij oudere patiënten relatief vaak voorkomt, uit te sluiten. Vervolgens wordt flinke druk uitgeoefend, gedurende 3-5 seconden.

### 5.10.7 Medicamenteuze interventies

In deze context wordt uitsluitend het diagnostisch en therapeutisch gebruik van adenosine, verapamil en procaïnamide besproken. Deze medicamenteuze interventies kunnen het beste in een ziekenhuisomgeving worden uitgevoerd.

*Adenosine* is een natuurlijk voorkomend product van de energiestofwisseling met een zeer snelle werking en ultrakorte halveringstijd (< 10 sec.).[36] Het middel dient snel te worden ingespoten in een grote ader. De gebruikelijke dosering is 6 mg, zo nodig na 5-10 minuten gevolgd door een dosis van 12 mg. Adenosine heeft een directe werking op de sinus- en AV-knoop, die te vergelijken is met die van vagale stimulatie. Sinusknoop re-entrytachycardieën, AV-nodale re-entrytachycardieën en AV-re-entrytachycardieën worden in 70-100% van de gevallen beëindigd (Figuur 5.58), terwijl het middel op ventriculaire tachycardieën bij patiënten met een structureel hartlijden geen effect heeft. Gezien het ontbreken van een negatief inotroop effect en de zeer korte werkingsduur is adenosine bij uitstek geschikt als diagnostische test bij patiënten met een breed-QRS-complextachycardie van onbekende oorsprong.

*Verapamil* is een calciumantagonist die door blokkering van calciuminstroom in de cellen van de sinusknoop en AV-knoop leidt tot vertraging van de sinusfrequentie en soms tot blokkering van de geleiding vanuit de sinusknoop. De geleiding in de AV-knoop wordt vertraagd of geblokkeerd. Eenzelfde effect heeft ook diltiazem. De effecten van het middel komen overeen met die van adenosine en vagale stimulatie. Verapamil leidt, in een dosering van 5-10 mg langzaam intraveneus ingespoten, in 70-90% van de gevallen tot beëindiging van AV-nodale en AV-re-entrytachycardieën. Atriumtachycardieën, atriumflutter en atriumfibrilleren worden als regel niet beïnvloed, maar door blokkering van de AV-knoopgeleiding kan de kamerfrequentie worden verlaagd en wordt de boezemactiviteit zichtbaar. Verapamil heeft geen effect op ventriculaire tachycardieën bij patiënten met een structureel hartlijden. Sommige idiopathische ventriculaire tachycardieën, waaronder in het bijzonder de idiopathische linkerkamertachycardie (◘ Figuur 5.44), zijn gevoelig voor verapamil en kunnen daarmee worden beëindigd.[37]

In tegenstelling tot adenosine heeft verapamil een belangrijk en relatief lang aanhoudend negatief inotroop effect op het ventrikelmyocard. Toegediend aan patiënten met een ventriculaire tachycardie komt dit effect bovenop het negatief inotrope effect van de tachycardie, waardoor de kans op ernstige hemodynamische of aritmische complicaties groot is. Verapamil mag daarom alleen worden toegediend als men zeker weet dat men met een supraventriculaire tachycardie te maken heeft. Ook in dat geval is echter voorzichtigheid geboden wanneer er sprake is van een gestoorde linkerventrikelfunctie of wanneer de patiënt reeds een β-blokker gebruikt. *Verapamil en diltiazem mogen niet worden toegediend aan patiënten met een breed-QRS-complextachycardie van onbekende oorsprong.* Toediening van verapamil aan patiënten bekend met of verdacht van een idiopathische ventriculaire tachycardie kan het beste in het ziekenhuis onder gecontroleerde omstandigheden geschieden.

*Procaïnamide* is een klasse IA anti-aritmicum dat vooral wordt gebruikt voor het beëindigen van ventriculaire tachycardieën. De dosering is 10 mg/kg met een maximum van 1000 mg, langzaam intraveneus gespoten (in 5–10 min.) onder controle van de bloeddruk. De typische reactie bij een ventriculaire tachycardie is een geleidelijke vertraging van het ritme, gevolgd door plotselinge beëindiging van de tachycardie. Door de vertraging van het ventriculaire ritme kan de herkenning van P-toppen en de eventuele aanwezigheid van een AV-dissociatie worden vergemakkelijkt en er kunnen ventriculaire capture-complexen en fusiecomplexen ontstaan. Deze bevindingen bevestigen de diagnose van een ventriculaire tachycardie. Ook AV-re-entry-tachycardieën kunnen door procaïnamide worden beëindigd. Dit gegeven is dus geen bewijs dat men te maken had met een ventriculaire tachycardie.

Procaïnamide wordt ook als diagnostische test gebruikt om de geleidingseigenschappen van een accessoire AV-verbinding bij het WPW-patroon te bestuderen.[38] Blokkering van de geleiding over de accessoire bundel met verdwijnen van het pre-excitatiepatroon pleit voor een goedaardige bundel met beperkte geleidingscapaciteit.

Voor het bepalen van de anterograde refractore periode en daarmee de mogelijke maligniteit van de extra of accessoire atrioventriculaire (AV-)verbinding is het kortste RR-interval tijdens atriumfibrilleren het meest betrouwbare criterium. Patiënten met een WPW-syndroom, die gereanimeerd waren, hadden een minimaal RR-interval tijdens atriumfibrilleren van 205 ms of korter. Bij een positieve procaïnamidetest, waarbij de pre-excitatie verdwijnt is de anterograde refractaire periode van de accessoire verbinding > 250 ms.[33] Hoewel dit getal veel groter is dan de bovengenoemde 205 ms, is de onderzoekssituatie niet vergelijkbaar. Immers, bij atriumfibrilleren wordt aan de ventrikels een veel hogere frequentie aangeboden en zal de adrenerge stimulatie veel groter zijn. In afwezigheid van atriumfibrilleren blijft de procaïnamidetest de meest geschikte non-invasieve test die met name beter is dan de vaak gebruikte inspanningstest. Tijdens een inspanningstest is het verdwijnen van pre-excitatie dikwijls moeilijk te bepalen doordat door snellere geleiding door de AV-knoop, minder pre-excitatie optreedt en dus moeilijker zichtbaar blijft, waarbij bovendien spier- en andere artefacten in het ECG een rol kunnen spelen.

### 5.10.8 Overig diagnostisch onderzoek

Aanvullend diagnostisch onderzoek kan nodig zijn om andere oorzaken van de klachten aannemelijk te maken, of om een onderliggend hartlijden aan te tonen of uit te sluiten. Het vaststellen van de ernst van een aanwezig structureel hartlijden – en in het bijzonder de linkerkamerfunctie – is van belang, omdat dit naast het type ritmestoornis de belangrijkste factor is die de prognose van de patiënt bepaalt. Welk onderzoek precies wordt verricht hangt in belangrijke mate af van de aanwijzingen die uit anamnese, lichamelijk onderzoek en het rust-ECG worden verkregen.

Wanneer het niet lukt een ritmestoornis te documenteren, de klachten ernstig zijn en de verdenking op een ritmestoornis groot is, kan *intracardiaal elektrofysiologisch onderzoek* aangewezen zijn. Hierbij worden de functie van de sinusknoop en de kwaliteit van de AV-geleiding geanalyseerd en wordt nagegaan of het met behulp van geprogrammeerde hartstimulatie mogelijk is een ritmestoornis op te wekken, die de klachten van de patiënt imiteert. Een elektrofysiologisch onderzoek kan ook nodig zijn in de betrekkelijk zeldzame gevallen waarbij het niet lukt aan de hand van het ECG tot een juiste diagnose van een klinisch relevant geachte ritmestoornis te komen, zoals bij onzekerheid over de oorsprong van een breed-QRS-complextachycardie.

## 5.11 Richtlijnen voor de analyse van het hartritme

De analyse van een hartritme beoogt het vaststellen van de plaats van oorsprong van de impulsen, de regelmaat en frequentie van prikkelvorming die het type ritme bepalen en de aard van de prikkelgeleiding, in het bijzonder de sino-auriculaire, de atrioventriculaire en intraventriculaire geleiding.

Zoals in ◘ Tabel 5.2 is aangegeven onderscheidt men op grond van de plaats van prikkelvorming twee categorieën van ritmen: 1 supraventriculaire ritmen, waaronder ook atrioventriculaire ritmen (die zich als AV-re-entrytachycardieën voordoen) en 2 ventriculaire ritmen.

Als sprake is van een supraventriculair ritme, wordt getracht te onderscheiden tussen prikkelvorming in de sinusknoop, de boezems en de AV-junctie. Alleen wanneer het gaat om een regulaire tachycardie zal ook een AV-tachycardie in de overwegingen moeten worden betrokken en wordt het probleem complexer. Niettemin leidt in de grote meerderheid van de gevallen een systematische analyse van het ECG tot een correcte diagnose.

### 5.11.1 Specifieke stappen

Bij het bepalen van de oorsprong van een ritme speelt de identificatie van de atriale activiteit (P-toppen, flutter- of fibrillatiegolven) en het vaststellen van de relatie daarvan met de QRS-complexen een doorslaggevende rol. Nadere precisering van de oorsprongsplaats geschiedt voor een supraventriculair ritme aan de hand van de polariteit van de P-toppen en voor een ventriculair ritme aan de hand van de morfologie (configuratie) van de QRS-complexen. Hierna worden zeven specifieke stappen bij de diagnostiek van het hartritme besproken.
1. Zoek naar P-toppen en bepaal de regelmaat en frequentie van de boezemactiviteit. Dit geschiedt het beste in de afleidingen II en V1.

2. Bepaal de relatie tussen P-toppen en QRS-complexen. Er zijn drie mogelijkheden:
    a) er is een vaste 1:1-relatie tussen P-toppen en QRS-complexen. Dit is de meest voorkomende situatie die te herkennen is aan het feit dat de regelmaat en frequentie van het atriale ritme (de PP-intervallen) overeenkomen met de regelmaat en frequentie van het ventriculaire ritme (de RR-intervallen). Ook zal de afstand tussen P-toppen en QRS-complexen constant zijn.
    b) er is een aantoonbare relatie tussen P-toppen en QRS-complexen, maar deze is niet 1:1. Dit is het geval bij een AV- of VA-blok. Bij een AV-blok zijn er meer P-toppen dan QRS-complexen, hetgeen wijst op een oorsprong van het ritme in een van de atria. Bij een VA-blok zijn er meer QRS-complexen dan P-toppen, hetgeen wijst op een oorsprong van het ritme in een van de ventrikels of de AV-junction. Vooral in deze gevallen kan een ladderdiagram nuttig zijn om de veronderstelde relatie tussen P-toppen en QRS-complexen aan te geven.
    c) er is geen relatie tussen P-toppen en QRS-complexen. In dat geval is er sprake van een AV-dissociatie en moet zowel voor het atriale als het ventriculaire ritme de lokalisatie van het vurend focus (pacemaker) afzonderlijk worden bepaald.

Een aantoonbare relatie tussen atriale en ventriculaire activatie betekent dat beide dezelfde oorsprong hebben en er dus sprake is van een enkelvoudig ritme. De cruciale vraag is echter welke van de twee compartimenten het eerst wordt geactiveerd: de atriale of de ventriculaire. Dit is immers het compartiment waarin de pacemaker gelokaliseerd is en de impulsen hun oorsprong hebben. Bij het vaststellen van de feitelijke relatie tussen P-toppen en QRS-complexen spelen de richting (vector) van de atriale activatie, de positie van de P-top ten opzichte van het QRS-complex en de morfologische kenmerken van het QRS-complex een belangrijke rol. In het geval van een ectopische ritmestoornis kan de feitelijke relatie tussen P-top en QRS-complex ook worden vastgesteld aan het begin van de ritmestoornis. Het is dan immers mogelijk vast te stellen of de aritmie met een P-top of met een QRS-complex begint.

3. *Bepaal de richting van de atriale activatie* aan de hand van de polariteit van de P-toppen in de verschillende afleidingen (▶ par. 2.4).

*Craniocaudale atriale activatie* (van boven naar onder, dus in anterograde richting) kenmerkt zich in positieve P-toppen in de afleidingen II, III en aVF (positieve elektrode aan het linkerbeen); activatie van rechts naar links in negatieve P-toppen in aVR en eventueel V1 (positieve elektrode aan de rechterzijde van het lichaam) en positieve P-toppen in I, aVL en V6 (positieve elektrode aan de linkerzijde van het lichaam); activatie van links naar rechts geeft negatieve P-toppen in I, aVL en V6 en positieve P-toppen in aVR en eventueel V1; *caudocraniale atriale activatie* (van onder naar boven, dus in retrograde richting) geeft negatieve P-toppen in II, III en aVF en positieve P-toppen in aVR en aVL. Door het combineren van de kenmerken van de P-top in verschillende afleidingen kan men dus vaststellen waar de atriale activatie ontstaat, bijvoorbeeld hoog in het rechter- of linkeratrium, of midden-achter-onder in het gebied van de AV-knoop.

Om de diagnostische mogelijkheden te beperken dient onderscheid te worden gemaakt tussen geïsoleerde complexen (zoals extrasystolen en escape-complexen) en ritmen met een lage of normale frequentie enerzijds en tachycardieën anderzijds. Wij beperken hier de uiteenzetting tot de eerste categorie. Het onderscheid tussen de verschillende vormen van tachycardie werd reeds apart besproken (zie differentiatie van smal-QRS-complextachycardieën en breed-QRS-complextachycardieën in respectievelijk ▶ par. 5.5.3 en ▶ par. 5.7.

Bij *geïsoleerde complexen en ritmen met lage of normale frequentie* kan bij *craniocaudale (anterograde) atriale activatie* en een aantoonbare relatie tussen P-top en QRS-complex worden aangenomen dat de impuls hoog in het rechter- of linkeratrium ontstaat. Nader onderscheid tussen een oorsprong rechts of links geschiedt aan de hand van de kenmerken van de P-top in aVR en aVL.

Bij *caudocraniale (retrograde atriale activatie)* zijn er verschillende mogelijkheden. De impuls kan afkomstig zijn laag uit het rechter- of linkeratrium, uit de AV-junction of uit een van de ventrikels met retrograde atriale activatie via de AV-knoop. Het onderscheid tussen deze drie mogelijkheden is gebaseerd op de volgende overwegingen:

- Bij een oorsprong van de impuls laag uit het rechter- of linkeratrium zal de atriale activatie excentrisch plaatsvinden, van rechts naar links of omgekeerd. Deze bevinding sluit een oorsprong van de atriale impuls in de AV-knoop uit. Ook een oorsprong van de impuls in de ventrikel met retrograde geleiding via de AV-knoop kan worden uitgesloten.
- Onderscheid tussen prikkelvorming in de AV-junction of in een van de ventrikels met retrograde atriale activatie via de AV-knoop is gebaseerd op de afstand van de P-top tot het voorafgaande QRS-complex en de morfologische kenmerken van het QRS-complex. In beide gevallen zal de P'-top negatief zijn in II, III en aVF en positief in aVR en aVL, als bewijs voor symmetrische caudocraniale activatie van het rechter- of linkeratrium vanuit het gebied van de AV-knoop. Bij een oorsprong in de AV-junction zit de P'-top in typische gevallen pal voor, in, of pal achter het QRS-complex.
- Bij ventriculaire impulsvorming met retrograde atriale activatie daarentegen zit de P-top altijd achter en meestal los van het QRS-complex, dat als regel breed is.

4. Bepaal de breedte en analyseer de vorm van het QRS-complex.
Wanneer het om welke reden dan ook niet mogelijk is de relatie tussen P-toppen en QRS-complexen vast te stellen, kan een analyse van de kenmerken van het QRS-complex belangrijke informatie verschaffen. Zoals eerder besproken (zie ◘ Figuur 4.13a en ◘ e) wijst een smal QRS-complex (< 0,12 sec.) op vrijwel simultane activatie van de beide ventrikels via de linker- en rechterbundeltak. Dit is een gemeenschappelijk kenmerk van alle vormen van supraventriculaire impulsvorming en van orthodrome AV-re-entrytachycardieën met intacte intraventriculaire geleiding. Een breed QRS-complex (≥ 0,12 sec.) wijst op asynchrone activatie van de linker- en rechterhartkamer. Dit is een typisch kenmerk van ventriculaire prikkelvorming, maar kan in aanwezigheid van een functioneel of structureel bundeltakblok ook bij supraventriculaire en atrioventriculaire impulsvorming worden gezien. Door gebruik te maken van de morfologische kenmerken van het QRS-complex is het vrijwel altijd mogelijk te bepalen of men met supraventriculaire of ventriculaire impulsvorming te maken heeft (zie ◘ Tabel 5.5 en ◘ Tabel 5.6).

5. Ga zo nodig de effecten na van sinuscaroticusmassage of de Valsalva-manoeuvre.
Voor de diagnostische informatie die uit deze vagale manoeuvres kan worden verkregen wordt verwezen naar ▶ par. 5.10.5. Deze tests zijn in het bijzonder aangewezen bij tachycardieën, maar kunnen ook van nut zijn bij normale hartfrequenties, wanneer het op andere wijze niet goed mogelijk is de feitelijke relatie tussen P-toppen en QRS-complexen vast te stellen.

6. Bepaal de kenmerken van de prikkelgeleiding.
Nadat de oorsprongsplaats van de impulsen is vastgesteld moet men de kenmerken van de prikkelgeleiding analyseren. Dit dient plaats te vinden voor de geleiding van het vurend focus (pacemaker) naar het omliggende myocard en voor de intra-atriale, atrioventriculaire

en intraventriculaire geleiding. Doorgaans wordt de exit-, intra-atriale en intraventriculaire geleiding echter alleen expliciet beschreven wanneer deze gestoord is.
7. *Stel nu de diagnose van het hartritme* door de plaats van prikkelvorming te combineren met de regelmaat en frequentie van prikkelvorming en aanduiding van de kenmerken van de prikkelgeleiding.

## Literatuur

1. Wit AL, Cranefield PF. Triggered activity in cardiac muscle fibers of the simian mitral valve. Circ Res 1976;38:85-98.
2. Cabo C, Wit AL. Cellular electrophysiologic mechanisms of cardiac arrhythmias. Cardiol Clin 1997;15:517-38.
3. Gorgels AP, De WB, Beekman HD, Dassen WR, Wellens HJ. Triggered activity induced by pacing during digitalis intoxication: observations during programmed electrical stimulation in the conscious dog with chronic complete atrioventricular block. Pacing Clin Electrophysiol 1987;10:1309-21.
4. Wellens HJ, Brugada P, Farre J. Ventricular arrhythmias: mechanisms and actions of antiarrhythmic drugs. Am Heart J 1984;107:1053-7.
5. Allessie MA, Bonke FI, Schopman FJ. Circus movement in rabbit atrial muscle as a mechanism of tachycardia. III. The "leading circle" concept: a new model of circus movement in cardiac tissue without the involvement of an anatomical obstacle. Circ Res 1977;41:9-18.
6. de Bakker JM, van Capelle FJ, Janse MJ, Tasseron S, Vermeulen JT, de JN, et al. Slow conduction in the infarcted human heart. 'Zigzag' course of activation. Circulation 1993;88:915-26.
7. Heart rate variability. Standards of measurement, physiological interpretation, and clinical use. Task Force of the European Society of Cardiology and the North American Society of Pacing and Electrophysiology. Eur Heart J 1996;17:354-81.
8. Pellegrini CN, Scheinman MM. Epidemiology and definition of inappropriate sinus tachycardia. J Interv Card Electrophysiol 2015 Aug 27.
9. Robles de Medina EO, Wilde A. Sinus bradycardia, sinus arrest and sinoatrial exit block. Zipes DP, Jalife J [Eds]. Cardiac Electrophysiology: From cell to bedside. 2000;447-450. W.B. Saunders Company Philadelphia
10. Brignole M, Auricchio A, Baron-Esquivias G, Bordachar P, Boriani G, Breithardt OA, et al. 2013 ESC Guidelines on cardiac pacing and cardiac resynchronization therapy: the Task Force on cardiac pacing and resynchronization therapy of the European Society of Cardiology (ESC). Developed in collaboration with the European Heart Rhythm Association (EHRA) 1. Eur Heart J 2013;34:2281-329.
11. Ferrer MI. The sick sinus syndrome. 1. Circulation 1973;47:635-41.
12. Ewy GA. Sick sinus syndrome: synopsis. J Am Coll Cardiol 2014;64:539-40.
13. Wellens HJ, Conover M B. Digitalis-induced emergencies. The ECG in emergency decision making, 139-159. 1992. WB Saunders Company Philadelphia USA.
14. Blomstrom-Lundqvist C, Scheinman MM, Aliot EM, Alpert JS, Calkins H, Camm AJ, et al. ACC/AHA/ESC guidelines for the management of patients with supraventricular arrhythmias–executive summary. a report of the American college of cardiology/American heart association task force on practice guidelines and the European society of cardiology committee for practice guidelines (writing committee to develop guidelines for the management of patients with supraventricular arrhythmias) developed in collaboration with NASPE-Heart Rhythm Society. J Am Coll Cardiol 2003;42:1493-531.
15. Kannel WB, Wolf PA, Benjamin EJ, Levy D. Prevalence, incidence, prognosis, and predisposing conditions for atrial fibrillation: population-based estimates. Am J Cardiol 1998;82:2 N-9 N.
16. Bootsma BK, Hoelsen AJ, Strackee J, Meijler FL. Analysis of R-R intervals in patients with atrial fibrillation at rest and during exercise. Circulation 1970;41:783-94.
17. Goldberger JJ, Arora R, Green D, Greenland P, Lee DC, Lloyd-Jones DM, et al. Evaluating the Atrial Myopathy Underlying Atrial Fibrillation: Identifying the Arrhythmogenic and Thrombogenic Substrate. Circulation 2015;132:278-91.
18. Allessie MA, Kirchhof CJ, Konings KT. Unravelling the electrical mysteries of atrial fibrillation. Eur Heart J 1996;17 Suppl C:2-9.
19. Haissaguerre M, Jais P, Shah DC, Takahashi A, Hocini M, Quiniou G, et al. Spontaneous initiation of atrial fibrillation by ectopic beats originating in the pulmonary veins. N Engl J Med 1998;339:659-66.

20. Wijffels MC, Kirchhof CJ, Dorland R, Allessie MA. Atrial fibrillation begets atrial fibrillation. A study in awake chronically instrumented goats. Circulation 1995;92:1954-68.
21. Heidbuchel H, Verhamme P, Alings M, Antz M, Diener HC, Hacke W, et al. Updated European Heart Rhythm Association Practical Guide on the use of non-vitamin K antagonist anticoagulants in patients with non-valvular atrial fibrillation. Europace 2015;17:1467-507.
22. Heidbuchel H, Verhamme P, Alings M, Antz M, Hacke W, Oldgren J, et al. EHRA practical guide on the use of new oral anticoagulants in patients with non-valvular atrial fibrillation: executive summary. Eur Heart J 2013;34:2094-106.
23. Rockson SG, Albers GW. Comparing the guidelines: anticoagulation therapy to optimize stroke prevention in patients with atrial fibrillation. J Am Coll Cardiol 2004;43:929-35.
24. Beckerman J, Mathur A, Stahr S, Myers J, Chun S, Froelicher V. Exercise-induced ventricular arrhythmias and cardiovascular death. Ann Noninvasive Electrocardiol 2005;10:47-52.
25. O'Neill JO, Young JB, Pothier CE, Lauer MS. Severe frequent ventricular ectopy after exercise as a predictor of death in patients with heart failure. J Am Coll Cardiol 2004;44:820-6.
26. Priori SG, Blomstrom-Lundqvist C, Mazzanti A, Blom N, Borggrefe M, Camm J, et al. 2015 ESC Guidelines for the management of patients with ventricular arrhythmias and the prevention of sudden cardiac death: The Task Force for the Management of Patients with Ventricular Arrhythmias and the Prevention of Sudden Cardiac Death of the European Society of Cardiology (ESC)Endorsed by: Association for European Paediatric and Congenital Cardiology (AEPC). Eur Heart J 2015;36:2793-867.
27. Kurita T, Ohe T, Marui N, Aihara N, Takaki H, Kamakura S, et al. Bradycardia-induced abnormal QT prolongation in patients with complete atrioventricular block with torsades de pointes. Am J Cardiol 1992;69:628-33.
28. Belhassen B, Viskin S. Idiopathic ventricular tachycardia and fibrillation. J Cardiovasc Electrophysiol 1993;4:356-68.
29. van Hemel NM, Kingma JH. A patient in whom self-terminating ventricular fibrillation was a manifestation of myocardial reperfusion. Br Heart J 1993;69:568-71.
30. Wever EF, Hauer RN, Oomen A, Peters RH, Bakker PF, Robles de Medina EO. Unfavorable outcome in patients with primary electrical disease who survived an episode of ventricular fibrillation. Circulation 1993;88:1021-9.
31. Robles de Medina EO, Delmar M, Sicouri S, Jalife J. Modulated parasystole as a mechanism of ventricular ectopic activity leading to ventricular fibrillation. Am J Cardiol 1989;63:1326-32.
32. Peters KG, Kienzle MG. Severe cardiomyopathy due to chronic rapidly conducted atrial fibrillation: complete recovery after restoration of sinus rhythm. Am J Med 1988;85:242-4.
33. Prinzen FW, Vernooy K, De Boeck BW, Delhaas T. Mechano-energetics of the asynchronous and resynchronized heart. Heart Fail Rev 2011;16:215-24.
34. Seidl K, Rameken M, Breunung S, Senges J, Jung W, Andresen D, et al. Diagnostic assessment of recurrent unexplained syncope with a new subcutaneously implantable loop recorder. Reveal-Investigators. Europace 2000;2:256-62.
35. Robles de Medina E.O, Wever EF. Use of clincial data,vagal maneuvresand drugs for differentiating tachy-arrhythmias. ACC Curr J Rev March/April 24-26 Schwarz K,Carrier L et al. Circulation 91, 532-540. 1995.
36. Belardinelli L, Linden J, Berne RM. The cardiac effects of adenosine. Prog Cardiovasc Dis 1989;32:73-97.
37. Chew HC, Lim SH. Verapamil for ventricular tachycardia. Am J Emerg Med 2007;25:572-5.
38. Wellens HJ, Braat S, Brugada P, Gorgels AP, Bar FW. Use of procainamide in patients with the Wolff-Parkinson-White syndrome to disclose a short refractory period of the accessory pathway. Am J Cardiol 1982;50:1087-9.

# Myocardischemie en myocardinfarct

Elektrocardiografie is de onderzoekstechniek bij uitstek voor patiënten met cardiale ischemie. Het ECG wordt op velerlei manieren toegepast bij ischemische syndromen: bijvoorbeeld bij de inspanningstest voor het evalueren van thoracale klachten; als twaalf-afleidingen-ECG bij de diagnostiek van pijn op de borst op de eerste (hart)hulp, bij acute ischemie om het hartritme te monitoren in de ambulance en op de hartbewakings- en intensive care afdeling; voor ambulante monitoring door middel van telemetrie of Holter-registratie ter opsporing van ischemische episoden of hartritmeproblemen. Bij acute coronairsyndromen is het ECG van grote waarde voor het opsporen van ST-elevatie (STEMI) en non-ST-elevatiemyocardinfarct (NSTEMI), voor de risicoschatting door plaats, ernst en uitgebreidheid vast te stellen, voor monitoring van (vaak levensbedreigende) ritme- en geleidingstoornissen; voor het vaststellen van de behandeling en het effect ervan en van de uiteindelijke schade aan het myocard.

Met de komst van nieuwe pathofysiologische inzichten en van revascularisatiemogelijkheden bij (dreigende) afsluiting van een coronairvat, zoals trombolytische therapie en percutane coronaire interventie (PCI), is de elektrocardiografie mee geëvolueerd. Daardoor blijft het ECG, ondanks de komst van diverse beeldvormende technieken, een onmisbaar diagnosticum.

6.1     Inleiding – 165

6.2     **Myocardischemie – 167**
6.2.1   ECG-patronen bij ischemie – 167
6.2.2   Subendocardiale ischemie – 169
6.2.3   Transmurale ischemie, STEMI – 173
6.2.4   Gradering van de ernst van de ischemie – 181
6.2.5   Acute ischemie bij een verbreed QRS-complex – 182
6.2.6   Coronairspasme – 184
6.2.7   Het Tako-Tsubo-syndroom – 184

6.3     **De verschillende mechanismen van ST-depressie – 185**

| | | |
|---|---|---|
| 6.4 | Ischemie zonder ST-deviatie – 186 | |
| 6.5 | Ischemische ECG-veranderingen buiten het ST-segment – 187 | |
| 6.6 | Beloop van het ECG bij een STEMI, bepaling van plaats en grootte van het acute myocardinfarct – 188 | |
| 6.6.1 | Het hoge ramus descendens anterior (LAD) syndroom – 190 | |
| 6.6.2 | Myocardruptuur na STEMI – 192 | |
| 6.7 | Ritme- en geleidingstoornissen bij acute ischemie – 192 | |
| 6.7.1 | Geleidingstoornissen bij RCA- of CX-laesies – 193 | |
| 6.7.2 | Distale geleidingstoornissen – 194 | |
| 6.7.3 | Tachycardieën – 196 | |
| 6.8 | Elektrocardiografische tekenen van reperfusie – 197 | |
| 6.9 | ECG-indicatoren voor het schatten van de uitgebreidheid van het ischemische proces – 199 | |
| 6.10 | Differentiële diagnose van ST-segment- en T-topafwijkingen – 200 | |
| 6.11 | Pseudo-infarctpatronen – 201 | |
| | Literatuur – 201 | |

## 6.1 Inleiding

Ischemie van het myocard ontstaat wanneer er een verstoorde balans is tussen de $O_2$-vraag van het myocard en het $O_2$-aanbod. De myocardiale $O_2$-*vraag* wordt bepaald door de hartfrequentie, de bloeddruk en de contractiliteit van het hart. Het $O_2$-*aanbod* wordt hoofdzakelijk bepaald door de coronaire doorstroming, die op haar beurt afhankelijk is van de bloeddruk, de weerstand in het coronaire vaatbed en de duur van de diastole. In aanwezigheid van een hemodynamisch belangrijke (> 70%) atherosclerotische vernauwing in één van de grote, epicardiale takken van het coronaire systeem zal de doorstroming van dit vat beperkt zijn. Onder omstandigheden die gekenmerkt zijn door een toegenomen $O_2$-vraag kan daardoor een discrepantie tussen $O_2$-vraag en -aanbod optreden, met als gevolg ischemie van het deel van het myocard dat door het vernauwde bloedvat wordt verzorgd. De toename van de $O_2$-vraag kan immers niet voldoende worden gecompenseerd door een toename van de coronaire doorstroming.

Een discrepantie tussen $O_2$-vraag en -aanbod kan ook ontstaan wanneer de coronaire doorstroming afneemt, bijvoorbeeld als gevolg van een spasme van of trombose in een coronaire arterie. Een toename van de coronaire vaattonus kan het hemodynamisch effect van een atherosclerotische vernauwing ook ongunstig beïnvloeden, waardoor reeds bij geringe toename van de $O_2$-vraag myocardischemie kan ontstaan. Een tachycardie heeft een dubbel ongunstig effect, doordat enerzijds de $O_2$-vraag toeneemt, terwijl anderzijds, door verkorting van de diastole, de tijd die beschikbaar is voor de coronaire doorstroming afneemt. De pathofysiologische mechanismen van myocardischemie zijn weergegeven in ◘ Figuur 6.1.

In ◘ Figuur 6.1 zijn de omstandigheden die tot myocardischemie kunnen leiden aangegeven. De ischemie kan symptomatisch of asymptomatisch zijn. Symptomatische ischemie kan zich uiten in angina pectoris, instabiele angina pectoris, een hartinfarct, ventriculaire ritmestoornissen of decompensatio cordis. Asymptomatische of stille ischemie wordt gekenmerkt door objectieve tekenen van myocardischemie – bijvoorbeeld in het ECG – zonder dat de patiënt daarvan iets merkt.

*Klassieke angina pectoris* berust op perioden van voorbijgaande myocardischemie die secundair is aan een toename van de $O_2$-vraag, meestal als gevolg van lichamelijke inspanning of een heftige emotie, bij een patiënt met een verminderde coronaire doorstromingsreserve als gevolg van een hemodynamisch belangrijke coronaire stenose. Zulke aanvallen zijn dan ook het beste te detecteren met behulp van een inspannings-ECG, of een ambulante langdurige ECG-registratie (Holter-ECG). Deze kenmerkt zich door een horizontale of aflopende ST-segmentdaling (zgn. ischemische ST-daling) (◘ Figuur 6.2). Minder typisch is een ST-depressie met oplopend ST-segment. De ST-depressie wordt gemeten aan de positie van het J-punt (zie ◘ Figuur 3.1) ten opzichte van het einde van het PQ-segment dat als referentiepunt dient. De ST-depressie is horizontaal wanneer deze 80 ms na het J-punt nog op hetzelfde niveau ligt, en aflopend wanneer de depressie 80 ms na het J-punt meer bedraagt dan de depressie van het J-punt. Een ischemische ST-depressie kan als significant worden beschouwd wanneer deze in rust ≥ 0,5 mm bedraagt. Bij inspanningsonderzoek wordt een ischemische ST-daling van 1 mm of meer als criterium voor een positieve test gehanteerd. De ST-depressie in het rust-ECG, tijdens of kort na een episode van pijn op de borst (of een mogelijke angina pectoris-equivalent) geregistreerd, kan gering zijn (< 0,5 mm) en is soms pas goed te herkennen bij vergelijking met een ECG dat in afwezigheid van pijn op de borst is geregistreerd. Het voorbijgaande karakter van de ST-depressie en de samenhang met het klachtenpatroon zijn essentiële voorwaarden voor een correcte interpretatie van zulke subtiele ECG-veranderingen.

Wanneer een angina pectoris-aanval in rust optreedt en lang aanhoudt, zal men doorgaans in de gelegenheid zijn tijdens de klacht een standaard-ECG te registreren. Wanneer angina

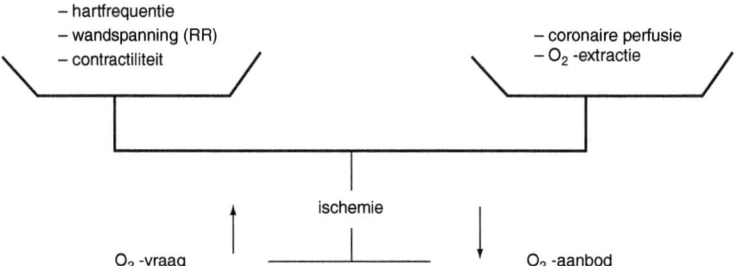

☐ **Figuur 6.1** Pathofysiologische mechanismen van myocardischemie. Myocardischemie ontstaat wanneer de $O_2$-vraag van het myocard niet in evenwicht is met het $O_2$-aanbod. Dit kan het gevolg zijn van een toename in de $O_2$-behoefte of een afname van het $O_2$-aanbod. De determinanten van $O_2$-vraag en $O_2$-aanbod zijn aan de desbetreffende zijde van de weegschaal aangegeven. RR = bloeddruk, als indirecte maat voor de wandspanning.

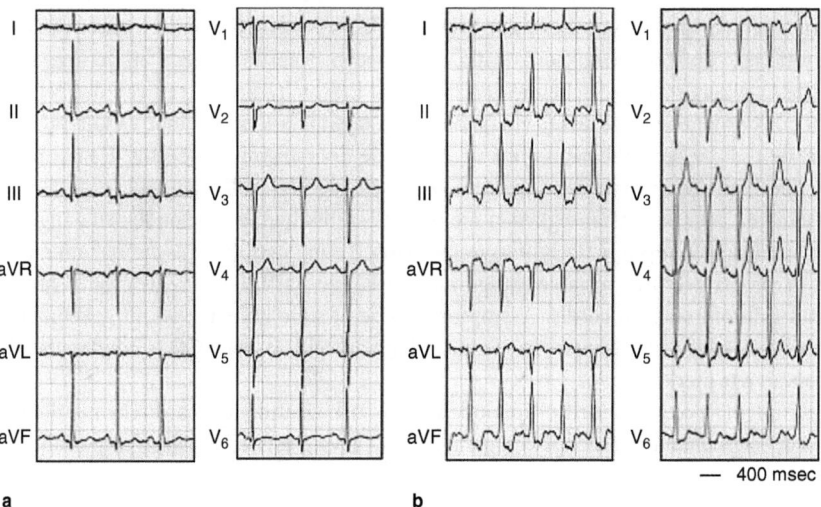

☐ **Figuur 6.2** Twaalf-afleidingen-ECG in staande positie opgenomen, paneel A vóór en paneel B tijdens inspanning. Er is in paneel B duidelijke ST-depressie in meerdere afleidingen en ST-elevatie in aVR en aVL te zien, wijzend op ischemie.

pectoris in rust optreedt, of tijdens fysiek weinig belastende alledaagse activiteiten, of lang aanhoudt en niet gepaard gaat met myocardversterf is er sprake van *instabiele angina pectoris*. Wanneer de ischemie intens is en lang aanhoudt (> 30 min.) en tot myocardnecrose leidt, is sprake van een *myocardinfarct*.

De klinische beelden van instabiele angina pectoris en acuut myocardinfarct worden tegenwoordig collectief aangeduid met de term acute *coronaire syndromen*. De acute coronaire syndromen berusten, anders dan de 'gewone' angina pectoris, meestal op een erosie (oppervlakkige beschadiging) of ruptuur van een atherosclerotische plaque, waardoor zich ter plaatse een trombus vormt die het lumen van de coronaire arterie abrupt geheel of gedeeltelijk afsluit. Bij occlusie van het bloedvat door een trombus ontstaat meestal een acuut hartinfarct. Bij incomplete afsluiting treedt een acute vermindering op van de doorstroming van het desbetreffende deel van het myocard en ontstaat het klinische beeld van instabiele angina pectoris.

Patiënten met angina pectoris of instabiele angina pectoris hebben vaak ook episoden van stille ischemie. Bij langdurige ambulante ECG-registratie is zelfs gebleken dat bij sommige patiënten met angina pectoris ruim 75% van de perioden van ischemie asymptomatisch, dus stil, verloopt.

## 6.2 Myocardischemie

Bij de elektrocardiografie van acute coronairsyndromen kan men de volgende informatie krijgen: *1* de aanwezigheid van ischemie, *2* de ernst van de ischemie, *3* de verantwoordelijke kransslagader en de plaats van de afsluiting daarin, *4* de plaats en grootte van het hartinfarct *5* de aanwezigheid van door de ischemie veroorzaakte ritme- en geleidingsstoornissen, *6* tekenen van (de kwaliteit van) reperfusie.

### 6.2.1 ECG-patronen bij ischemie

De ECG-patronen die het gevolg zijn van ischemie van het myocard worden gekenmerkt door reversibele veranderingen van het ST-segment en de T-top. De veranderingen die ontstaan hangen af van het effect van de ischemie op de actiepotentiaal van het endo- en epicard en de potentiaalgradiënt die als gevolg daarvan ontstaat tussen de ischemische en niet-ischemische cellen. Onder niet-ischemische omstandigheden wordt het lokale elektrogram bepaald door het *1* initiële voltageverschil als gevolg van de activatiegolf van endo- naar epicard, resulterend in een R-golf; *2* hetzelfde voltage tijdens de plateaufase (fase 2) van de endo- en epicardiale actiepotentialen, resulterend in een iso-elektrisch deel; *3* het vroeger repolariseren van de epicardiale actiepotentiaal dan endocardiaal (fase 3), waardoor opnieuw een endo-epicardiaal voltageverschil ontstaat resulterend in een T-top. Deze heeft dezelfde polariteit als de R-golf (◘ Figuur 6.3).

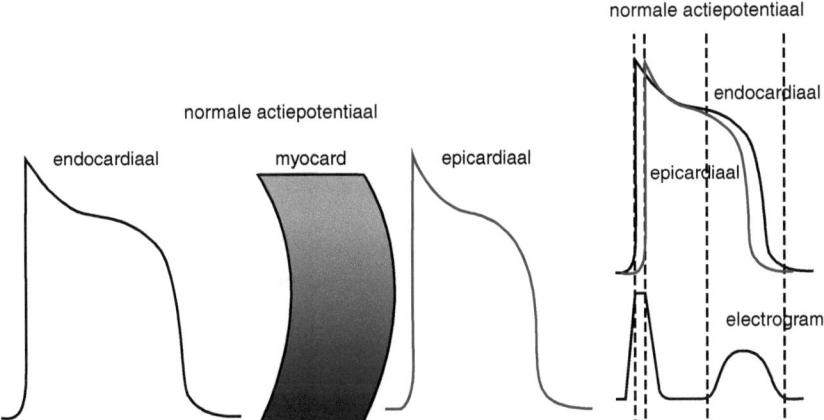

◘ **Figuur 6.3** Links: afbeelding van de endocardiale actiepotentiaal, een myocardsegment van de linkerventrikel en de epicardiale actiepotentiaal. De duur van de epicardiale actiepotentiaal is korter dan van de endocardiale. Rechts: activatie vindt plaats van endo- naar epicardiaal; daardoor ontstaat er een potentiaalverschil: in het elektrogram zichtbaar als een 'R-top', daarna volgt een gelijke plateaufase zonder potentiaalverschil, resulterend in een iso-elektrisch deel in het elektrogram en omdat de epicardiale actiepotentiaal vroeger repolariseert dan de endocardiale een nieuw positief potentiaalverschil, zichtbaar als de 'T-top' in het elektrogram.

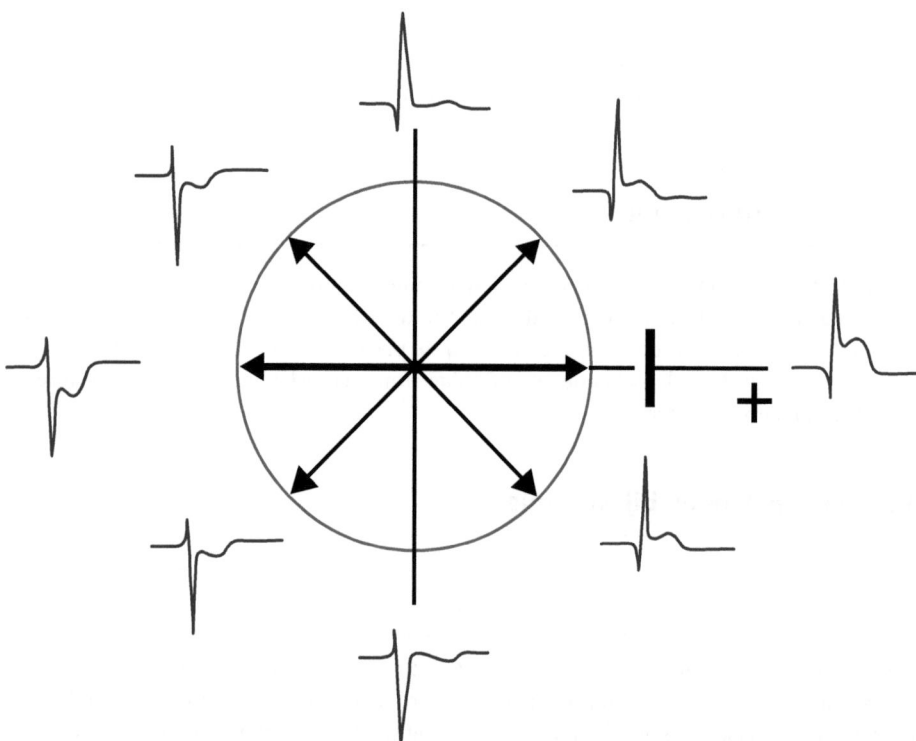

**Figuur 6.4** Infarctlokaties en het ST-segmentgedrag bij transmurale ischemie, zoals dat door de getekende positieve elektrode wordt geregistreerd: ST-elevatie in de hemi-cirkel aan de zijde van de elektrode, ST-depressie in de hemi-cirkel tegenover de elektrode, geen ST-deviatie aan de zijden loodrecht op de elektrode, afname van de ST-segmentdeviatie op plaatsen met een hoek ten opzichte van de elektrode. Net als bij de QRS-vector, is de richting te bepalen door uit te gaan van de afleiding waar het ST-segment iso-elektrisch is. De ST-vector staat loodrecht op deze afleiding en wijst in de richting van de afleidingen met ST-elevatie. De ST-vector wijst nu naar het gebied met de meeste ischemie en de hoogte van ST-elevatie wijst op de mate van ischemie.[2] (Met toestemming van Elsevier Inc.)

Naarmate de ischemie toeneemt treden veranderingen op in de T-top, het ST-segment en het QRS-complex. ST-elevatie is kenmerkend voor transmurale ischemie (acuut myocardinfarct) en wordt tegenwoordig STEMI (ST-elevatie myocardinfarct)[1] genoemd. Het ST-segmentgedrag bij STEMI is afhankelijk van de plaats van de elektrode ten opzichte van het ischemische gebied (zie ◨ figuur 6.4). Acute coronairsyndromen zonder (voldoende) ST-elevatie worden non-STEMI genoemd.[1] Vaak zijn er wel T-topveranderingen en/of ST-depressie. ST-depressie kan een uiting zijn van subendocardiale ischemie, maar ook van ST-elevatie aan de overzijde van de positieve elektrode, en wordt dan beschouwd als een STEMI-equivalent (zie ▶ par. 6.2.3).

ST-deviatierichting (ischemievector)[2]: de term 'ischemievector' houdt de richting en grootte van de ST-segmentdeviatie in gedurende een episode van acute ischemie.

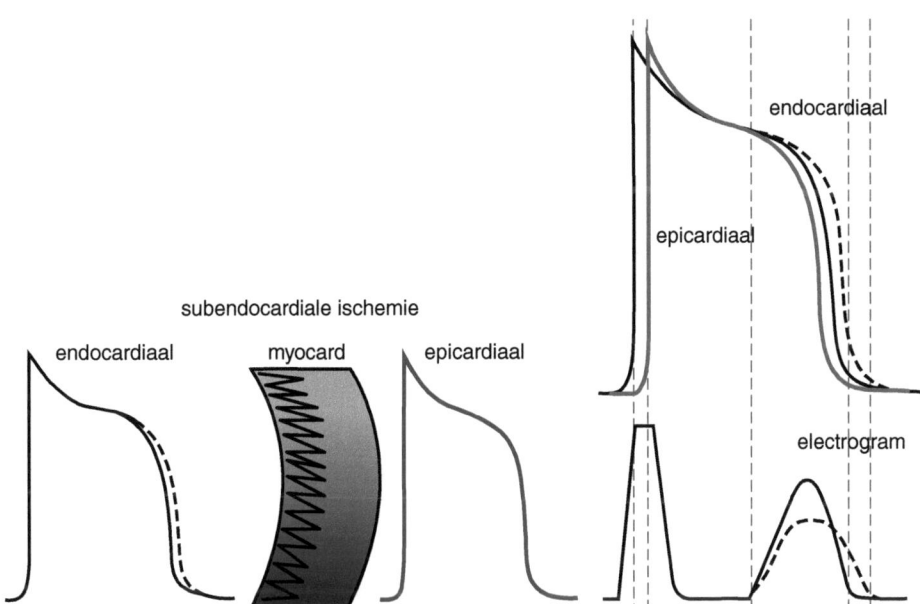

**Figuur 6.5** Acute subendocardiale ischemie. Door verkorting van de endocardiale actiepotentiaal zal de T-top korter en spitser worden.

## 6.2.2 Subendocardiale ischemie

De binnenlagen van het hart zijn het slechtst doorbloed, omdat de perfusie van het myocard van epicardiaal naar endocardiaal en tegen de intraventriculaire druk in plaatsvindt. De coronaire arteriën liggen immers epicardiaal.

Non-STEMI: deze coronairsyndromen gaan vaak gepaard met een minder ernstig beloop, zoals korter durende of spontaan verdwijnende pijn op de borst, normalisering van het ECG, en minder of geen cardiale enzymstijging. Daarom is de diagnostische en therapeutische benadering meestal minder agressief en invasief dan bij STEMI-patiënten. Echter, ook de non-STEMI-categorie omvat hoogrisicogroepen, zoals 1 linkerhoofdstamstenosis, proximaal 3-vatslijden, occlusie van een omleiding bij een status na coronairchirurgie; 2 proximale kritische stenose in de ramus descendens anterior (RDA), het hoge LAD-syndroom, zie verder; 3 acute infarcten in de achterwand (STEMI-equivalent); 4 regionale subendocardiale ischemie [3]: veroorzaakt spitse T-toppen en ST-depressie.

### Regionale subendocardiale ischemie

Indien een coronairvat niet geheel is afgesloten of er collaterale circulatie aanwezig is of preconditioning van het myocard bestaat, kan de ischemie alleen aanwezig zijn in het subendocardiale myocard. Daarbij blijft de epicardiale actiepotentiaal dan onveranderd maar de endocardiale actiepotentiaal zal bij matige ischemie in eerste instantie verkorten (Figuur 6.5). Hierdoor ontstaan spitse T-toppen in de afleidingen boven het ischemische gebied (Figuur 6.6).

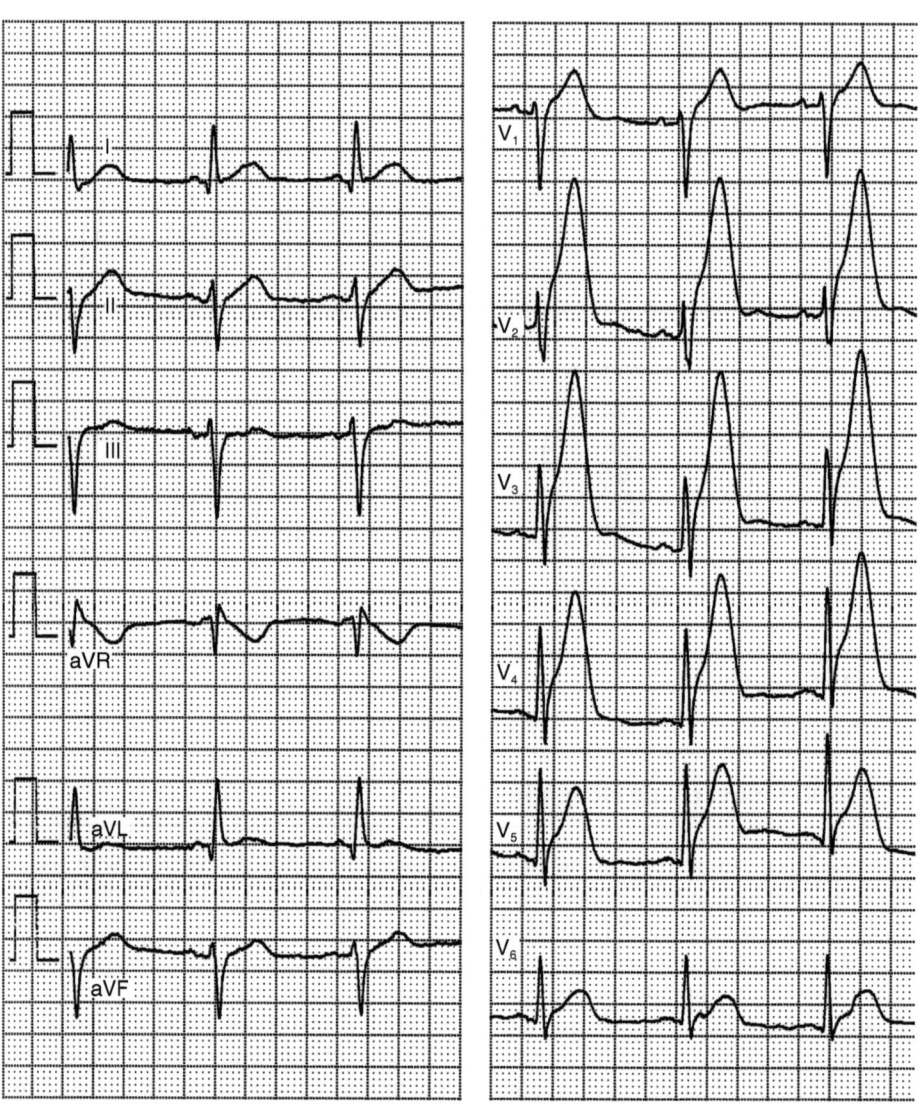

**Figuur 6.6** Acute subendocardiale ischemie van de voorwand. Let op de hoge spitse T-toppen in V1-V5. Dit ECG toont tevens een linker anterior fasciculairblok dat als complicatie van ischemie van de voorwand kan optreden.

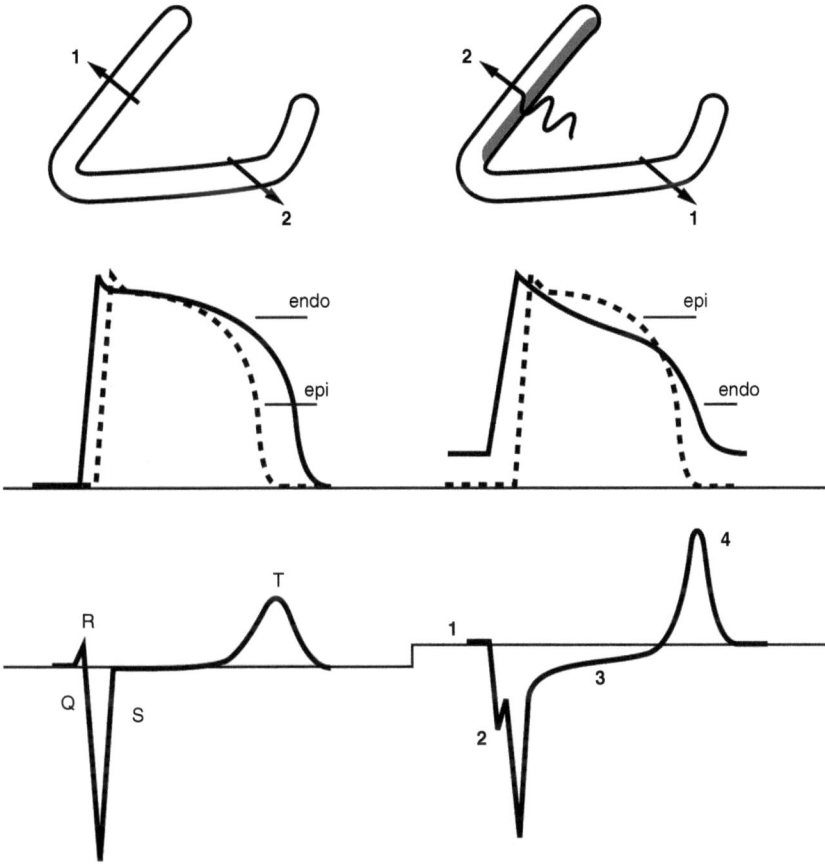

◘ **Figuur 6.7** Subendocardiale ischemie: linkerpaneel van boven naar beneden: sagittale doorsnede door de linkerventrikel waarbij eerst het septum/voorwand wordt geactiveerd (1) en vervolgens de infero/laterale en basale delen (2), resulterend in het rS-complex in het elektrogram (onder). Het QRS-complex, iso-elektrische ST-segment en positieve T-top ontstaan als resultante van de epi-endocardiale voltageverschillen: paneel links-midden. Het rechterpaneel laat de veranderingen zien als gevolg van subendocardiale ischemie in het septum/voorwanddeel (grijs gebied). Lokaal is er diastolische depolarisatie, zakken van de endocardiale plateaufase en vroegere repolarisatie (paneel rechts-midden). De hierdoor ontstane lokale geleidingsvertraging verandert de activatiesequentie waardoor het QRS-complex begint met een Q (2) gevolgd door een notch. De diastolische depolarisatie en het inzakken van de plateaufase veroorzaken ST-depressie in het elektrogram (3) en de verkorte repolarisatieduur van het endocard een spitse T-top (4). (Met toestemming van Elsevier Inc.)

Bij toename van de subendocardiale ischemie zal er een afname van de plateaufase optreden waardoor een epi-endocardiale gradiënt en dus ST-depressie in het elektrogram ontstaat. Deze kan nog versterkt worden door minder negatief worden van de diastolische fase (fase 4) van de actiepotentiaal (◘ Figuur 6.7 en 6.8).[4]

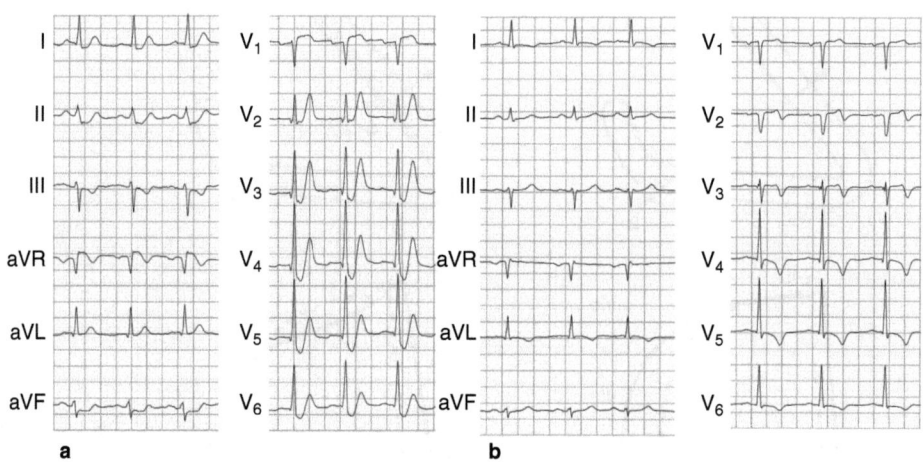

**Figuur 6.8** Twaalf-afleidingen-ECG tijdens anteroseptale subendocardiale ischemie bij een kritische proximale RDA-stenose (paneel A) en na PCI (paneel B)[2], zie tekst en  Figuur 6.7 [2]. (Met toestemming van Elsevier Inc.)

## Globale subendocardiale ischemie

Hoofdstamstenose of 3-vatslijden: een van de meest kritische toestanden in de klinische cardiologie is ischemie ten gevolge van linkerhoofdstamstenose. Meestal is er geen complete afsluiting aanwezig tenzij er collaterale circulatie vanuit de RCA aanwezig is. Vaak bestaan er bij de hoofdstamstenose ook stenosen in de andere vaten. Het herkennen van hoofdstamstenose is belangrijk om de patiënt zo snel mogelijk van de juiste behandelstrategie te kunnen laten profiteren, zoals toepassing van de intra-aortale ballonpomp gevolgd door coronairchirurgie of PCI.

Het karakteristieke ECG bij hoofdstamstenose is hetzelfde als bij proximaal 3-vatslijden.[6] De ischemievector in het frontale vlak wijst typisch naar superior, en niet zelden zelfs naar rechts superior (extreme rechtsas). Dit leidt tot ST-segmentelevatie in aVR en soms in afleiding III, terwijl de andere frontale afleidingen ST-depressie laten zien. V1 toont gewoonlijk ST-elevatie, terwijl de andere precordiale afleidingen ST-depressie tonen: zie  Figuur 6.9. Enige typische kenmerken van het ECG-patroon zijn: *1* ST-depressie in 8 afleidingen of meer, *2* elevatie in aVR en V1, *3* die hoger is in aVR dan in V1, *4* diepe en aflopende ST-depressie in de precordiale afleidingen, het meest uitgesproken in V4-V5, *5* ST-elevatie in III, maar niet in afleiding II.

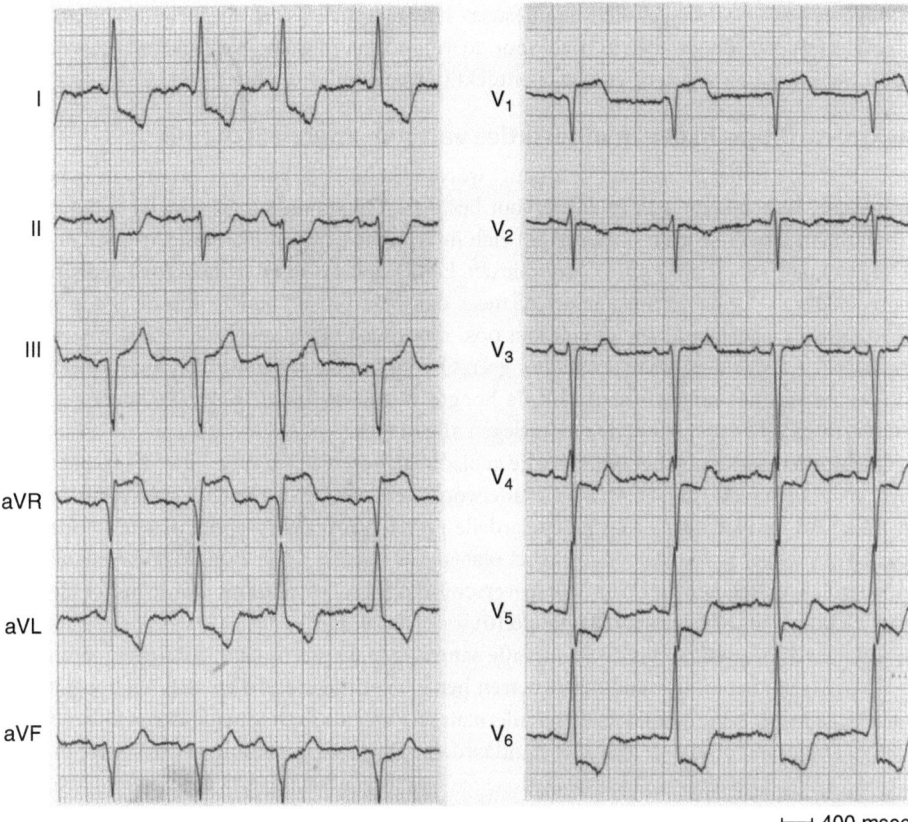

◘ **Figuur 6.9** ECG met typisch patroon van hoofdstamstenose: typische kenmerken van het ECG-patroon zijn: *1* ST-depressie in 8 afleidingen of meer, *2* elevatie in aVR en V1, *3* die hoger is in aVR dan in V1, *4* diepe en aflopende ST-depressie in de precordiale afleidingen, het meest uitgesproken in V4-V5, *5* ST-elevatie in III, maar niet in afleiding II.

### 6.2.3 Transmurale ischemie, STEMI

Myocardinfarct betekent necrose (versterf) van een deel van de hartspier, vrijwel altijd als gevolg van een acute afsluiting van de aan dat gebied gerelateerde coronaire arterie. Een dergelijke afsluiting van de kransslagader ontstaat meestal als gevolg van trombose op een geruptureerde of geërodeerde atherosclerotische plaque. De diagnose van een acuut hartinfarct wordt gesteld wanneer aan ten minste twee van de drie gangbare criteria wordt voldaan:
1. een typische anamnese van pijn of beklemming op de borst die kwalitatief gelijkenis vertoont met angina pectoris, maar heviger is, 30 minuten of langer aanhoudt en vaak gepaard gaat met vegetatieve verschijnselen zoals transpireren, misselijkheid en eventueel braken. De klachten ontstaan vaak in rust of bij normale fysieke activiteiten en reageren niet of slechts partieel op nitroglycerine sublinguaal;
2. een karakteristieke, voorbijgaande stijging van myocardiale enzymen en myocardiale eiwitten in het serum, waaronder een stijging van het Troponine-I of –T en CK-MB-gehalte;
3. typische, evoluerende veranderingen in het ECG.

In ongeveer 25% van de gevallen manifesteert het infarct zich met atypische klachten en in ongeveer 15% van de gevallen zijn er, voor zo ver valt na te gaan, geen klachten geweest en wordt het infarct bij toeval op het ECG ontdekt (zogenaamd 'stil infarct').

## Elektrocardiografische manifestaties van transmurale ischemie

De acute fase van het infarct (eerste 48 uur) wordt gekenmerkt door de tekenen van ischemie, en necrose. Ischemie uit zich zoals hiervoor besproken in veranderingen van de T-top en het ST-segment, terwijl necrose (infarcering) zich in typische gevallen manifesteert in de ontwikkeling van pathologische Q's of QS-complexen. Een Q-golf wordt als pathologisch gedefinieerd wanneer deze ≥ 0,04 seconde duurt of meer dan 25% van de hoogte van de R-top in die afleiding bedraagt. Een kleine Q-golf kan ook abnormaal of pathologisch zijn wanneer deze ontstaat in een afleiding waar normaliter geen Q voorkomt, zoals in de afleidingen V2 en V3. Als gevolg van het infarct neemt ook de hoogte van de R-top af in de afleidingen die het infarctgebied reflecteren en in de naastgelegen afleidingen.

Elektroden gericht op het ischemische gebied registreren ST-elevatie bij acute transmurale myocardischemie (◻ Figuur 6.4). ST-elevatie wordt verklaard door verschillen in vorm, hoogte en duur van de plateaufase van de epicardiale en endocardiale actiepotentialen. Omdat het epicard gevoeliger is voor ischemie zal het plateau tijdens fase 2 hier meer inzakken dan bij de endocardiale actiepotentiaal. Het voltageverschil dat hierdoor ontstaat wordt in het elektrogram zichtbaar als ST-elevatie (◻ Figuur 6.10).

Bij het voorwandinfarct is de ST-elevatie aanwezig in de precordiale afleidingen, tenminste in V2 en V3. Bij het onderwandinfarct betreft het ST-elevatie in II, III en aVF. Bij hooglaterale infarcten zijn I en aVL betrokken en bij inferolaterale V5 en V6. De situatie is moeilijker bij het achterwandinfarct omdat geen enkele standaardafleiding naar deze wand gericht is. De precor-

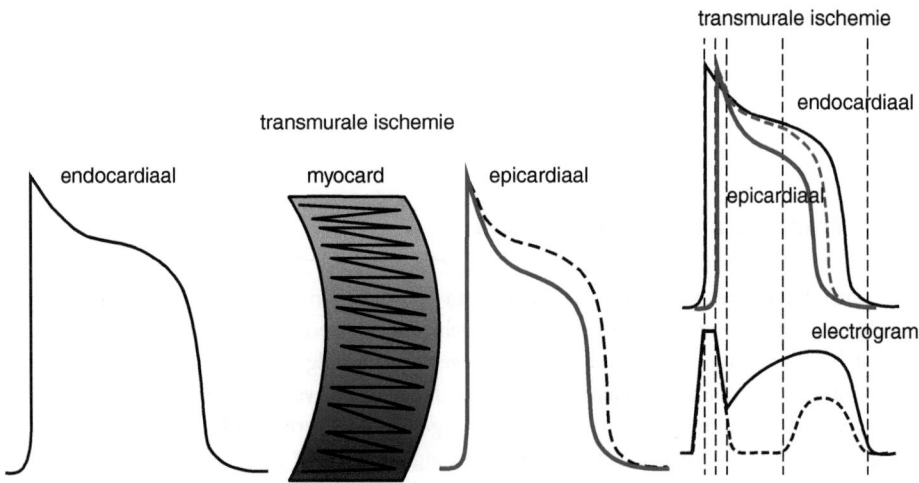

◻ **Figuur 6.10** Vereenvoudigde voorstelling van het ontstaan van ST-elevatie op het oppervlakte-ECG. Het linkerpaneel toont de endocardiale actiepotentiaal, het transmuraal ischemische myocardsegment en de epicardiale actiepotentiaal onder normale (stippellijn) en ischemische omstandigheden. Beide actiepotentialen veranderen door ischemie maar omdat de epicardiale cellen meer gevoelig zijn voor ischemie zal de plateaufase meer inzakken in de epi- dan in de endocardiale actiepotentiaal. In het rechterpaneel zijn beide actiepotentialen over elkaar heen geplaatst (boven). Het potentiaalverschil tijdens de plateaufase veroorzaakt ST-elevatie in het epicardiale elektrogram.

diale afleidingen registreren het tegenovergestelde van ST-elevatie van de achterwand, en dus ST-depressie.

## Acuut voorwandinfarct

De ramus descendens anterior (RDA) doorbloedt het anterieure, basale, apicale, laterale en vaak ook het inferieure deel van de LV en het distale geleidingsysteem. Naarmate de occlusie meer proximaal is, zijn er meer segmenten ischemisch. Door de voorwandischemie wijst de ST-vector in het horizontale vlak naar voren met als gevolg ST-segmentelevatie in V2 en V3. Het ST-segmentgedrag in de andere afleidingen hangt af van de richting van de vector die het resultaat is van de betrokkenheid van de basale versus de apicale en mediale (septale) versus de laterale wand. Het apicale deel is kleiner dan het basale deel (◘ Figuur 6.11).

Een afsluiting voor de eerste septale en diagonale tak leidt tot dominantie van het basale gebied en tot evenwicht tussen de septale en laterale segmenten. In het frontale vlak zal dit resulteren in een vector die naar boven wijst (◘ Figuur 6.11, bovenste paneel). Daarom is er ST-elevatie in aVL en vaak ook in aVR en ST-depressie in de onderwandafleidingen. In het horizontale vlak is de vectorrichting vaak anteromediaal, met ST-elevatie in V1 en ST-depressie in V5 en V6 als gevolg.

Bij een occlusie in het midden van de RDA is er een evenwicht tussen de basale en apicale delen waardoor de ischemievector loodrecht op de driehoek van Einthoven staat. Hierdoor zijn de ST-segmenten in alle afleidingen in het frontale vlak iso-elektrisch (◘ Figuur 6.11, middelste paneel). Bij een distale occlusie zijn alleen de apicale gebieden ischemisch, waardoor de ischemievector naar inferior zal wijzen, met ST-elevatie in II, III en aVF en ST-depressie in aVR en soms in aVL als gevolg (◘ Figuur 6.11, onderste paneel).

In ◘ Tabel 6.1 zijn de ST-segmentveranderingen en ook de bundeltakgeleiding (zie verder) bij het voorwandinfarct samengevat.[7]

◘ **Tabel 6.1** ST-segmentveranderingen en bundeltakgeleiding bij RDA-infarct in relatie tot de afsluiting in het coronairvat

| | |
|---|---|
| RBTB | Proximaal van S1 |
| ST ↑ aVR | Proximaal van S1 |
| ST ↓ II, III, aVF | Proximaal |
| ST = II,III, aVF | Mid |
| ST ↑ II,III, aVF | Distaal |
| ST ↑ V1 > 2.5 mm | Proximaal van S1 |
| ST ↓ V1 | Distaal van S1 |
| ST ↓ V5, V6 | Proximaal van S1 |
| ST ↓ aVL | Distaal van D1 |

D1: eerste diagonaaltak, RBTB: rechter bundeltakblok; S1: eerste septumtak

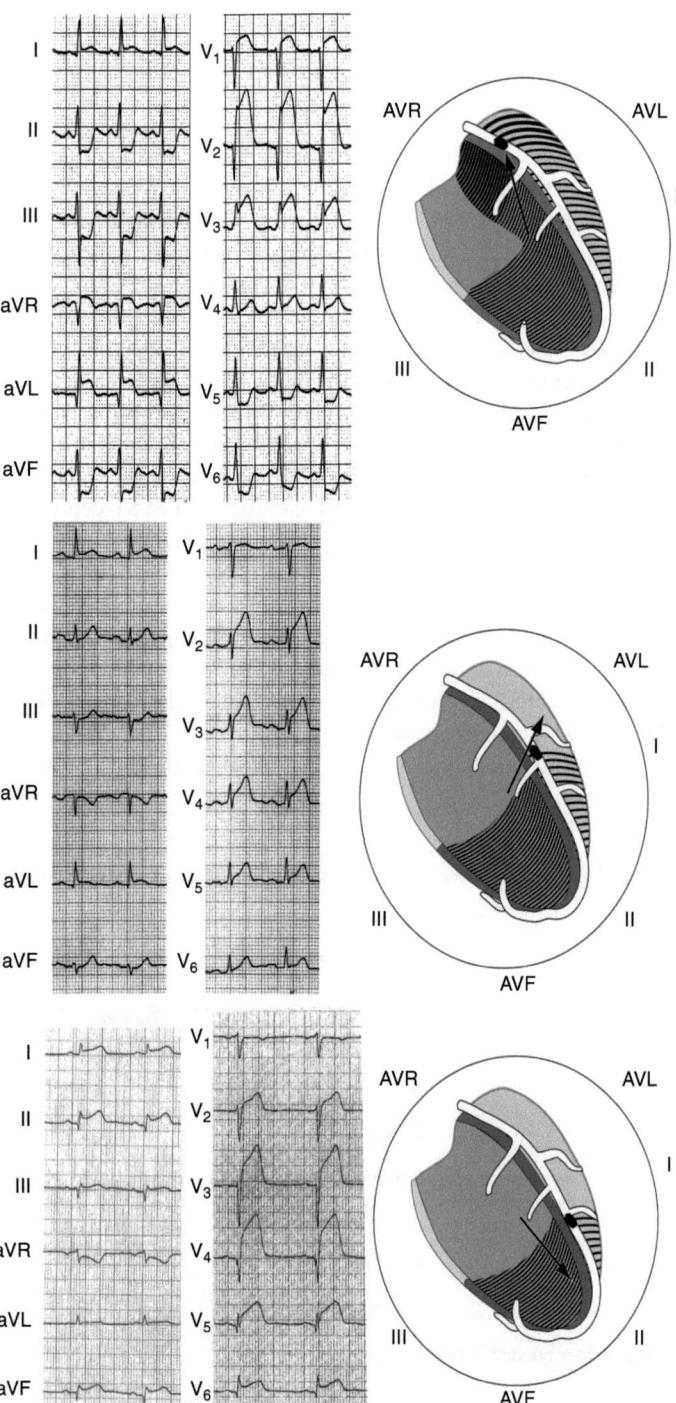

◘ **Figuur 6.11** Acuut voorwandinfarct. Van boven naar beneden is de RDA afgesloten resp. proximaal, mid en distaal. Dit leidt tot verschillen in de richting van de ischemievector en daaruit resulterende andere patronen van ST-elevatie en -depressie. Zie voor meer details de tekst.[2] (Met toestemming van Elsevier Inc.)

## Acuut niet-voorwandinfarct

Dit is een verzamelnaam voor infarcten waarbij de posterieure, inferieure en laterale delen van de linkerventrikel en combinaties zijn aangedaan. De infarctarterie is dan ofwel de rechtercoronairarterie (RCA) of de ramus circumflexus (CX) of een van de zijtakken.

- **RCA- en CX-afsluiting**

Bij een RCA-occlusie is de vectorrichting in het frontale vlak infero-mediaal (◘ Figuur 6.12, linkerpaneel), zichtbaar als ST-elevatie in II, III en aVF, waarbij het ST-segment in III hoger is dan in II, en als ST-depressie in I en aVL.

Bij afsluiting van de CX is de vector in het frontale vlak naar inferolateraal gericht, met ST-elevatie in II, III en aVF, maar nu met II gelijk of hoger dan III en een iso-elektrisch of gestegen ST-segment in I (◘ Figuur 6.12, rechterpaneel). De voorspellende waarde voor de betrokken kransslagader kan verbeterd worden met afleiding V4R, die symmetrisch ten opzichte van V4 op de rechterthoraxhelft wordt aangebracht. Afleiding V4R geeft ook informatie over betrokkenheid van de RV.[8] Bij ST-elevatie is de RCA proximaal dicht (◘ Figuur 6.12, linkerpaneel) en is de RV ischemisch en bij ST depressie is de CX afgesloten (◘ Figuur 6.12, rechterpaneel).

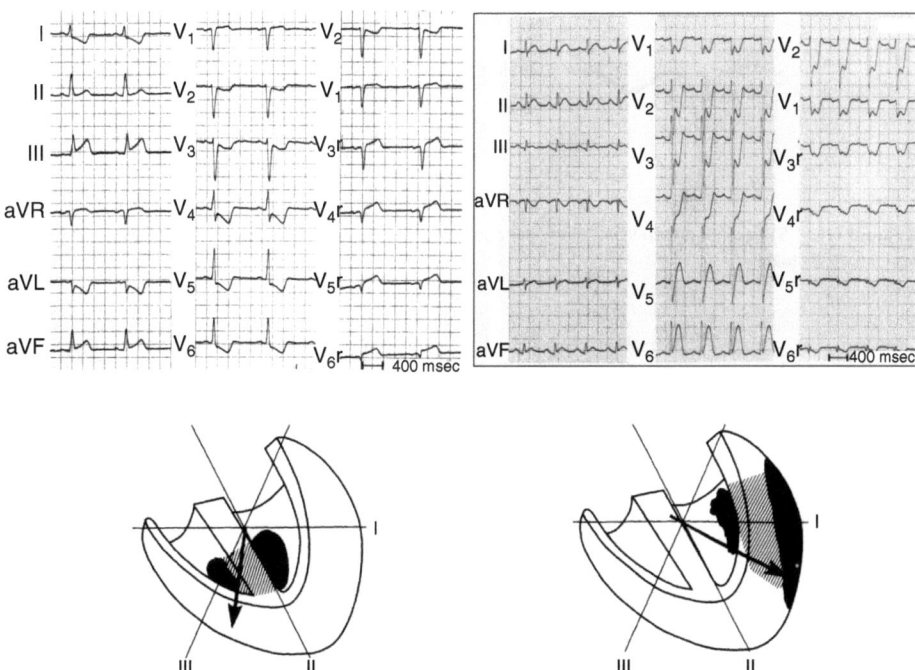

◘ **Figuur 6.12** Schema van acuut onderwandinfarct. Linkerpaneel: de rechterkransslagader is afgesloten; rechterpaneel: de CX is afgesloten. Naast de 12-standaard-ECG-afleidingen zijn de rechter precordiale afleidingen geregistreerd. Zie voor details de tekst.[9]

- **Rechterventrikelbetrokkenheid**

Een rechterventrikelinfarct wordt meestal gezien in combinatie met een onderwandinfarct van de linkerventrikel. Detectie van een rechterventrikelinfarct is van belang omdat het wijst op een groot geïnfarceerd gebied dat met ernstige hemodynamische complicaties gepaard kan gaan.

Een rechterventrikelinfarct wordt gediagnosticeerd wanneer naast het beeld van een onderwandinfarct een ST-elevatie ≥ 1 mm wordt gezien in afleiding V4R of wanneer in afleiding V1 en eventueel V2 tevens ST-elevatie wordt geregistreerd (◘ Figuur 6.13).

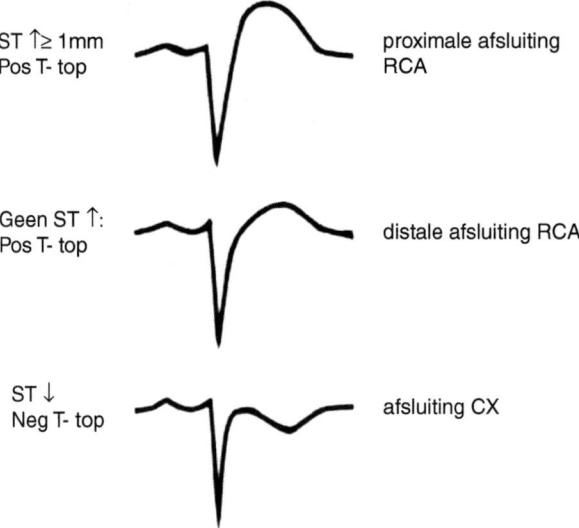

◘ **Figuur 6.13** ST-veranderingen in V4R door een occlusie proximaal of distaal in de RCA of in de CX.[8] Zie verder voor details de tekst.

Ook kan het gebruik van posterieure afleidingen (V7-V9) bijdragen aan het opsporen van achterwandischemie (zie ◘ Figuur 6.14).

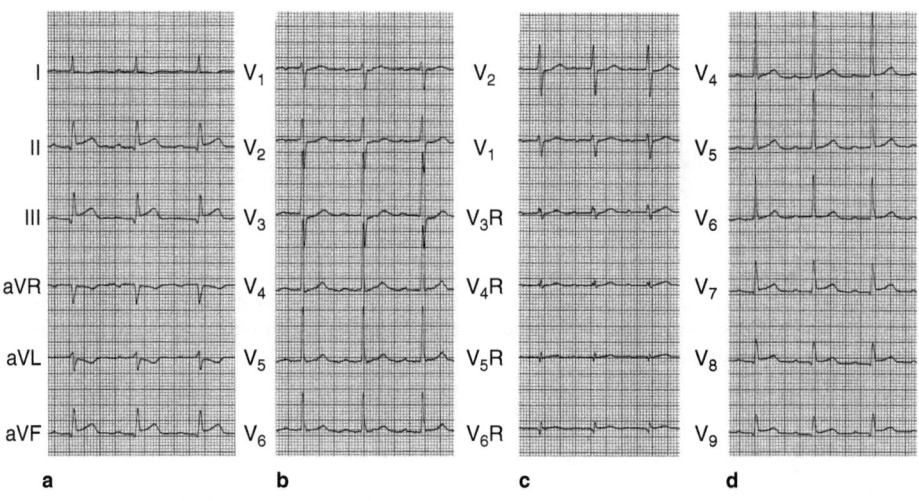

◘ **Figuur 6.14** Onder-achterwandinfarct: standaard-ECG (panelen A en B) met rechts precordiale (paneel C) en posterieure afleidingen (paneel D). Er is een onderwandinfarct te zien met uitbreiding naar de achterwand, gezien de ST-elevatie in V7-V9.

Een occlusie van de CX of een van de zijtakken daarvan leidt ook tot posterolaterale ischemie met tot gevolg ST-depressie in de onderwandafleidingen en precordiaal (◘ Figuur 6.15).

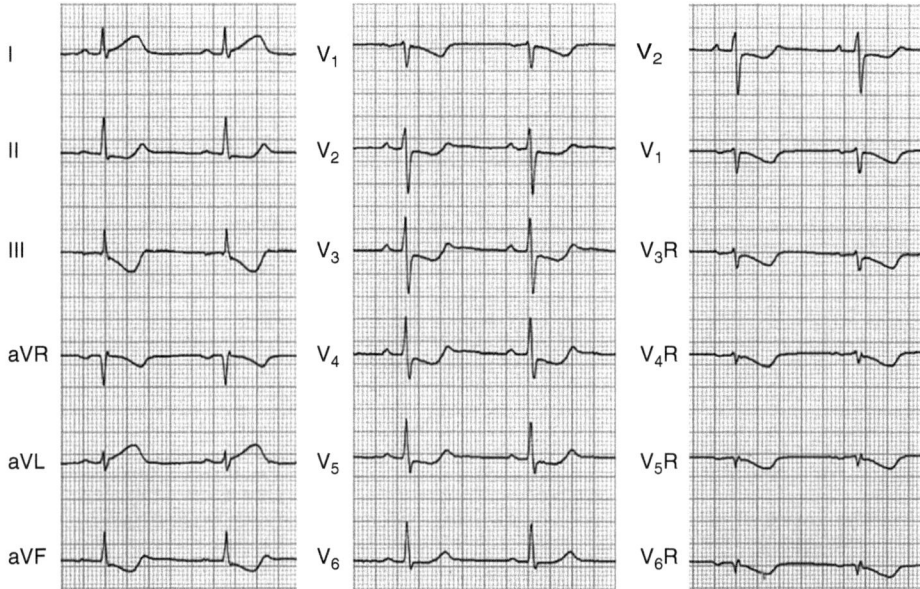

◘ **Figuur 6.15** Afsluiting van posterolateraaltak van de CX. Door de posterolaterale lokalisatie van de ischemie bestaat er in het standaard-ECG vooral ST-depressie en slechts geringe elevatie in I en aVL (STEMI-equivalent). De ST-depressie is het grootst in afleiding III. Omdat dit de reciproke representatie is van ST-elevatie aan de negatieve elektrode, bestaat er dus een basolaterale lokalisatie van de ischemie.

- **Geïsoleerd rechterkamerinfarct** [10]

Als alleen de rechterventrikel ischemisch is, staat de ST-vector naar voren, naar rechts en naar inferior gericht. Naar achter gerichte krachten zoals bij een infero-posterior infarct ontbreken hier, waardoor er ST-elevatie in de precordiale afleidingen kan optreden. Omdat de rechterventrikel ook een inferieur gelokaliseerde structuur is, is er ook enige ST-elevatie in II, III en aVF (◘ Figuur 6.16). Het herkennen van dit ECG-patroon is belangrijk omdat een rechterkamerinfarct verward kan worden met een RDA-infarct. Gewoonlijk is er geen ischemie graad III maar graad II (zie verder). Een geïsoleerd RV-infarct ontstaat in drie mogelijke situaties: een niet-dominante RCA, een collateraal geperfundeerde RCA of een geïsoleerde occlusie van een rechterkamertak. Meestal gaat het dus om kleinere infarcten.

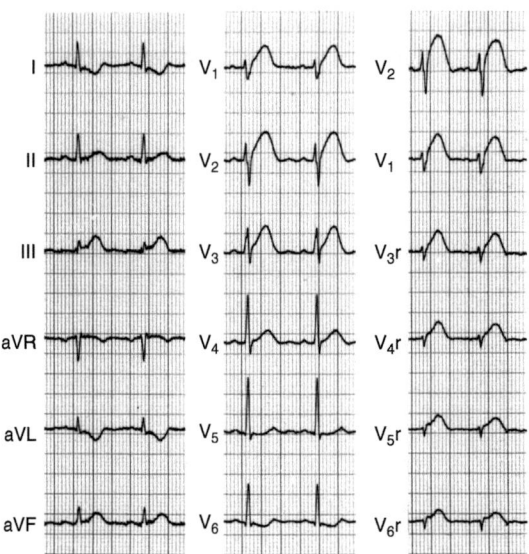

□ **Figuur 6.16** Rechterkamerinfarct. Standaard 12-afleidingen-ECG en rechts precordiale afleidingen. Er is ST-elevatie zichtbaar in V1-V4, in de rechts precordiale afleidingen en in mindere mate in de afleidingen II, III en aVF. Zie tekst voor details.

- **Atriaal infarct**

Een vaak gemiste aandoening is het atriaal infarct.[11] Dit treedt zelden geïsoleerd op en meestal in het kader van een onderwandinfarct door een RCA- of een CX-afsluiting. Kenmerkend is dat het Ta-segment, de repolarisatiefase van de atria, een elevatie toont. Herkenning van een atriaal infarct is van belang omdat het een uiting is van een proximale laesie. Het is ook een voorbode van complicaties zoals atriumfibrilleren, maar ook ernstiger toestanden zoals atriale trombose en zelfs ruptuur van de atriumwand.

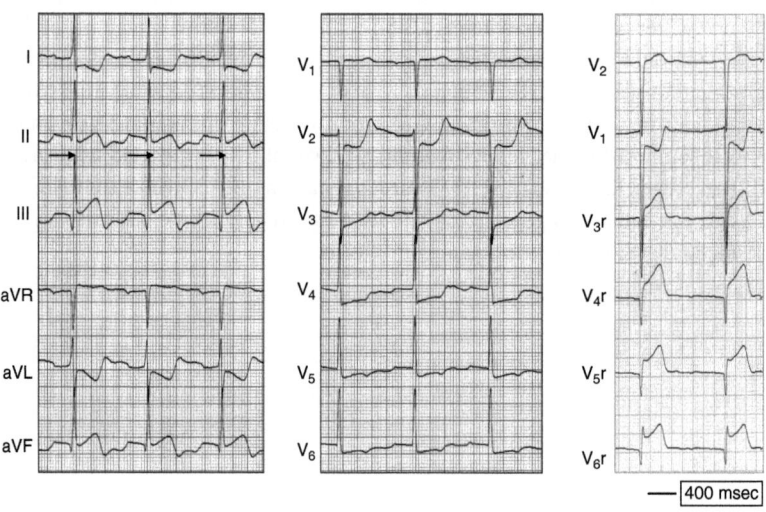

□ **Figuur 6.17** Atriaal infarct. Standaard 12-afleidingen-ECG en rechts precordiale afleidingen. Er is een onderwandinfarct op basis van een RCA-afsluiting. In afleiding II blijkt de P-top sterk verlengd en toont Ta-elevatie (pijlen).[11] Zie tekst voor details.

## 6.2.4 Gradering van de ernst van de ischemie[12]

De ernst van de ischemie komt tot uiting in de veranderingen in het ST-segment en het eind van het QRS-complex. Er worden drie graden van ernst van de ischemie onderscheiden, die prognostische informatie bevatten (◘ Figuur 6.18 en ◘ Figuur 6.19):
1. Graad 1 ischemie: veranderingen in hoge spitse T-toppen (al dan niet gepaard met ST-depressie);
2. Graad 2 ischemie: ST-elevatie zonder dat er ischemische veranderingen in het QRS-complex zichtbaar zijn;
3. Graad 3 ischemie: behalve ST-elevatie zijn er ook veranderingen met name in het laatste deel van het QRS-complex aanwezig, zoals toename van de R-top en verdwijnen van de S-top. Graad 3 wordt gedefinieerd als de aanwezigheid van ST-elevatie > 50% van de hoogte van R-top in afleidingen met een qR-configuratie en het verdwijnen van de S-top in afleidingen met een RS-configuratie.

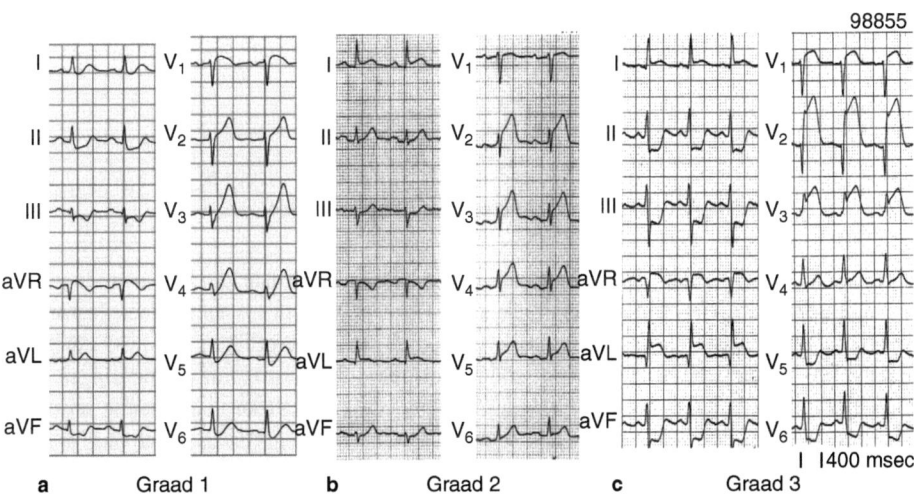

◘ **Figuur 6.18** Drie voorbeelden van voorwandischemie. Gradering naar de ernst van de ischemie volgens Sclarovsky-Birnbaum.[12] Zie tekst voor details.

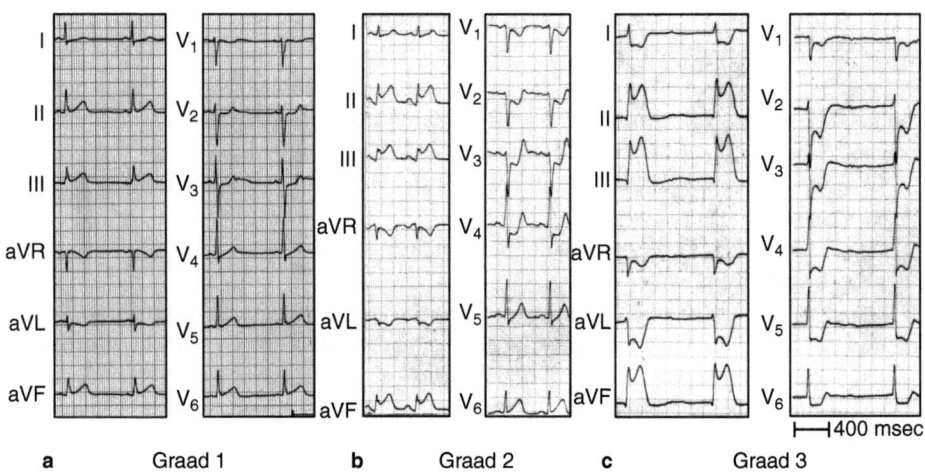

■ **Figuur 6.19** Drie voorbeelden van onderwandischemie. Gradering naar de ernst van de ischemie volgens Sclarovsky-Birnbaum.[12] Zie tekst voor details.

### 6.2.5 Acute ischemie bij een verbreed QRS-complex

Verbrede QRS-complexen komen voor bij bundeltakblok, ventriculair gepaced ritme[13] en pre-excitatiesyndromen. Het diagnosticeren van acute ischemie wordt bemoeilijkt door de primaire repolarisatiestoornissen die in deze situaties voorkomen. Seriële vergelijking van ECG's die voor, tijdens en/of na de ischemische episode zijn geregistreerd, zijn nuttig om veranderingen op te sporen (■ Figuur 6.20). Voor het linkerbundeltakblok zijn specifieke maar weinig sensitieve criteria ontwikkeld om een acuut infarct te kunnen diagnosticeren,[14] zoals ST-elevatie ≥ 1 mm concordant met het QRS-complex, ST-depressie ≥ 1 mm in V1, V2, of V3, of ST-elevatie ≥ 5 mm, discordant met het QRS-complex.

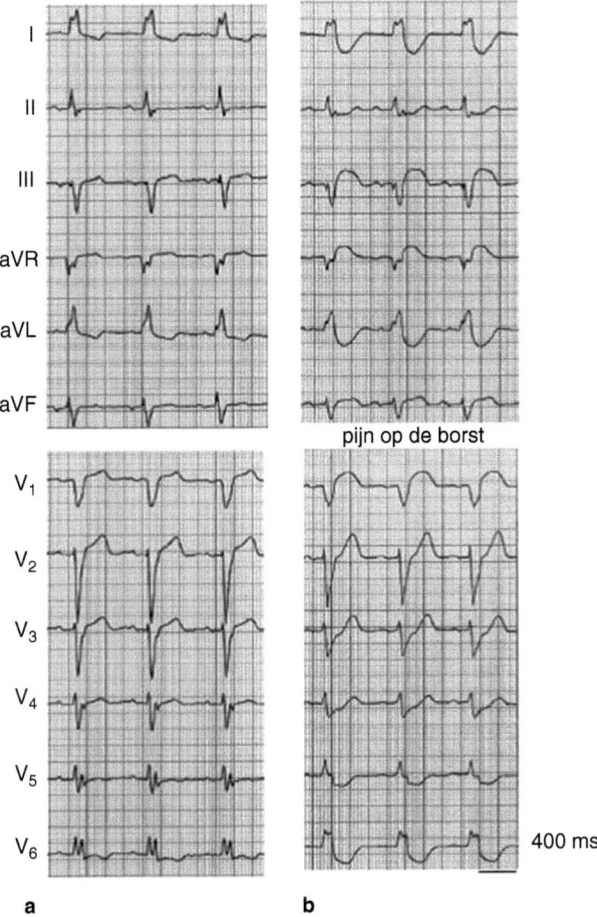

**Figuur 6.20** Pre-existent linkerbundeltakblok (paneel A) met ontstaan van acute ischemie (paneel B). Er zijn sterke ST-segmentveranderingen zichtbaar in de extremiteits- en precordiale afleidingen.

### 6.2.6 Coronairspasme

Spasme van de coronairvaten kan zich voordoen in normale coronairvaten (Prinzmetal-angina) maar ook gesuperponeerd op een instabiele plaque [15] (◘ Figuur 6.21). De ECG-veranderingen beginnen vaak met spitse T-toppen, gevolgd door ST-elevatie met toename van de R-top en afname van de S-golf. Ook kan zich alternans van het ST-segment voordoen. Na het verdwijnen van het spasme kunnen zich T-top-inversies voordoen.

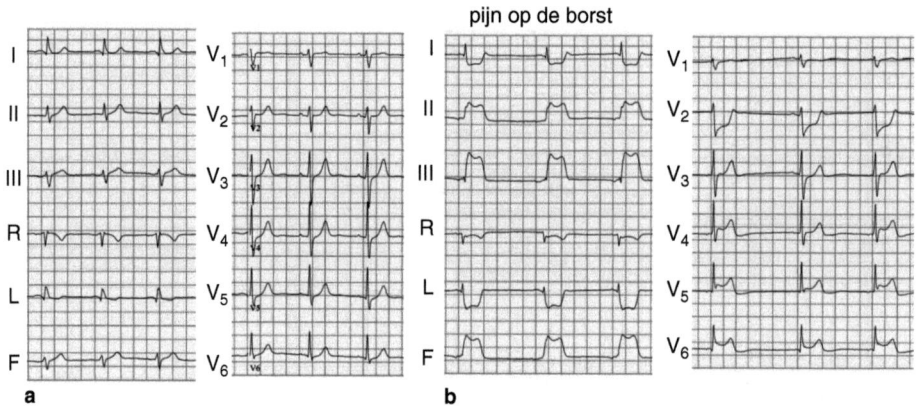

◘ **Figuur 6.21** Coronairspasme van de RCA. Paneel A: enige minuten voor pijn op de borst, paneel B: tijdens pijn op de borst. Er ontstaat een sinusarrest met atriaal ritme, toename van de R-toppen, verdwijnen van de S-golven en ST-elevatie over de onderwand- en links precordiale afleidingen.

### 6.2.7 Het Tako-Tsubo-syndroom

Het Tako-Tsubo-syndroom ('transient left ventricular apical ballooning syndrome' of 'stress induced cardiomyopathy') ontstaat na plotselinge stress, meestal bij postmenopauzale vrouwen, en veroorzaakt tijdelijke apicale dyskinesie bij een normaal coronair angiogram. Het komt voor in 1-3% van de presentaties van de acute coronairsyndromen. Het karakteristieke ECG toont in de acute fase ST-elevatie met de ischemievector naar linksvoor-onder gericht (◘ Figuur 6.22).[16] Hierdoor ontstaat er ST-elevatie in de links precordiale afleidingen en in de afleidingen I en II. ST-depressie is vaak aanwezig in V1 en aVR. Onderscheid met een mid- of distale RDA-afsluiting is niet mogelijk. Later ontstaan er T-top-inversies, soms Q-golven en/of QT-prolongatie, die binnen dagen tot weken reversibel zijn.

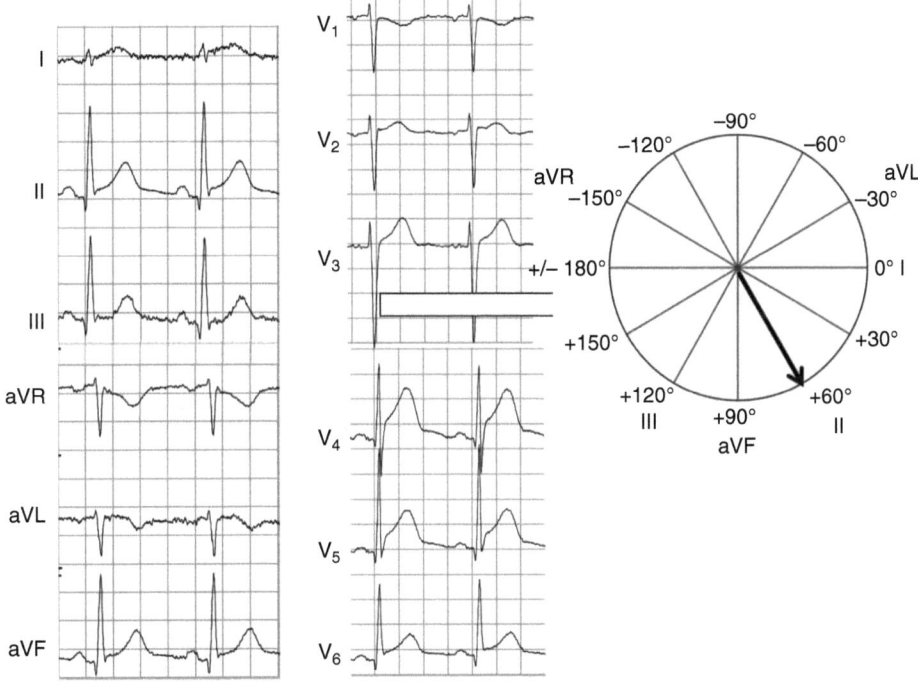

◘ **Figuur 6.22** Tako-Tsubo-cardiomyopathie. Het linkerpaneel toont een STEMI met beperkte ST- elevatie in I, II, aVF en V4-V6. Er is ST-depressie in aVR en V1. Het rechterpaneel toont de ischemievector die naar 60 graden wijst. Het beeld past bij Tako-Tsubo maar kan ook veroorzaakt worden door een mid- of distale RDA-occlusie.[16]

## 6.3 De verschillende mechanismen van ST-depressie

Uit het voorgaande blijkt dat ST-depressie veroorzaakt kan worden door verschillende omstandigheden: *1* Een frequente oorzaak is subendocardiale ischemie zoals dat bij een belangrijke stenose tijdens een inspanningstest wordt gezien en bij een kritische stenose ook in rust. *2* Een ander mechanisme is reciproke ST-depressie van ST-elevatie aan de overkant van de positieve elektrode. Een bekend voorbeeld is achterwandischemie zoals dat geregistreerd wordt in de precordiale afwijkingen (zie ◘ Figuur 6.12). *3* ST-depressie treedt ook op als bij een STEMI de ischemie aan de negatieve pool van de elektrode plaatsvindt (zie ◘ Figuur 6.15). *4* Ook bij competitie tussen transmuraal ischemische gebieden, zoals het dominante basale deel van de LV t.o.v. het apicale deel bij een proximale RDA-afsluiting tonen de afleidingen II, III en aVF ST-depressie, ondanks de transmuraliteit van ischemie in het antero-apicale deel van de linkerventrikel (zie ◘ Figuur 6.11, paneel 1).

## 6.4 Ischemie zonder ST-deviatie

Soms wordt er bij patiënten met pijn op de borst geen ST-deviatie geregistreerd. Dit kan meerdere oorzaken hebben (zie ook ◘ Tabel 6.2):
1. De patiënt presenteert zich in de subacute fase van zijn angineuze klachten. Het ST-segment kan dan inmiddels genormaliseerd zijn.
2. De mate van afsluiting kan wisselen in geval van een spastische component bij de coronairstenose.
3. Als de ischemievector loodrecht staat op de standaardafleidingen kan de mate van ST-deviatie ook beperkt zijn.
4. Een belangrijk mechanisme is ook het wederzijds tegenwerken van elektrische krachten bij ischemie in tegenovergestelde ischemische gebieden (cancellation), waardoor het netto effect op het ST-segment beperkt blijft. Vaak heeft men dan te doen met meer-vatslijden, of een stenose in een vat dat de collateraalcirculatie verzorgt voor een ander afgesloten vat.
5. Ook ziet men weinig ST-deviatie bij endo-midmurale ischemie, waarbij het myocard ischemisch is tot op de overgang van ST-depressie (subendocardiaal) tot ST-elevatie (subepicardiaal) (zie ◘ Figuur 6.23). In deze situaties is het belangrijk meerdere ECG's achter elkaar te registreren omdat veranderingen in de ischemische uitgebreidheid wel ST-deviatie kunnen uitlokken.

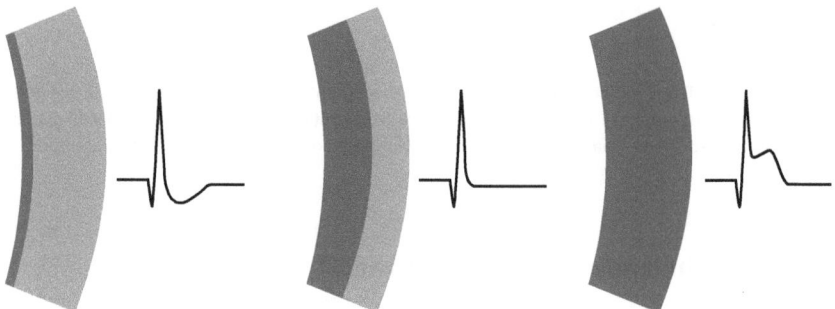

◘ **Figuur 6.23** Drie myocardsegmenten met toenemende uitgebreidheid van de ischemie (donkergrijze delen). Linkerpaneel: subendocardiale ischemie veroorzaakt ST-depressie; middenpaneel: endo-midmurale ischemie geeft geen ST-deviatie; rechterpaneel: transmurale ischemie leidt tot ST-elevatie.[2]

| ◘ Tabel 6.2 Ischemie zonder ST-deviatie |
|---|
| Subacute ischemie |
| Intermitterende ischemie |
| Ischemievector loodrecht op registrerende afleidingen |
| Tegenovergestelde ischemie vectoren bij meerdere ischemische gebieden (cancellation) |
| Subendo-midmurale ischemie |

## 6.5 Ischemische ECG-veranderingen buiten het ST-segment

Hoewel ST-elevatie en ST-depressie als het meest karakteristiek voor myocardischemie worden beschouwd zijn er ook verschijnselen buiten het ST-segment die op ischemie kunnen wijzen (◘ Tabel 6.3) Deze patronen zijn elders in dit hoofdstuk aan de orde gekomen: het atriaal infarct geeft Ta-elevatie en wijst op een proximale RCA- of CX-afsluiting; atriumfibrilleren is een ritmestoornis die bij ischemie kan voorkomen; anderzijds kan de hoge kamerfrequentie ook ischemie induceren. Het type van de verlenging of het blok in de AV-geleiding is afhankelijk van de betrokken kransslagader. Het rechterbundeltakblok al of niet samen met een fasciculair blok kan optreden bij proximale RDA-afsluiting; een ischemie-geïnduceerd linkerbundeltakblok is meestal een uiting van meervatslijden. Bij een CX-afsluiting treedt vaak een notch op aan het eind van het QRS-complex als uiting van geleidingvertraging in de basale delen van de zijwand. Deze worden immers het laatst elektrisch geactiveerd. Spitse T-toppen zijn een uiting van subendocardiale ischemie en treden op in de afleidingen ter hoogte van het ischemische gebied. U-golven kunnen gepaard gaan met andere ischemische kenmerken, maar kunnen ook als enig teken van ischemie voorkomen. Bij voorwandischemie zijn de U-golven negatief en vice versa positieve U-golven bij achterwandbetrokkenheid.

◘ **Tabel 6.3** Ischemische ECG-veranderingen buiten het ST-segment

| | |
|---|---|
| P-top | – Atriaal infarct: afsluiting RCA of CX |
| | – Atriumfibrilleren |
| PQ-tijd-verlenging of AV-blok | – Wenckebach-blok (Mobitz 1): RCA; zelden CX betrokken |
| | – Mobitz 2: proximale RDA-afsluiting |
| QRS-verbreding | – RBTB met of zonder fasciculair blok: proximale RDA-afsluiting |
| | – LBTB: meervatslijden (RCA en RDA) |
| | – Terminale deel QRS: geleidingsvertraging in de laterale wand: CX-betrokkenheid |
| Spitse T-toppen | – In afleidingen ter hoogte van het ischemisch gebied |
| U-golven | – Negatief: voorwand ischemisch |
| | – Positief: achterwand ischemisch |

## 6.6 Beloop van het ECG bij een STEMI, bepaling van plaats en grootte van het acute myocardinfarct

In het verdere beloop van een STEMI doen zich veranderingen voor de QRS-complex, het ST-segment en de T-top (Figuur 6.24).

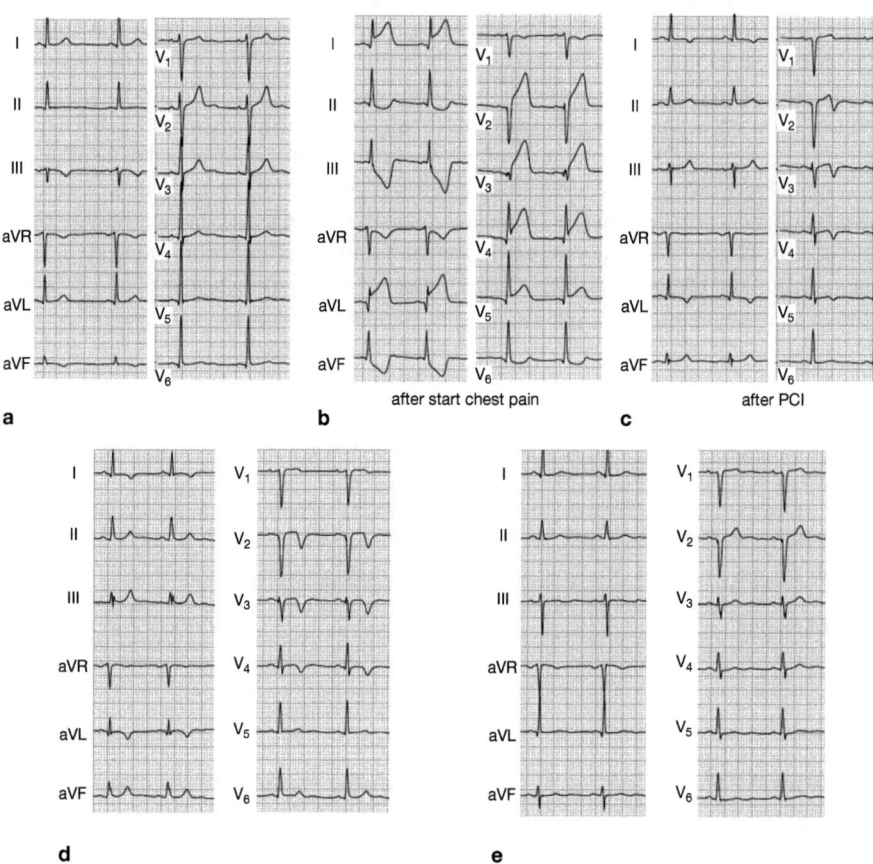

**Figuur 6.24** Het beloop van een voorwandinfarct. Paneel A: voor het infarct. Paneel B: 2 uur na het begin van het infarct: het ST-elevatiepatroon wijst op een uitgebreid anterolateraal infarct. Door de ischemie is er geleidingsvertraging, waardoor er al Q-golven ontstaan in de precordiale afleidingen. Paneel C: na PCI er enig herstel van de r-top in V3; er is normalisering van het ST-segment en T-top-inversie. Dit laatste is nog aanwezig in paneel D, 2 dagen na het infarct, maar is na 4 maanden verdwenen (paneel E). Het uiteindelijke infarct is zichtbaar door de Q's in V1 en V2 en het verlies van R-toppen in afleidingen V2-V6.

Veranderingen in het QRS-complex kunnen in de beginfase al ontstaan ten gevolge van door ischemie veroorzaakte geleidingsvertraging, maar zijn in de latere fase een uiting van uitval van lokaal myocardverlies (necrose) (Figuur 6.25). De veranderingen bestaan uit R-verlies (weefselverlies) en Q-vorming (lokale geleidingsvertraging). Elektroden aan de overkant van het infarct kunnen toename van de R-top registreren. Zo ontstaat een hoge R-top in V1 ten gevolge

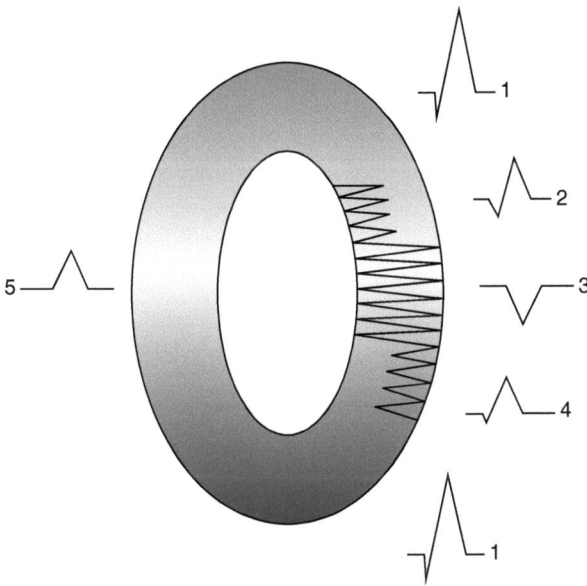

◘ **Figuur 6.25** Veranderingen in het QRS-complex ten gevolge van een infarct: *1* elektrogram boven gezond myocard; *2* Qr-complex boven subendocardiaal spierverlies; *3* QS-complex boven transmuraal infarct; *4* qr-complex boven subepicardiaal myocardverlies; *5* infarctcomplex aan overzijde van het infarct: R-top (zie V1 in ◘ Figuur 6.26, rechterpaneel).

van een lateraal infarct met name wanneer het een CX-afsluiting betreft in de segmenten 5, 6, 11 en 12 van ◘ Figuur 6.26.[17-19] Vroeger werd deze bevinding toegeschreven aan een posterieure (inferobasale) lokalisatie (overeenkomend met segment 4, true posterior infarct).[18]

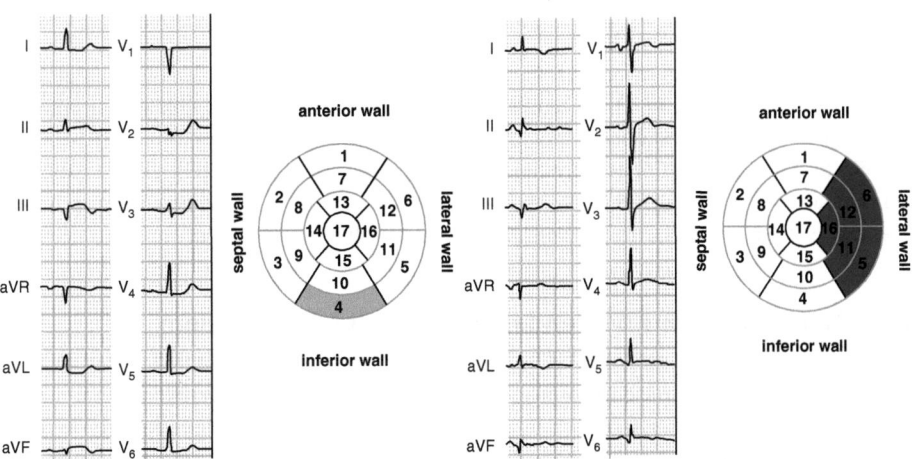

◘ **Figuur 6.26** Twee ECG's met doorgemaakte onderwandinfarcten en corresponderende betrokken myocardsegmenten: in beide ECG's zijn er Q-golven in II, III en aVF, in het rechtervoorbeeld is er tevens een hoge R aanwezig in V1; dit laatste wijst op betrokkenheid van de laterale wand, en niet posterieure segment(en) zoals vroeger gedacht werd.[19]

Op basis van de afleidingen waar zich deze veranderingen in het QRS-complex voordoen kan de plaats van het infarct worden vastgesteld,[17] zie ◘ Tabel 6.4.

◘ **Tabel 6.4** Lokalisatie van het infarct op basis van veranderingen in het QRS-complex

| Plaats infarct | Q-vorming |
| --- | --- |
| Septaal | Q in V1 en V2* |
| Mid-anterior | Q (qS of qR) in aVL (en I), soms in V2-V3, zonder Q in V6 |
| Antero-apicaal | Q in V1-V2 tot V3-V6 |
| Uitgebreid voorwand | Q in V1-V2 tot V4-V6 en in I en aVL |
| Lateraal | RS in V1 en/of Q in I, aVL en V6 en/of R-verlies in V6** |
| Onder | Q in II, III, aVF |

*Zogenoemde trage R-progressie in de precordiale afleidingen wordt vaak ten onrechte als septaal infarct geïnterpreteerd, evenals een geïsoleerde Q in III als inferior infarct. Zoek in deze omstandigheden naar een flankerend typisch Qr-infarctcomplex en/of T-top-inversie.
**Een hoge R in V1 werd vroeger beschouwd als achterwandinfarct ('true posterior infarction'). Correlaties met magnetische beeldvorming hebben echter een laterale lokalisatie aangetoond.[18, 19]

Tot de grote infarcten worden gerekend: infarcten die (nagenoeg) de gehele voorwand beslaan; infarcten van een deel van de voorwand en onderwand; infarcten van de onder-achter en laterale wand; infarcten van de onderwand in combinatie met de rechterventrikel.

Het ST-segment bij een STEMI normaliseert na rekanalisatie van het infarctvat en de mate en snelheid daarvan correleert met de kwaliteit en mate van reperfusie. Suboptimale reperfusie leidt tot persisterende ischemie, hibernatie, necrose met littekenvorming en niet zelden aneurysmavorming. Op het ECG ziet men in het infarctgebied persisterende ST-segmentelevatie. De T-top keert al vroeg als uiting van reperfusie om (T-top-inversie) en kan weken tot maanden aanwezig blijven. Dit verschijnsel is dan ook herkenbaar voor doorgemaakte ischemie, wanneer de presentatie daarvan zich na de acute fase voordoet (zie verder onder hoge LAD (RDA)-syndroom, ▶ par. 6.6.2). Bij een volledige reperfusie treedt uiteindelijk weer normalisering van het ST-T-segment op.

Bij een non-STEMI door een proximale RDA-stenose treedt bij de helft van de patiënten een normalisering op binnen 6 weken en bij 80% in 6 maanden.[20] Ook na percutane coronaire interventie treedt normalisering op van de T-top in 90% binnen 28 weken.[21]

### 6.6.1 Het hoge ramus descendens anterior (LAD) syndroom

Na een episode van ischemie die spontaan of met reperfusietechnieken herstelt, zien we vaak de ontwikkeling van negatieve T-toppen in de afleidingen boven het bedreigde gebied. Hierdoor kan men ook na een ischemische episode, wanneer er geen ECG-documentatie over deze episode ter beschikking is, de plaats van het gebied vaststellen waar de ischemie heeft plaatsgevonden. Het registreren van negatieve T-toppen in de precordiale afleidingen V2-V4 is dan ook nuttig om voorbijgaande ischemie ten gevolge van een proximale RDA-laesie te documenteren. Omdat de RDA meestal een groot coronairvat is kan men aldus een subgroep van onstabiele angina pectoris-patiënten identificeren met een hoog risico in geval van een recidief.[22] Deze bevinding staat bekend als het Wellens' syndroom (zie ◘ Figuur 6.27).[23]

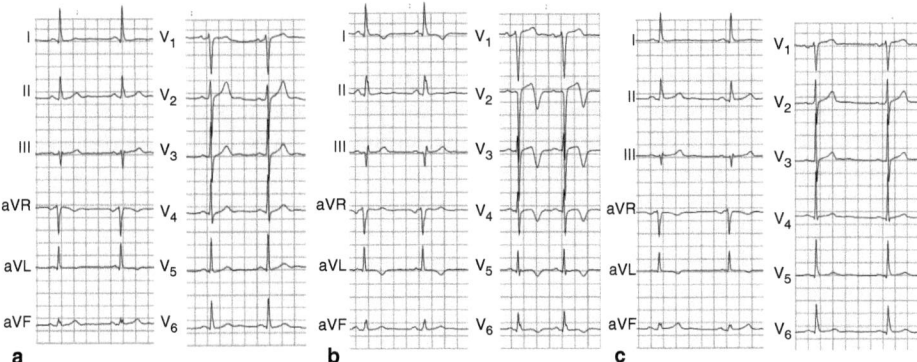

◘ **Figuur 6.27** Drie panelen met 12-afleidingen-ECG's. Paneel A: vóór de ischemische episode; normaal ECG. Paneel B: na een episode van pijn op de borst; er zijn T-top-inversies in de anterolaterale afleidingen ten gevolge van een kritische stenose proximaal in de RDA. Paneel C: normalisering van de repolarisatie na percutane coronaire interventie.

## Giant T-waves

Na ischemie kan naast T-top-negativiteit het QT-interval soms aanzienlijk toenemen (giant T-waves) (◘ Figuur 6.28). In deze gevallen is er weinig hartspierverlies en een goed herstel van contractiele functie.[24] Giant T-waves worden ook gezien in de herstelfase van het Tako-tsubo-syndroom

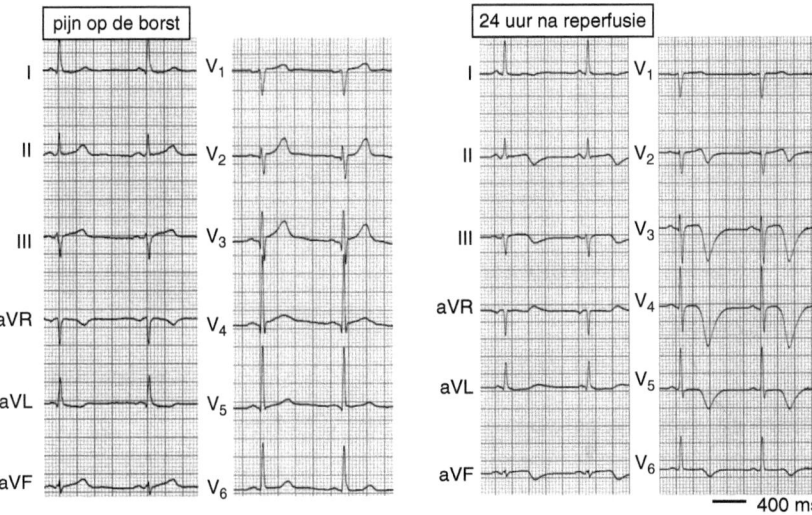

◘ **Figuur 6.28** Giant T-waves na reperfusie: in het linkerpaneel zijn er tijdens de klachten geringe geleidingsvertraging in de precordiale afleidingen (q-golven in V2-V5) en enige ST-elevatie aanwezig. Na reperfusie 1 dag later is de geleidingvertraging verdwenen en zijn er diep-negatieve T-toppen ontstaan.

## 6.6.2 Myocardruptuur na STEMI

Acute infarcten worden nogal eens gecompliceerd door ruptuur van de vrije wand, het interventriculaire septum of een papillairspier (◘ Figuur 6.29). Vrijewandruptuur met pericardtamponnade leidt vaak tot elektromechanische dissociatie, plotselinge hartstilstand en acute dood. Een ruptuur van een papillairspier kan een acuut longoedeem en hartfalen veroorzaken. Een ruptuur van het interventriculaire septum leidt tot cardiogene shock. Het ECG wordt gekenmerkt door *1* sinustachycardie, *2* subacuut infarct zich uitend als Q-golfvorming, en *3* persisterende of nieuwe ST-elevatie.[25]

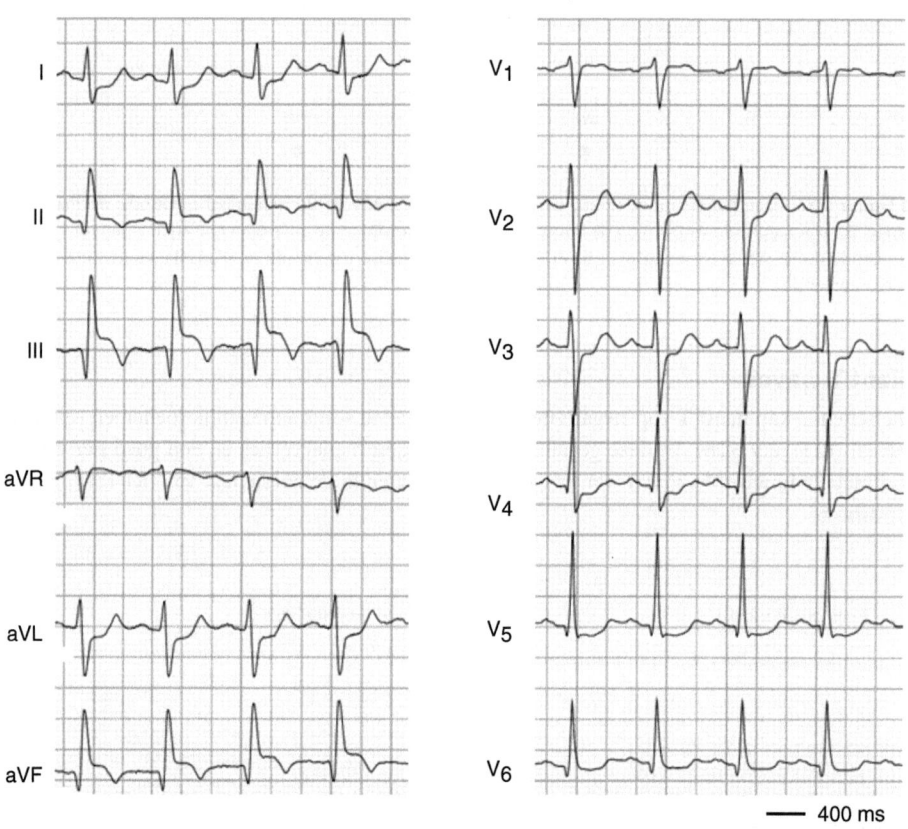

◘ **Figuur 6.29** Myocardruptuur. Het ECG toont sinustachycardie, subacuut (onderwand)infarct en nieuwe of persisterende ST-elevatie.

## 6.7 Ritme- en geleidingstoornissen bij acute ischemie

Het geleidingsysteem wordt van bloed voorzien door meerdere kransslagaders. Alle delen ervan kunnen dus bij de ischemie betrokken raken (zie ◘ Figuur 6.30). De sinusknoop en de AV-knoop worden van bloed voorzien vanuit de RCA of de CX, waarbij de RCA de sinusknoop in 55% en de AV-knoop in 80% van bloed voorziet.

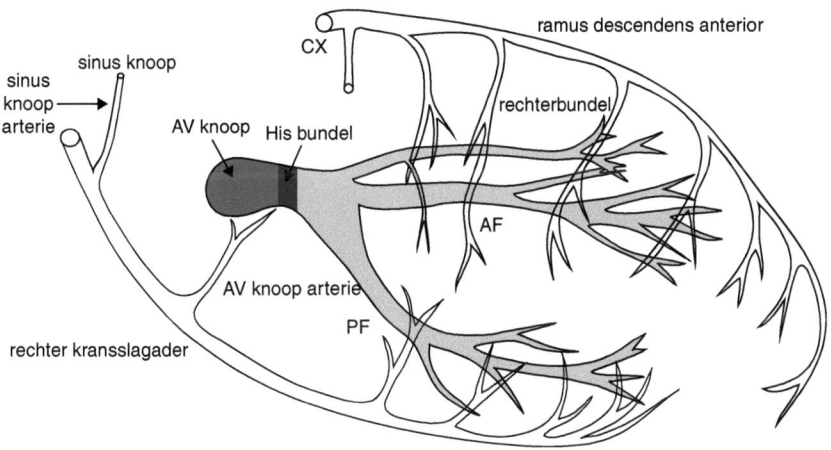

◘ **Figuur 6.30** Schematische voorstelling van het geleidingssysteem en de relatie met de kransslagaders. Zie tekst voor details.[9] AF: fasciculus anticus; PF fasciculus posticus van de linker bundel

## 6.7.1 Geleidingstoornissen bij RCA- of CX-laesies

Geleidingstoornissen bij RCA- of CX-occlusie kunnen leiden tot sinusbradycardie, sino-auriculair blok in verschillende graden en sinusarrest. Verschillende graden van AV-geleidingstoornissen worden eveneens vaak gezien (◘ Figuur 6.31), tot 20% van de onderwandinfarcten. Deze gaan gepaard met een 2-3 maal verhoogde mortaliteit. Wanneer de RCA acuut wordt afgesloten of vernauwd, worden de impuls- en geleidingsstoornissen die hierbij kunnen optreden, vaak nog versterkt door vagale stimulatie, bekend als Bezold-Jarischreflex. Een geslaagde reperfusieprocedure leidt meestal tot een spoedig herstel van de geleiding.

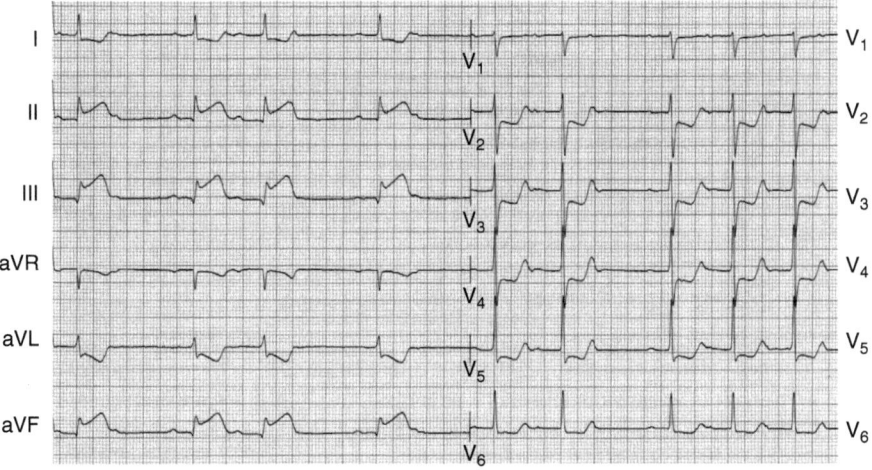

◘ **Figuur 6.31** Acuut onderwandinfarct door afsluiting van de RCA. Naast een vertraagde AV-geleiding treedt ook een 2$^e$ graads AV-blok, type Wenckebach op.

## 6.7.2 Distale geleidingstoornissen

De RDA perfundeert de His-bundel en een proximale occlusie kan leiden tot een vertraagde AV-geleiding, 2$^e$ graads AV-blok, type Mobitz 2- of compleet distaal AV-blok (◘ Figuur 6.32).

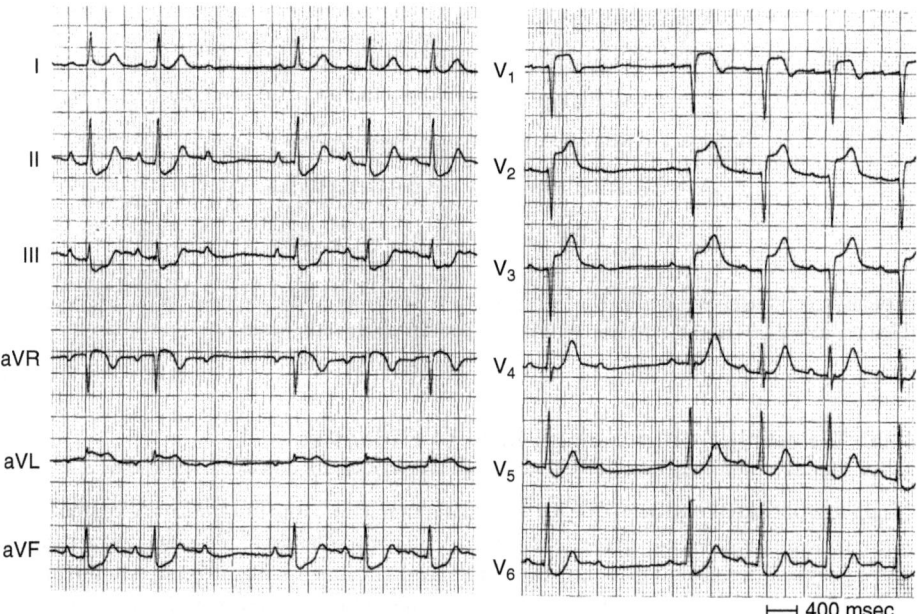

◘ **Figuur 6.32** 12-afleidingen-ECG van een acuut voorwandinfarct met pauzes veroorzaakt door abrupte uitval van de AV-geleiding van het type Mobitz 2.[9]

Het proximale deel van de rechterbundel wordt van bloed voorzien door de eerste septale perforator van de RDA en daarmee wijst een RBTB bij een acuut anteroseptaal infarct op een proximale afsluiting en dus een groot bedreigd gebied [26] (◘ Figuur 6.30 en 6.33). Dit RBTB heeft een typische QR-configuratie in V1, ten gevolge van het verlies van de initiële septum R-top.

Ook hemiblokken van de linkerbundel komen bij het acute voorwandinfarct voor, zowel geïsoleerd maar meestal in combinatie met RBTB. Het fasciculus anticus-blok treedt daarbij frequenter op dan het fasciculus posticus-blok. Deze combinaties gaan gepaard met een verhoogd risico op een groot infarct met gerelateerde complicaties, met name geldt dat voor het fasciculus posticus-blok. Omdat de linkerbundel een dubbele bloedvoorziening bezit, zowel door de LAD als de RCA, reflecteert een fasciculus posticus-blok afwijkingen van beide coronairvaten om ischemie van de linkerbundel te kunnen veroorzaken. Deze overweging geldt eveneens voor een (nieuw) compleet LBTB, dat echter een minder frequente complicatie van het acute hartinfarct is wegens de dubbele bloedvoorziening. Het ontstaan van (nieuw) compleet LBTB wijst dus op meervatslijden en een groot bedreigd gebied (◘ Figuur 6.34).

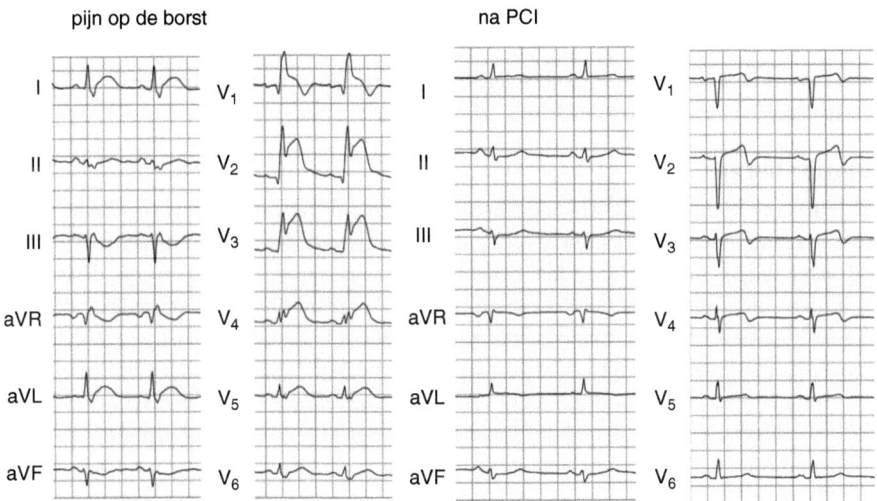

**Figuur 6.33** Twee 12-afleidingen-ECG's tijdens de acute fase van het voorwandinfarct (links) en na PCI (rechts). Tijdens de acute fase is er ST-elevatie en een rechterbundeltakblok aanwezig die na revascularisatie verdwijnen. Ook is er linker asdeviatie, mogelijk ten gevolge van een fasciculus anticus-blok.[9]

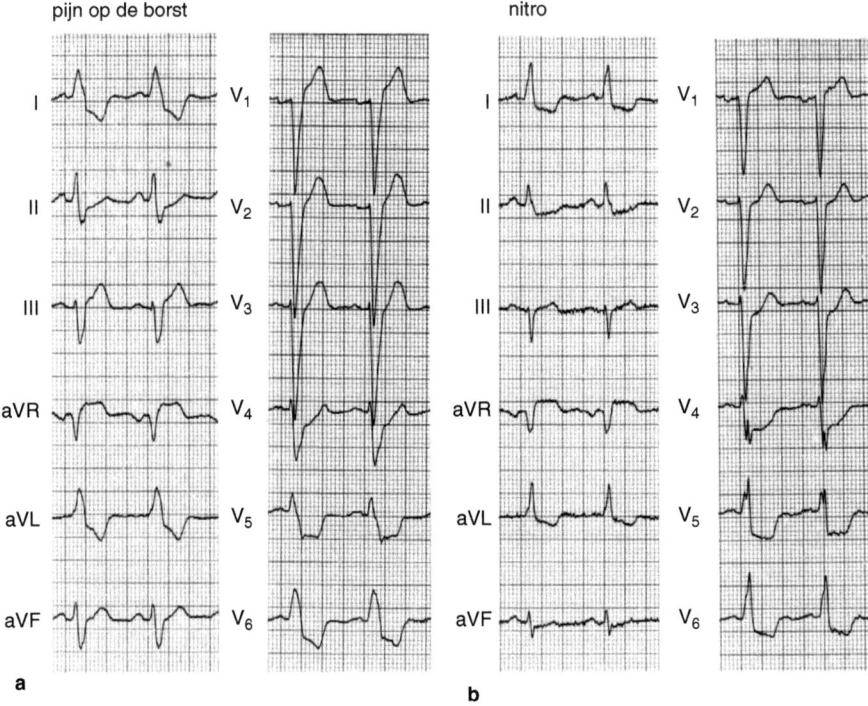

**Figuur 6.34** Twee 12-afleidingen-ECG's tijdens de acute fase van een ischemische episode (paneel A) en na het geven van nitroglycerine sublinguaal (paneel B), waarna de pijn afnam. In paneel A is er een linkerbundeltakblok aanwezig met additionele ST-deviaties. Beide verminderen in het ECG in paneel B. Het linkerbundeltakblok is dus ischemie-geïnduceerd. Het betrof een hoofdstamstenose en meervatslijden.

### 6.7.3 Tachycardieën

De meest voorkomende, ischemiegerelateerde tachycardieën zijn atriumfibrilleren, ventriculaire tachycardieën en ventrikelfibrilleren.

#### Atriumfibrilleren

Atriumfibrilleren komt voor in het kader van acute coronairsyndromen. Ongeveer de helft van de patiënten heeft boezemfibrilleren al bij opname en bij de andere helft ontstaat deze ritmestoornis later tijdens het verblijf in het ziekenhuis. Er is een toename te zien met de leeftijd. Zowel bij het onderwand- als het voorwandinfarct kan atriumfibrilleren optreden, maar de pathofysiologische achtergrond is verschillend: bij beide lokalisaties kan het een gevolg zijn van pericardprikkeling dat bij transmurale infarcering voorkomt. Bij het onderwandinfarct kan het een uiting zijn van een atriuminfarct of van een vagale reflex zoals dat met name bij RCA-occlusies wordt gezien. Ook kan atriumfibrilleren optreden als een reperfusieritmestoornis. Bij een voorwandinfarct is het meestal een uiting van een groot infarct en een verminderde pompfunctie (◘ Figuur 6.35).

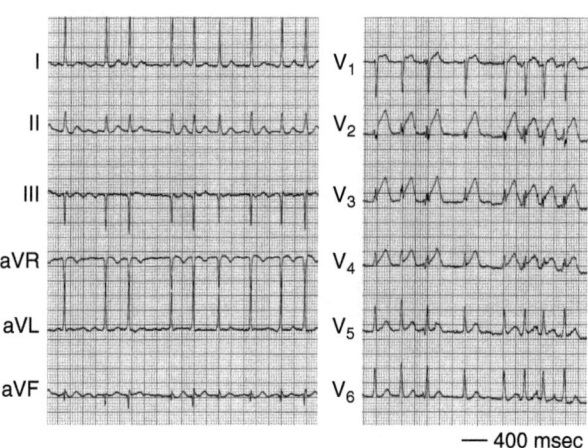

◘ **Figuur 6.35** 12-afleidingen-ECG met boezemfibrilleren in het kader van een acuut voorwandinfarct ten gevolge van een mid-RDA-afsluiting.

#### Ventriculaire tachycardie en ventrikelfibrilleren

Monomorfe sustained ventriculaire tachycardieën doen zich bij acute coronairsyndromen niet frequent voor en meestal alleen wanneer er reeds een oud infarct aanwezig is. Een frequente en bedreigende complicatie is het optreden van ventrikelfibrilleren in de acute fase van de ischemie, soms ook in de reperfusiefase, leidend tot plotselinge hartstilstand. Irregulariteit van het voorafgaande hartritme kan aanleiding zijn tot het optreden van kamerfibrilleren (◘ Figuur 6.36).

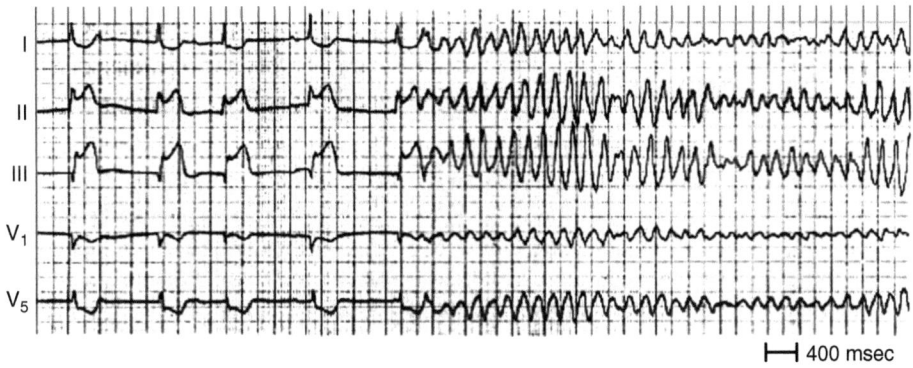

◘ **Figuur 6.36** Vijf-kanaals ECG met een irregulaire bradycardie in het kader van een acuut onderwandinfarct, veroorzaakt door een afsluiting van de RCA, gevolgd door ventrikelfibrilleren.[9]

## 6.8 Elektrocardiografische tekenen van reperfusie

Door de komst van reperfusietechnieken zijn we ECG-tekenen van rekanalisatie beter gaan herkennen.[27] Deze uiten zich in het ST-segment, de T-top en door het optreden van ventriculaire aritmieën. Snelle en complete normalisering van het ST-segment is een teken van kwalitatief goede reperfusie. Goede reperfusie omvat meer dan alleen rekanalisatie van het epicardiale deel van het coronairvat maar ook de reperfusie op arteriolair en capillair niveau. De mate van ST-segmentresolutie tussen onder- en voorwandinfarcten blijkt te verschillen: dit is de reden waarom ST-resolutie > 70% wordt aangehouden voor onderwandinfarcten als kenmerk voor goede reperfusie en > 50% voor voorwandinfarcten. Vaak ziet men voorafgaand aan normalisering van het ST-segment een voorbijgaande ST-elevatie optreden die gepaard gaat met toename van de pijnklachten [27] en met hogere cardiale enzymwaarden dan bij het uitblijven ervan. Waarschijnlijk betreft het hier een uiting van reperfusieschade. Het ST-segmentgedrag bij rekanalisatie van een STEMI is een belangrijk prognostisch teken van de infarctgrootte met het risico op hartfalen en mortaliteit. Bij onvolledige of afwezige ST-normalisering 1 uur na rekanalisatie is het risico op complicaties verhoogd.

De ontwikkeling van T-topinversie vroeg na rekanalisatietherapie is een kenmerk van reperfusie en treedt simultaan op met ST-segmentnormalisering. In afleidingen met ST-elevatie wordt de T-top negatief. Het omgekeerde patroon treedt op in afleidingen V1-V3 met ST-depressie als uiting van achterwandinfarct. De T-topveranderingen ontstaan door een sneller herstel van de epicardiale dan de endocardiale actiepotentiaal na reperfusie.

Tijdens de reperfusiefase ziet men vaak ritmestoornissen optreden. Meestal betreft het ventriculaire extrasystolen of, als deze opeenvolgend optreden, als zogeheten geaccelereerde idioventriculaire ritmen (AIVR) (◘ Figuur 6.37). Supraventriculaire ritmestoornissen zoals atriumtachycardie en -fibrilleren zijn zeldzamer. Bij reperfusie van de rechterkransslagader treedt soms een korte episode met sinusbradycardie en hypotensie op. De ventriculaire ectopische activiteit heeft typische kenmerken: ze ontstaan na een lang koppelingsinterval en hebben een frequentie die ongeveer gelijk is aan het sinusritme. Hierdoor ontstaat er competitie met het sinusritme, waardoor beide ritmen elkaar onderling kunnen afwisselen, met overgangen gekenmerkt door capture en fusion beats. De ventriculaire ectopische activiteit heeft een QRS-configuratie die een oorsprong suggereert vanuit het gereperfundeerde gebied. Ze wordt zowel gezien bij door trombolytica teweeggebrachte rekanalisatie als door PCI. De aritmieën kunnen kortdurend zijn maar ook soms minuten tot uren aanhouden. Ze treden op als erupties ('bursts') [28] en zijn een elektrobiomarker voor een groter infarct (dan wanneer er geen ritmestoornissen aanwezig

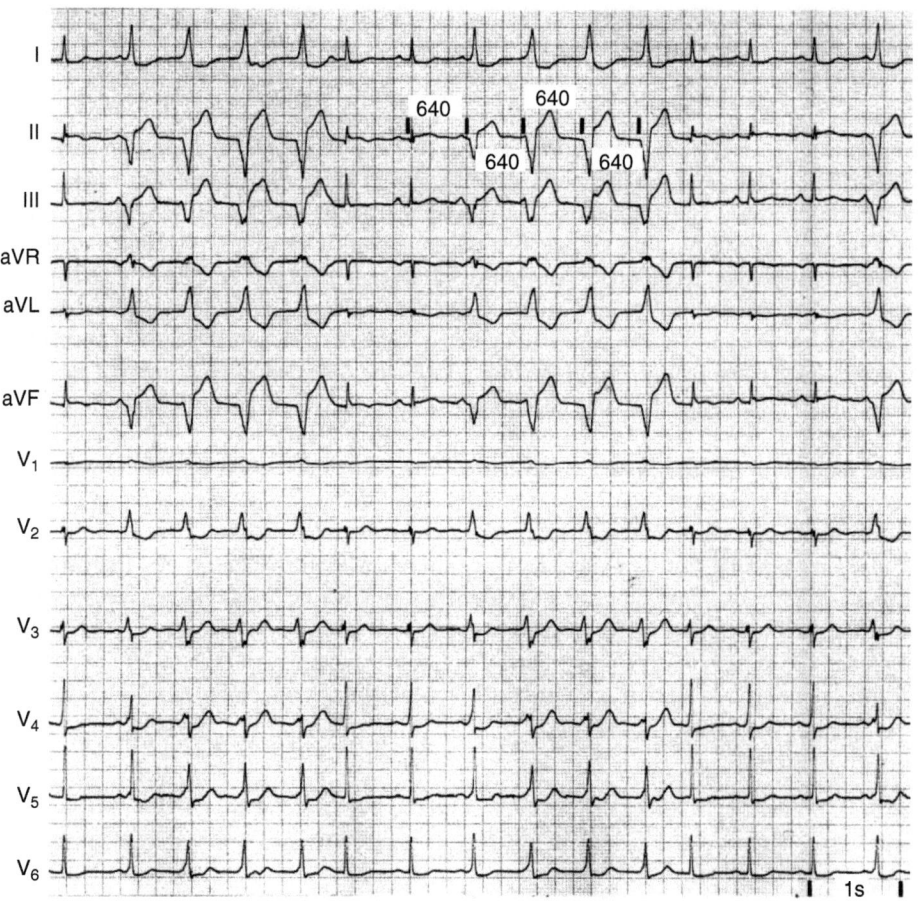

◘ **Figuur 6.37** 12-afleidingen-ECG van een geaccelereerd idioventriculair ritme (AIVR) tijdens de reperfusie van een onderwandinfarct. De AIVR heeft een frequentie die overeenkomt met die van het sinusritme. Hierdoor wisselen beide ritmen elkaar af met overgangen met een lang koppelingsinterval, fusieslagen en sinus captures. De configuratie van het ventriculair ritme suggereert een oorsprong in het gereperfundeerde myocard. De getallen in de figuur zijn milliseconden.[32]

waren).[29] AIVR's treden op ondanks goede rekanalisatie van het epicardiale vat en de microvasculatuur. De additionele myocardschade wordt dus veroorzaakt op myocellulair niveau en is waarschijnlijk het gevolg van reperfusieschade. Het onderliggend mechanisme past het best bij triggered activity door delayed afterdepolarizations als cellulair mechanisme. AIVR's worden meestal hemodynamisch goed verdragen en zijn geen voorloper voor meer maligne ritmestoornissen. Kortdurende monomorfe en polymorfe runs van kamertachycardie kunnen optreden tijdens de reperfusiefase en ook ventrikelfibrilleren is in dit kader beschreven.

## 6.9 ECG-indicatoren voor het schatten van de uitgebreidheid van het ischemische proces

Het ECG biedt informatie over de inschatting van de grootte tijdens de verschillende fasen van het ischemische proces. Een aantal daarvan zijn reeds beschreven en worden samengevat in ◘ Tabel 6.5.

◘ Tabel 6.5 ECG-indicatoren voor het schatten van de uitgebreidheid van het ischemische proces

| Voor revascularisatie | Na revascularisatie | Herstelfase |
|---|---|---|
| Plaats van afsluiting in kransslagader | Snelheid en mate van ST-herstel | Uitgebreidheid Q- en QS-golven |
| ST-segmentdeviatiescore | Reperfusie-aritmieën | Persisterende ST-T-veranderingen |
| Ischemiegraad | | Persisterende impuls- en geleidingsstoornissen |
| Impuls- en geleidingsstoornissen | | Sinustachycardie, atriumfibrilleren, ventrikeltachycardieën |

In de acute fase (eerste paar uur na ontstaan van klachten) kunnen ECG-criteria worden gehanteerd die een indruk geven over de grootte van het met infarcering bedreigde gebied. Daarbij gaat het om de betrokken kransslagader, de plaats van de afsluiting daarin en de ernst van de ischemie op basis van de gradering. Voor het laatste aspect wordt ook de ST-segmentscore gehanteerd. Wanneer de som van de ST-elevaties en ST-depressies in de 12 afleidingen 20 mm (0,2 mV) of meer bedraagt wijst dat op een groot ischemisch gebied. Bij verdenking op een rechterventrikelinfarct dient de ST-elevatie in afleiding V4R meegerekend te worden. De duur van de ischemie is ook van belang voor de uiteindelijke infarctgrootte en kan elektrocardiografisch geschat worden op basis van de ontwikkeling van Q-golven en het reeds bestaan van T-top-inversie.[30] Tekenen van geslaagde reperfusie op myocellulair niveau, zoals een snel en volledig ST-segmentherstel en het uitblijven van reperfusie-aritmieën zijn al aan de orde geweest. Schatting van de uiteindelijke infarctgrootte kan gebeuren op basis van de uitgebreidheid van de Q(S)-vorming en het R-verlies. Er zijn scoresystemen ontwikkeld om de infarctgrootte te kwantificeren.[31]

## 6.10 Differentiële diagnose van ST-segment- en T-topafwijkingen

Hoewel ST-segment- en T-topafwijkingen de hoeksteen vormen van de elektrocardiografische diagnostiek van myocardischemie, zijn de hiervoor beschreven veranderingen geenszins specifiek. Talrijke cardiale en extracardiale aandoeningen kunnen gepaard gaan met ST-T-veranderingen die grote gelijkenis vertonen met, dan wel identiek zijn aan de aandoeningen die bij myocardischemie worden gezien. ◘ Tabel 6.6 geeft een samenvatting van de belangrijkste aandoeningen die een op ischemie gelijkend patroon kunnen nabootsen. Voorbeelden worden getoond bij de bespreking van de desbetreffende aandoeningen.

◘ **Tabel 6.6** Aandoeningen die met op myocardischemie gelijkende ECG-afwijkingen gepaard kunnen gaan

*ST-segmentelevaties*:

– acute pericarditis: alle afleidingen behalve aVR

– longembolie: V1, aVR

– hypothermie: V3-V6, II, III, aVF

– hypertrofische cardiomyopathie: V3-V5, (V6)

– hyperkaliëmie: V1-V2, (V3)

– acute cerebrale letsels: V3-V6

– benigne, vervroegde repolarisatie: V4-V6, minder vaak ook II, III, aVF

– syndroom van Brugada*: V1, V2 (V3)

*ST-segment depressies/diep-negatieve T-toppen*:

– linkerventrikelhypertrofie: V4-V6, I, aVL

– rechterventrikelhypertrofie: V1-V3, eventueel III, aVF

– hypertrofische cardiomyopathie: V3-V5, V6, eventueel II, III, aVF

– acute cerebrale letsels (m.n. subarachnoïdale bloeding): V3-V5, V6, eventueel II, III, aVF

– posttachycardie- en postpacing-repolarisatiestoornis

– bradycardie-geïnduceerde repolarisatiestoornis

– geneesmiddeleninvloed o.a. digitalis

– juveniel repolarisatiepatroon: V1 -V3

*Hoog-positieve T-toppen*:

– hyperkaliëmie: vooral V2-V5

– acute cerebrale letsels (m.n. subarachnoïdale bloeding): V3-V5, V6, eventueel II, III, aVF

– verhoogde vagotonus

Cruciaal voor een juiste interpretatie van het ECG bij verdenking op myocardischemie of -infarct zijn de karakteristieke evolutie van het ECG-patroon en met name het klinische scenario waarin de afwijkingen zich voordoen. Niet elke (onbegrepen) afwijking in het ST-segment of de T-top moet als een teken van myocardischemie of coronarialijden worden geduid. Wel dienen de bevindingen aanleiding te geven tot verder onderzoek van de patiënt.

## 6.11 Pseudo-infarctpatronen

Net zoals ST-segment- en T-topveranderingen die bij ischemie worden gezien geenszins specifiek zijn voor een bedreigende coronaire obstructie, hoeven pathologische Q-golf- en QS-patronen niet specifiek te zijn voor een hartinfarct. Een Q- of QS-patroon dat als gevolg van intense myocardischemie optreedt, kan reversibel zijn als de ischemie tijdig (< 30 minuten) kan worden opgeheven. De verklaring hiervoor is dat het desbetreffende myocardsegment zich als gevolg van de intense ischemie elektrisch inert gedraagt en tijdelijk niet aan het activatieproces deelneemt.

Talrijke andere cardiale en extracardiale aandoeningen kunnen gepaard gaan met een Q-golf of QS-patroon en aldus het beeld van een doorgemaakt myocardinfarct nabootsen (pseudo-infarctpatronen). De belangrijkste pseudo-infarctpatronen staan samengevat in ◘ Tabel 6.7.

◘ Tabel 6.7 Pseudo-infarctpatronen

– Pseudo anteroseptaalinfarct: sommige vormen van LVH, incompleet en compleet LBTB, WPW-patroon met rechtszijdige anomale bundel en sommige manifestaties van longembolie en longemfyseem

– Pseudo anterolateraalinfarct: hypertrofische cardiomyopathie

– Pseudo posterior of posterolateraalinfarct: juveniel ECG-patroon, WPW-patroon met linkszijdige anomale bundel, RVH, hypertrofische cardiomyopathie

– Pseudo inferiorinfarct: WPW-patroon met posteroseptale anomale bundel, sommige manifestaties van longembolie

LBTB = linkerbundeltakblok, LVH = linkerventrikelhypertrofie, RVH = rechterventrikelhypertrofie, WPW = Wolff-Parkinson-White

## Literatuur

1. Anderson JL, Adams CD, Antman EM, Bridges CR, Califf RM, Casey DE, Jr., Chavey WE, Fesmire FM, Hochman JS, Levin TN, Lincoff AM, Peterson ED, Theroux P, Wenger NK, Wright RS, Jneid H, Ettinger SM, Ganiats TG, Lincoff AM, Philippides GJ, Zidar JP. 2012 ACCF/AHA focused update incorporated into the ACCF/AHA 2007 guidelines for the management of patients with unstable angina/non-ST-elevation myocardial infarction: a report of the American College of Cardiology Foundation/American Heart Association Task Force on Practice Guidelines. Circulation 2013;127(23):e663-e828.
2. Gorgels AP. ST-elevation and non-ST-elevation acute coronary syndromes: should the guidelines be changed? J Electrocardiol 2013;46(4):318-323.
3. Wagner GS, Macfarlane P, Wellens H, Josephson M, Gorgels A, Mirvis DM, Pahlm O, Surawicz B, Kligfield P, Childers R, Gettes LS, Bailey JJ, Deal BJ, Gorgels A, Hancock EW, Kors JA, Mason JW, Okin P, Rautaharju PM, van HG. AHA/ACCF/HRS recommendations for the standardization and interpretation of the electrocardiogram: part VI: acute ischemia/infarction: a scientific statement from the American Heart Association Electrocardio-

graphy and Arrhythmias Committee, Council on Clinical Cardiology; the American College of Cardiology Foundation; and the Heart Rhythm Society: endorsed by the International Society for Computerized Electrocardiology. Circulation 2009;119(10):e262-e270.
4. Gorgels AP. Explanation for the electrocardiogram in subendocardial ischemia of the anterior wall of the left ventricle. J Electrocardiol 2009;42(3):248-249.
5. de Winter RJ, Verouden NJ, Wellens HJ, Wilde AA. A new ECG sign of proximal LAD occlusion. N Engl J Med 2008;359(19):2071-2073.
6. Gorgels AP, Vos MA, Mulleneers R, de ZC, Bar FW, Wellens HJ. Value of the electrocardiogram in diagnosing the number of severely narrowed coronary arteries in rest angina pectoris. Am J Cardiol 1993;72(14):999-1003.
7. Engelen DJ, Gorgels AP, Cheriex EC, De Muinck ED, Ophuis AJ, Dassen WR, Vainer J, van Ommen VG, Wellens HJ. Value of the electrocardiogram in localizing the occlusion site in the left anterior descending coronary artery in acute anterior myocardial infarction. J Am Coll Cardiol 1999;34(2):389-395.
8. Braat SH, Gorgels AP, Bar FW, Wellens HJ. Value of the ST-T segment in lead V4R in inferior wall acute myocardial infarction to predict the site of coronary arterial occlusion. Am J Cardiol 1988;62(1):140-142.
9. Wellens HJ, Gorgels APM, Doevendans PA, eds. The ECG in acute myocardial infarction and unstable angina. Kluwer Academic Publishers, Boston, Dordrecht, London 2003, ISBN 1-4020-7214-7.
10. van der Bolt CL, Vermeersch PH, Plokker HW. Isolated acute occlusion of a large right ventricular branch of the right coronary artery following coronary balloon angioplasty. The only true 'model' to study ECG changes in acute, isolated right ventricular infarction. Eur Heart J 1996;17(2):247-250.
11. Neven K, Crijns H, Gorgels A. Atrial infarction: a neglected electrocardiographic sign with important clinical implications. J Cardiovasc Electrophysiol 2003;14(3):306-308.
12. Birnbaum Y, Sclarovsky S. The grades of ischemia on the presenting electrocardiogram of patients with ST elevation acute myocardial infarction. J Electrocardiol 2001;34 Suppl:17-26.
13. Sgarbossa EB, Pinski SL, Gates KB, Wagner GS. Early electrocardiographic diagnosis of acute myocardial infarction in the presence of ventricular paced rhythm. GUSTO-I investigators. Am J Cardiol 1996;77(5):423-424.
14. Sgarbossa EB, Pinski SL, Barbagelata A, Underwood DA, Gates KB, Topol EJ, Califf RM, Wagner GS. Electrocardiographic diagnosis of evolving acute myocardial infarction in the presence of left bundle-branch block. GUSTO-1 (Global Utilization of Streptokinase and Tissue Plasminogen Activator for Occluded Coronary Arteries) Investigators. N Engl J Med 1996;334(8):481-487.
15. de Luna AB, Cygankiewicz I, Baranchuk A, Fiol M, Birnbaum Y, Nikus K, Goldwasser D, Garcia-Niebla J, Sclarovsky S, Wellens H, Breithardt G. Prinzmetal angina: ECG changes and clinical considerations: a consensus paper. Ann Noninvasive Electrocardiol 2014;19(5):442-453.
16. Vervaat FE, Christensen TE, Smeijers L, Holmvang L, Hasbak P, Szabo BM, Widdershoven JW, Wagner GS, Bang LE, Gorgels AP. Is it possible to differentiate between Takotsubo cardiomyopathy and acute anterior ST-elevation myocardial infarction? J Electrocardiol 2015;48(4):512-519.
17. Bayes de LA, Wagner G, Birnbaum Y, Nikus K, Fiol M, Gorgels A, Cinca J, Clemmensen PM, Pahlm O, Sclarovsky S, Stern S, Wellens H, Zareba W. A new terminology for left ventricular walls and location of myocardial infarcts that present Q wave based on the standard of cardiac magnetic resonance imaging: a statement for healthcare professionals from a committee appointed by the International Society for Holter and Noninvasive Electrocardiography. Circulation 2006;114(16):1755-1760.
18. Bayes de LA, Rovai D, Pons LG, Gorgels A, Carreras F, Goldwasser D, Kim RJ. The end of an electrocardiographic dogma: a prominent R wave in V1 is caused by a lateral not posterior myocardial infarction-new evidence based on contrast-enhanced cardiac magnetic resonance-electrocardiogram correlations. Eur Heart J 2015;36(16):959-964.
19. van der Weg K, Bekkers SC, Winkens B, Lemmert ME, Schalla S, Crijns HJ, Waltenberger J, Gorgels AP. Evaluation of the electrocardiogram in identifying and quantifying lateral involvement in nonanterior wall infarction using cardiovascular magnetic resonance imaging. J Electrocardiol 2012;45(5):478-484.
20. de Zwaan C, Bar FW, Janssen JH, Cheriex EC, Dassen WR, Brugada P, Penn OC, Wellens HJ. Angiographic and clinical characteristics of patients with unstable angina showing an ECG pattern indicating critical narrowing of the proximal LAD coronary artery. Am Heart J 1989;117(3):657-665.
21. Simon K, Hackett D, Szelier A, Szabo P, Szepvolgyi A, Turi T, Sereg M, Szatmary L. The natural history of postischemic T-wave inversion: a predictor of poor short-term prognosis? Coron Artery Dis 1994;5(11):937-942.

22. de Zwaan C, Bar FW, Wellens HJ. Characteristic electrocardiographic pattern indicating a critical stenosis high in left anterior descending coronary artery in patients admitted because of impending myocardial infarction. Am Heart J 1982;103(4 Pt 2):730-736.
23. Rhinehardt J, Brady WJ, Perron AD, Mattu A. Electrocardiographic manifestations of Wellens' syndrome. Am J Emerg Med 2002;20(7):638-643.
24. Agetsuma H, Hirai M, Hirayama H, Suzuki A, Takanaka C, Yabe S, Inagaki H, Takatsu F, Hayashi H, Saito H. Transient giant negative T wave in acute anterior myocardial infarction predicts R wave recovery and preservation of left ventricular function. Heart 1996;75(3):229-234.
25. Wehrens XH, Doevendans PA, Widdershoven JW, Dassen WR, Prenger K, Wellens HJ, Gorgels AP. Usefulness of sinus tachycardia and ST-segment elevation in V(5) to identify impending left ventricular free wall rupture in inferior wall myocardial infarction. Am J Cardiol 2001;88(4):414-417.
26. Melgarejo-Moreno A, Galcera-Tomas J, Garcia-Alberola A, Valdes-Chavarri M, Castillo-Soria FJ, Mira-Sanchez E, Gil-Sanchez J, Allegue-Gallego J. Incidence, clinical characteristics, and prognostic significance of right bundle-branch block in acute myocardial infarction: a study in the thrombolytic era. Circulation 1997;96(4):1139-1144.
27. Doevendans PA, Gorgels AP, van der Zee R, Partouns J, Bar FW, Wellens HJ. Electrocardiographic diagnosis of reperfusion during thrombolytic therapy in acute myocardial infarction. Am J Cardiol 1995;75(17):1206-1210.
28. Majidi M, Kosinski AS, Al-Khatib SM, Lemmert ME, Smolders L, van WA, Reiber JH, Tzivoni D, Bar FW, Wellens HJ, Gorgels AP, Krucoff MW. Reperfusion ventricular arrhythmia 'bursts' in TIMI 3 flow restoration with primary angioplasty for anterior ST-elevation myocardial infarction: a more precise definition of reperfusion arrhythmias. Europace 2008;10(8):988-997.
29. Engelen DJ, Gressin V, Krucoff MW, Theuns DA, Green C, Cheriex EC, Maison-Blanche P, Dassen WR, Wellens HJ, Gorgels AP. Usefulness of frequent arrhythmias after epicardial recanalization in anterior wall acute myocardial infarction as a marker of cellular injury leading to poor recovery of left ventricular function. Am J Cardiol 2003;92(10):1143-1149.
30. Engblom H, Strauss DG, Heden B, Hedstrom E, Jovinge S, Gotberg M, Erlinge D, Wagner GS, Arheden H. The evaluation of an electrocardiographic myocardial ischemia acuteness score to predict the amount of myocardial salvage achieved by early percutaneous coronary intervention Clinical validation with myocardial perfusion single photon emission computed tomography and cardiac magnetic resonance. J Electrocardiol 2011;44(5):525-532.
31. Pahlm US, Chaitman BR, Rautaharju PM, SELVESTER RH, Wagner GS. Comparison of the various electrocardiographic scoring codes for estimating anatomically documented sizes of single and multiple infarcts of the left ventricle. Am J Cardiol 1998;81(7):809-815.
32. Gorgels AP, Vos MA, Letsch IS, Verschuuren EA, Bär FW, Janssen JH, Wellens HJ. Usefulness of the accelerated idioventricular rhythm as a marker for myocardial necrosis and reperfusion during thrombolytic therapy in acute myocardial infarction. Am J Cardiol. 1988;61(4):231-5.

# Hypertrofie en vergroting van atria en ventrikels

Hypertrofie en vergroting van atria en ventrikels kunnen optreden door drukbelasting en/of volumetoename waardoor specifieke afwijkingen van het ECG kunnen ontstaan. Inzicht in de ruimtelijke oriëntatie van de elektrische vector bij hypertrofie en vergroting is onmisbaar om deze afwijkingen te kunnen begrijpen. Bij rechterkamerhypertrofie draait de vector naar rechts-voor, en bij linkerkamerhypertrofie naar links-achter. Toename van de spiermassa van atria en ventrikels kan de activatietijden verlengen wat leidt tot verbreding van de P-toppen en QRS-complexen. De toegenomen spiermassa veroorzaakt ook hogere voltages en secundaire repolarisatie-(ST-T)veranderingen. Vergeleken met beeldvormende technieken stelt de betrouwbaarheid van de diverse criteria voor hypertrofie en vergroting van atria en ventrikels teleur. Combinaties van ECG-criteria voor linkeratriale vergroting en linkerventrikelhypertrofie en/of rechteratriumvergroting en rechterventrikelhypertrofie bieden echter meer steun voor de diagnose.

7.1  Inleiding: oorzaken van de ECG-veranderingen – 206

7.2  Hypertrofie en vergroting van het rechteratrium – 206

7.3  Hypertrofie en vergroting van het linkeratrium – 209

7.4  Bi-atriale hypertrofie en vergroting – 210

7.5  Hypertrofie en verwijding van de rechterventrikel – 212

7.6  Linkerventrikelhypertrofie – 214

7.7  Biventriculaire hypertrofie – 218

Literatuur – 220

## 7.1 Inleiding: oorzaken van de ECG-veranderingen

Niet alleen de anatomische positie van het hart in de thorax maar ook de toegenomen spiermassa en diameter, en de volgorde en richting van elektrische activatie bepalen de ECG-veranderingen die bij hypertrofie of vergroting van atria en ventrikels optreden. De toename van het voltage van de P-top of het QRS-complex bij vergroting (dilatatie) bij vergroting (dilatatie) en/of hypertrofie van atria en ventrikels valt het meest op. De toename van het voltage in het ECG kan berusten op 1. toename van de celdiameter en de totale spiermassa als gevolg van hypertrofie van de myocardcellen, 2. een betere geleiding van de elektrische potentialen van het hypertrofische hartcompartiment naar het lichaamsoppervlak en 3. een kortere afstand tot de afleidelektroden op de borstwand, 4. als gevolg van hypertrofie kan een groter deel van het desbetreffende hartcompartiment onder het bereik van de afleidelektrode komen.

De afstand van de afleidelektrode tot het hart bepaalt in belangrijke mate het voltage van het QRS-complex. Hiervoor geldt de regel dat voor een unipolaire afleiding, zoals de borstafleidingen, het voltage omgekeerd evenredig is met het kwadraat van de afstand tussen de elektrode en hart en voor een bipolaire, zoals de extremiteitsafleidingen, de derde macht van die afstand.[1] Dit betekent dat bij magere, asthene personen een hoger QRS-voltage in de precordiale afleidingen kan ontstaan zonder dat bij hen hypertrofie van de ventrikels bestaat. Omgekeerd zullen adipeuze mensen en vrouwen met volumineuze borsten een lager QRS-voltage in de precordiale afleidingen kunnen laten zien. Omdat de afstand van de elektrode tot het hart daarbij groter is, kan een toegenomen voltage van het QRS-complex verborgen blijven waardoor een hypertrofiepatroon in het ECG niet opvalt.

Wij benadrukken dat de zogenaamde voltagecriteria voor hypertrofie leeftijdsafhankelijk zijn. In dit hoofdstuk bespreken wij uitsluitend criteria van vergroting (dilatatie) en hypertrofie van atria en ventrikels van volwassenen (> 21 jaar). Zie voor personen < 21 jaar ▶ par. 10.1.3. Samengevat dient men bij de beoordeling van het voltage van het QRS-complex rekening te houden met de lichaamsbouw, de leeftijd en het geslacht van de patiënt. Dit geldt in mindere mate voor de P-top.

## 7.2 Hypertrofie en vergroting van het rechteratrium

Onder normale omstandigheden ligt het rechteratrium vóór in de thorax en wordt tijdens sinusritme eerst het rechteratrium en daarna het linkeratrium geactiveerd Bij sinusritme bestaat dus het eerste deel van de P-top uit de elektrische activatie van het rechteratrium en het laatste deel uit de elektrische activatie van het linkeratrium. De scheiding ligt ongeveer bij de top van de P-top (zie ◘ Figuur 7.1). Repolarisatieveranderingen van de atria (Ta-veranderingen) door hypertrofie of vergroting blijven in het ECG onzichtbaar omdat dit gedeelte verborgen blijft onder het QRS-complex.

Vergroting of hypertrofie van het RA (RAH) zal zich dus manifesteren in een toename van het voltage van het eerste deel van de P-top, waardoor deze hoog en spits wordt met een kenmerkende steile voorflank in het frontale vlak (◘ Figuur 7.2). Het voltage van de P-top bedraagt in de afleidingen II, III en/of aVF 0,25 mV (2,5 mm) of meer (◘ Figuur 7.3). Vroeger werd een dergelijke P top 'P-pulmonale' genoemd, omdat deze afwijking aanvankelijk het meest bij longziekten met pulmonale hypertensie en drukverhoging in de rechterharthelft naar voren kwam.[2]

Bovendien zal als gevolg van het voorliggen van het rechteratrium de elektrische activiteit van dit compartiment meer naar anterior zijn gericht, wat in het horizontale vlak zichtbaar

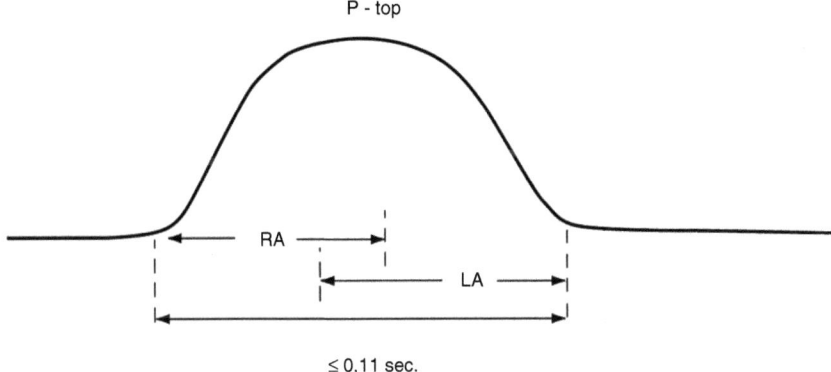

◘ **Figuur 7.1** Bijdrage van de rechteratrium (RA-) en linkeratrium (LA-)activatie aan de P-top tijdens sinusritme. Het eerste deel van de P-top is het gevolg van RA-activatie en het tweede deel van LA-activatie. De totale duur van de normale boezemactivatie bedraagt minder dan 0,12 sec.

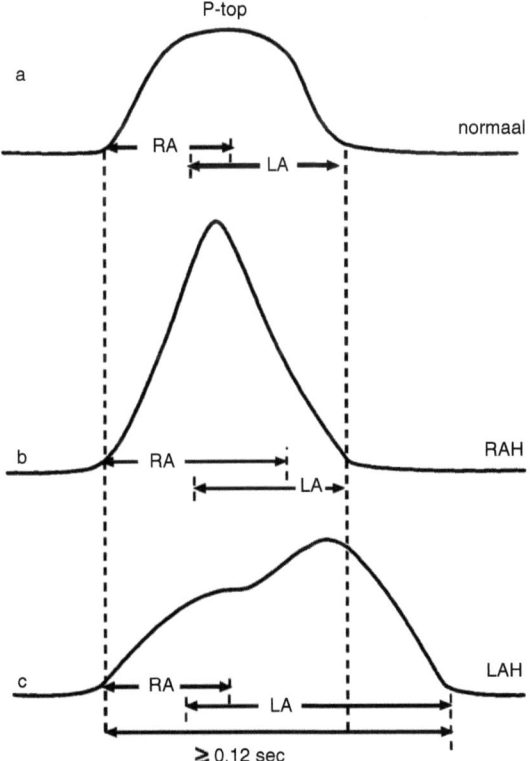

◘ **Figuur 7.2** Schematische weergave van de veranderingen in de vorm en het voltage van de P-top bij vergroting van het rechter- en linkeratrium. a: Normale vorm en duur van de P-top. Bijdrage van de rechteratrium (RA-) en linkeratrium (LA-)activatie aan de P-top tijdens sinusritme. Het eerste deel van de P-top is het gevolg van RA-activatie en het tweede deel van LA-activatie. De totale duur van de normale atriale is < 0,12 sec. b. Rechteratriumhypertrofie (RAH) of -vergroting: let op de steile voorflank. Een eventuele toename in de breedte van de P-top bij RAH wordt gemaskeerd door de linkeratriumactivatie, c. Linkeratriumhypertrofie (LAH) of -vergroting: terminale toename van het voltage van de P-top en toename van de duur van de P-top (> 0.12 sec.).

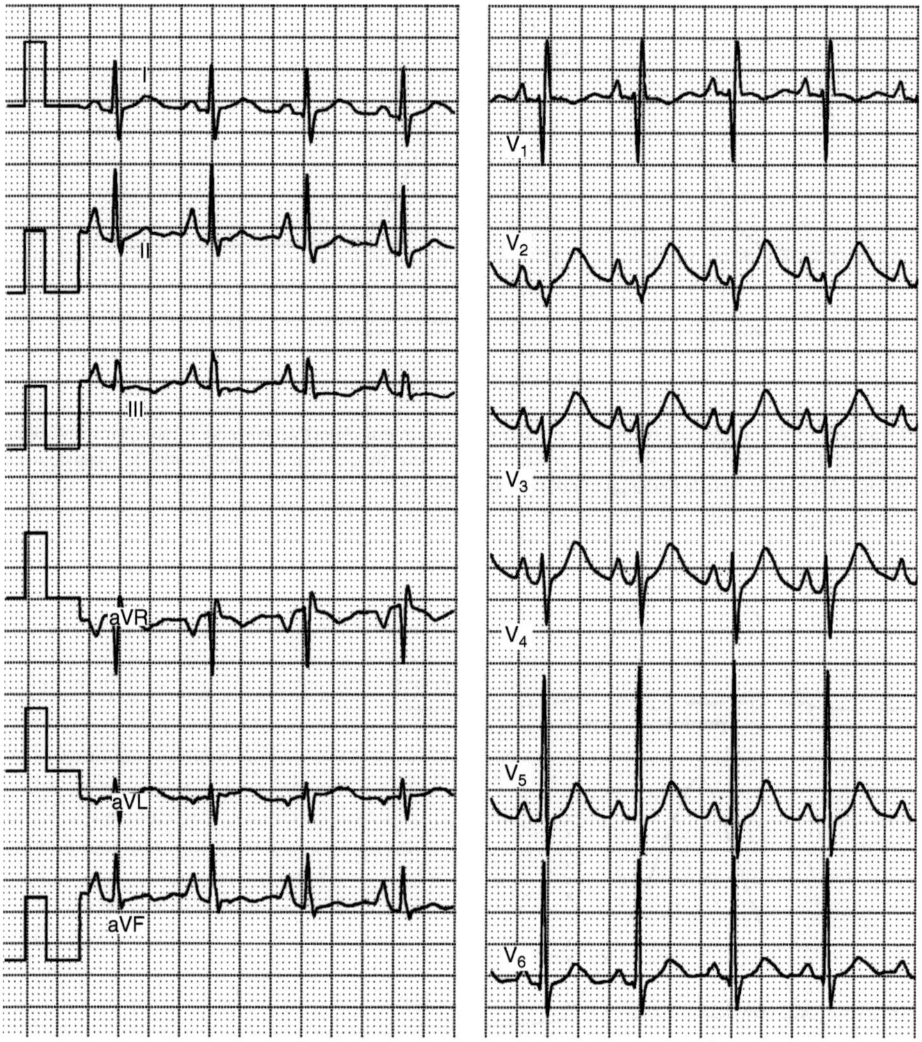

**Figuur 7.3** Typische verandering van de P-top bij rechteratriumvergroting. Let op de hoge spitse en smalle P-top (0,35 mV) in het frontale vlak: II, III en aVF en de eveneens hoge positieve P-top in het horizontale vlak: V1-V3. De QRS-complexen tonen het patroon van een incompleet RBTB.

wordt met een toename van het voltage van het eerste, positieve deel van de P-top in de afleidingen V1-V3 (zie **Figuur 7.3**). Vaak is dit het eerste en soms enige kenmerk van een RAH. De breedte van de P-top blijft normaal omdat een toename in de activatieduur van het rechteratrium goeddeels samenvalt met en dus gemaskeerd wordt door de daaropvolgende activatie van de linkeratrium (**Figuur 7.1b**).

Soms wordt een qR-patroon in afleiding V1 gezien dat kan passen bij een vergroting van de rechteratrium.[3] Dit patroon ontstaat waarschijnlijk omdat onder deze omstandigheden de elektrode van afleiding V1 boven het vergrote rechteratrium staat waardoor de holtepotentiaal van de rechterventrikel geregistreerd kan worden. Het qR-complex ontstaat waarschijnlijk hoog in het interventriculaire septum bij rechterventrikelhypertrofie.[3]

## 7.3 Hypertrofie en vergroting van het linkeratrium

Hypertrofie en vergroting van het linkeratrium (LAH) uit zich tijdens sinusritme in een toename van het voltage van het terminale deel van de P-top. Door toename van de activatieduur van de linkeratrium wordt de P-top bovendien breder (> 0,12 sec.; zie ◘ Figuur 7.1c). Kenmerkend voor LAH is dus een brede, M-vormige P-top, waarvan de tweede component hoger is dan de eerste. Vroeger heette deze afwijking P-mitrale omdat LAH vaak optreedt bij een belangrijke mitralisklepvernauwing. Deze P-topafwijking kan men het meest uitgesproken zien in de afleidingen I, II, aVL en V6. Omdat het linkeratrium links-achter in de thorax gelegen is, zal in het horizontale vlak de atriale vector naar achter staan door de langere activatieduur van het vergrote linkeratrium. In afleiding V1 (rechts precordiaal) ontstaat dan een positief-negatieve P-top met eerst een positief gedeelte gevolgd door een breed, diep, terminaal negatief gedeelte. Dit negatieve gedeelte is > 1 mm breed en > 1 mm (0,1 mV) diep (◘ Figuur 4.18, 4.19 en 4.20 en ◘ Figuur 7.4).

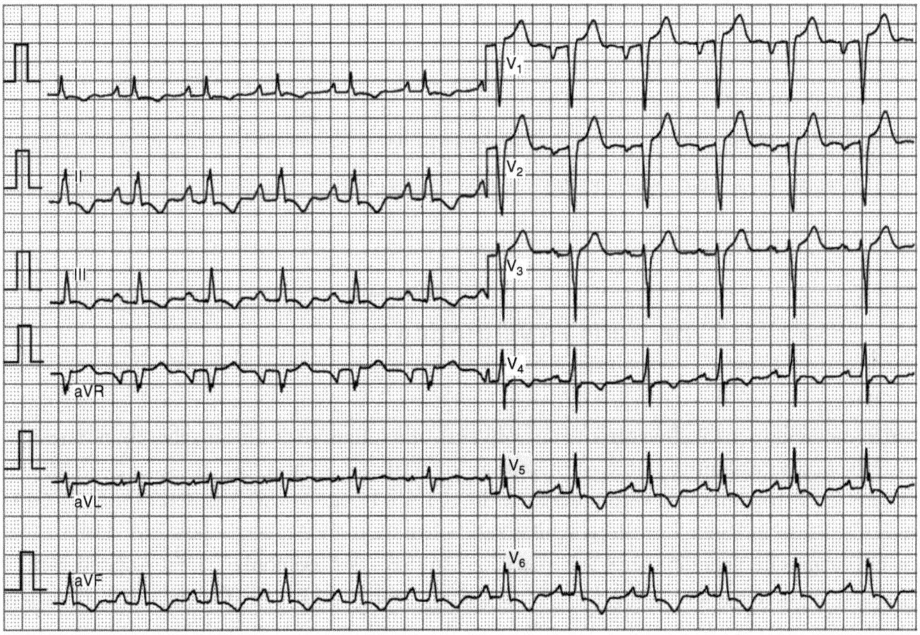


◘ **Figuur 7.4** Linkeratriumvergroting: hoewel de P-top in de extremiteitsafleidingen een hoog voltage heeft (0,35 mV in afl. II), blijkt dat het gaat om een toename van het voltage van het terminale deel van de P-top. Deze krijgt daardoor een asymmetrische contour met oplopende voorflank. Dit wordt beter zichtbaar in afleiding V1 met een brede (≥ 1 mm) en diepe (≥ 0,10 mV) terminaal negatieve component van de P-top. Het QRS-complex toont bij deze patiënt het patroon van een incompleet LBTB. Daarnaast bestaat er een vertraagde AV-geleiding (PQ tijd = 0,24 sec.).

Bij patiënten met een gestoorde linkerventrikelfunctie kan het in korte tijd ontstaan van een brede en diepe, terminaal-negatieve component van de P-top in afleiding V1 een aanwijzing zijn dat de einddiastolische druk van de linkerventrikel oploopt en dat beeld kan als een vroeg symptoom van falen van de linkerventrikel geduid worden. LAH en/of linkeratriumvergroting (◘ Figuur 7.4) gaan vaak samen met linkerventrikelhypertrofie. ◘ Tabel 7.1 geeft een samenvatting van de criteria van rechter- en linkeratriumhypertrofie en -vergroting.

| ◘ **Tabel 7.1** Criteria voor rechter- en linkeratriumhypertrofie/vergroting. |
|---|
| *Rechteratriumhypertrofie:* |
| – hoge, spitse P II, III, aVF ($\geq$ 0,25 mV) |
| – toename initiële P-voltage II, III, aVF, V2, V3, (VI) |
| – P-duur normaal ($\leq$ 0,11 sec.) |
| – qR V1 als uiting RV hypertrofie of vergroting |
| *Linkeratriumhypertrofie* |
| – toename terminale P-voltage in I, II, aVL, V6 |
| – P-duur $\geq$ 0,12 sec. |
| – brede, terminaal negatieve component P V1 ($\geq$ 0,1 mV, $\geq$ 0,04 sec.) |

## 7.4 Bi-atriale hypertrofie en vergroting

Gelijktijdige vergroting of hypertrofie van beide atria kan men aantreffen onder omstandigheden dat beide ventrikels vergroot zijn of hypertrofie tonen, zoals bij aangeboren hartziekten, hypertrofische cardiomyopathie en pulmonale hypertensie bij mitralisklep- of aortaklepafwijkingen. De P-toppen in de extremiteitsafleidingen zijn hoog (> 3 mV) en *tevens* breed (> 0,12 sec.). De P-top in V1 en V2 heeft een bifasische vorm waarvan het eerste positieve deel > 2 mV en het terminale negatieve deel $\geq$ 0,1 mV, $\geq$ 0,04 sec. is toegenomen. De overgang van de positieve in de negatieve component is in zulke gevallen vaak steil (◘ Figuur 7.5). Bi-atriale hypertrofie en vergroting gaat vaak samen met linker-en rechterventrikelhypertrofie.

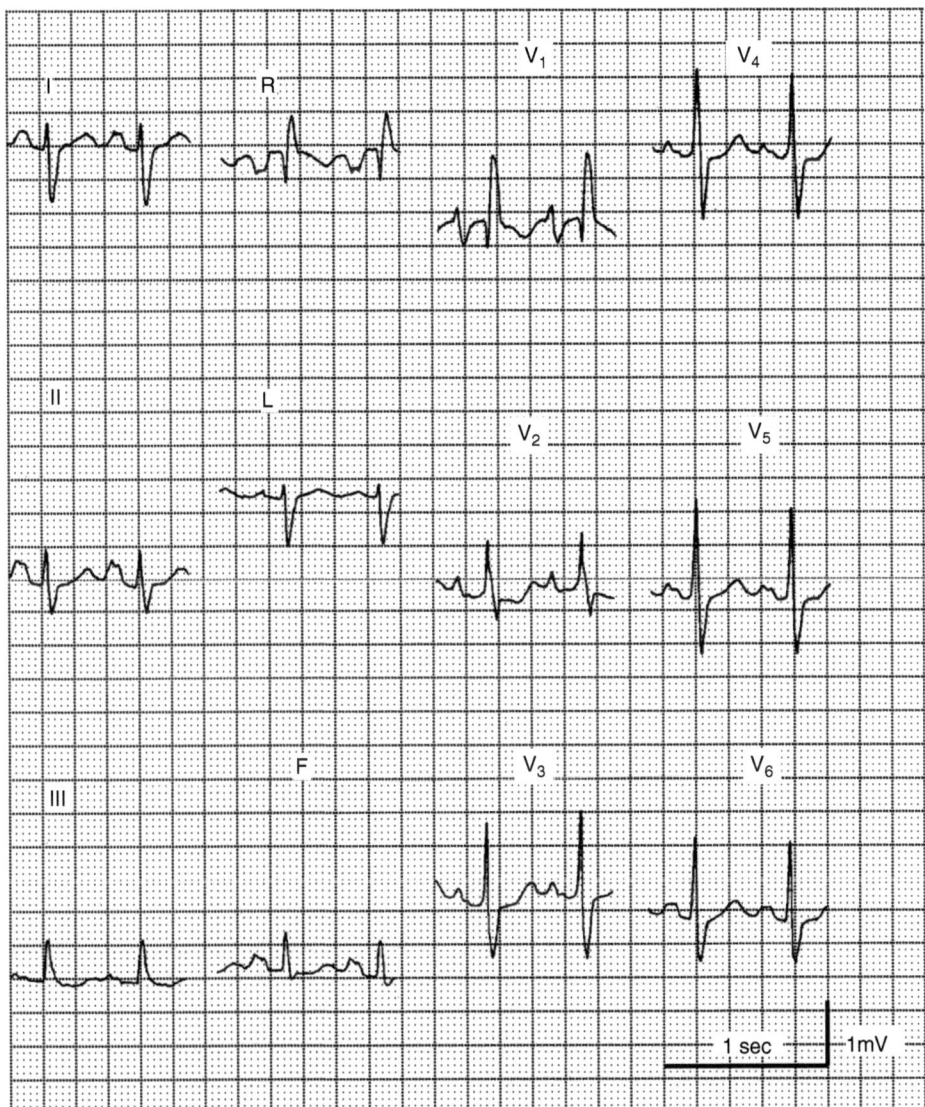

◘ **Figuur 7.5** Bi-atriale vergroting en rechterventrikelhypertrofie: vergroting van het rechteratrium blijkt uit de hoge en steile initiële component van de P-top in II, aVF en V1, V2 en vergroting van het linkeratrium uit de toegenomen breedte van de P-top (0,12 sec.) en de brede terminale negatieve component van de P-top in V1. De naar rechts gedraaide hartas, het qR-patroon met hoge R in V1,[3] de relatief diepe S in V6 en de ST-daling met negatieve T in V1 en V2 wijzen op hypertrofie van de rechterventrikel.

## 7.5 Hypertrofie en verwijding van de rechterventrikel

Afwijkingen van de rechterventrikel (RV) door hypertrofie (RVH) en/of vergroting worden in het ECG soms moeilijk zichtbaar omdat onder normale omstandigheden bij volwassenen de vector van de linkerventrikel (LV) overheerst door de grotere spiermassa. Bovendien beïnvloeden ook oorzaken buiten het hart zoals laagstand van het diafragma (longemfyseem), verplaatsing van het hart (bijvoorbeeld door pneumectomie), draaiing van de anatomische hartas of interpositie van longweefsel tussen hart en borstwand (longemfyseem), de vorm en voltages van de rechterventrikel.

Er bestaan diverse oorzaken voor het ontstaan van RVH en/of RV-vergroting. Cabrera en Monroy [4] onderscheiden een systolische RV-belasting met uitsluitend concentrische RV-hypertrofie, bijvoorbeeld door een stenose van de pulmonalisklep of (ernstige) pulmonale hypertensie. Daarnaast onderscheiden zij een RV-diastolische overbelasting die vergezeld gaat met RV-verwijding en leidt tot excentrische RV-hypertrofie. Het atriale septumdefect, abnormale veneuze inmonding (met links-rechts-shunting), en pulmonaliskleplekkage zijn hiervoor oorzaken (▶ par. 10.2.2). Beide typen bewerkstelligen een ander ECG-patroon van RV-hypertrofie. Daarnaast bestaan er mengbeelden van systolische en diastolische RV-overbelasting zoals bij ernstige mitralisklepstenose gepaard gaande met pulmonale hypertensie, LV-falen en obstructief longlijden.

Bij hypertrofie en verwijding van de rechterventrikel blijft de normale, initiële elektrische links-rechts, septale activatie (septale vector), gehandhaafd maar is klein: soms wordt een q in afleiding I zichtbaar. Daarna ontstaat in het frontale vlak – door de toegenomen RV-spiermassa – een vector die naar het rechter inferior kwadrant is gericht omdat hier de RV-potentialen die van de LV overheersen. De terminale vector in het frontale vlak staat naar het rechterbovenkwadrant (richting rechterschouder, aVR) door toegenomen spiermassa van het basale RV-gedeelte die ook nu de LV-potentialen overheersen. Deze vector veroorzaakt de grote terminale R in afleiding aVR.

In het horizontale vlak loopt bij belangrijke RV-hypertrofie de activatie door de voorliggende rechterkamer (hypertrofie en/of verwijding van de rechterventrikel) met de klok mee, naar rechts en naar anterior. Onder normale omstandigheden is dit juist andersom door de grotere LV-potentialen. De meer voorliggende RV veroorzaakt een afnemende R/S-verhouding van V1 naar V6. Daarmee nemen de QRS-complexen in voltages af en ontstaat een steeds grotere S in de QRS-complexen van de links precordiale afleidingen, zoals gezien wordt bij concentrische RV-hypertrofie (zie ◘ Figuur 7.5).

Bij combinaties van (excentrische) RV-hypertrofie en/of verwijding loopt de activatie in het horizontale vlak wel normaal tegen de klok in en blijft een toenemende R/S-verhouding van V1 naar V6 zichtbaar, zoals bijvoorbeeld bij een atriumseptumdefect. Dit patroon ziet men ook bij patiënten met longemfyseem als gevolg van laagstand van het diafragma, waardoor een anatomische draaiing van het hart naar voren en links optreedt ('clockwise rotation', zie ◘ Figuur 3.6). Hier is soms een afname van de voltages in alle afleidingen zichtbaar door tussenliggend longweefsel.

De sensitiviteit van criteria voor RVH is in het algemeen gering.[5,6] Bij aangeboren hartziekten wordt vaak een incompleet RBTB gezien (RV-'volume overbelasting') of een hoge R in de rechts precordiale afleidingen, suggestief voor RV-drukbelasting. In beide patronen staat de QRS-asdeviatie in het frontale vlak naar rechts gedraaid (> +90°). Een extreme draaiing naar rechts pleit meer voor concentrische RV-hypertrofie (zie ◘ Figuur 7.5).

De rechter asdeviatie veroorzaakt een rS-patroon in I en aVL en een toename van het R-topvoltage in V1 en/of V2. De R/S-verhouding in V1 wordt ≥ 1. Dit kan zich uiten in een R-,

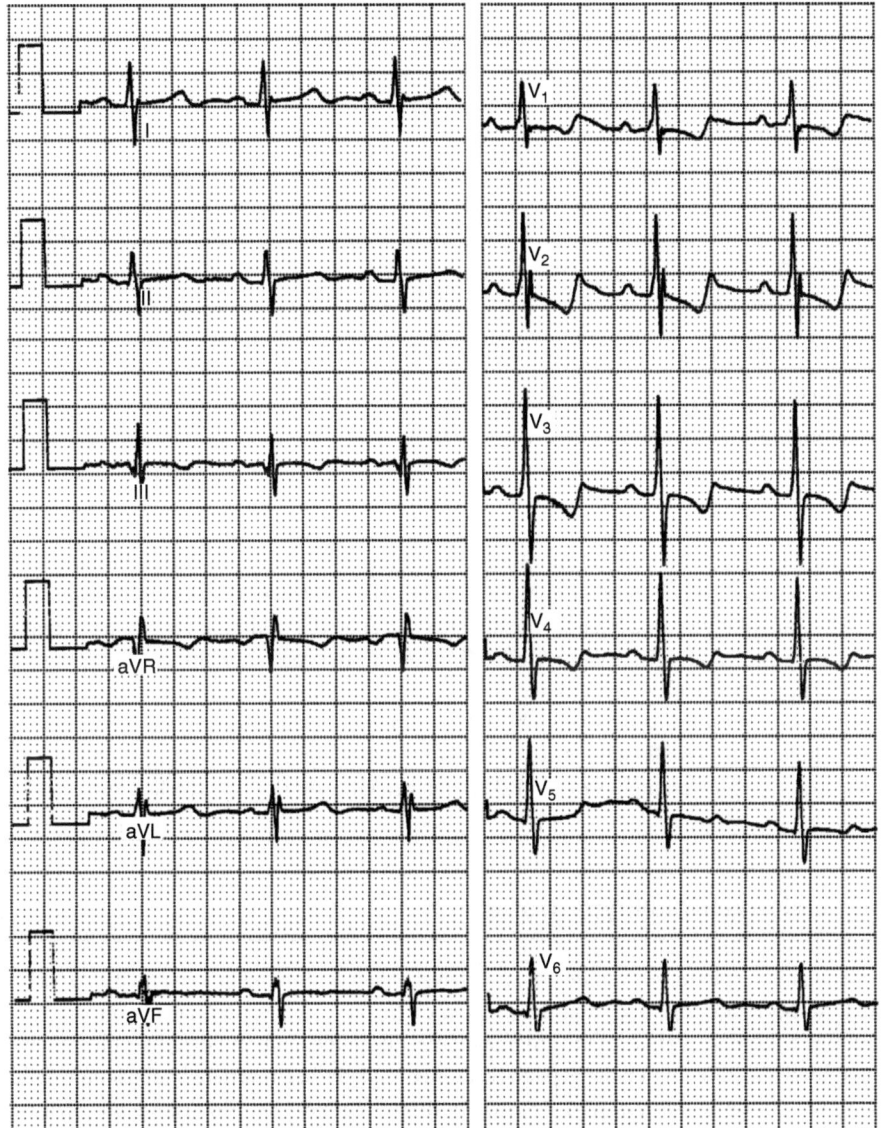

◘ **Figuur 7.6** Rechterventrikelhypertrofie bij een patiënt met pulmonale hypertensie: R/S-ratio in V1 > I en een relatief diepe S in V6. Tevens zijn er aflopende ST-segmentdepressies met negatief-positieve T-toppen in V1-V4. De elektrische frontale as van het QRS-complex is hier niet te bepalen omdat in vrijwel alle extremiteitsafleidingen even grote positieve als negatieve uitslagen zichtbaar zijn.

RS- of qR-complex in V1 (◘ Figuur 7.5). Patiënten met een atriumseptumdefect of mitralisstenose vertonen vaak een rsR'-complex met hoge, spitse R' in V1. Een qR-complex in V1 [3] wordt vooral gezien wanneer tevens sprake is van vergroting van het rechteratrium.

Chronische obstructieve longziekten worden in het ECG vaak zichtbaar met lage voltages in de extremiteitsafleidingen, een naar rechts gedraaide P-top en QRS-as, in alle V-afleidingen een S-golf (gewijzigde R/S-verhouding) en een lage R in V6.[7]

| **Tabel 7.2** Criteria voor rechterventrikelhypertrofie. |
|---|
| – hoge R V1 (R/S-ratio ≥ 1; R ≥ 0,7 mV) |
| – qR in V1 |
| – rSR' V1, met hoge spitse R' |
| – diepe S V5, V6 (R/S-ratio ≤ 1; S V5,V6 ≥ 0,7 mV) |
| – hoge, terminale R in aVR |
| – rechter asdeviatie > + 90° (rS I, aVL) |
| *Ondersteunende criteria:* |
| – rechteratriumhypertrofie (-vergroting) |
| – ST-depressie met asymmetrisch negatieve T V1-V3 |

Secundaire manifestaties van hypertrofie en verwijding van de rechterventrikel bestaan uit ST-depressies en negatieve T-toppen in V1-V2, V3 en soms in III en aVF. De aanwezigheid van deze ST-T-afwijkingen ondersteunen de diagnose RVH en dat geldt ook voor de aanwezigheid van tekenen van rechteratriumhypertrofie. **Tabel 7.2** geeft een overzicht van de belangrijkste criteria van rechterventrikelhypertrofie. Wanneer een R-golf in V1-V2 zonder andere aanwijzingen voor RVH wordt aangetroffen bestaat de differentiaaldiagnose uit een posterior-basaal myocardinfarct, RBTB (**Figuur 4.20**), linkszijdige WPW, deformatie van de thorax of onbekende oorzaak. Aanwezigheid van een RBTB met een QRS-duur > 0.12 sec. kan voor een RVH pleiten.

## 7.6 Linkerventrikelhypertrofie

De toegenomen spiermassa van de linkerventrikel en het septum bij linkerventrikelhypertrofie (LVH) veroorzaakt nog meer dominantie van de linkerventrikelpotentialen over die van de rechterventrikel dan normaal. Dit veroorzaakt niet alleen toename van de QRS-voltages en een (soms) breder QRS-complex dat gepaard gaat met een later begin van de intrinsicoïde deflexie (≥ 0.05 sec.) in de afleidingen over de linkerventrikel, V4-V6. Ook is de ruimtelijke oriëntatie van de gemiddelde QRS-vector in het frontale en horizontale vlak respectievelijk meer naar het links-boven en het links-achter kwadrant gericht. Deze stand van de vector verklaart de hoge R in de afleidingen I, aVL, V3-V6, de diepe S in III en V1, en de soms aanwezige frontale QRS-as > – 30°. Omdat de depolarisatie in de verdikte spiermassa langer duurt, zal de repolarisatie eerder beginnen en in tegenstelling tot normaal, hierbij van endocard naar epicard verlopen. Dat kan een discordant ST-segment en T-top opleveren: ST-depressies en negatieve T in de afleidingen I, aVL,V3-V6.

De diagnose LVH stelt men meestal op grond van de toegenomen QRS-voltages maar de sensitiviteit (detectiekans) en specificiteit (uitsluiten van de diagnose) van de meeste criteria is zeer beperkt.[5] Leeftijd, geslacht, ras en lichaamsbouw (overgewicht) en forse fysieke training beïnvloeden de betrouwbaarheid van LVH-criteria. De meeste LVH-criteria gelden voor personen > 35 jaar,[5] zie voor kinderen ▶ par. 10.1.3. Door meerdere voltagecriteria te combineren neemt de sensitiviteit met behoud van de vereiste specificiteit toe.

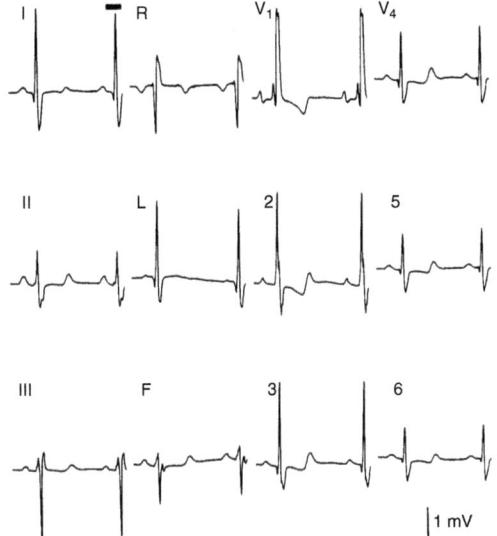

◘ **Figuur 7.9** Biventriculaire hypertrofie. In de extremiteitsafleidingen wordt voldaan aan de criteria voor LVH: $R_1 = 2{,}3$ mV, RaVL = 2,2 mV, $R_1 + S_{III} = 4{,}3$ mV. De criteria voor RVH zijn: een hoge, spitse R' in V1 (2,6 mV) en relatief diepe SV6. Tevens zijn er ST-depressies met asymmetrisch negatieve en negatief-positieve T-toppen in alle precordiale afleidingen.

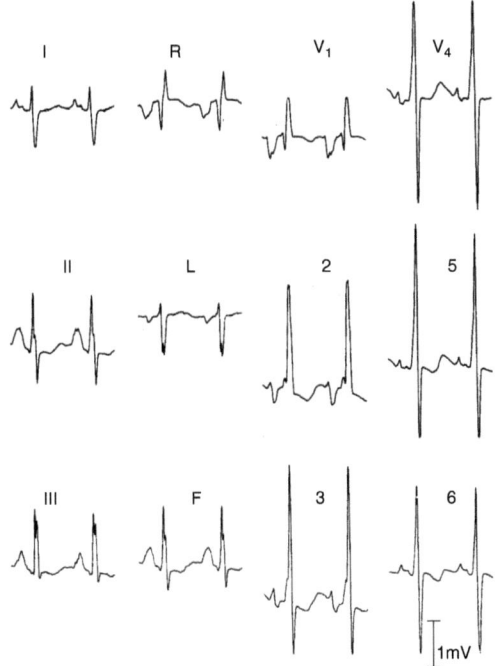

◘ **Figuur 7.10** Biatriale en biventriculaire hypertrofie. Dit ECG toont evidente tekenen van zowel rechter- als linkeratriumhypertrofie/verwijding. De hoge R-toppen in V1, V2 met naar rechts gedraaide hartas in het frontale vlak wijzen op RVH, terwijl de zeer hoge R-toppen en diepe S-golven in V4-V6 voor gelijktijdige aanwezigheid van LVH pleiten. Dit vermoeden wordt ondersteund door de aanwijzing voor linkeratriumhypertrofie/vergroting.

## Literatuur

1. Rodriguez-Falces J. A novel approach to teach the generation of bioelectrical potentials from a descriptive and quantitative perspective. Adv Physiol Educ 2013;37:327-36.
2. Asad N, Johnson VM, Spodick DH. Acute right atrial strain: regression in normal as well as abnormal P-wave amplitudes with treatment of obstructive pulmonary disease. Chest 2003;124:560-4.
3. Sodi-Pallares D, Bisteni A, Herrmann GR. Some views on the significance of qR and QR type complexes in right precordial leads in the absence of myocardial infarction. Am Heart J 1952;43:716-34.
4. Cabrera E, Mortoy JR. Systolic and diastolic loading of the heart. II. Electrocardiographic data. Am Heart J.1952;43:669-86.
5. Hancock EW, Deal BJ, Mirvis DM, Okin P, Kligfield P, Gettes LS, et al. AHA/ACCF/HRS recommendations for the standardization and interpretation of the electrocardiogram: part V: electrocardiogram changes associated with cardiac chamber hypertrophy: a scientific statement from the American Heart Association Electrocardiography and Arrhythmias Committee, Council on Clinical Cardiology; the American College of Cardiology Foundation; and the Heart Rhythm Society. Endorsed by the International Society for Computerized Electrocardiology. J Am Coll Cardiol 2009 17;53:992-1002.
6. Henkens IR, Mouchaers KT, Vonk-Noordegraaf A, Boonstra A, Swenne CA, Maan AC, et al. Improved ECG detection of presence and severity of right ventricular pressure load validated with cardiac magnetic resonance imaging. Am J Physiol Heart Circ Physiol 2008;294:H2150-H2157.
7. Selvester RH, Rubin HB. New criteria for the electrocardiographic diagnosis of emphysema and cor pulmonale. Am Heart J 1965;69:437-47.
8. Romhilt DW, Estes EH, Jr. A point-score system for the ECG diagnosis of left ventricular hypertroph Am Heart J 1968;75:752-8.
9. Baranowski R, Malek L, Prokopowicz D, Spiewak M, Misko J. Electrocardiographic diagnosis of the left ventricular hypertrophy in patients with left bundle branch block: is it necessary to verify old criteria? Cardiol J 2012;19:591-6.
10. Platek AE, Karpinski G, Szymanski FM, Filipiak KJ. Different ECG manifestations of left ventricular hypertrophy in presence of intermittent LBBB and RBBB1. J Electrocardiol 2015;48:686-8.
11. Pewsner D, Juni P, Egger M, Battaglia M, Sundstrom J, Bachmann LM. Accuracy of electrocardiography in diagnosis of left ventricular hypertrophy in arterial hypertension: systematic review. BMJ 2007;335(7622):711.
12. Sjoberg S, Sundh F, Schlegel T, Maynard C, Ruck A, Wagner G, et al. The relationship between electrocardiographic left ventricular hypertrophy criteria and echocardiographic mass in patients undergoing transcatheter aortic valve replacement J Electrocardiol 2015;48:630-6.
13. Estes EH, Zhang ZM, Li Y, Tereschenko LG, Soliman EZ. The Romhilt-Estes left ventricular hypertrophy score and its components predict all-cause mortality in the general population Am Heart J 2015;170:104-9.
14. Singla V, Jindal A, Pargaonkar V, Soofi M, Wheeler M, Froelicher V. Examining QRS amplitude criteria for electrocardiographic left ventricular hypertrophy in recommendations for screening criteria in athletes J Electrocardiol 2015;48:368-72.
15. Mathew J, Sleight P, Lonn E, Johnstone D, Pogue J, Yi Q, et al. Reduction of cardiovascular risk by regression of electrocardiographic markers of left ventricular hypertrophy by the angiotensin-converting enzyme inhibitor ramipril Circulation 2001;104:1615-21.
16. Sokolow M, Lyon TP. The ventricular complex in left ventricular hypertrophy as obtained by unipolar precordial and limb leads. Am Heart J 1949;37:161-86.
17. Casale PN, Devereux RB, Kligfield P, Eisenberg RR, Miller DH, Chaudhary BS, et al. Electrocardiographic detection of left ventricular hypertrophy: development and prospective validation of improved criteria J Am Coll Cardiol 1985;6:572-80.
18. Jain A, Chandna H, Silber EN, Clark WA, Denes P. Electrocardiographic patterns of patients with echocardiographically determined biventricular hypertrophy. J Electrocardiol 1999;32:269-73.

# Het elektrocardiogram van erfelijke hartziektes, erfelijke ritmestoornissen en cardiomyopathieën

Erfelijke hartziektes worden onderverdeeld in elektrische hartziektes, namelijk primaire aritmiesyndromen of primaire elektrische hartziektes, en in structurele hartziektes, namelijk secundaire aritmiesyndromen of cardiomyopathieën. Bij bijna al deze ziektes is het ECG niet normaal. Bij elektrische hartziektes wordt de ziekte vaak genoemd naar de ECG-afwijking, zoals bijvoorbeeld het lange QT-tijd syndroom terwijl bij structurele hartziekten de ECG-afwijking vaak het gevolg is van de structurele afwijking. Alle ziektes gaan gepaard met een zeker risico op plotselinge hartdood door maligne ventriculaire ritmestoornissen en vaak zijn deze ritmestoornissen ook specifiek voor bepaalde ziektebeelden.

8.1   Inleiding – 223

8.2   Afwijkingen van het QT-interval – 223
8.2.1   Lang QT-tijd-syndroom – 223
8.2.2   Het aangeboren lang QT-syndroom – 224
8.2.3   Speciale subtypes van het aangeboren lang QT-syndroom – 229
8.2.4   Het verworven lang QT-syndroom – 230
8.2.5   Het korte QT-tijd-syndroom – 230

8.3   Brugada-syndroom – 231

8.4   Catecholaminerge polymorfe ventriculaire tachycardie – 232

8.5   Het vroege repolarisatiesyndroom – 233

8.6   Idiopathisch ventrikelfibrilleren – 234

8.7   Cardiomyopathieën – 235
8.7.1   Hypertrofische cardiomyopathie – 235
8.7.2   Gedilateerde cardiomyopathie – 236

| | | |
|---|---|---|
| 8.7.3 | Restrictieve cardiomyopathie – 237 | |
| 8.7.4 | Aritmogene cardiomyopathie (ACM) – 237 | |

**8.8 Neurologische spierziekten – 240**

**Literatuur – 242**

## 8.1 Inleiding

Onder het begrip erfelijke hartritmestoornissen vallen alle ritmestoornissen die erfelijk bepaald zijn en dus in gezinnen en families voorkomen. We onderscheiden daarin vormen waarin de ritmestoornissen het gevolg zijn van veranderde elektrische eigenschappen van de hartcellen, de primair elektrische ziektes, en vormen waarin de ritmestoornissen het gevolg zijn van afwijkende structurele eigenschappen van het hart. Onder de eerste groep vallen het lange QT-tijd- of lange QT-interval-syndroom (LQTS), het korte QT-tijdsyndroom (SQTS), het Brugada-syndroom (BrS) en catecholaminerge polymorfe ventriculaire tachycardieën (CPVT). Tot de tweede groep behoren de verschillende cardiomyopathieën.

## 8.2 Afwijkingen van het QT-interval

### 8.2.1 Lang QT-tijd-syndroom

Het lange-QT-interval-syndroom is in de regel een erfelijke ziekte die zich kenmerkt door een verlenging van het QT-interval op het ECG en een daarmee gepaard gaand verhoogd risico op ernstige ventriculaire ritmestoornissen. Deze kunnen leiden tot het plotseling (tijdelijk) verlies van bewustzijn door het wegvallen van cardiac output, maar ook tot plotselinge hartdood.

De QT-tijd kan op verschillende manieren gemeten worden (◘ Figuur 8.1) Sommige experts hanteren het einde van de T-top ('end-of-T-method'), anderen opteren voor de 'T-tan-

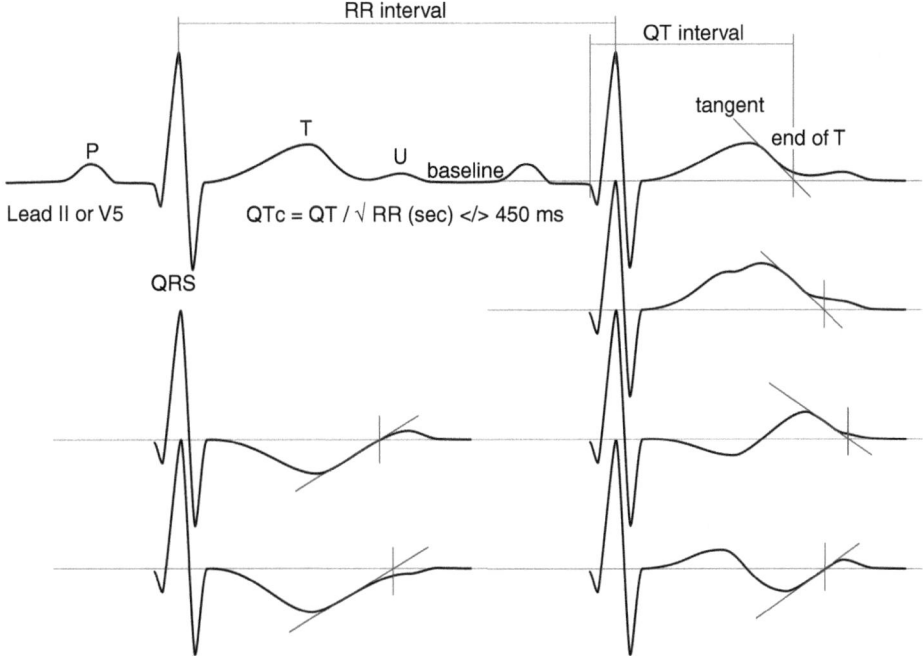

◘ Figuur 8.1 T-tangent. Schematische illustratie van het gebruik van de T-tangent-methode om het einde van de T-golf te bepalen in geval van een normaal ST-segment (bovenste elektrocardiogram) en in geval van een afwijkend ST-segment (overige elektrocardiogrammen).

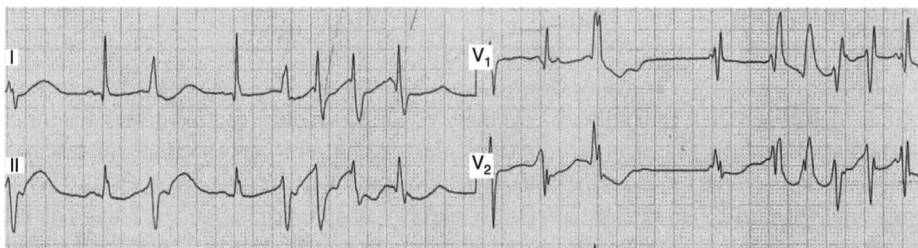

**Figuur 8.2** Torsade de pointes bij een verworven vorm van het lange QT-syndroom. De QT-tijd is door de ectopie niet goed te meten maar is zeker verlengd.

gent- of raaklijn-methode', waar een raaklijn wordt getrokken langst het steilste deel van de T-top. Het einde van het QT-interval bevindt zich op de plaats waar de raaklijn de basislijn kruist. Deze laatste methode is het gemakkelijkst uit te voeren, minder gevoelig voor foute metingen en beter reproduceerbaar.[1] Het einde van het QT-interval is niet altijd scherp te trekken, met name bij bestaande hartafwijkingen, waardoor het QT-interval soms moeilijk te meten is.

De repolarisatieduur is onder andere afhankelijk van de hartfrequentie, leeftijd en geslacht. In zowel de raaklijn-methode als in de eind-van-T-methode wordt de QT-tijd gecorrigeerd voor de hartfrequentie, de QTc-tijd. Ook hier zijn meerdere methodes voor, maar de meest gebruikte is de correctie volgens Bazett. Daarbij is de formule:

$$QTc - tijd\,(in\,msec) = QT - tijd\,(in\,msec)/\sqrt{RR - interval\,(in\,sec)}.$$

Bij een frequentie van 60/min is de QTc-tijd dus gelijk aan de QT-tijd. Bij vrouwen is de normaalwaarde van het QTc-interval < 450 msec, bij mannen < 440 msec.

### 8.2.2 Het aangeboren lang QT-syndroom

Een verlengd QT-interval kan aangeboren of verworven zijn. De laatste, wereldwijd geadopteerde, richtlijnen[2] spreken van een (aangeboren) LQTS als, herhaaldelijk gemeten, de QTc-tijd ≥ 500 msec is zonder dat daarvoor een andere aanwijsbare oorzaak bestaat. Ook een patiënt die drager is van een pathogene mutatie (zie verder) heeft, per definitie, een LQTS, ook al is de QTc-tijd niet te lang. Er bestaat een scoresysteem (de 'Schwartz-score', Tabel 8.1) waarbij een afkapwaarde van 3,5 punten geldt voor de diagnose LQTS.[2] In deze score tellen een aantal elektrocardiografische parameters, waaronder de QTc-tijd en de vorm van de ST-T-segmenten, klinische symptomen en de omstandigheden waaronder deze plaatsvinden, de familie-anamnese (positief voor plotselinge dood op jonge leeftijd of positief voor een lange QT-tijd mee), en aanwezigheid van congenitale doofheid mee. Zie verder.

De symptomen van een lang QT-syndroom zijn duizelingen, wegrakingen en in het ergste geval plotselinge hartdood. De typische, verantwoordelijke ventriculaire, ritmestoornis die regelmatig voorkomt bij een verlengd QT-interval is de torsade de pointes (TdP).

Deze ritmestoornis kan zowel bij het aangeboren als bij het verworven LQTS (zie verder) optreden en bestaat uit een ventriculaire ritmestoornis van ongeveer 220/min, waarbij de QRS-complexen geen stabiele hartas hebben maar waarbij de hartas van slag tot slag draait. Een enkele seconde durende episode kan leiden tot een kort verlies van bewustzijn (absence). Een langer durende episode van TdP kan leiden tot een langdurig insult waarbij niet zelden trekkingen voorkomen zodat dit ziektebeeld verward kan worden met een 'epileptisch insult'. Een

◼ **Tabel 8.1** De 'Schwartz-score' voor de diagnose lang QT-syndroom.[*1]

| Elektrocardiografische bevindingen | | Punten |
|---|---|---|
| A QTc[*2] | ≥ 480 ms | 3 |
| | 460-479 ms | 2 |
| | 450-459 ms (mannen) | 1 |
| B QTc 4e minuut post inspanning[*2] | ≥480 ms | 1 |
| C Torsade de pointes[*3] | | 2 |
| D T-wave alternans | | 1 |
| E genotchte T-toppen in 3 afleidingen | | 1 |
| F Lage hartslag voor de leeftijd[*4] | | 0,5 |
| **Klinisch verhaal (symptomen)** | | |
| A Syncope[*3] | met stress | 2 |
| | zonder stress | 1 |
| B Congenitale doofheid | | 0,5 |
| **Afwijkingen in de familie** | | |
| A Familieleden met definitief LQTS[*5] | | 1 |
| B Onverklaarde plotselinge hartdood < 30 jaar van een dichtbij familielid[*5] | | 0,5 |

Score: ≤ 1 punt: waarschijnlijk geen LQTS; 1,5-3 punten: mogelijk LQTS; ≥ 3,5 punten: waarschijnlijk LQTS.
*1: in afwezigheid van medicatie of afwijkingen die met een verlenging van de QT-tijd gepaard gaan;
*2: QTc berekend volgens de Bazett-correctie;
*3: sluit elkaar uit;
*4: hartfrequentie in rust lager dan de 2e percentiel voor de leeftijd;
*5: dezelfde familie kan niet in getal worden uitgedrukt onder A en B.
NB: Syncope met of zonder stress kan niet beide geteld worden, er dient een keuze gemaakt te worden.

TdP kan minuten aanhouden en dan toch nog spontaan eindigen, maar soms ontaardt een TdP in ventrikelfibrilleren met plotselinge hartdood tot gevolg. De kans op het ontstaan van een TdP is het grootst na een plotselinge (relatieve) pauze in het hartritme, door bijvoorbeeld stoornissen in de geleiding of door (supra)ventriculaire extraslagen (ectopie) (◼ Figuur 8.3). Wanneer het lang QT-intervalsyndroom niet wordt herkend en behandeld, kent het een hoge sterfte. Bij symptomatische patiënten wordt de mortaliteit binnen 1 jaar na de eerste syncope hoger dan 20% geschat, waarna deze met 5% per jaar toeneemt en na 10 jaar cumulatief zelfs circa 50% is.

Het aangeboren LQTS werd in het verleden, vóór de ontrafeling van de genetische basis, onderscheiden in respectievelijk het syndroom van Romano-Ward en, een veel zeldzamere vorm, het syndroom van Jervell en Lange-Nielsen (JLNS) dat naast een verlengd QT-interval ook wordt gekenmerkt door aangeboren doofheid. De prevalentie van het aangeboren lange QT-interval wordt geschat op 1: 2000. Het begin van de ontrafeling van de erfelijke basis van het LQTS dateert van rond 1995 en al snel bleek dat de erfelijke basis heterogeen was. Dat wil zeggen dat veranderingen in meerdere genen kunnen leiden tot een LQTS. De ziekte erft auto-

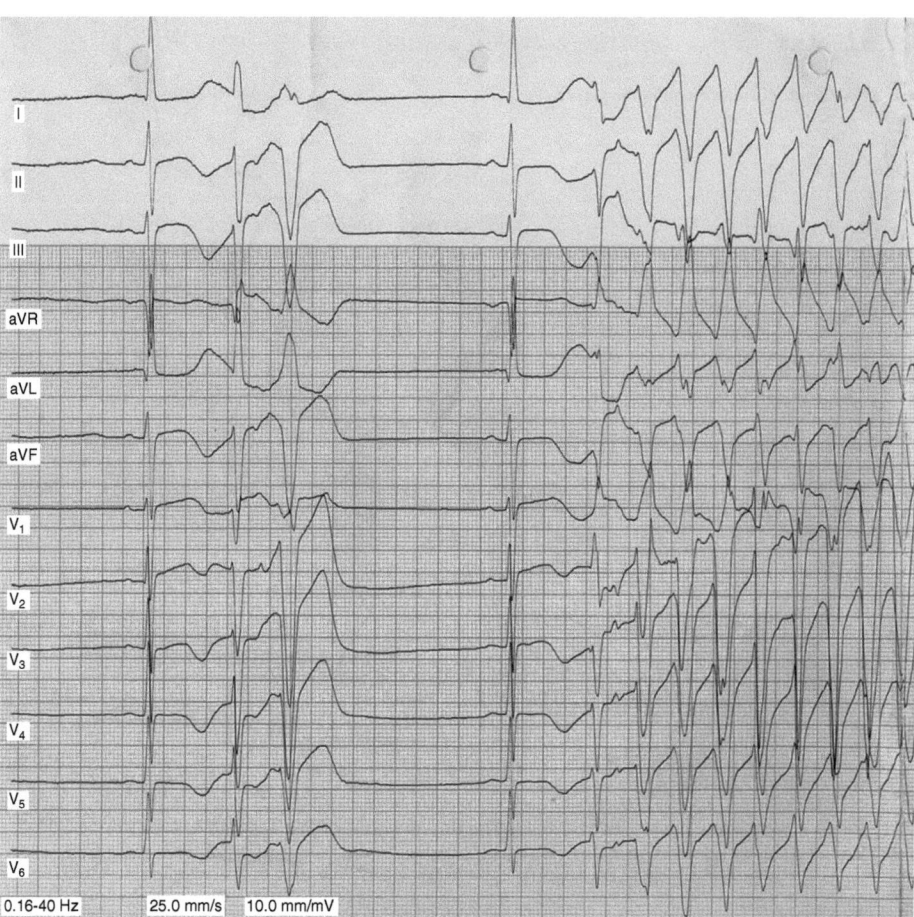

**Figuur 8.3** 12-kanaals-ECG van een 80-jarige vrouw die pas kort behandeld werd met sotalol. Het eerste QRS-complex wordt voorafgegaan door een P-top die past bij een sinusritme, de PQ-tijd is normaal en het QRS-complex is smal. De repolarisatie is sterk gestoord met een sterk verlengde QTc-tijd. Aan het eind van de repolarisatie maar nog voordat deze is afgelopen, ontstaat een ventriculaire extrasystole, direct gevolgd door een 2$^e$ ventriculaire extra systole (doublet). Na de daardoor gegenereerde pauze volgt weer een normale P-top en QRS-complex waarna een polymorfe ventriculaire tachycardie ontstaat met een draaiende elektrische hartas.

somaal dominant over, hetgeen betekent dat gemiddeld 50% van de nakomelingen de genetische afwijking erft waarbij mannen en vrouwen dezelfde 50%-kans hebben. De eerste 3 genen die werden geïdentificeerd waren de genen die coderen voor de 2 componenten van de kaliumstroom, de delayed rectifier ($I_K$) en het gen dat codeert voor het snelle natriumkanaal ($I_{Na}$, zie ▶ par. 2.3.2 en ◘ Figuur 2.2). Sindsdien spreken we van LQTS type 1, 2 en 3. Type 1 en 2 berusten op mutaties in de genen die coderen voor respectievelijk de langzame en de snelle component van de delayed rectifier (respectievelijk mutaties in KCNQ1 coderend voor de ionstroom $I_{Ks}$ en in KCNH2 coderend voor $I_{Kr}$). Type 3 is gebaseerd op mutaties in het gen (SCN5a) coderend voor het snelle natriumkanaal $I_{Na}$. In latere jaren zijn mogelijke pathogene varianten in nog zeker 13 andere genen beschreven zodat het aantal subtypes is opgelopen tot 17 (LQTS1 t/m LQTS17). Numeriek zijn alleen de eerste 3 subtypes van belang, zij verklaren 80 tot 90% van de gegenotypeerde LQTS-patiënten. Van deze subtypes is de genotype-fenotype-relatie ook in detail bestudeerd. Van de andere subtypes zijn nog wel van belang LQTS7 en LQTS8, respectievelijk het Tawil-Andersen-syndroom en het Timothy-syndroom (zie verder).

Het onderliggend genotype is van groot belang voor de presentatievorm (inclusief elektrocardiografische kenmerken en de uitlokkende momenten voor symptomen), de prognose en de voorkeurstherapie. Deze kenmerken vereisen dat genotypering een onmisbare stap is geworden in de diagnostiek en behandeling van een lang QT-syndroompatiënt.[3] In de LQTS1-variant is een adrenerge trigger waaronder inspanning en zwemmen een trigger voor klachten bij bijna 90% van de patiënten. Patiënten met deze variant wordt daarom geadviseerd om zware fysieke inspanning (en o.a. zwemmen/duiken) te vermijden. Bij het LQTS2-fenotype zijn met name (emotionele) stress en plotselinge geluidsprikkels uitlokkende factoren, terwijl bij LQTS3-patiënten de meeste klachten optreden tijdens slaap of rust.

Binnen een bepaald genotype zijn er specifieke mutaties of mutaties binnen een bepaalde regio van het gen, die een fenotype veroorzaken met veel klachten en grote kans op plotselinge hartdood. Ook dit gegeven onderstreept het belang van genotypering. Overigens is de kans dat een klinisch duidelijke LQTS-patiënt met succes gegenotypeerd wordt ongeveer 60% en als er aanwijzingen zijn dat het in een familie voorkomt, ruim 90%.

Naast de verschillen in uitlokkende factoren zijn er ook verschillen in ECG-patronen en de wijze waarop de ritmestoornissen ontstaan. Het typische ECG van een patiënt met een type 1 LQTS kenmerkt zich door ST-segmenten met een brede basis: brede hoge T-toppen, (◘ Figuur 8.4), dat van een type 2 LQTS-patiënt door vlakke, breed uitgestrekte ST-T-segmenten die vaak moeilijk precies te meten zijn (◘ Figuur 8.5). Het ECG van een type 3 kenmerkt zich door spitse T-toppen die voorafgegaan worden door een lang iso-elektrisch ST-segment (◘ Figuur 8.6). In combinatie met kenmerken uit de anamnese kan samen met deze ECG-kenmerken het genotype met een grote mate van zekerheid voorspeld worden.[3] Wat betreft ritmestoornissen blijkt de genoemde pauze-afhankelijkheid van de TdP-aritmie een typisch kenmerk voor een type 2 LQTS te zijn. Bij type 1 begint de ritmestoornis meestal bij een hogere hartfrequentie en zonder voorafgaande pauze.

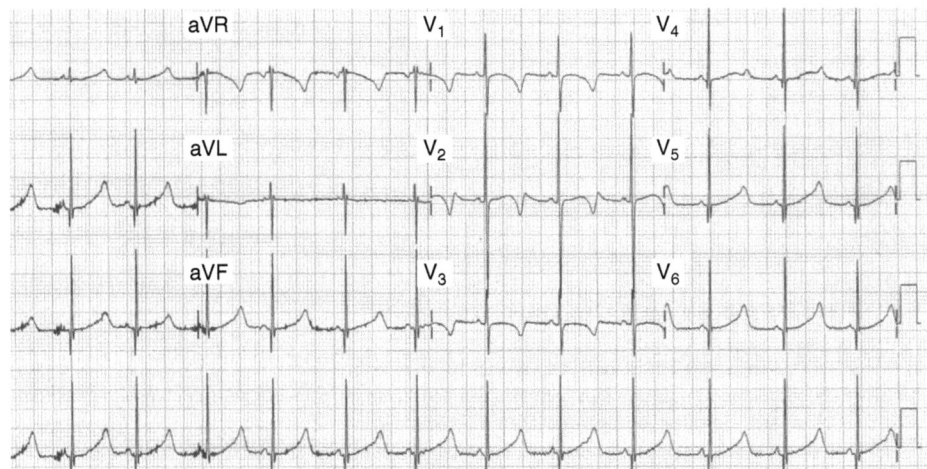

◘ **Figuur 8.4** Vier maal drie-afleidingen-ECG en een ritmestrook met afleiding II (onder) van een 5-jarige jongen die wegraakte op het schoolplein tijdens rondjes rennen. Er bestaat een sinusaritmie met een frequentie tussen de 75 en de 90/min, met normale geleidingstijden en QRS-complex. De QTc-tijd is sterk verlengd en de vorm van de ST-T-segmenten is typisch voor een lang QT-syndroom type 1 ('brede basis T-toppen'). Met moleculair genetisch onderzoek werd deze diagnose ook bevestigd.

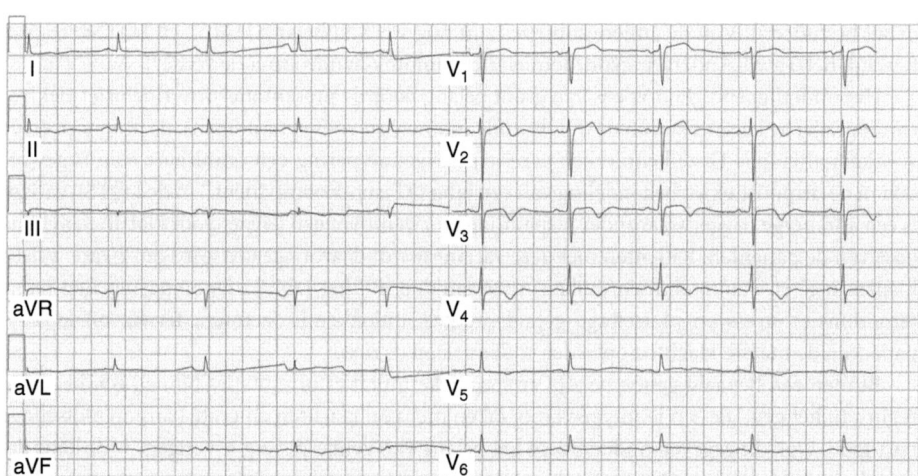

**Figuur 8.5** Twee maal zes-afleidingen-ECG van een 30-jarige vrouw met klachten van wegrakingen zonder specifieke uitlokkende factor ('trigger'). Er bestaat een sinusritme met normale geleidingstijden en QRS-complex. De repolarisatie is sterk afwijkend waarbij de vlakke ST-T-segmenten in de extremiteitsafleidingen zonder duidelijke afgrenzing van de T-top kenmerkend is voor een type 2 LQTS. De QTc-tijd is moeilijk te bepalen. Een ander kenmerk voor een type 2 LQTS zijn de terminaal negatieve ST-segmenten in de precordiale afleidingen. Met moleculair genetisch onderzoek werd deze diagnose bevestigd.

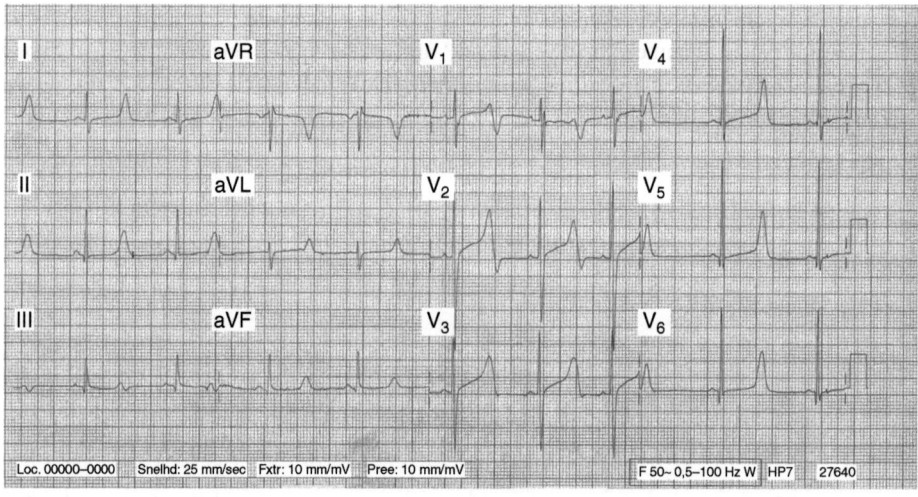

**Figuur 8.6** Vier maal drie-afleidingen-ECG van een 10-jarige jongen wiens moeder plotseling 's nachts was overleden. Er bestaat een sinusritme met normale geleidingstijden en normaal QRS-complex. De repolarisatie wijkt sterk af, waarbij de spitse T-toppen opvallen die voorafgegaan worden door een vlak ST-segment. Dit patroon van de repolarisatiestoornis is typisch voor een type 3 lang QT-syndroom. De QTc-tijd is ongeveer 530 msec. Met moleculair genetisch onderzoek werd deze diagnose bevestigd.

## 8.2.3 Speciale subtypes van het aangeboren lang QT-syndroom

*Het Jervell en Lange-Nielsen-syndroom (JLNS).* Het JLNS combineert, zoals aangegeven, een belangrijk verlengde QTc-tijd met congenitale doofheid. Meestal presenteert het zich al op jonge leeftijd als een ernstig symptomatische aandoening. De aandoening berust op complete afwezigheid van de $I_{Ks}$-stroom. Deze stroom is van belang zowel voor het repolarisatieproces in het hart als voor de samenstelling van de endolymfe in het binnenoor. Deze stroom wordt gecodeerd door het KCNQ1-gen en omdat het om een autosomaal recessieve aandoening gaat, is er sprake van mutaties met verlies-van-functie. Een tweede vorm wordt veroorzaakt door twee mutaties in het KCNE1-gen dat codeert voor de functie van een belangrijke subunit van het $I_{Ks}$-kanaal.

*Het Andersen-Tawil-syndroom (ATS).* Het ATS, oftewel LQTS type 7, kenmerkt zich elektrocardiografisch door een uitgesproken U-golf met daaruit voortkomende veelvuldige ventriculaire ectopie (◘ Figuur 8.7). Hoewel het beeld door de grote irregulariteit ten gevolge van de frequente ventriculaire ritmestoornissen ernstig oogt, is het in de regel geen erg bedreigend ziektebeeld. Naast het cardiale fenotype zijn er extra-cardiale verschijnselen waaronder hypokaliëmische periodieke paralyse en een aantal faciale kenmerken.

*Het Timothy-syndroom.* Het Timothy-syndroom is een uiterst zeldzame variant van het LQTS (LQTS8) die berust op mutaties in het L-type Ca-kanaal (CACNA1C). Het ziektebeeld is bijna altijd ernstig met een zeer uitgesproken QTc-verlenging en op hele jonge leeftijd vaak gecombineerd met een functioneel 2:1 atrioventriculair blok. Daarnaast zijn er veelvuldig ritmestoornissen en in wisselende mate congenitale hartafwijkingen en extra-cardiale symptomen als syndactylie, autisme, ernstige hypoglykemie en een gestoord immuunsysteem.

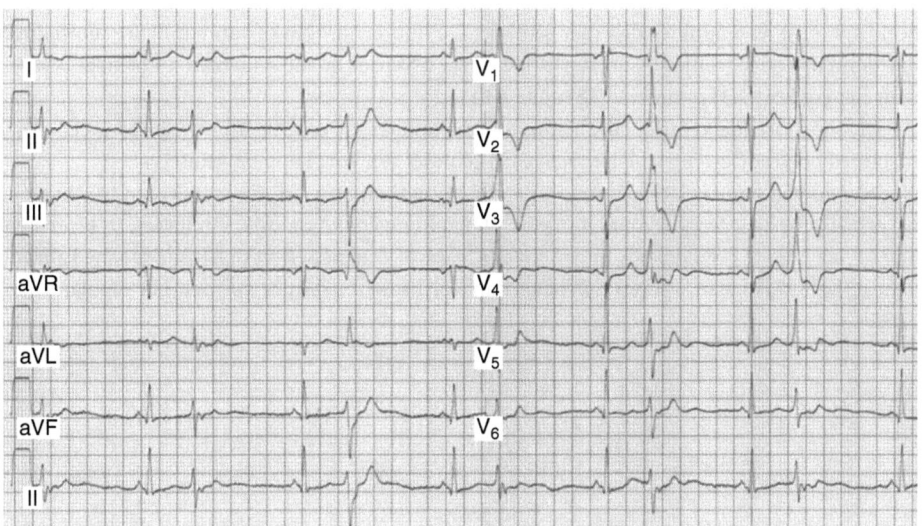

◘ **Figuur 8.7** Twee maal zes-afleidingen-ECG met een ritmestrook met afleiding II (onder) van een 35-jarige vrouw met klachten van palpitaties. Er bestaat een sinusritme met normale geleiding en QRS-complex. Het ECG toont een bigeminie van VES, waarbij elke sinusslag die een QRS-complex genereert, wordt gevolgd door een VES. De QTc-tijd van de normale sinus QRS-complexen is daardoor niet exact te berekenen. Opvallend is het optreden van de ventriculaire extrasystolen uit de U-golf, zie afleiding V2. Deze uitgesproken U-golven met de bijbehorende ectopie is typisch voor een Andersen-Tawil-syndroom.

### 8.2.4 Het verworven lang QT-syndroom

Naast een aangeboren vorm is er een secundaire vorm van lang QT-intervalsyndroom: het verworven lang QT-intervalsyndroom. Er zijn een groot aantal bekende uitlokkende factoren voor een verlenging van het QT-interval, waaronder elektrolytstoornissen (met name hypokaliëmie en hypomagnesiëmie), het optreden van ernstige plotselinge bradycardie of neurologische, intracerebrale aandoeningen. Daarnaast zijn er een groot aantal geneesmiddelen, waaronder anti-aritmica die hun effect ontlenen aan verlenging van de repolarisatieduur, maar waarbij de QT-verlenging een ongewenste bijwerking is. De ECG's van patiënten met een verworven LQTS zijn, ten tijde van de QT-verlenging, niet te onderscheiden van die van patiënten met een type 2 LQTS. Bij geschat maximaal 20% van de patiënten met bewezen verworven LQTS is een genetische predispositie aangetoond (in verschillende LQTS-genen), waardoor er dus eigenlijk sprake is van een verborgen ('concealed') aangeboren LQTS. Bij een bewezen diagnose van het verworven LQTS dient de betreffende persoon bij het voorschrijven van QT-verlengende medicatie te worden beschouwd als iemand met de aangeboren vorm van LQTS.

### 8.2.5 Het korte QT-tijd-syndroom

Het korte QT-tijd-syndroom kenmerkt zich, zoals de naam aangeeft, door een erg korte QT-tijd. Ook dit leidt tot een aritmogeen substraat met zowel op atriaal als op ventriculair niveau verhoogde kans op ritmestoornissen. De ventriculaire ritmestoornissen zijn vooral erg gevaarlijk. Hoewel er een redelijke overeenstemming bestaat wanneer de QTc-tijd te lang is, geldt dat niet voor de ondergrens van de QTc-tijd. In het meest recente consensusdocument wordt ≤ 330 msec aangehouden in afwezigheid van extra klinische parameters en ≤ 360 msec als er bijvoorbeeld sprake is van familieleden met een kort QT-tijd-syndroom of van familiaire plotselinge hartdood op jonge leeftijd (≤ 40 jaar).[2] Het ECG is verder in alle onderdelen normaal behoudens het erg korte QTc-interval (Figuur 8.8).

De bijbehorende ventriculaire ritmestoornis bestaat uit ventrikelfibrilleren of snelle non-sustained polymorfe ventriculaire tachycardieën met een kort koppelingsinterval.

Wereldwijd zijn er slechts 100-200 patiënten met een kort QT-tijd-syndroom beschreven. De erfelijke basis is teruggevonden in een 3-tal kaliumgenen waarbij de mutaties, in tegenstelling tot het lang QT-syndroom, leiden tot een 'gain-of-functie'-effect in het aangedane kaliumkanaal. Kaliumkanalen werken dus beter dan normaal en daarmee versnelt het repolarisatieproces.

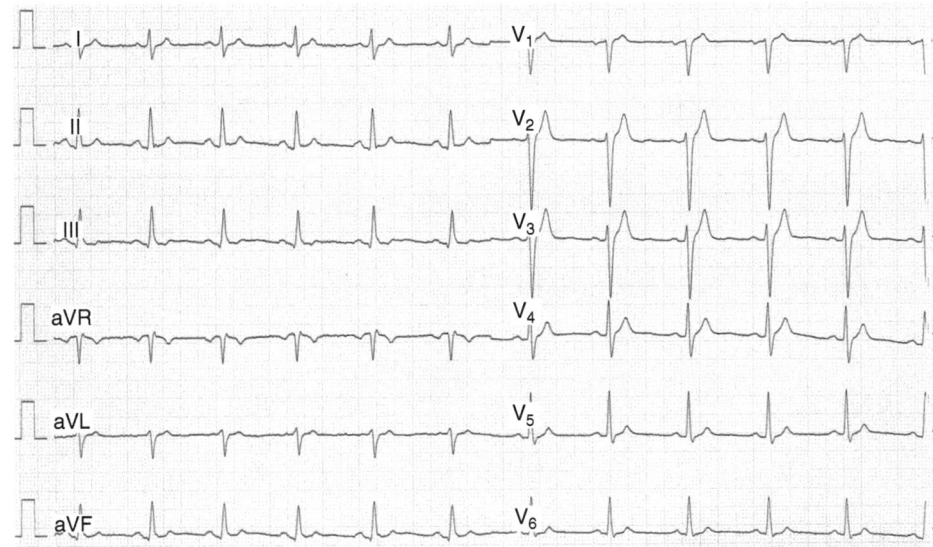

◘ **Figuur 8.8**  Twee maal zes-afleidingen-ECG van een 65-jarige man dat enkele dagen na de reanimatie werd gemaakt. Er bestaat sinusritme met normale geleidingstijden en een normaal smal QRS-complex. De QTc-tijd is met 302 msec erg kort. Omdat geen andere redenen voor dit beeld gevonden konden worden, werd de diagnose kort QT-tijd-syndroom gesteld.

## 8.3 Brugada-syndroom

Het Brugada-syndroom (BrS) is een autosomaal dominant overerfbare aandoening, die geassocieerd is met een verhoogd risico op ventriculaire tachycardie en ventrikelfibrilleren.[4] Kenmerkend voor BrS is het typische ECG met ST-elevatie in de rechts precordiale afleidingen (V1 en V2, ◘ Figuur 8.9) die de elektrische activiteit in de rechterventrikel-ouflowtract (RVOT) weergeven. Deze ECG-afwijking gaat vaak gepaard met discrete geleidingsstoornissen op alle niveaus in het hart: zichtbaar als een brede P-top, een hoog-normaal tot iets verlengd PQ-interval, een hoog-normaal tot iets te breed QRS-complex en een afwijkende elektrische hartas, ◘ Figuur 8.9. De bijbehorende hartritmestoornissen zijn snelle polymorfe ventriculaire tachycardieën en ventrikelfibrilleren die kunnen leiden tot respectievelijk syncope en plotselinge hartdood. Meestal heeft de initiërende extrasystole een kort koppelingsinterval en een linkerbundeltakblokconfiguratie met inferior as in het frontale vlak. Dit patroon wijst op een RVOT-oorsprong.

De diagnose BrS wordt gesteld als het typische ECG-patroon zichtbaar is, hetzij spontaan, hetzij geïnduceerd door een natriumkanaalblokkerend 'klasse 1-medicament'[2] volgens Vaugham Williams.[5] Vaak wordt het pas zichtbaar als de precordiale afleidingen V1-V2 een intercostaalruimte hoger geplaatst worden (bijvoorbeeld de $3^{de}$ of zelfs de $2^{de}$ intercostaalruimte). Dit verschil in elektrodenplaatsing berust op de variabele anatomische positie van de rechterventrikeluitstroombaan. Hoe hoger de uitstroombaan anatomisch gesitueerd is, hoe hoger de V1-V2-afleidingen gekozen moeten worden om de ST-elevatie zichtbaar te maken.

Als het typische patroon op het ECG niet spontaan aanwezig is, kan dit zichtbaar gemaakt worden met een infuus met een natriumkanaalblokker als flecaïnide of ajmaline: de zogenaamde 'klasse 1-challenge'. In landen waar deze middelen niet beschikbaar zijn, zoals de VS, wordt soms procaïnamide gebruikt. De sensitiviteit en specificiteit van een dergelijke test is niet

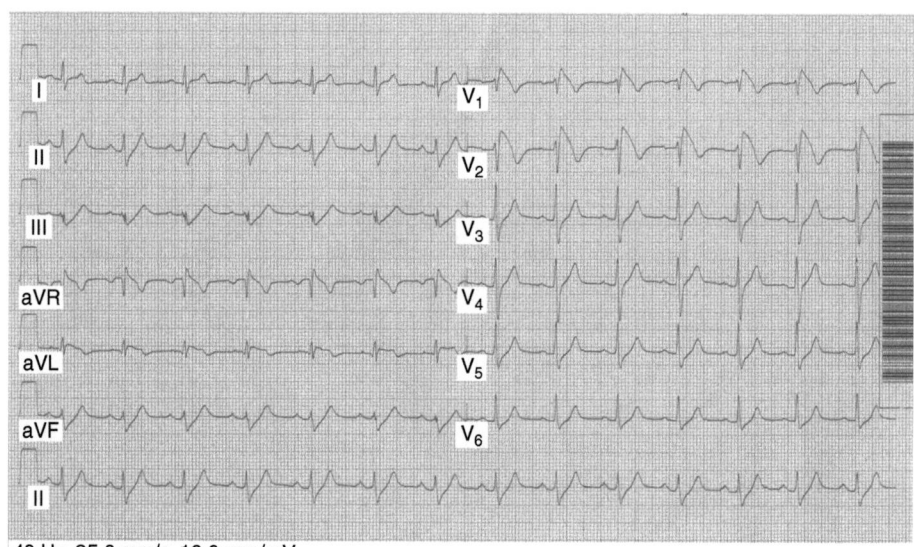

◘ **Figuur 8.9** 12-kanaals-ECG met ritmestrook afleiding II (onderste strook) van een 42-jarige man die gereanimeerd werd. Het ECG werd op de dag na de reanimatie gemaakt. Er bestaat een sinusritme met normale geleidingstijden en een naar links gedraaide elektrische hartas. Evidente ST-segmentelevatie in de afleidingen V1 en V2, bij een normale 'r' in deze afleidingen is zichtbaar. Ook in afleiding aVL is het ST-segment geëleveerd. De diagnose luidt hier Brugada-syndroom.

bekend. Recente data suggereren dat het percentage vals-positieve testen niet verwaarloosbaar is. Koorts is een andere krachtige uitlokkende factor om het typische ECG-patroon van BrS aan het licht te brengen.

De erfelijke basis van het BrS is complex en lijkt oligogeen, wat betekent dat waarschijnlijk meerdere genetische varianten een bijdrage leveren. De krachtigste daarvan zijn verlies-van-functie natriumkanaalmutaties, die waarschijnlijk in individuele families ook wel op zichzelf de oorzaak voor het ziektebeeld kunnen vormen. Varianten in een groot aantal andere genen (> 20) zijn geïdentificeerd maar het is de vraag of deze varianten alleen voldoende zijn om het ziektebeeld te kunnen verklaren.

## 8.4 Catecholaminerge polymorfe ventriculaire tachycardie

Catecholaminerge polymorfe ventriculaire tachycardie (CPVT) is een ziektebeeld dat pas tot uiting komt onder adrenerge stress, zoals tijdens emotie en/of inspanning. Het ECG in rust is volstrekt normaal, hoewel een relatieve bradycardie wel vaak wordt gezien (≤ 60/min bij kinderen). CPVT komt vaak bij kinderen voor vanaf het 5e of 6e levensjaar en bij jonge mensen. Op oudere leeftijd wordt de diagnose CPVT zelden gesteld. Karakteristiek voor het ziektebeeld zijn door inspanning of emotie geïnduceerde polymorfe ventriculaire ritmestoornissen.

Het inspanningsonderzoek is dus de methode van keuze als deze diagnose overwogen wordt.[2] Hierbij ontstaat er bij een voor iedere patiënt specifieke hartfrequentie – die niet erg hoog is maar rond 100/min – eerst monomorfe ventriculaire ectopie. Bij verdere inspanning ontstaan er polymorfe doubletten en eventueel daarna polymorfe ventriculaire tachycardieën. In het meest typische geval ontstaat er een bidirectionele ventriculaire tachycardie, die gekenmerkt wordt met alternerend een wisselende QRS-morfologie, bijvoorbeeld een positieve as voor het $1^{ste}$, $3^{de}$, $5^{de}$, etc. QRS-complex en een negatieve as voor het $2^{de}$, $4^{de}$, $6^{de}$, etc. QRS-complex. Een enkele keer ontaardt een ventriculaire tachycardie in ventrikelfibrilleren en plotselinge hartdood.[2]

De diagnose moet overwogen worden bij elke jonge patiënt met inspannings- en/of emotiegerelateerde ritmestoornissen met of zonder wegrakingen. Vaak komen er in de familie van de patiënt ook personen voor met identieke klachten. Structureel hartlijden moet worden uitgesloten alvorens de diagnose gesteld kan worden. Bij oudere patiënten met inspanningsgebonden ritmestoornissen moet eerst ischemisch hartlijden onwaarschijnlijk worden gemaakt.[2]

CPVT erft in de regel over als een autosomaal dominante ziekte, waarbij mannen en vrouwen even vaak zijn aangedaan. Er is sprake van incomplete penetrantie. Het belangrijkste betrokken gen is de ryanodine-receptor (RyR2) die betrokken is bij de calciumhuishouding. Inmiddels is duidelijk dat ook dit ziektebeeld genetisch heterogeen is. Mutaties in andere genen die een rol spelen bij de calciumhuishouding van hartcellen zijn inmiddels aangetoond. Er zijn ook een aantal autosomaal recessieve varianten beschreven die al op jonge leeftijd, onder de 10 jaar, bijzonder gevaarlijk en maligne kunnen zijn.

## 8.5 Het vroege repolarisatiesyndroom

Vroege repolarisatie is in recente jaren gecorreleerd met maligne ritmestoornissen en plotselinge hartdood.[6] Het beeld kenmerkt zich door een in amplitude wisselende deflectie direct aansluitend aan het QRS-complex: in dezelfde richting een positieve deflectie bij een positief QRS-complex. Het gaat hierbij om de onderwandafleidingen en de linkslaterale afleidingen (❒ Figuur 8.10). Het is een elektrocardiografisch beeld dat veel voorkomt, vooral bij kinderen, jonge mensen en sporters met een prevalentie tot 20%. Een precies onderscheid tussen 'goed-

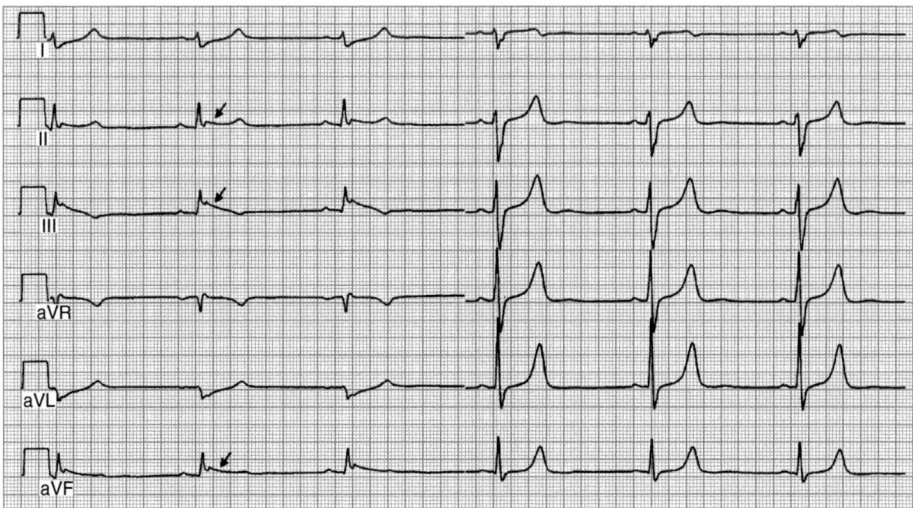

❒ **Figuur 8.10** ECG geregistreerd bij 54 jarige man die gereanimeerd was wegens ventrikelfibrilleren, waarbij 'vroege repolarisatie' in de onderwand afleidingen (pijl) wordt gezien. De QT tijd is relatief kort (QTc 360 ms) met gepiekte T toppen in de V1-V6 afleidingen. Dit ECG patroon was af en toe zonder enige klacht aanwezig op het moment van de controle van de ICD die na de reanimatie was geïmplanteerd. Registratiesnelheid 50 mm/sec. (Met dank aan Prof H Huikuri, Oulu, Finland).

aardige', vroege repolarisatie die het meest voorkomt en 'kwaadaardige' vroege repolarisatie is niet goed te maken. Kwaadaardige kenmerken zijn in ieder geval een sterke variatie in amplitude, zoals zichtbaar met grotere amplitude na langere RR-intervallen en mogelijk ook een negatief ST-T-segment in afleiding III. De bijbehorende ritmestoornis is een snelle polymorfe ventriculaire tachycardie of ventrikelfibrilleren die ook vaak met een kort koppelingsinterval begint. De oorsprong van de initiërende ventriculaire extrasystole heeft een relatie met het gebied waar de vroege repolarisatie het duidelijkst zichtbaar is.

Alhoewel het zeker is dat er een erfelijke component is, is de genetische basis tot op heden niet opgehelderd. Wel zijn er een aantal mutaties in genen coderend voor ionkanalen of onderdelen daarvan gevonden maar het is onzeker of daarmee de oorzaak is opgehelderd.

## 8.6 Idiopathisch ventrikelfibrilleren

Voor idiopathisch ventrikelfibrilleren is er, zoals de naam al aangeeft, geen specifieke oorzaak te vinden. Hier gaat het om een 'restcategorie' van patiënten die ventrikelfibrilleren hebben overleefd en bij wie, ondanks uitgebreid cardiologisch onderzoek, geen duidelijk oorzaak daarvoor kon worden vastgesteld. Binnen deze relatief kleine groep (< 10% van de patiënten met ventrikelfibrilleren) wordt een specifieke groep onderkend waarbij het ventrikelfibrilleren ontstaat uit zeer vroegvallende ventriculaire extrasystolen die hun origine hebben in het Purkinjesysteem van zowel de linker- als rechterventrikel. Dit laatste patroon wordt in Nederland vrij regelmatig ontdekt omdat er sprake is van een 'founder mutatie' op chromosoom 7 (in de regio van het DPP6-gen) die geassocieerd is met dit ziektebeeld.[7] Op dit moment zijn er geschat enkele honderden patiënten gediagnosticeerd met dit ziektebeeld. De kenmerkende ritmestoornis is een 'short-coupled torsade de pointes', een ventriculaire tachycardie die lijkt op een TdP-patroon, die begint met een zeer kort gekoppelde extra systole. Bij deze patiënten start de extrasystole vrijwel altijd vanuit het onderste deel van de rechterkamer (◘ Figuur 8.11).

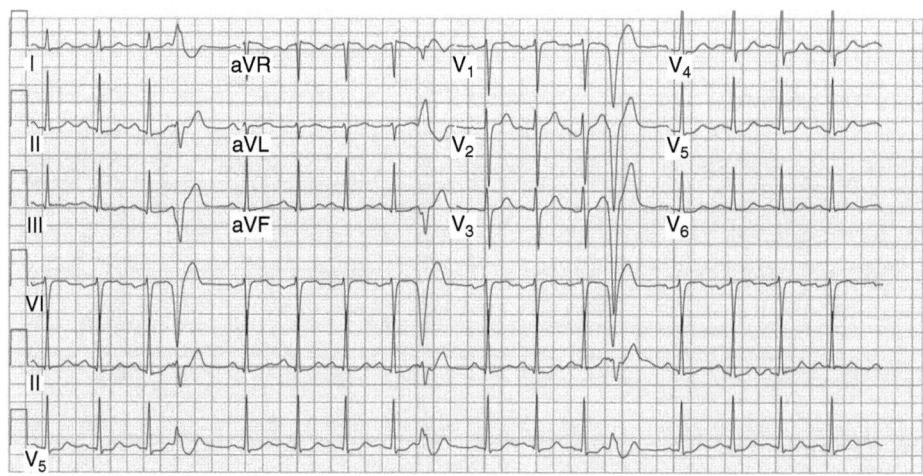

◘ **Figuur 8.11** ECG van een 34-jarige man, drager van een DPP6-mutatie, geregistreerd enkele dagen na een geslaagde ICD-interventie voor ventrikelfibrilleren. Het 12-kanaals-ECG met 3x4-afleidingen en een ritmestrook van V1, II en V5, toont sinustachycardie (100/min) met normale geleidingstijden en een normale repolarisatie. Het ECG toont monomorfe ventriculaire extrasystolen met een kort koppelingsinterval, LBTB-patroon en superior as. Dit patroon wijst op een plaats van oorsprong in het onderste, waarschijnlijk voorste deel van de RV, zie V3. Deze vorm van ectopie is typisch voor idiopathisch kamerfibrilleren waarbij de origine in het gespecialiseerde ventriculaire geleidingssysteem gelegen is.

## 8.7 Cardiomyopathieën

Cardiomyopathieën zijn letterlijk ziekten van de hartspier. Er worden vijf verschillende vormen onderscheiden, namelijk de hypertrofische cardiomyopathie (HCM), de gedilateerde cardiomyopathie (DCM), de non-compaction cardiomyopathie (NCCM), de aritmogene cardiomyopathie (ACM) en de restrictieve cardiomyopathie (RCM). Deze vormen zijn niet altijd goed te herkennen aan specifieke ECG-kenmerken, al zijn daar wel uitzonderingen op. Als er ECG-afwijkingen bestaan, zijn deze vaak weinig specifiek. Erfelijkheid speelt een belangrijke rol bij de meeste cardiomyopathieën die, waar nodig, wordt besproken.

### 8.7.1 Hypertrofische cardiomyopathie

Hypertrofische cardiomyopathie (HCM) is de meest voorkomende erfelijke hartziekte met een fenotypische prevalentie van 1:500 personen. HCM wordt gedefinieerd als de aanwezigheid van linkerventrikelhypertrofie in afwezigheid van condities die daar aanleiding toe kunnen geven zoals hypertensie en aortaklepstenose. Honderden mutaties in vele genen, de meeste in de genen die coderen voor sarcomeer-eiwitten die het contractiele apparaat van de hartcellen vormen, zijn als oorzakelijk aangemerkt voor de ziekte. In Nederland is het belangrijkste gen het MYBPC3-gen waarin 3 'founder mutaties' ongeveer een derde van alle Nederlandse HCM veroorzaakt.

De meest typische vorm van HCM is de asymmetrische septumhypertrofie waarbij de hypertrofie dus overwegend of zelfs alleen het basale deel van het septum betreft. De elektrocardiografische weergave daarvan bestaat uit een versterkte weergave van de septumactivatie: een diepere Q-golf in de onderwandafleidingen en/of een hogere R-golf in de rechts precordiale afleidingen. Als de hypertrofie zich ook op andere plekken manifesteert, wordt dat ook op het ECG zichtbaar, bijvoorbeeld met afwijkingen die voldoen aan de criteria voor linkerventrikelhypertrofie. Vaak zijn er ook (aspecifieke) ST-T-segmentveranderingen (Figuur 8.12).

Door de diastolische disfunctie van de linkerventrikel, die bijna altijd gezien wordt bij HCM, zijn vaak ook de atria vergroot met de bijbehorende ECG-kenmerken.

Een andere relatief veelvoorkomende vorm van HCM is de apicale hypertrofie. Hierbij wijkt het ECG in de regel belangrijk af met afwijkingen die voldoen aan de criteria voor linkerventrikelhypertrofie met daarbij negatieve ST-segmenten in de linkslaterale afleidingen ('strain-patroon').

Het ECG blijkt geen optimale voorspeller voor het dragerschap van pathogene sarcomeermutaties te zijn; er zijn dus te veel dragers met een normaal of minimaal afwijkend ECG, noch is er sprake van een genotype-fenotype-relatie bij HCM.

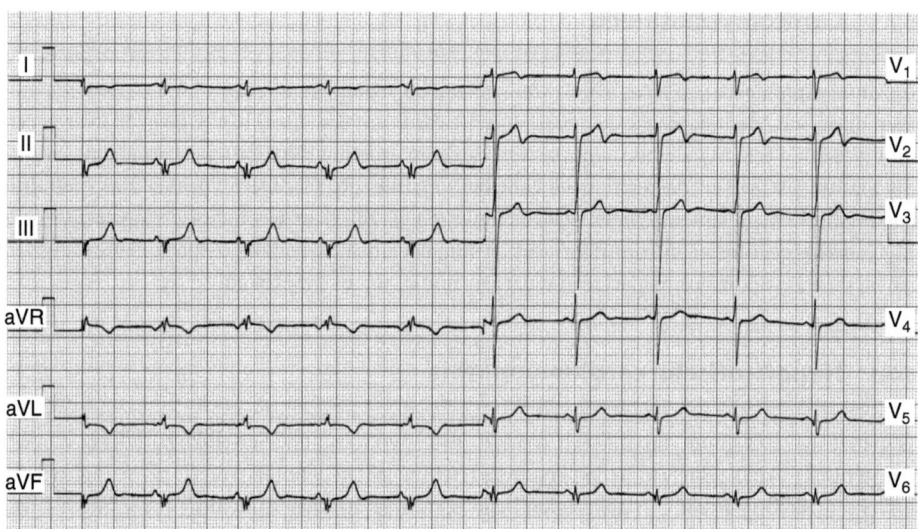

**Figuur 8.12** ECG van een 37-jarige man met asymptomatische, geïsoleerde, asymmetrische hypertrofie van het interventriculaire septum. Het toont het patroon van een onderwand- en lateraal infarct met abnormale Q-golven in II, III, aVF en V6 en positief-negatieve T-toppen in V1-V2. De QRS-complexen in de extremiteitsafleidingen en V5, V6 zijn opvallend klein. Echocardiografie toonde discrete gelokaliseerde hypertrofie van het interventriculaire septum.

### 8.7.2 Gedilateerde cardiomyopathie

Een gedilateerde cardiomyopathie is meestal het gevolg van ischemisch hartlijden of van hypertensie. Het ECG is hierbij bijna altijd afwijkend met als meest voorkomende afwijking een linkerbundeltakblok of een aspecifieke geleidingsstoornis in de linkerventrikel. Dit patroon kan worden toegeschreven aan een beschadiging van het geleidingsweefsel in de linkerventrikel.

Bij sommige erfelijke vormen is er wel sprake van een genotype-fenotype-relatie. Met name het ECG van patiënten met een Lamin A/C-genmutatie kan specifieke kenmerken tonen, zie neurologische spierziekten (▶ par. 8.9). Een voor Nederland belangrijke vorm van DCM wordt veroorzaakt door een zeer frequent voorkomende mutatie in het phospholamban-gen (PLN). Deze PLN Argdel14X-mutatie leidt tot een beeld dat het midden houdt tussen een aritmogene cardiomyopathie (zie ▶ par. 8.8.4) en een gedilateerde cardiomyopathie.[8,9] Het ECG kenmerkt zich, ook in vroege stadia al, door microvoltages in de extremiteitsafleidingen gecombineerd met aspecifiek afwijkende ST-T-segmenten (◘ Figuur 8.13). De geleidingstijden zijn en blijven lang normaal. Vaak zijn op routine-ECG's ventriculaire extrasystolen te zien, meestal uit de rechterventrikel (◘ Figuur 8.13). Geschat wordt dat er in Nederland enkele duizenden patiënten/dragers zijn van deze genafwijking en vroeg of laat een of andere vorm van deze hartspierziekte zullen krijgen.

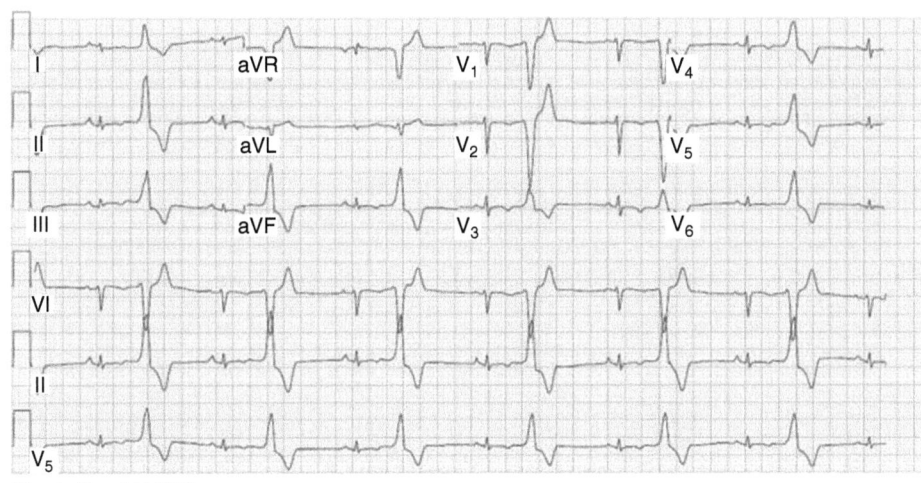

◘ **Figuur 8.13** ECG van een vrouw met ACM en een pathogene phospholamban-mutatie (PLN Argdel14X). Het 12-kanaals-ECG met 3x4-afleidingen en een ritmestrook van V1, II en V5, toont sinusritme met lage voltages van de QRS-complexen in de extremiteitsafleidingen. De negatieve T-toppen in V1-3 wijzen op een structurele afwijking in de rechterventrikel en die in V5-6 wijzen op linkerventrikelbetrokkenheid. Het SR wordt 1 op 1 afgewisseld met kamerectopie in de vorm van ventriculaire bigeminie. Het LBTB-patroon en de inferior hartas wijzen op een oorsprong uit het rechterventrikeluitstroomgebied.

### 8.7.3 Restrictieve cardiomyopathie

Een restrictieve cardiomyopathie kenmerkt zich niet door een specifiek ECG hoewel de uitgesproken vergroting van linker- en rechteratrium soms wordt gezien als gevolg van de diastolische disfunctie van de linkerventrikel. Een bijzondere vorm van een restrictieve cardiomyopathie bestaat uit amyloïdstapeling ('cardiale amyloidosis'). Hierbij zijn de voltages van de QRS-complexen in alle afleidingen verlaagd. Dit patroon wordt verklaard met het feit dat normale hartcellen worden vervangen door amyloïdstapeling, wat leidt tot lagere voltages.

### 8.7.4 Aritmogene cardiomyopathie (ACM)

Aritmogene cardiomyopathie (ACM) is een erfelijke ziekte van de ventrikels die al in een vroeg stadium van de ziekte gekenmerkt wordt door het optreden van elektrocardiografische veranderingen en ventriculaire ritmestoornissen. Later volgen ventriculaire hemodynamische disfunctie en uiteindelijk hartfalen op basis van structurele veranderingen, terwijl de ritmestoornissen blijven optreden. Vele auteurs gebruiken nog de klassieke benaming aritmogene rechterkamerdysplasie of cardiomyopathie (ARVD/C), waarbij vooral de rechterventrikel is aangedaan. Doordat in veel gevallen sprake is van een biventriculaire stoornis en soms de linkerventrikel primair is aangedaan, wordt hier de voorkeur gegeven aan de meer algemene benaming ACM. ARVD/C is dan een van de specifieke vormen van ACM. De diagnose ACM wordt gesteld op basis van via internationale consensus gedefinieerde 'minor'- en 'major'-criteria,[10] waarbij het ECG een belangrijke rol speelt. Om te voldoen aan de vereiste criteria moet aan ten minste 2 major-, of 1 major+2minor-, of 4 minor-criteria voldaan worden. Indien

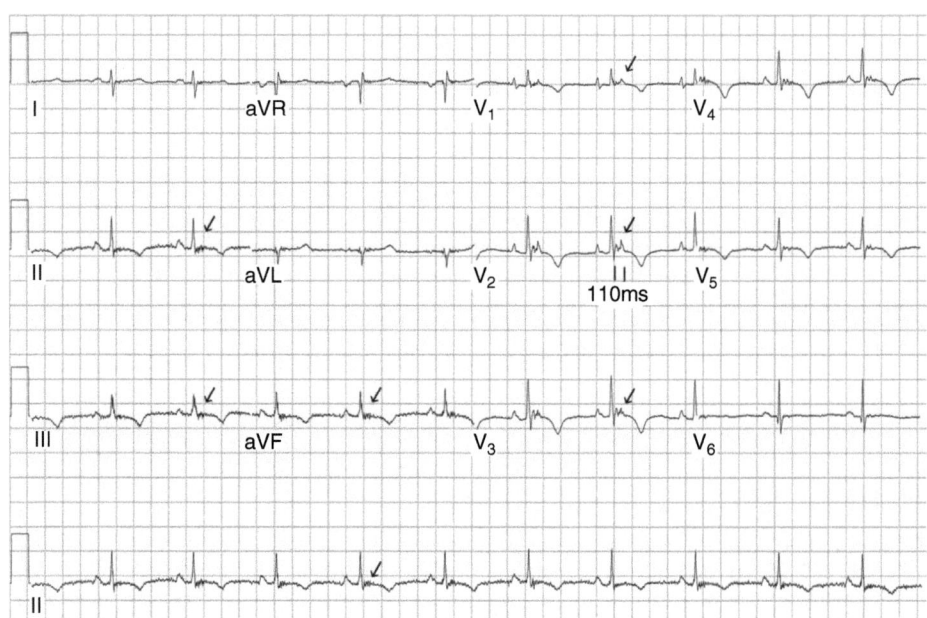

**Figuur 8.14** ECG van een vrouw in een vergevorderd stadium van ACM met een pathogene plakophiline-2 mutatie. Het 12-kanaals-ECG toont sinusritme. Het interval van het diepste punt van de S-golf tot bereiken basislijn ('terminal activation duration') gemeten in V2 is met 110 msec sterk verlengd. Dit past bij een uitgesproken pathologische verandering in de rechterventrikeluitstroombaan. Bovendien zijn de terminale signalen in V1-3 sterk gefractioneerd (pijlen). De laatste depolarisatiedeflectie in V1-3 wordt vaak geduid als epsilon-golf en dit is een 'major' diagnostisch criterium voor ACM. Bij nauwkeurige waarneming is het segment tussen het QRS-complex en de terminale deflectie echter niet geheel iso-elektrisch. De repolarisatie toont negatieve T-toppen in V1-5, waarmee een tweede 'major' diagnostisch criterium aanwezig is. Met deze bevindingen wordt reeds met uitsluitend ECG-criteria aan de diagnose ACM voldaan, mits bij aanvullend onderzoek geen alternatieve verklaring gevonden kan worden. Los van de internationaal geaccepteerde diagnostische criteria worden tevens late gefractioneerde signalen in II, III, en aVF geregistreerd (pijlen) en tevens negatieve T-toppen in die afleidingen. Deze bevindingen passen bij veranderingen van het gebied onder de tricuspidalisklep.

een patiënt voldoet aan deze criteria mag de diagnose ACM echter pas gesteld worden na uitsluiting van andere ziekten die fenotypisch gelijkenis kunnen tonen met ACM, zoals sarcoïdose en doorgemaakt hartinfarct.

### ECG van ACM tijdens sinusritme

Tijdens sinusritme worden zowel ventriculaire depolarisatie- als repolarisatiestoornissen gezien. Reeds in een vroeg stadium van ACM kan lokale abnormaal late activatie, 'local activation delay', optreden door verlenging van de geleidingsweg en geleidingsvertraging. Doordat de rechterventrikel-outflowtract (RVOT) het fysiologisch laatst geactiveerde deel van de kamers is, zal additionele delay door ACM daar gemakkelijker zichtbaar zijn dan in andere delen van de ventrikels. In de afleidingen V1-3, waarin vooral elektrische verschijnselen in de RVOT zichtbaar worden, uit zich dat in een verlengde duur van het vaak gefractioneerde terminale deel van het QRS-complex (de 'S' en eventueel daaropvolgende deflecties) of terminal activation duration (TAD). TAD is het interval tussen de nadir van de S-golf in V1-3 en het einde van de laatste depolarisatiedeflectie (Figuur 8.14).[11]

Een normale TAD is korter dan 55 msec. In een vroeg stadium van ACM kan TAD nog normaal zijn of gering verlengd. In latere stadia kan TAD verlengen tot meer dan 100 msec. Een verlengde TAD is een minor diagnostisch criterium. In een kleine minderheid van gevallen van ver voortgeschreden ACM lijkt de laatste depolarisatiedeflectie geheel los te staan van het QRS-complex (gescheiden van QRS-complex door een iso-elektrisch deel). Er wordt dan gesproken van een epsilon-golf. Vanwege hoge specificiteit en sensitiviteit voor ACM vormt de epsilon-golf een major diagnostisch criterium.

Boven de leeftijd van 14 jaar kan bij gezonde mensen na normale depolarisatie de T-top in V1 positief of negatief zijn. Indien bij een negatieve T-top in V1 ook de T-top in V2 negatief is ontstaat geringe verdenking op ACM (minor criterium). Indien de T-top negatief is in zowel V1, als V2, als V3 en eventueel daaropvolgende precordiale afleidingen is er sprake van een major diagnostisch criterium (◘ Figuur 8.14). Bij aanwezigheid van een compleet RBTB is er bij verder gezonde mensen gewoonlijk een negatieve T-top in de rechts precordiale afleidingen (zie ◘ Figuur 4.12). Een negatieve T in V1 t/m V4 en eventueel verder is echter bij RBTB zeer ongewoon en geldt als minor criterium voor ACM. Bij overwegende betrokkenheid van de linkerventrikel kan de repolarisatiestoornis beperkt blijven tot alleen een negatieve T-top in de links precordiale afleidingen V4-V6 (minor criterium).

De beschreven minor en major diagnostische criteria worden in de meeste gevallen vooral veroorzaakt door elektrische veranderingen in de RVOT, die in V1-3 tot uiting komen. Recent zijn echter aanwijzingen verkregen dat ACM dikwijls niet in de RVOT begint, maar in het gebied rond de tricuspidalisklep (subtricuspid area).[12] Doordat fysiologisch het subtricuspidale gebied vaak vroeger geactiveerd wordt dan de RVOT zal geringe additionele ACM-gerelateerde delay dan verborgen blijven in het QRS-complex en niet herkend worden. Bij ernstige subtricuspidale delay kan echter gefractioneerde late activatie in de onderwandafleidingen II, III en aVF zichtbaar worden (◘ Figuur 8.14). Ook kunnen dan negatieve T-toppen in die afleidingen ontstaan.

In de latere stadia van ACM kan door dilatatie van de ventrikels een laag voltage-ECG (voltages in standaard extremiteitsafleidingen < 0,5 mV) optreden. Een laag voltage-ECG kan al in een vroeg stadium optreden bij een in Nederland vaak voorkomende mutatie in het phospholamban-gen (◘ Figuur 8.13).[8]

## ECG van ACM tijdens ventriculaire tachycardie

In de klassieke vorm van ARVD/C zal vooral de rechterventrikel aangedaan zijn. De ventriculaire tachycardie (VT) zal dan in de rechterventrikel ontstaan en als gevolg daarvan een LBTB-morfologie (overwegende negativiteit in V1) tonen. Als deze VT een verticale elektrische as heeft en dikwijls ook negativiteit toont in aVL ligt de oorsprong van deze VT gewoonlijk in de RVOT. Dezelfde VT-morfologie wordt echter ook gezien bij de veelvoorkomende idiopathische RVOT-tachycardie. Vanwege geringe specificiteit wordt daarom aan een VT met LBTB-morfologie en verticale as slechts een minor criterium toegekend. Een VT met LBTB-morfologie en superieure elektrische as is daarentegen ongewoon voor een idiopathische VT en is daarom een major diagnostisch criterium (◘ Figuur 8.15). Het optreden van een dergelijke VT is in overeenstemming met een oorsprong in het subtricuspidale gebied. Overigens kan in late stadia van ACM en bij overwegende ziekte van de linkerventrikel ook een VT met RBTB-morfologie (overwegende positiviteit in V1) optreden.

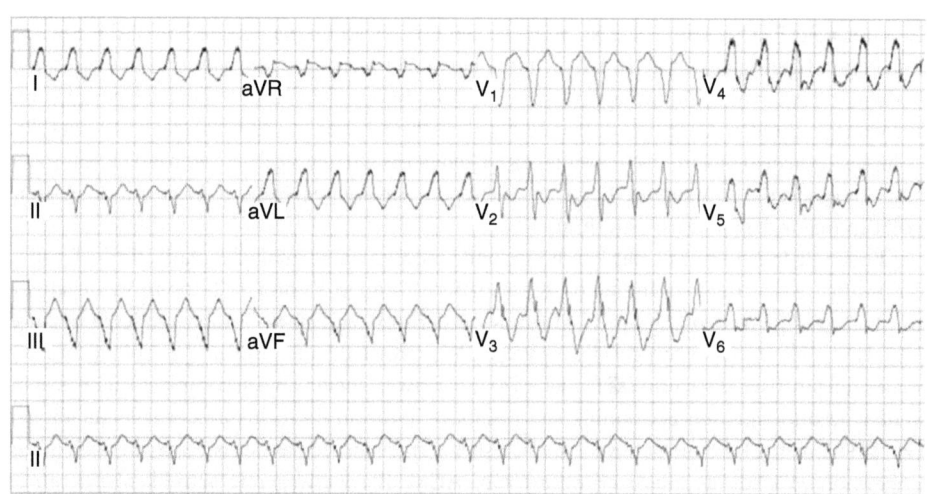

**Figuur 8.15** ECG-registratie van een ventriculaire tachycardie met linkerbundeltakblokmorfologie en superieure as ('major'-criterium) bij een patiënt met ACM.

## 8.8 Neurologische spierziekten

Diverse neurologische spierziekten gaan gepaard met hartafwijkingen die elektrocardiografische afwijkingen kunnen veroorzaken. Als een perifere spierziekte gepaard gaat met een cardiomyopathie, kunnen de ECG-afwijkingen aspecifiek zijn en zowel het QRS-complex als de repolarisatie beïnvloeden. Dat betekent dus dat de precieze diagnose maar zelden op basis van het ECG is te stellen.

Voor enkele spierziektes geldt echter dat de ECG-afwijkingen wel erg specifiek zijn en een prognostische betekenis hebben, zoals bijvoorbeeld bij dragers van Lamin A/C (LMNA-) mutaties.[13] Neurologisch leidt dit ziektebeeld tot een 'limb-girdle disease' (LGMD, Limb-Girdle Muscular Dystrophy type 1B), waarbij vooral de spieren rond 'de gordel', zoals bekken- en schouderspieren, zijn aangetast. Andere LMGD-vormen worden overigens door andere genen veroorzaakt. Het ECG van een patiënt met een LMNA-mutatie toont vaak een (vaak sterk) verlengde PQ-tijd, P-top met een laag voltage en een smal QRS-complex.[3,13] (◘ Figuur 8.16). In latere stadia van de ziekte, als de hartspierfunctie verder afneemt, treden meer aspecifieke veranderingen op. LMNA-patiënten hebben een relatief groot risico op levensbedreigende ritmestoornissen.[3,13] De cardiale afwijkingen treden niet zelden eerder op dan de neuromusculaire kenmerken: het predominant cardiaal fenotype. Het is dus van belang om het specifieke ECG-patroon te kunnen herkennen.

Bij de ziekte van Duchenne en de ziekte van Becker, beide ziektes door een defect in het dystrofine-gen, kan zich ook een cardiomyopathie ontwikkelen. De ziekte van Duchenne wordt op jongere leeftijd manifest dan de ziekte van Becker (◘ Figuur 8.17). In een vroeg stadium toont het ECG hoge R-voltages in de rechts precordiale afleidingen en q's in de linkslaterale afleidingen. Deze afwijkingen kunnen waarschijnlijk verklaard worden door fibrose in het posterobasale deel van de linkerventrikel. Ventriculaire ritmestoornissen en geleidingsstoornissen komen frequent voor maar zijn meestal gerelateerd aan een verminderde hartfunctie.

Myotone dystrofie is een neurologische ziekte die frequent gepaard gaat met cardiale afwijkingen.[14] Myotone dystrofie type 1 (ziekte van Steinert) is het meest relevant en kenmerkt

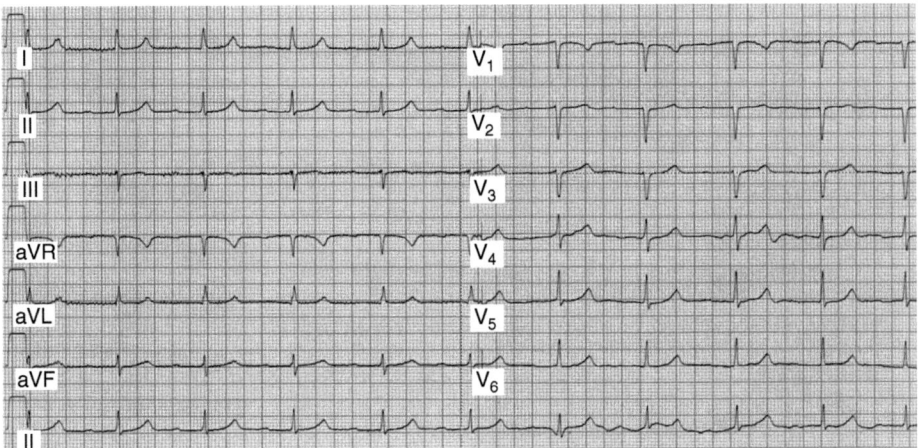

◘ **Figuur 8.16** ECG met 2x6-afleidingen en een ritmestrook in II van een 32-jarige asymptomatische man. Betrokkene werd onderzocht wegens een familieanamnese voor plotselinge hartdood en hartfalen. Zijn vader overleed op 42-jarige leeftijd aan de gevolgen van hartfalen, de broer van vader kreeg reeds een pacemaker op zijn 35$^e$ jaar en overleed plotseling drie jaar later. Het ECG toont sinusritme met een sterk verlengde PQ-tijd (320 msec), een smal QRS-complex met normale elektrische hartas en normale repolarisatie. De P-top-amplitude is opvallend laag. De combinatie van deze bevindingen, inclusief de familieanamnese is typisch voor een LMNA-defect dat moleculair genetisch werd bevestigd.

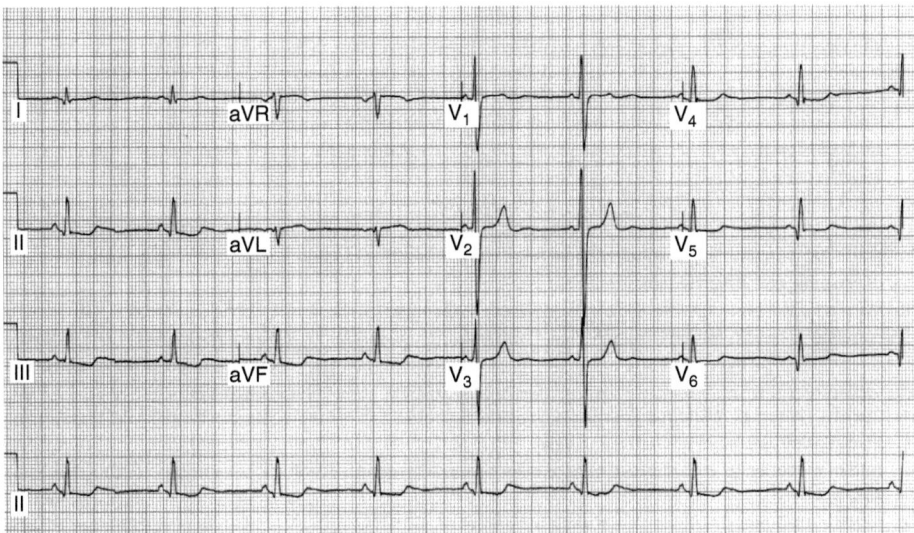

◘ **Figuur 8.17** ECG van een patiënt met de ziekte van Becker. Het ECG toont een sinusbradycardie, normale geleidingstijden en een typische hoge R in V1 en V2 en een forse Q in V5-V6 en een afwijkend ST-T-segment in onderwand en links precordiale afleidingen. (Met dank aan Dr. W.G. de Voogt).

zich elektrocardiografisch door langzaam progressieve geleidingsstoornissen die bestaan uit verlenging van het PQ-interval, draaiing van de hart-as en verbreding van het QRS-complex. Enig risico op het optreden van atriale en ventriculaire ritmestoornissen bestaat.

## Literatuur

1. Postema PG, De Jong JS, Van der Bilt IA, Wilde AA. Accurate electrocardiographic assessment of the QT interval: teach the tangent. Heart Rhythm 2008;5:1015-1018.
2. Priori SG, Wilde AA, Horie M, Cho Y, Behr ER, Berul C, Blom N, Brugada J, Chiang CE, Huikuri H, Kannankeril P, Krahn A, Leenhardt A, Moss A, Schwartz PJ, Shimizu W, Tomaselli G, Tracy C. HRS/EHRA/APHRS expert consensus statement on the diagnosis and management of patients with inherited primary arrhythmia syndromes: document endorsed by HRS, EHRA, and APHRS in May 2013 and by ACCF, AHA, PACES, and AEPC in June 2013. Heart Rhythm 2013;10:1932-1963.
3. Ackerman MJ, Priori SG, Willems S, Berul C, Brugada R, Calkins H, Camm AJ, Ellinor PT, Gollob M, Hamilton R, Hershberger RE, Judge DP, Le MH, McKenna WJ, Schulze-Bahr E, Semsarian C, Towbin JA, Watkins H, Wilde A, Wolpert C, Zipes DP. HRS/EHRA expert consensus statement on the state of genetic testing for the channelopathies and cardiomyopathies this document was developed as a partnership between the Heart Rhythm Society (HRS) and the European Heart Rhythm Association (EHRA). Heart Rhythm 2011;8:1308-1339.
4. Brugada P, Brugada J. Right bundle branch block, persistent ST segment elevation and sudden cardiac death: a distinct clinical and electrocardiographic syndrome. A multicenter report. J Am Coll Cardiol 1992;20:1391-1396.
5. Vaughan Williams EM. Classifying antiarrhythmic actions: by facts or speculation. J Clin Pharmacol 1992;32:964-977.
6. Haissaguerre M, Derval N, Sacher F, Jesel L, Deisenhofer I, de RL, Pasquie JL, Nogami A, Babuty D, Yli-Mayry S, De CC, Scanu P, Mabo P, Matsuo S, Probst V, Le SS, Defaye P, Schlaepfer J, Rostock T, Lacroix D, Lamaison D, Lavergne T, Aizawa Y, Englund A, Anselme F, O'Neill M, Hocini M, Lim KT, Knecht S, Veenhuyzen GD, Bordachar P, Chauvin M, Jais P, Coureau G, Chene G, Klein GJ, Clementy J. Sudden cardiac arrest associated with early repolarization. N Engl J Med 2008;358:2016-2023.
7. Ten Sande JN, Postema PG, Boekholdt SM, Tan HL, van der Heijden JF, de Groot NM, Volders PG, Zeppenfeld K, Boersma LV, Nannenberg EA, Christiaans I, Wilde AA. Detailed characterization of familial idiopathic ventricular fibrillation linked to the DPP6 locus. Heart Rhythm 2015;13:905-912.
8. van der Zwaag PA, van Rijsingen IA, Asimaki A, Jongbloed JD, Van Veldhuisen DJ, Wiesfeld AC, Cox MG, van Lochem LT, de Boer RA, Hofstra RM, Christiaans I, van Spaendonck-Zwarts KY, Lekanne dit Deprez RH, Judge DP, Calkins H, Suurmeijer AJ, Hauer RN, Saffitz JE, Wilde AA, van den Berg MP, van Tintelen JP. Phospholamban R14del mutation in patients diagnosed with dilated cardiomyopathy or arrhythmogenic right ventricular cardiomyopathy: evidence supporting the concept of arrhythmogenic cardiomyopathy. Eur J Heart Fail 2012;14:1199-1207.
9. van Rijsingen IA, van der Zwaag PA, Groeneweg JA, Nannenberg EA, Jongbloed JD, Zwinderman AH, Pinto YM, Dit Deprez RH, Post JG, Tan HL, de Boer RA, Hauer RN, Christiaans I, van den Berg MP, van Tintelen JP, Wilde AA. Outcome in phospholamban R14del carriers: results of a large multicentre cohort study. Circ Cardiovasc Genet 2014;7:455-465.
10. Marcus FI, McKenna WJ, Sherrill D, Basso C, Bauce B, Bluemke DA, Calkins H, Corrado D, Cox MG, Daubert JP, Fontaine G, Gear K, Hauer R, Nava A, Picard MH, Protonotarios N, Saffitz JE, Sanborn DM, Steinberg JS, Tandri H, Thiene G, Towbin JA, Tsatsopoulou A, Wichter T, Zareba W. Diagnosis of arrhythmogenic right ventricular cardiomyopathy/dysplasia: proposed modification of the task force criteria. Circulation 2010;121:1533-1541.
11. Cox MG, Nelen MR, Wilde AA, Wiesfeld AC, van der Smagt JJ, Loh P, Cramer MJ, Doevendans PA, van Tintelen JP, de Bakker JM, Hauer RN. Activation delay and VT parameters in arrhythmogenic right ventricular dysplasia/cardiomyopathy: toward improvement of diagnostic ECG criteria. J Cardiovasc Electrophysiol 2008;19:775-781.
12. Te Riele AS, James CA, Philips B, Rastegar N, Bhonsale A, Groeneweg JA, Murray B, Tichnell C, Judge DP, van der Heijden JF, Cramer MJ, Velthuis BK, Bluemke DA, Zimmerman SL, Kamel IR, Hauer RN, Calkins H, Tandri H. Mutation-positive arrhythmogenic right ventricular dysplasia/cardiomyopathy: the triangle of dysplasia displaced. J Cardiovasc Electrophysiol 2013;24:1311-1320.
13. van Rijsingen IA, Arbustini E, Elliott PM, Mogensen J, Hermans-van Ast JF, van der Kooi AJ, van Tintelen JP, van den Berg MP, Pilotto A, Pasotti M, Jenkins S, Rowland C, Aslam U, Wilde AA, Perrot A, Pankuweit S, Zwinderman AH, Charron P, Pinto YM. Risk factors for malignant ventricular arrhythmias in lamin a/c mutation carriers a European cohort study. J Am Coll Cardiol 2012;59:493-500.
14. Groh WJ. Arrhythmias in the muscular dystrophies. Heart Rhythm 2012;9:1890-1895.

# ECG-veranderingen bij pericarditis, longembolie, onderkoeling, hersenafwijkingen, anti-aritmica en het 'vervroegde repolarisatie'-patroon

Veranderingen van het ritme, geleiding en van het QRS-T-complex bij acute of chronische pericarditis, longembolie, onderkoeling, acute cerebrale afwijkingen en na een tachycardie of een periode van elektrische hartstimulatie hebben een kenmerkend patroon. Dit geldt ook voor stoornissen van de serumelektrolyten als kalium en calcium, en de effecten van digitalis en andere anti-aritmica op het ECG. Zowel vertraging van het sinusritme als atriale en ventriculaire ritmestoornissen kunnen optreden als afwijkingen van het QRS-complex en de repolarisatie. De combinatie van ECG-afwijkingen met herkenning van klachten helpt om de juiste diagnose te kunnen stellen.

9.1   Pericarditis – 245

9.2   Myocarditis – 248

9.3   Longembolie – 248

9.4   Hypothermie – 249

9.5   Acute cerebrale letsels – 250

9.6   Postpacing- en posttachycardie-repolarisatiestoornis – 252

9.7   Elektrolytstoornissen – 253

9.8   Invloed van geneesmiddelen op het ECG – 255

9.9   Vervroegde repolarisatie – 257

9.10 Aspecifieke veranderingen van het ST-segment en de T-top – 258

Literatuur – 259

## 9.1 Pericarditis

Een acute pericarditis is gekenmerkt door een diffuse subepicardiale beschadiging (laesie) van de ventrikels en vaak ook van de atria. In tegenstelling tot het meer gelokaliseerde karakter van een hartinfarct gaat het hier dus om een diffuus proces dat zich in een aantal afleidingen, die verschillende gebieden van het hart reflecteren, weerspiegelt. Het meest kenmerkend is een naar boven concave ST-elevatie (subepicardiale laesie) in vrijwel alle afleidingen, met uitzondering van afleiding aVR waar een ST-depressie wordt gezien (◘ Figuur 9.1), en V1.[1] Reciproke ST-dalingen zoals in de acute fase van een hartinfarct ziet men dus niet. De T-toppen zijn in de acute fase van een pericarditis positief en dragen zo bij aan het concave aspect van de ST-elevatie. Als teken van bijkomende aantasting van de atria kan ook een stoornis in de atriale repolarisatie (TA-golf) ontstaan, zich uitend in een depressie of – zelden – elevatie van het PQ-segment in de onderwand en links precordiale afleidingen (◘ Figuur 9.1). Doordat de ST-elevatie en de PQ-depressie tegengesteld gericht zijn wordt het beeld van de ST-elevatie versterkt. Na enkele dagen nemen ST-elevatie en PQ-segmentdeviatie af en ontstaan er geleidelijk negatieve T-toppen in de afleidingen die de epicardiale beschadiging toonden. In tegenstelling tot de evolutie bij het acute hartinfarct ontstaan er geen Q-golven en blijft het R-topvoltage behouden. Inversie van de T-toppen ontstaat pas laat, nadat de ST-elevaties verdwenen zijn (◘ Figuur 9.2). Door prikkeling van het atrium kunnen atriale ritmestoornissen optreden.

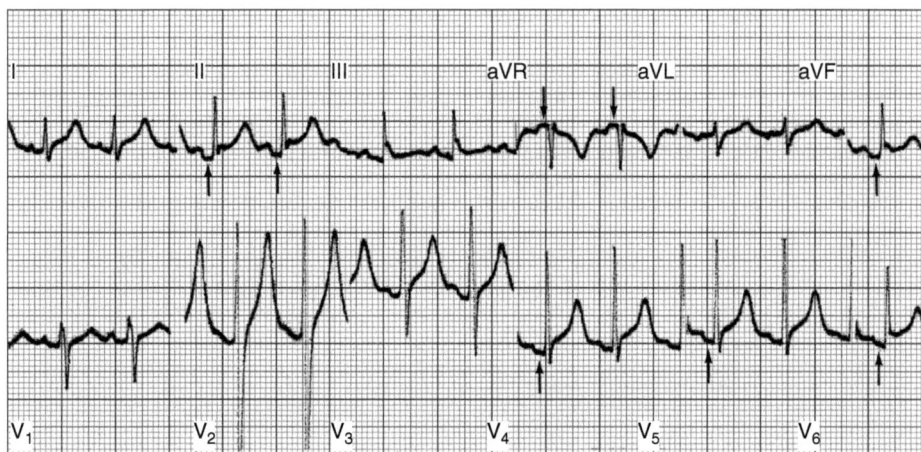

◘ **Figuur 9.1** Acute, idiopathische pericarditis. Het ECG toont naar boven concave ST-elevaties in vrijwel alle afleidingen, met uitzondering van aVR waar een ST-depressie wordt gezien en V1. In II, aVF en V3-V6 worden tevens PQ-segmentdepressies (pijlen) gezien, ten teken dat ook de atria in de ontstekingslaesie betrokken zijn. De discordante verplaatsing van het PQ-segment en het ST-segment versterkt de indruk van een geëleveerd ST-segment. In tegenstelling tot het acute hartinfarct zijn er – met uitzondering van aVR – geen reciproke ST-dalingen.

Bij een pericarditis exsudativa ontstaat als gevolg van het vocht in het pericard een algehele verlaging van het totale QRS-voltage, in uitgesproken gevallen tot $\leq 5$ mm (0,5 mV) in de extremiteitsafleidingen en $\leq 10$ mm (1 mV) in de precordiale afleidingen. De afname van het QRS-voltage kan gepaard gaan met diffuse, aspecifieke, ST-T-veranderingen. Bij grote effusies kan een elektrische alternans van de QRS-complexen en soms ook van de T-toppen worden gezien (◘ Figuur 9.3).

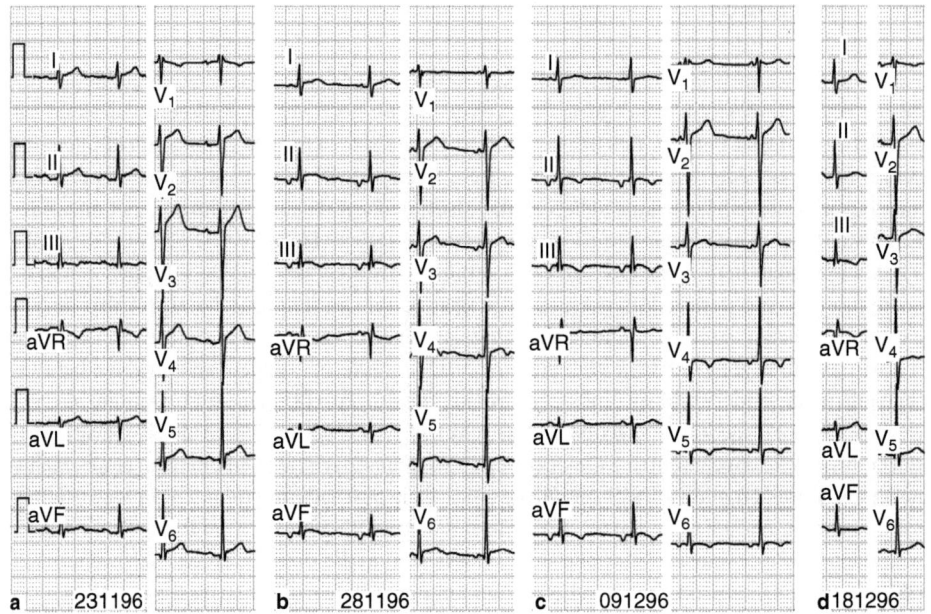

◘ **Figuur 9.2** Evolutie van de ECG-veranderingen bij acute pericarditis.
a) Er zijn discrete ST-segmentelevaties in I, II, aVF en V2-V6. Alleen aVR toont een ST-depressie. Tevens zijn er geringe horizontale dalingen van het PQ-segment in II, III, aVF en V6. In al deze afleidingen is de depolarisatie ongewijzigd.
b) Vijf dagen later is er een versneld laag-atriaal ritme (71/min.), de ST-elevaties in III en aVF zijn geprononceerder en de T-toppen zijn vlakker geworden. Er is een begin van T-topinversie in III, aVF en V4, V5. De PQ-depressies zijn verdwenen.
c) Het laag-atriale ritme is nog steeds aanwezig, de ST-elevaties zijn verdwenen en de T-toppen zijn negatief geworden in de onderwand- en links precordiale afleidingen.
d) Ruim drie weken later is er herstel van het sinusritme en zijn ook de T-topafwijkingen weer vrijwel verdwenen.

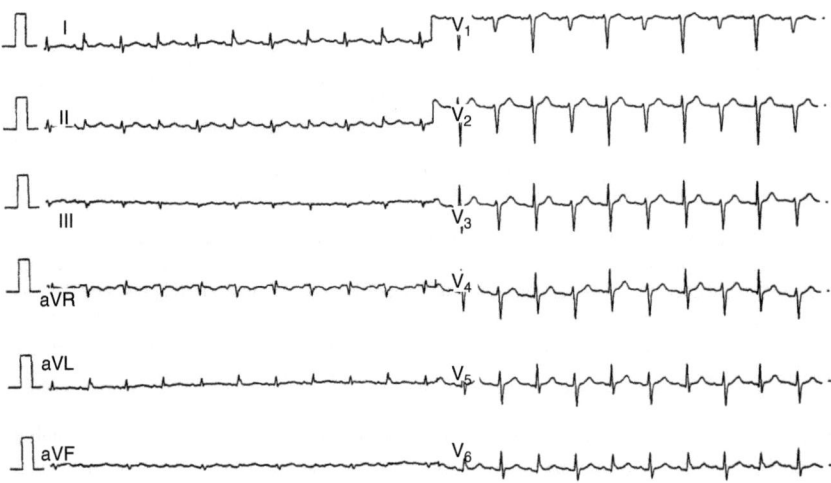

◘ **Figuur 9.3** Pericarditis exsudativa. Kenmerkend zijn hier de extreem laag gevolteerde QRS-complexen, zowel in de extremiteitsafleidingen als in de precordiale afleidingen. Opvallend is ook dat het voltage van de P-toppen behouden kan blijven, terwijl de QRS-complexen een elektrische alternans tonen.

Pericarditis constrictiva kan in uitgesproken gevallen eveneens een algehele verlaging van het QRS-voltage en diffuse, aspecifieke, ST-T-veranderingen tonen. Daarnaast zijn er vaak ook tekenen van linker- of rechteratriumdilatatie. Opvallend is dat het voltage van de P-toppen behouden blijft of zelfs toeneemt, terwijl dat van de QRS-complexen afneemt (◘ Figuur 9.4).

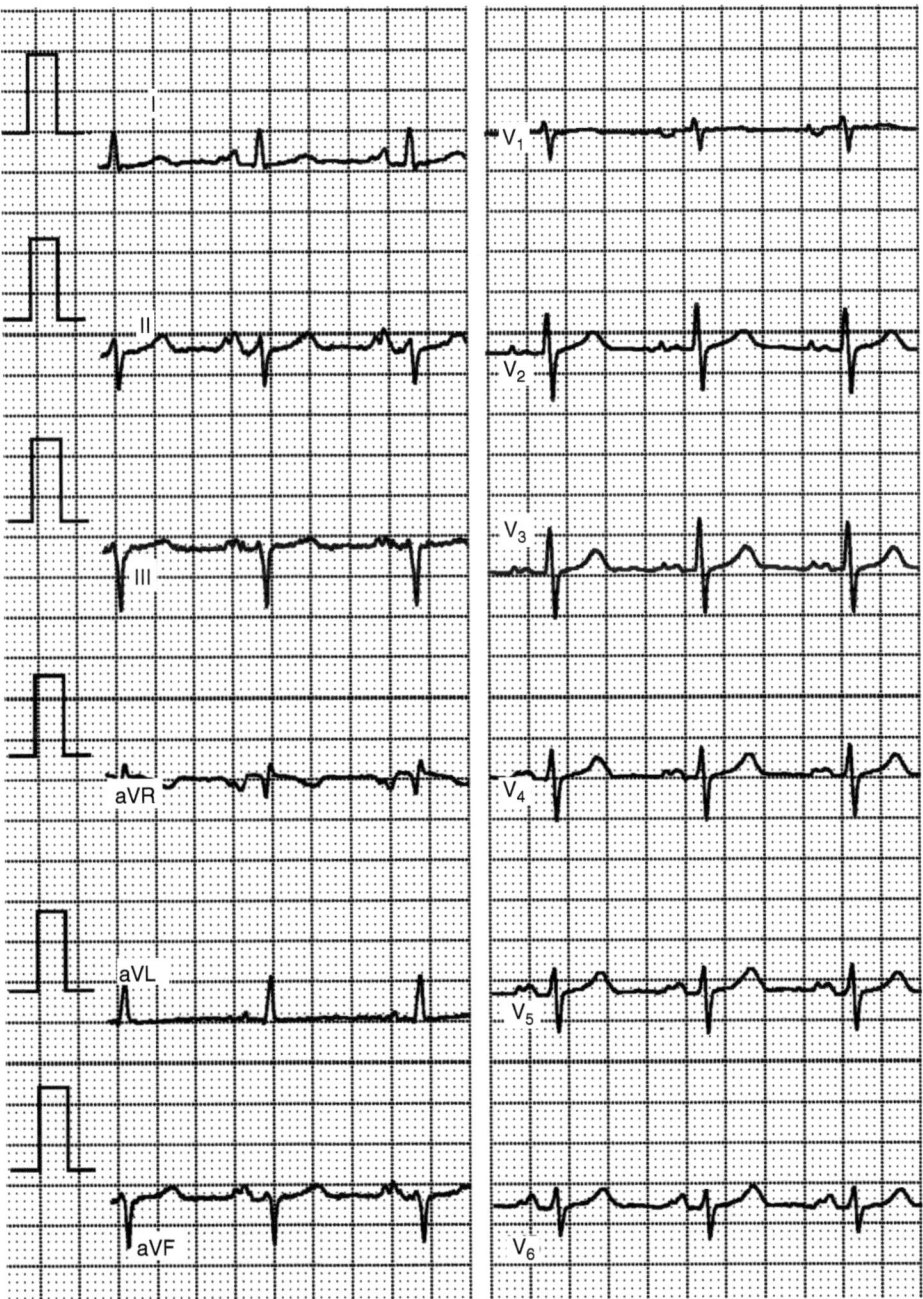

◘ **Figuur 9.4** Pericarditis constrictiva en exsudativa bij een patiënte met chronische reumatoïde artritis. Ook hier vallen de gegeneraliseerde laag gevolteerde QRS-complexen op. Het voltage van de P-toppen is behouden. De P-toppen tonen een toename van het voltage van het terminale deel, hetgeen past bij linkeratriumvergroting.

## 9.2 Myocarditis

Een acute myocarditis veroorzaakt meestal aspecifieke ST-T-veranderingen, zowel in de onderwand- als de precordiale afleidingen. Deze kunnen gepaard gaan met supraventriculaire en ventriculaire ritmestoornissen. Het ECG-patroon is weinig kenmerkend. De diagnose wordt voornamelijk bepaald door het klinische beeld en eventueel bevestigd door histologisch onderzoek van een biopt uit de rechterkamer.

## 9.3 Longembolie

Grote longembolieën leiden tot een acute drukbelasting en dilatatie van de rechterventrikel en het rechteratrium die zich in verschillende ECG-patronen kunnen manifesteren: het ontstaan van een incompleet of compleet RBTB [2]; ST-elevatie in V1 en aVR, of juist een ST-depressie in V1, V2, met symmetrisch negatieve T-toppen in V1-V3,[3] (◻ Figuur 9.5); QR- of QS-patroon in V1 (pseudo-anteroseptaalinfarct), verplaatsing van het precordiale overgangscomplex naar links ('clockwise rotation'); draaiing van de elektrische as in het frontale vlak naar een meer verticale of naar rechts gedraaide positie in vergelijking met de as in een ECG vóór het ontstaan van de embolie; Q met negatieve T in afleiding III (Q3T3-patroon) en soms aVF (pseudo-

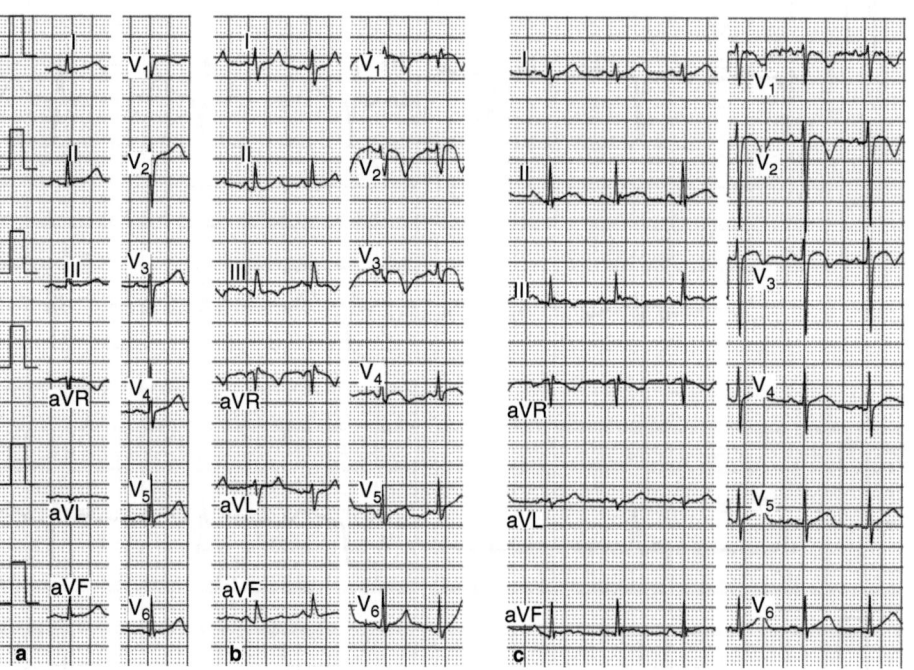

◻ **Figuur 9.5** Acute longembolie.
a) Normaal ECG ter vergelijking met b en c. De as van het QRS-complex staat op 60° (loodrecht op aVL).
b) In de acute fase toont het ECG een sinustachycardie van ongeveer 110/min., een draaiing van de as van het QRS-complex naar +90° (loodrecht op afleiding I), en een incompleet RBTB. Er zijn symmetrisch negatieve T-toppen ontstaan in V1-V3.
c) Vier dagen later is de QRS-as teruggedraaid naar +75°, het incomplete RBTB is verdwenen en er zijn ST-elevaties te zien in II, III, aVF en V3.

onderwandinfarctpatroon); toename van het voltage van de P-top in II, III en aVF. Een sinustachycardie komt in de acute fase frequent voor en er kan boezemfibrilleren ontstaan. Belangrijk voor het detecteren van een of meer van de beschreven afwijkingen is dat er meerdere ECG's met tussenpozen moeten worden geregistreerd. Een normaal ECG sluit de diagnose geenszins uit, vooral niet wanneer het om kleine emboliëen gaat. Ook voor de diagnostiek van een longembolie geldt dat de klinische verdenking richtinggevend dient te zijn.

## 9.4 Hypothermie

Ernstige onderkoeling leidt tot een combinatie van kenmerkende afwijkingen in het ECG, aan de hand waarvan de diagnose gemakkelijk kan worden gesteld (◘ Figuur 9.6): sinusbradycardie (< 50 per minuut, afhankelijk van de lichaamstemperatuur), verlenging van het QTc-interval, naar boven concave ST-elevatie in de onderwand- en links-precordiale afleidingen en zogenaamde Osborne-golven[4]: dit zijn trage deflexies aan het einde van het QRS-complex die gelijkenis vertonen met een R'-golf. In ernstige gevallen kan het QRS-complex verbreed raken.

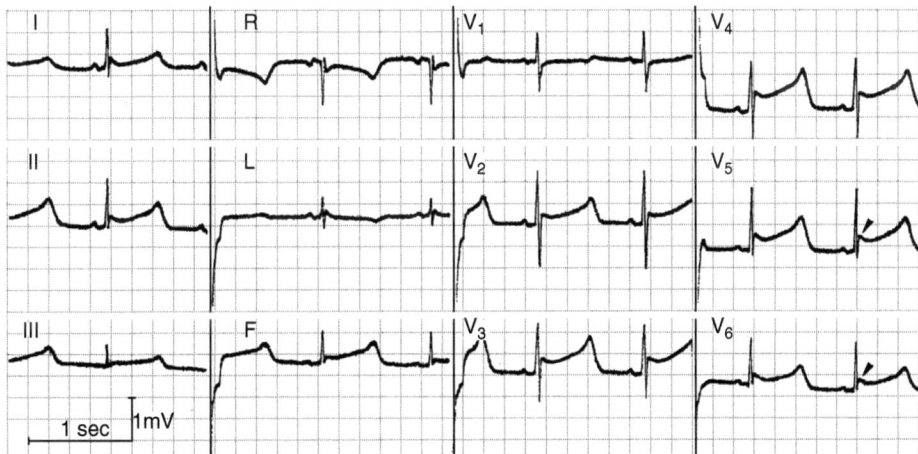

◘ Figuur 9.6 Hypothermie. Dit ECG werd geregistreerd bij een kind van acht jaar dat na verdrinking werd opgenomen met een lichaamstemperatuur van 31 °C. Het ECG toont een relatieve sinusbradycardie van 60/min. en concave ST-elevaties in I, II, III, aVF en V2-V6. De QT-tijd is verlengd (QT en QTc 640 ms). Kenmerkend voor hypothermie is, samen met deze afwijkingen, de trage R'-achtige golf (elevatie van het J-punt) in de afleidingen die een ST-elevatie tonen (Osborne-golven, pijlkoppen).

## 9.5 Acute cerebrale letsels

Acute hersenletsels en vooral subarachnoïdale bloedingen gaan in meer dan 50% van de gevallen gepaard met ECG-veranderingen. Deze kunnen zich uiten in 'ischemische' ST-segmentdepressies of boogvormige ST-segmentelevaties, brede hoog-positieve of diep-negatieve symmetrische T-toppen, met name in de precordiale afleidingen, hoog-positieve U-golven en verlenging van de QTc-tijd.[5] De combinatie van een aantal van deze afwijkingen is suggestief voor een acuut cerebraal letsel (◘ Figuur 9.7 en ◘ Figuur 9.8). Uitgesproken sinusbradycardieën en sinusarresten worden vooral gezien bij intracraniële drukverhoging. Daarnaast komen ook verschillende vormen van supraventriculaire en ventriculaire aritmieën voor. Opvallend is dat ventriculaire tachycardieën van het torsade de pointes-type, ondanks de verlenging van de QTc-tijd, niet of slechts zelden worden gezien. De ECG-veranderingen worden toegeschreven aan een verhoogde catecholaminespiegel en kunnen gepaard gaan met haarden van subendocardiale bloedingen en necrose. Ze lijken een ongunstige prognose te markeren. Abnormale Q-golven (pseudo-infarctpatroon) komen voor, maar deze zijn zeldzaam.

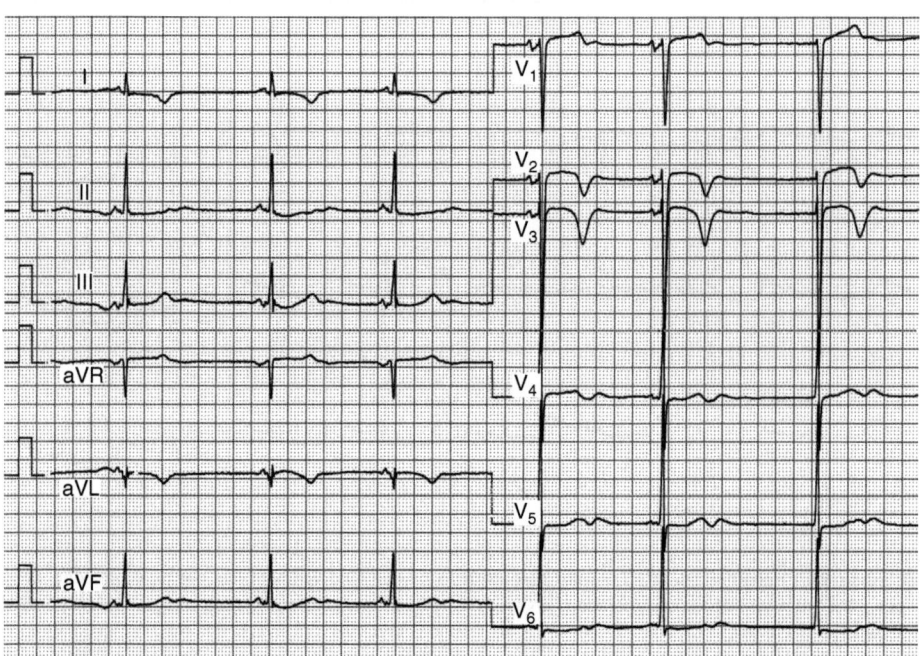

◘ Figuur 9.7  Subarachnoïdale bloeding. Kenmerkende veranderingen in dit ECG zijn de uitgesproken irregulaire sinusbrachycardie (gemiddeld 36/min.), de diepe symmetrische negatieve T-toppen in I, aVL en V2, V3, de verlengde QT-tijd (QTc 588 ms) en de geprononceerde positieve U-golven in II, III, aVF en V4-V6, die het QT-interval nog langer doen lijken. Daarnaast zijn er aanwijzingen voor linkerboezem- en linkerkamerhypertrofie. Het laatste QRS-complex is een AV-junctionele escape die een lange pauze in het sinusritme beëindigt.

De veranderingen in het ST-segment, de T-top en het QTc-interval tonen gelijkenis met de veranderingen die bij sommige patiënten met een hooggradig – of totaal – AV-blok worden gezien (◘ Figuur 9.9). Een verschil is dat de QT-tijdverlenging bij patiënten met een hooggradig AV-blok vaak wel gepaard gaat met torsade de pointes en Adams-Stokes-aanvallen of ventrikelfibrilleren.

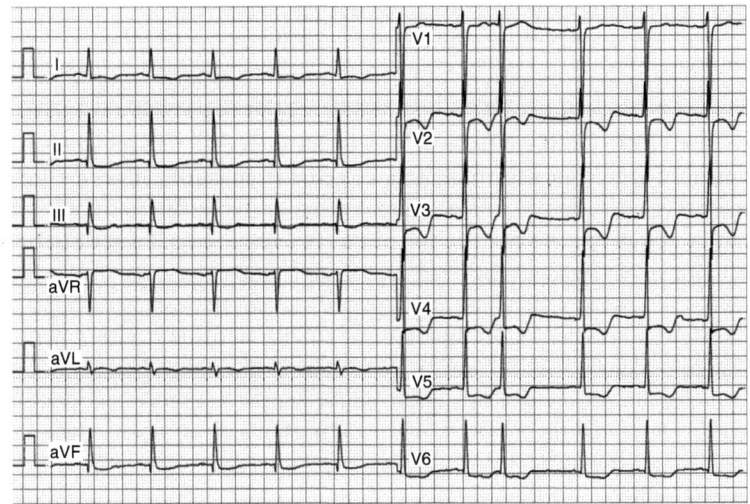

◘ **Figuur 9.8** Subarachnoïdale bloeding. Dit ECG toont een andere manifestatie van een subarachnoïdale bloeding. De frequentie van het sinusritme is normaal en er worden aflopende ST-segmentdepressies met asymmetrische negatieve en vlakke T-toppen gezien in vrijwel alle afleidingen, met uitzondering van aVR en V1. De QT-tijd is verlengd (QTc 494 ms). De hoge QRS-voltages in de precordiale afleidingen passen bij linkerkamerhypertrofie, maar deze bevinding verklaart niet de ST-T-afwijkingen in V2-V4, die meer uitgesproken zijn dan in V6.

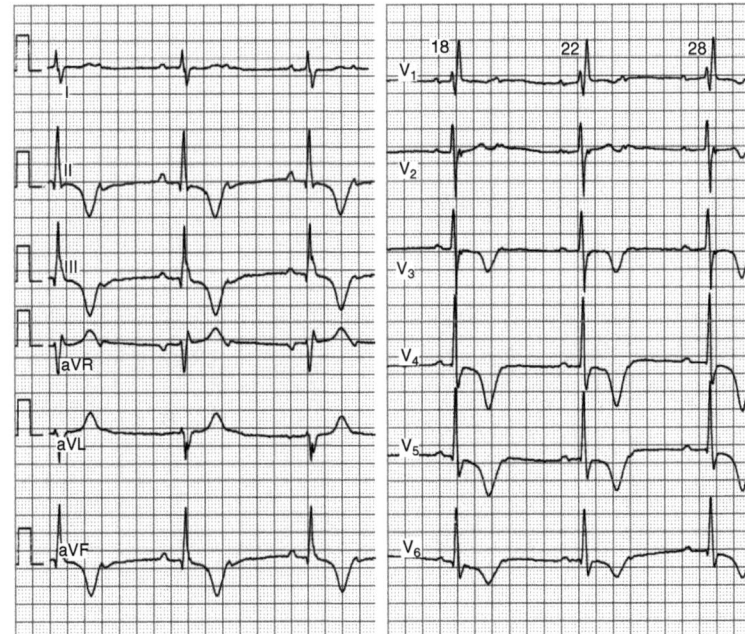

◘ **Figuur 9.9** ECG na een circulatiestilstand. Dit ECG toont een sinusritme met derdegraads AV-blok en een ventriculair escaperitme met RBTB-patroon. Er zijn diepe symmetrische negatieve T-toppen in II, III, aVF en V3-V6. De QT-tijd is lang (QTc 544 ms). Soortgelijke repolarisatiestoornissen kunnen ook worden gezien bij acute cerebrale letsels (vergelijk met ◘ Figuur 9.7 en ◘ Figuur 9.8). De patiënt was een 69-jarige man, bekend met een gedilateerde cardiomyopathie, die kort tevoren was gereanimeerd wegens gedocumenteerd ventrikelfibrilleren en later ook torsades de pointes (TdP). Een verlengde QT-tijd en TdP vormen een bekende complicatie bij sommige patiënten met een hooggradig of derdegraads AV-blok. Een andere verklaring voor de lange QT-tijd werd niet gevonden.

## 9.6 Postpacing- en posttachycardie-repolarisatiestoornis

Na een periode van abnormale ventrikelactivatie kunnen kenmerkende veranderingen in de T-toppen optreden, nadat het normale activatiepatroon van de kamers is hersteld. De oorzaak hiervan wordt toegeschreven aan 'cardiac memory'.[6] Voorbeelden zijn de T-topveranderingen die tijdens sinusritme worden gezien na een voorafgaande periode van kunstmatige ventriculaire kamerstimulatie met een pacemaker (postpacing-repolarisatiestoornis; ◘ Figuur 9.10), een ventriculaire tachycardie of supraventriculaire tachycardie met aberrante geleiding (posttachycardie-repolarisatiestoornis). Het kenmerkende van deze T-topveranderingen, die tijdens het normale ritme worden gezien, is dat ze dezelfde richting hebben als de QRS-complexen tijdens de voorafgaande periode van het abnormale ritme. Herstel van het normale repolarisatiepatroon is afhankelijk van de duur van de abnormale ventriculaire activatie en kan dagen tot weken duren. Herkenning van het beeld is belangrijk, omdat anders de indruk kan worden gewekt dat er sprake is van myocardischemie of een niet-Q-golfinfarct, als oorzaak van de episode van ventriculaire tachycardie of de geleidingsstoornis die reden was voor de kunstmatige ventriculaire stimulatie.

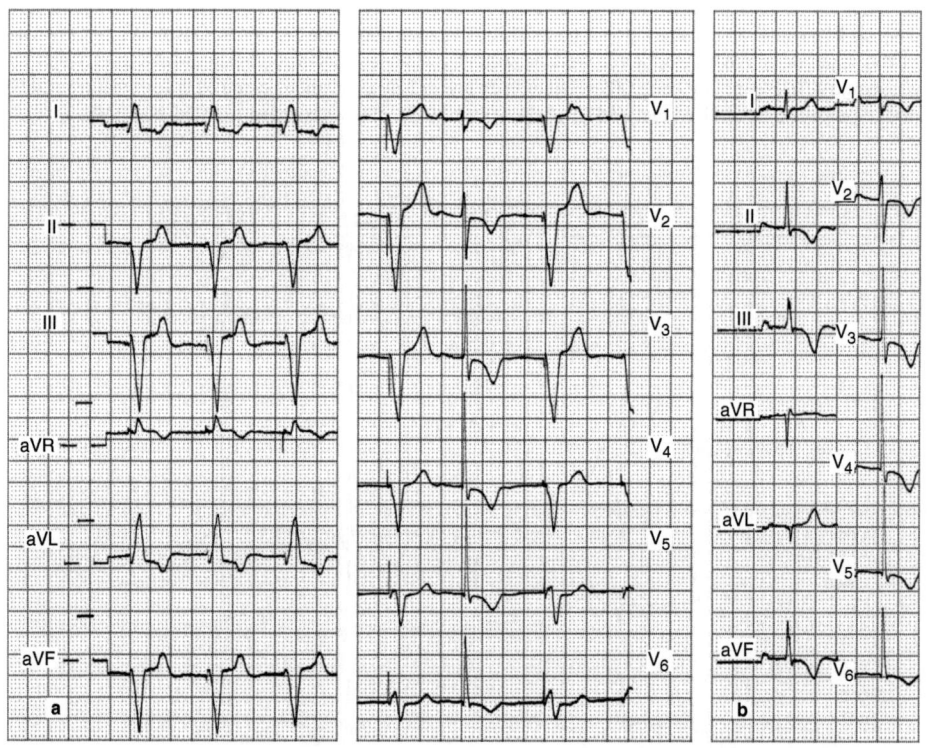

◘ **Figuur 9.10** Postpacing-repolarisatiestoornis.
a) Het ECG toont een kunstmatig ventriculair pacemakerritme. In de precordiale afleidingen is tevens een voortgeleid sinuscomplex te zien dat asymmetrische negatieve T-toppen toont in V1-V6.
b) Tijdens een periode met sinusritme worden negatieve T-toppen gezien in II, III, aVF en V1-V6. Vergelijken van de T-toppen tijdens sinusritme (b) met de QRS-complexen tijdens de voorafgaande periode van kunstmatige hartstimulatie (a) toont als kenmerkende bevinding dat de abnormale T-toppen in alle afleidingen dezelfde richting hebben als de gestimuleerde QRS-complexen, met name in het frontale vlak naar het rechterboven kwadrant gericht, zie ▶ par. 11.4 en ◘ Figuur 11.10.

## 9.7 Elektrolytstoornissen

Stoornissen in de elektrolythuishouding kunnen afwijkingen in vooral het ST-segment en de T-top veroorzaken. In ernstige gevallen treden ook afwijkingen van het QRS-complex op.

*Hypokaliëmie* gaat gepaard met een depressie van het ST-segment, het vlakker worden van de T-toppen en een toename van het voltage van de U-golven.[7] Naarmate het kaliumgehalte lager is, worden de U-golven hoger en fuseren met de voorafgaande T-toppen, zodat een T-U-golf ontstaat. De QT-tijd zelf is in milde gevallen niet of slechts weinig verlengd. Bij ernstige hypokaliëmie is door de fusie van de T-toppen en hoge U-golven het einde van de T-top niet goed meer aan te geven. Het voltage van de QRS-complexen kan toenemen.

*Hyperkaliëmie* veroorzaakt concentratie-afhankelijke veranderingen in het ECG, waarbij als vroegste afwijking ($K^+$ 5,5-6,5 mmol/l) een toename van het voltage van de T-toppen te zien is, die hoog en opvallend spits worden met een smalle basis (◘ Figuur 9.11). Bij hogere $K^+$-concentraties worden de U-golven en P-toppen vlakker en het QTc-interval korter, terwijl de

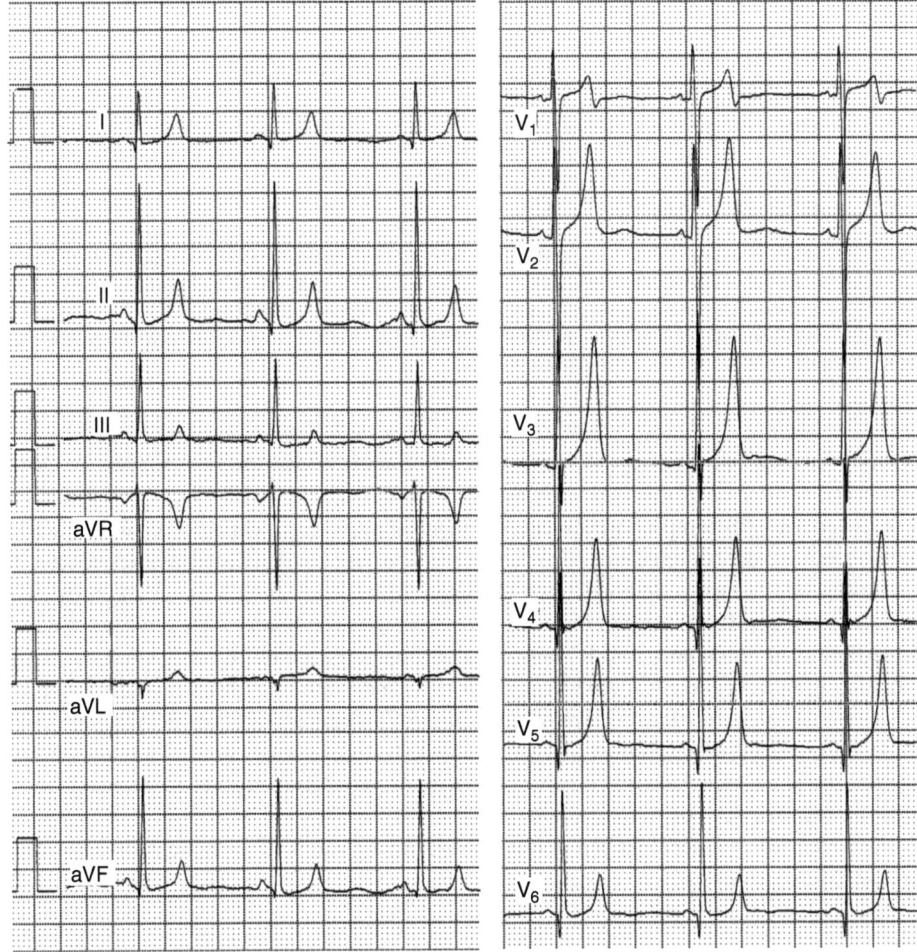

◘ **Figuur 9.11** Repolarisatiestoornis bij matig ernstige hyperkaliëmie (serum $K^+$-concentratie 6,6 mmol/l). Kenmerkend zijn de hoge, spitse T-toppen die een smalle basis hebben. In dit geval is de QT-tijd nog normaal (QTc 392 ms).

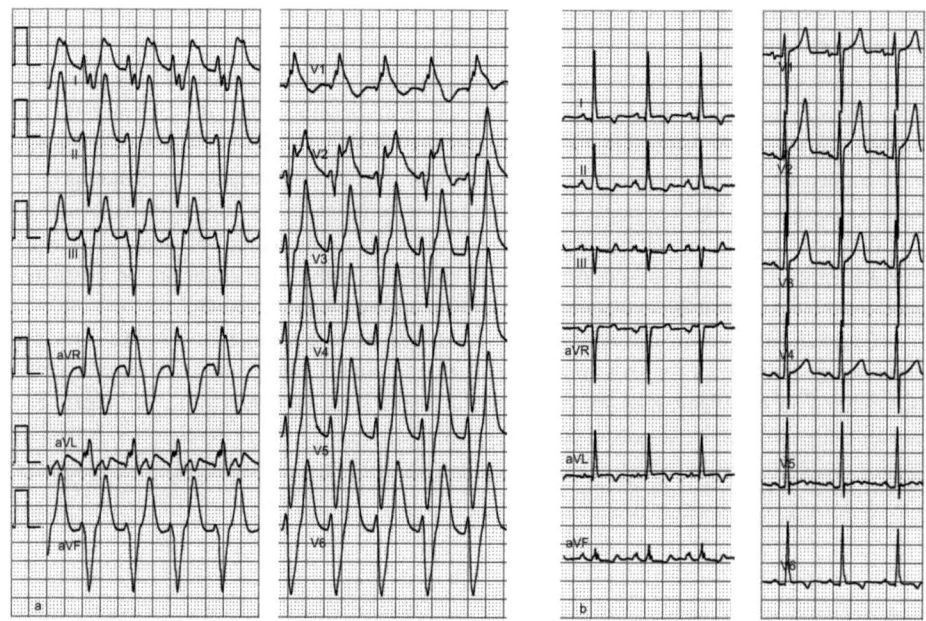

**Figuur 9.12** Ernstige hyperkaliëmie (serum K$^+$-concentratie 7,7 mmol/l).
a) Het ECG toont een regelmatig ritme met zeer brede QRS-complexen waarbij geen P-toppen te herkennen zijn. De QRS-morfologische kenmerken zijn die van een ventriculair ritme. Kenmerkend voor een ernstige hyperkaliëmie zijn de opvallend hoge en spitse T-toppen, vooral in de precordiale afleidingen, de ST-elevatie in V1-V3 en de uitgesproken verbreding van de QRS-complexen. In afleidingen waarin de QRS-complexen een RS-patroon tonen, gaat de S-golf steil over in het opgaande been van de T-top, zie bijvoorbeeld afleidingen V4-V6.
b) ECG bij een K$^+$-concentratie van 5,6 mmol/l. Er is weer een sinusritme opgetreden met normale QRS-complexen. De T-toppen in V1-V3 zijn nog relatief hoog en spits.

PQ-tijd toeneemt.[8] Bij zeer hoge K$^+$-spiegels (> 7,5 mmol/l) verdwijnen de P-toppen, de QRS-complexen worden zeer breed en bizar waardoor de QT-tijd, als gevolg van de toegenomen breedte van het QRS-complex, weer toeneemt. In afleidingen die gekenmerkt zijn door een RS-complex valt op, dat het opgaande been van de S-golf vrijwel zonder onderbreking overgaat in het opstijgende been van de hoge T-top (Figuur 9.12). In afleiding V1 en V2 kunnen ST-elevaties ontstaan. Ten slotte kan bij zeer hoge K$^+$-spiegels een boezem- en kamerstilstand of kamerfibrilleren voorkomen. Bij K$^+$-concentraties boven 7,5 mmol/l en de genoemde ECG-veranderingen is er sprake van een alarmerende situatie die om urgente behandeling vraagt.

*Hypocalciëmie* veroorzaakt een verlenging van het ST-segment waardoor het QRS-complex en de T-top ver uit elkaar komen te staan[7] en de QTc-tijd verlengd wordt. Combinatie van hypocalciëmie en hyperkaliëmie veroorzaakt naast de verlenging van het ST-segment hoge, spitse en symmetrisch positieve T-toppen.

*Hypercalciëmie* veroorzaakt een opvallende verkorting van het ST-segment en verkorting van het QTc-interval.[7]

## 9.8 Invloed van geneesmiddelen op het ECG

Bij patiënten die chronisch geneesmiddelen gebruiken dient men er altijd rekening mee te houden dat deze het ECG kunnen beïnvloeden.

*Digitaliseffect* wordt gekenmerkt door een naar boven concave daling van het ST-segment en zwak-positieve, zelden asymmetrisch negatieve T-toppen, in de onderwand- en links-precordiale afleidingen[9] (◘ Figuur 9.13; zie ook ◘ Figuur 5.25). De QTc-tijd is kort en er ontstaan relatief hoge U-golven. Digitalisinvloed kan na stoppen van de medicatie twee weken of langer in het ECG zichtbaar blijven.

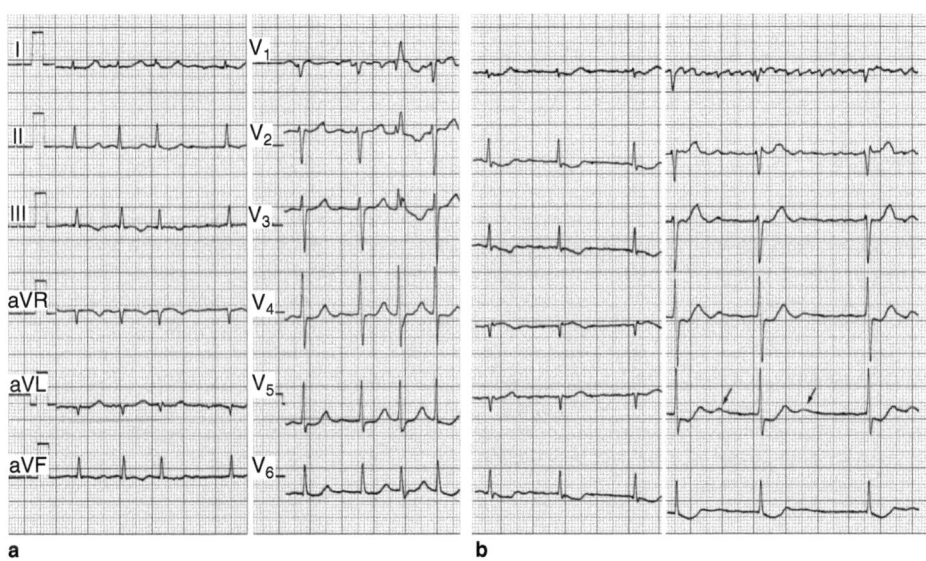

◘ **Figuur 9.13** Digitaliseffect bij atriumfibrilleren.
a) Atriumfibrilleren met vrijwel normale ST-T-segmenten. De ventrikelfrequentie is ongeveer 100–120/min.
b) Na digitalisatie: de ventrikelfrequentie is lager geworden, 60–70/min., en er zijn typische, naar boven concave dalingen van het ST-segment met zwak-positieve T-toppen in II, III, aVF en V5, V6. De U-golven (pijlen) in V4-V6 zijn hoger en breder geworden.

Digitalisintoxicatie wordt tegenwoordig minder vaak gezien wegens de lagere onderhoudsdoseringen. Echter, bij nierinsufficiëntie, hypokaliëmie of het gelijktijdig gebruik van medicamenten die de klaring van digitalis verminderen, zoals amiodarone, verapamil en kinidine, kan een toxisch effect ook bij normale dosering in de hand worden gewerkt. Men moet denken aan digitalisintoxicatie wanneer zich atriumtachycardieën met AV-blok, frequente ventriculaire extrasystolen of ventriculaire tachycardie, sino-auriculair exitblok of AV-geleidingsstoornissen voordoen bij een volledig gedigitaliseerde patiënt.[9] Let ook op subjectieve tekenen van digitalisoverdosering (nausea, braken, visusstoornissen). Vooral de combinatie van versnelde ectopische prikkelvorming met een AV-blok of exitgeleidingsstoornissen is karakteristiek (◘ Figuur 9.14; zie ook ◘ Figuur 5.25). Dit geldt tevens voor het ontstaan van een regelmatig ventriculair ritme bij een gedigitaliseerde patiënt met atriumfibrilleren. Het regelmatige ventriculaire ritme wordt in zo'n geval verklaard door het ontstaan van een complete AV-dissociatie (hooggradig of totaal AV-blok) en als gevolg daarvan het invallen van een regelmatig AV-junctioneel escaperitme (zie ook ◘ Figuur 5.22).

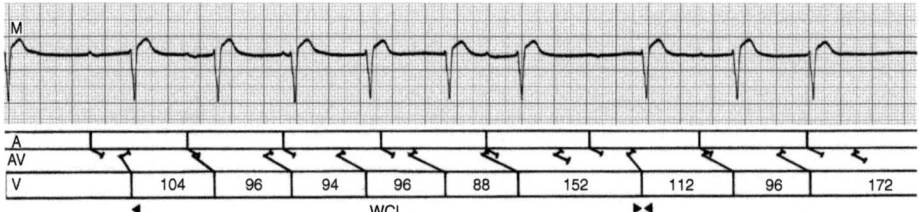

◘ **Figuur 9.14** Digitalisintoxicatie: serumdigoxinespiegel 11 µg/ml (!) (normaal 0,8-2,0 µg/ml). Monitorstrook (M) overeenkomend met afleiding V1. De registratie toont een sinus- of atriaal ritme met complete AV-dissociatie: er is geen relatie tussen P-toppen en QRS-complexen. Anders dan men bij een AV-dissociatie zou verwachten is het ventriculaire ritme (RR-intervallen) niet regelmatig. Opvallend is echter dat er een terugkerend patroon in de onregelmatige RR-intervallen is: tijdens een aaneengesloten reeks van QRS-complexen worden de RR-intervallen steeds korter, tot er een pauze volgt. Deze rangschikking doet denken aan een type I exitblok uit het ectopische, AV-junctionele focus (vergelijk met ◘ Figuur 4.1 en ◘ Figuur 5.8). Met de formule van ◘ Figuur 4.1 kan de cycluslengte van het junctionele ritme worden berekend op 0,90-0,95 sec., hetgeen overeenkomt met een frequentie van 63-57/min. Het veronderstelde mechanisme van de ritmestoornis is in het ladderdiagram schematisch weergegeven: een versneld vrijwel regelmatig AV-junctioneel ritme met type I exitblok, gedissocieerd van het sinus- of atriale ritme. De combinatie van een AV-dissociatie met versnelde ectopische prikkelvorming en exitblok is zeer suggestief voor een digitalisintoxicatie.
WCL = Wenckebach-cyclus.

*Anti-aritmica* zoals kinidine, procaïnamide, disopyramide en amiodarone veroorzaken zwakpositieve, brede en 'genotchte' T-toppen, terwijl het ST-segment meestal onbeïnvloed blijft[10] (◘ Figuur 9.15). De U-golf wordt hoog en kan fuseren met de voorafgaande T-top, waardoor een TU-complex ontstaat. Het QTc- of QTU-interval neemt toe. De breedte van het QRS-complex kan toenemen afhankelijk van de plasmaspiegel. Een verbreding van het QRS-complex van 25% of meer moet als pro-aritmisch teken worden beschouwd. Van klasse I C anti-aritmica zoals flecaïnide is bekend dat ze bij oplopende hartfrequentie (lichamelijke inspanning) tot een bizarre verbreding van het QRS-complex kunnen leiden. Anti-aritmica van de klassen I A (kinidine, disopyramide) en III (amiodarone en sotalol) kunnen bestaande ritmestoornissen verergeren, of nieuwe ritmestoornissen doen ontstaan (pro-aritmisch of aritmogeen effect). Een dosis-onafhankelijke uitgesproken verlenging van het QTc-interval geldt als een pro-aritmisch teken, met kans op het ontstaan van torsade de pointes en eventueel ventrikelfibrilleren. Ook anti-aritmica van de klasse I C (flecaïnide en in mindere mate propafenon) kunnen een pro-aritmisch effect hebben, dat zich echter vooral uit in het optreden van monomorfe ventriculaire tachycardieën en ventrikelfibrilleren.

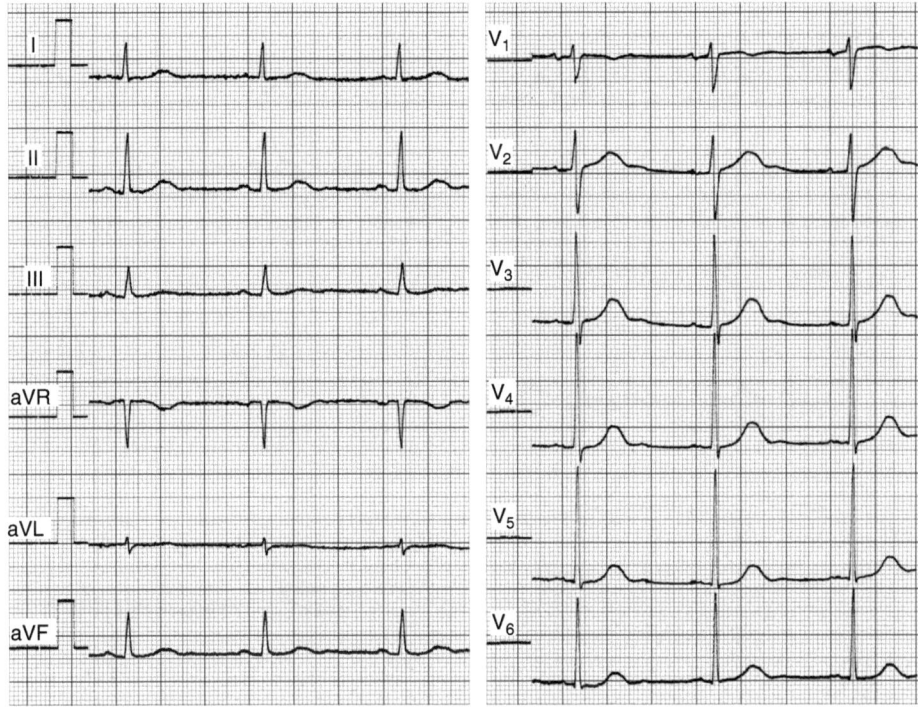

◘ **Figuur 9.15** Kinidine-effect. De typische verandering is een geringe afvlakking en verbreding van de T-toppen, vaak met geringe notching van de top van de T, zoals hier getoond in II en V2. De QT-tijd is licht verlengd (QTc 485 ms). Een grotere verlenging van de QT-tijd dient als een potentieel gevaarlijke bijwerking te worden beschouwd.

## 9.9 Vervroegde repolarisatie

Dit is een frequent voorkomende, meestal benigne verandering in het ECG bij vooral individuen met een verhoogde vagotonus. Het beeld wordt gekenmerkt door een (relatief) traag sinusritme en een naar boven concave elevatie van het ST-segment, dat overgaat in een positieve T-top. De ST-elevatie bedraagt meestal 1–2 mm, zelden meer dan 2 mm en doet zich vooral voor in de afleidingen V4-V6 en/of II, III en aVF. Er zijn geen reciproke ST-dalingen en het QRS-complex is normaal. Het afdalende been van de R-top gaat iets boven de basislijn over in het geëleveerde ST-segment (◘ Figuur 9.16), waardoor op het J-punt een notch kan ontstaan. Recente grote epidemiologische studies tonen dat deze notches in inferolaterale afleidingen gepaard gaan met een minder goede prognose ten aanzien van plotse dood, dan vroeger gedacht werd.[11] Het is echter onzeker of de notch in alle gevallen op vroege repolarisatie berust, of veroorzaakt wordt door late depolarisatie. Het beeld van vervroegde repolarisatie lijkt, door het ontbreken van reciproke ST-dalingen, op dat van een acute pericarditis. Bij de acute pericarditis ziet men evenwel in de daaropvolgende dagen een evolutie van de ST-T-afwijkingen, terwijl het patroon van de vervroegde repolarisatie in het rust-ECG stabiel is. Bij verhoging van de hartfrequentie door lichamelijke inspanning verdwijnt de ST-elevatie van de vervroegde repolarisatie, of wordt minder en keert daarna weer terug naar het oorspronkelijke niveau.

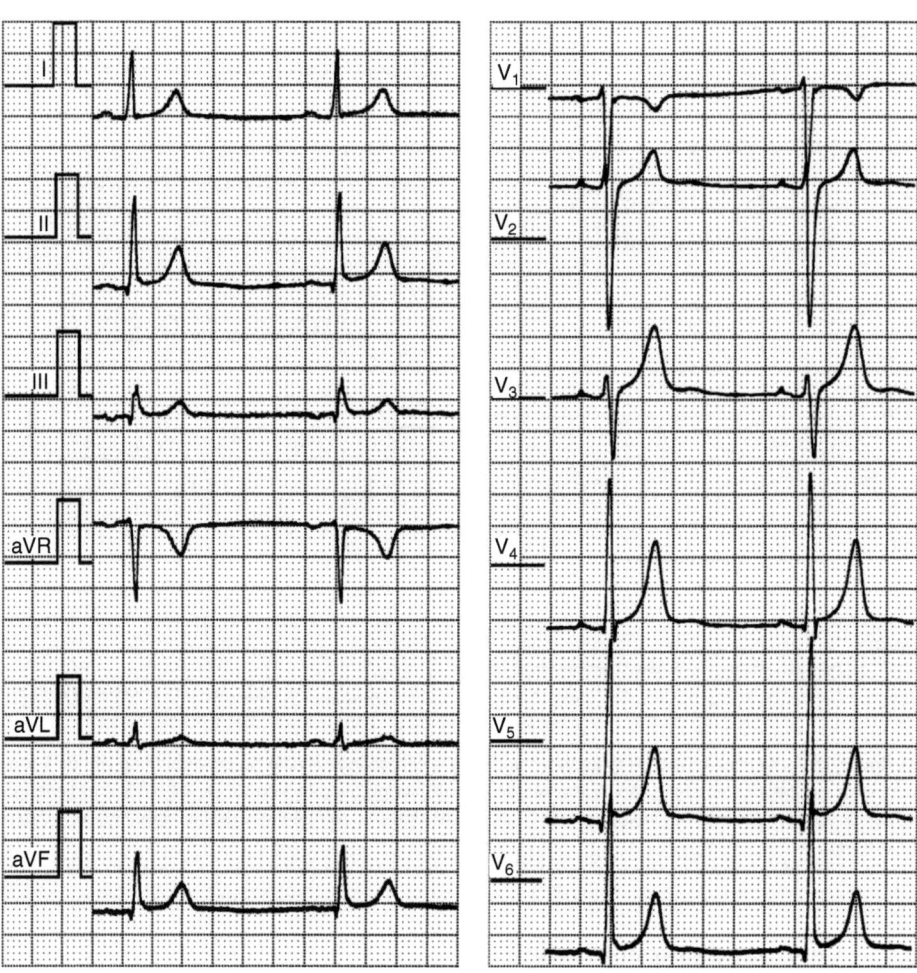

**Figuur 9.16** Vervroegde repolarisatie: ECG van een gezonde 52-jarige man met een sinusbradycardie en concave ST-segmentelevaties van 1–1,5 mm in II, III, aVF en V4-V6. Het J-punt is iets geëleveerd. Met uitzondering van aVR zijn er geen reciproke ST-dalingen. Soortgelijke ST-segmentelevaties kunnen worden gezien bij acute pericarditis. Vergelijk met Figuur 9.1 en Figuur 9.2.

## 9.10 Aspecifieke veranderingen van het ST-segment en de T-top

Talrijke cardiale en extracardiale factoren kunnen de repolarisatiefase van de ventrikels beïnvloeden en tot ST-segment- en T-topveranderingen aanleiding geven, zonder dat deze pathologische betekenis hoeven te hebben. Het onderscheid tussen aspecifieke, benigne, ST-T-veranderingen en pathologische ST-T-afwijkingen is lang niet altijd mogelijk, omdat ook veel ST-T-veranderingen die met een organisch hartlijden gepaard gaan, – geen voor de desbetreffende aandoening –, typerende kenmerken hebben. Enige houvast biedt het samengaan van ST-T-veranderingen met veranderingen van het QRS-complex: een combinatie die meer pleit voor een abnormale cardiale of extracardiale genese van de afwijkingen. Ook het registreren van een aantal opeenvolgende ECG's om te zien of de afwijking een bepaalde evolutie vertoont of stabiel is, kan nuttige informatie verschaffen.

Het allerbelangrijkste is echter dat de ECG-veranderingen worden beoordeeld en gewaardeerd in het licht van de beschikbare klinische informatie over de patiënt. Dit betekent dat een zo gericht mogelijk onderzoek – bij voorkeur met niet-invasieve methoden – naar een mogelijke cardiale of extracardiale afwijking (bijvoorbeeld geneesmiddelengebruik of elektrolytstoornis) aangewezen is. Bij de oudere patiënt en vooral in aanwezigheid van de bekende risico-indicatoren voor atherosclerose, zal men vooral aandacht schenken aan de mogelijkheid van een klachtenvrij coronarialijden. Het ontbreken van enig aantoonbare en aannemelijke verklaring voor de afwijking mag echter niet leiden tot het stellen van de diagnose van een hartziekte.

## Literatuur

1. Alraies MC, Klein AL. Q: Should we still use electrocardiography to diagnose pericardial disease? Cleve Clin J Med 2013;80(2):97-100.
2. Stein PD, Matta F, Sabra MJ, Treadaway B, Vijapura C, Warren R, Joshi P, Sadiq M, Kofoed JT, Hughes P, Chabala SD, Keyes DC, Kakish E, Hughes MJ. Relation of electrocardiographic changes in pulmonary embolism to right ventricular enlargement. Am J Cardiol 2013;112(12):1958-1961.
3. Sarin S, Elmi F, Nassef L. Inverted T waves on electrocardiogram: myocardial ischemia versus pulmonary embolism. J Electrocardiol 2005;38(4):361-363.
4. Spodick DH. Osborne (J) waves in hypothermia. Am Heart Hosp J 2009;7(2):E109.
5. Khechinashvili G, Asplund K. Electrocardiographic changes in patients with acute stroke: a systematic review. Cerebrovasc Dis 2002;14(2):67-76.
6. Alessandrini RS, McPherson DD, Kadish AH, Kane BJ, Goldberger JJ. Cardiac memory: a mechanical and electrical phenomenon. Am J Physiol 1997;272(4 Pt 2):H1952-H1959.
7. Diercks DB, Shumaik GM, Harrigan RA, Brady WJ, Chan TC. Electrocardiographic manifestations: electrolyte abnormalities. J Emerg Med 2004;27(2):153-160.
8. Dittrich KL, Walls RM. Hyperkalemia: ECG manifestations and clinical considerations. J Emerg Med 1986;4(6):449-455.
9. Wellens HJ, Conover M B. Digitalis-induced emergies. WB Saunders Company Philadelphia USA; 1992. p. 139-159.
10. Dunn M.I., Lipman B.S. Antiarrhytmic drugs. Year Book Medical Publishers.Inc USA; 1989. p. 237-239.
11. Tulumen E, Schulze-Bahr E, Zumhagen S, Stallmeyer B, Seebohm G, Beckmann BM, Kaab S, Rudic B, Liebe V, Wolpert C, Herrera-Siklody C, Veltmann C, Schimpf R, Borggrefe M. Early repolarization pattern: a marker of increased risk in patients with catecholaminergic polymorphic ventricular tachycardia. Europace 2015.

# Het ECG bij kinderen en bij aangeboren hartafwijkingen

Het pediatrische ECG verandert snel van de geboorte tot aan de puberteit en verschilt sterk van het ECG van een volwassene. De verschillen en de veranderingen zijn te verklaren door de effecten van de foetale circulatie, de groei van het lichaam en van het hart. Het is derhalve belangrijk bij de beoordeling van een pediatrisch ECG om de exacte leeftijd te kennen en over referentietabellen met normaalwaarden te beschikken. Aangeboren hartafwijkingen zijn de meest voorkomende oorzaak van ECG-afwijkingen bij kinderen. De typische ECG-kenmerken bij aangeboren hartafwijkingen ontstaan door hemodynamische effecten zoals druk- of volumebelasting van de rechter- of linkerventrikel of door de afwijkende anatomie van het hart. Eerst wordt het normale pediatrische ECG van 0 tot 16 jaar en de leeftijdsafhankelijke criteria voor ventrikelhypertrofie beschreven. Vervolgens worden de ECG-afwijkingen bij verschillende aangeboren hartafwijkingen uitgelegd.

**10.1 Het normale pediatrische ECG – 262**
10.1.1 De veranderingen van het ECG tijdens de groei – 262
10.1.2 De beoordeling van het pediatrische ECG en de referentiewaarden – 262
10.1.3 Criteria voor ventrikelhypertrofie bij kinderen – 267

**10.2 Het ECG bij aangeboren hartafwijkingen – 271**
10.2.1 Inleiding – 271
10.2.2 ECG bij hartafwijkingen met een toegenomen longdoorbloeding – 273
10.2.3 ECG bij cyanotische hartafwijkingen – 276
10.2.4 Geïsoleerde obstructies en klepafwijkingen – 279

**Literatuur – 283**

## 10.1 Het normale pediatrische ECG

### 10.1.1 De veranderingen van het ECG tijdens de groei

De cardiale effecten van de foetale circulatie en de groei van het lichaam en van het hart veroorzaken veranderingen van het pediatrische ECG vanaf de geboorte tot aan de adolescentie. Voor de geboorte zijn de ventrikeldrukken gelijk en wordt 60% van de foetale circulatie ondersteund door de RV. Dit verklaart de relatieve grote myocardmassa van de RV bij de geboorte. Direct na de geboorte daalt de longvaatweerstand acuut door de ontplooiing van de longen, waardoor de longcirculatie toeneemt en de RV-druk daalt. Tegelijkertijd stijgt de LV-druk, omdat de systeemvaatweerstand acuut toeneemt door het wegvallen van de placentacirculatie na het afbinden van de navelstreng. Vervolgens sluiten de ductus arteriosus en het foramen ovale zich in de eerste dagen na de geboorte, waardoor de long- en systeemcirculatie volledig gescheiden worden.

Na de acute hemodynamische verandering in de eerste dagen na de geboorte past het hart en met name de RV zich aan de postnatale circulatie aan. In de eerste levensjaren neemt de RVH snel af en neemt de LV-dominantie toe. De LV/RV-ratio neemt aanvankelijk snel toe van 0,8:1 bij geboorte naar 1,5:1 in de eerste levensmaand tot 2:1 op de leeftijd van een half jaar. Hierna neemt de LV/RV-ratio slechts geleidelijk toe tot de uiteindelijke volwassen ratio van 2,5:1. Door deze ontwikkelingen verandert de richting van de QRS-as vooral in het eerste levensjaar. De afname van de RV-dominantie wordt ook zichtbaar door het positief worden van de T-toppen in de rechter precordiale afleidingen rond de puberteit. Als gevolg van de groei van het hart neemt de hartfrequentie af en nemen PR -interval, QRS-voltages en QRS-duur toe. De P-top verandert relatief weinig tijdens de groei.[1-5]

### 10.1.2 De beoordeling van het pediatrische ECG en de referentiewaarden

Voor de beoordeling van het pediatrische ECG wordt gebruikgemaakt van de meest recente referentiewaarden uit het onderzoek van Rijnbeek en medewerkers.[4] Hierbij werden ECG's van ruim 1900 gezonde Nederlandse kinderen (leeftijd 11 dagen tot 16 jaar) opgenomen met een sampling rate van 1200 Hz. In deze studie werden bij alle kinderen afleidingen V3R en V7 gebruikt in plaats van respectievelijk V3 en V5. De referentiewaarden van deze twee weinig gangbare afleidingen zijn uit de tabellen verwijderd. De normale grenzen van alle relevante ECG-metingen werden bepaald voor 9 leeftijdsgroepen onderverdeeld in jongens en meisjes (❏ Tabel 10.1 t/m 10.6). De referentiewaarden van de QRS-voltages[4] zijn significant hoger dan in de veelgebruikte studie van Davignon uit 1979.[5] Het verschil kan worden verklaard met een lagere sampling rate (300 mHz) bij het onderzoek van Davignon.

#### Hartfrequentie en hartritme

Bij pasgeborenen en jonge kinderen is de hartslag veel hoger dan bij volwassenen (❏ Tabel 10.1). De hartfrequentie van een pasgeborene is mediaan 150/min en daalt geleidelijk naar mediaan 75/min op de leeftijd van 12-16 jaar. Bij kinderen hangt de definitie van bradycardie af van de normale ondergrens voor de leeftijd. Hoewel leerboeken en zelfs reanimatierichtlijnen verschillen in definities, zijn de volgende definities bij een wakker kind in rust in de praktijk goed hanteerbaar: 0-1 jaar: < 100/min, 1-2 jaar < 80/min, 2-6 jaar: < 70/min, 6-12 jaar: < 60/min, 12-18 jaar: < 50/ min.

◘ **Tabel 10.1** Afleiding onafhankelijke ECG-waarden voor jongens (bovenste rij) en meisjes (onderste rij), weergegeven als mediaan (2e percentiel, 98e percentiel)[4]

| Lead | 0–1 months | 1–3 months | 3–6 months | 6–12 months | 1–3 years | 3–5 years | 5–8 years | 8–12 years | 12–16 years |
|---|---|---|---|---|---|---|---|---|---|
| Heart rate (bpm) | 160 (129, 192) | 152 (126, 187) | 134 (112, 165) | 128 (106, 194) | 119 (97, 155) | 98 (73, 123) | 88 (62, 113) | 78 (55, 101) | 73 (48, 99) |
|  | 155 (136, 216) | 154 (126, 200) | 139 (122, 191) | 134 (106, 187) | 128 (95, 178) | 101 (78, 124) | 89 (68, 115) | 80 (58, 110) | 76 (54, 107) |
| P axis (°) | 56 (13, 99) | 52 (10, 73) | 49 (-5, 70) | 49 (9, 87) | 48 (-12, 78) | 43 (-13, 69) | 41 (-54, 72) | 39 (-17, 76) | 40 (-24, 76) |
|  | 52 (24, 80) | 48 (20, 77) | 51 (16, 80) | 50 (14, 69) | 47 (1, 90) | 44 (-6, 90) | 42 (-13, 77) | 42 (-15, 82) | 45 (-18, 77) |
| P duration (ms) | 78 (64, 85) | 79 (65, 98) | 81 (64, 103) | 80 (66, 96) | 80 (63, 113) | 87 (67, 102) | 92 (73, 108) | 98 (78, 117) | 100 (82, 118) |
|  | 79 (69, 106) | 78 (62, 105) | 78 (63, 106) | 80 (64, 07) | 83 (62, 104) | 84 (66, 101) | 89 (71, 107) | 94 (75, 114) | 98 (78, 122) |
| PR interval (ms) | 99 (77, 120) | 98 (85, 120) | 106 (87, 134) | 114 (82, 141) | 118 (86, 151) | 121 (98, 152) | 129 (99, 160) | 134 (105, 174) | 139 (107, 178) |
|  | 101 (91, 121) | 99 (78, 133) | 106 (84, 127) | 109 (88, 133) | 113 (78, 147) | 123 (99, 153) | 124 (92, 156) | 129 (103, 163) | 135 (106, 176) |
| QRS axis (°) | 97 (75, 140) | 87 (37, 138) | 66 (-6, 107) | 68 (14, 122) | 64 (-4, 118) | 70 (7, 112) | 70 (-10, 112) | 70 (-21, 114) | 65 (-9, 112) |
|  | 110 (63, 155) | 80 (39, 121) | 70 (17, 108) | 67 (1, 102) | 69 (2, 121) | 69 (3, 106) | 74 (27, 117) | 66 (5, 117) | 66 (5, 101) |
| QRS duration (ms) | 67 (50, 85) | 64 (52, 77) | 66 (54, 85) | 69 (52, 86) | 71 (54, 88) | 75 (58, 92) | 80 (63, 98) | 85 (67, 103) | 91 (78, 111) |
|  | 67 (54, 79) | 63 (48, 77) | 64 (50, 78) | 64 (52, 80) | 68 (54, 85) | 71 (58, 88) | 77 (59, 95) | 82 (66, 99) | 87 (72, 106) |
| QTc (ms) | 413 (378, 448) | 419 (396, 458) | 422 (391, 453) | 411 (379, 449) | 412 (383, 455) | 412 (377, 448) | 411 (371, 443) | 411 (373, 440) | 407 (362, 449) |
|  | 420 (379, 462) | 424 (381, 454) | 418 (386, 448) | 414 (381, 446) | 417 (381, 447) | 415 (388, 442) | 409 (375, 449) | 410 (365, 447) | 414 (370, 457) |

Sinusaritmie is vrijwel altijd aanwezig bij kinderen en adolescenten en kan zeer uitgesproken zijn. De sterke respiratoire beïnvloeding van het vagale systeem veroorzaakt een vertraging van het sinusritme bij uitademing en een versnelling bij inademing. Dit fysiologische verschijnsel wordt vaak onterecht als afwijkend beoordeeld.

### P-top en PR-interval

P-top-amplitude en morfologie blijven opmerkelijk gelijk tijdens de groei van het hart. Op de verschillende leeftijden is de bovengrens van de P-top-amplitude rond 0,25 mV (◘ Tabel 10.2). De P-topduur neemt wel toe van mediaan 0,08 sec. na de geboorte tot 0,1 sec. op de leeftijd van

**Tabel 10.2** P-top-amplitudes (mV) voor jongens (bovenste rij) en meisjes (onderste rij), weergegeven als mediaan (98e percentiel) [4]

| Lead | 0–1 months | 1–3 months | 3–6 months | 6–12 months | 1–3 years | 3–5 years | 5–8 years | 8–12 years | 12–16 years |
|---|---|---|---|---|---|---|---|---|---|
| II | 0.15 (0.23) | 0.16 (0.25) | 0.15 (0.22) | 0.16 (0.26) | 0.15 (0.25) | 0.13 (0.23) | 0.12 (0.22) | 0.12 (0.22) | 0.13 (0.24) |
|    | 0.16 (0.25) | 0.16 (0.23) | 0.16 (0.23) | 0.16 (0.24) | 0.16 (0.25) | 0.13 (0.23) | 0.12 (0.24) | 0.14 (0.24) | 0.15 (0.26) |
| V1 | 0.12 (0.22) | 0.10 (0.19) | 0.09 (0.17) | 0.10 (0.17) | 0.13 (0.20) | 0.12 (0.19) | 0.12 (0.20) | 0.11 (0.19) | 0.11 (0.18) |
|    | 0.10 (0.19) | 0.10 (0.16) | 0.10 (0.16) | 0.11 (0.21) | 0.12 (0.20) | 0.12 (0.20) | 0.11 (0.18) | 0.11 (0.19) | 0.10 (0.17) |
| V2 | 0.15 (0.25) | 0.13 (0.24) | 0.11 (0.20) | 0.13 (0.23) | 0.13 (0.22) | 0.11 (0.20) | 0.11 (0.17) | 0.11 (0.16) | 0.10 (0.17) |
|    | 0.16 (0.28) | 0.13 (0.23) | 0.12 (0.19) | 0.13 (0.23) | 0.13 (0.23) | 0.11 (0.19) | 0.11 (0.17) | 0.10 (0.18) | 0.10 (0.17) |

12-16 jaar. Het normale PR-interval varieert met de leeftijd en hartfrequentie. Het PR-interval neemt toe met de leeftijd (Tabel 10.1). Vertraagde AV-geleiding en Wenckebach tweedegraads AV-blok (Mobitz-type I) in slaap of diepe rust zijn frequent voorkomende normale bevindingen bij tieners.

### QRS-complex

De elektrische activiteit tijdens de ventriculaire depolarisatie kan worden weergeven als een lus: de QRS-lus. De QRS-as is de gemiddelde vector van deze elektrische activiteit in drie vlakken. Door de hypertrofe RV is de QRS-as bij een pasgeborene in het *frontale vlak* meer naar rechts en inferior gericht. In de jaren na de geboorte neemt de RV-hypertrofie af en wordt de LV geleidelijk dominant en draait de frontale QRS-as naar links en inferior (Figuur 10.1a). In het eerst levensjaar draait de QRS-as in het frontale vlak relatief snel van mediaan 97° naar mediaan 64° om hierna relatief weinig meer te veranderen. De richting van de QRS-lus in het frontale vlak blijft gelijk.

In het *horizontale* vlak verschuift de QRS-as van rechts en anterior naar links en posterior (Figuur 10.1b). Bij deze verandering van de horizontale QRS-as draait de QRS-lus van 'clockwise' naar 'counterclockwise'. In het ECG van gezonde kinderen kan deze normale verandering in elektrische activiteit van het hart een rsR'-patroon en een 'notch' in de R- of S-golf in V1 veroorzaken. Dit fysiologische, incomplete RBTB-patroon komt voor bij ongeveer 15% van normale kinderen van 5 jaar of jonger.[6] Naarmate het kind ouder wordt, nemen de R-toppen af in de rechter precordiale afleidingen en toe in de linker precordiale afleidingen, terwijl de S-golven toenemen in de rechter precordiale afleidingen en afnemen in de linker precordiale afleidingen. Hiermee neemt de R/S-ratio af in de rechter precordiale afleidingen en toe in de linker precordiale afleidingen. De snelheid waarmee deze veranderingen optreden, varieert sterk. Tot de leeftijd van 3 jaar is de gemiddelde R/S-ratio in V1 > 1 (zie Figuur 10.2) maar een R/S-ratio in V1 > 1 komt regelmatig voor bij gezonde kinderen tot 12 jaar oud.

◘ **Tabel 10.3** Q-golfamplitudes (mV) voor jongens (bovenste rij) en meisjes (onderste rij), weergegeven als mediaan (98$^e$ percentiel) [4]

| Lead | 0–1 months | 1–3 months | 3–6 months | 6–12 months | 1–3 years | 3–5 years | 5–8 years | 8–12 years | 12–16 years |
|---|---|---|---|---|---|---|---|---|---|
| II | 0.14 (0.23) | 0.18 (0.32) | 0.14 (0.34) | 0.18 (0.48) | 0.15 (0.44) | 0.11 (0.26) | 0.10 (0.28) | 0.09 (0.24) | 0.08 (0.21) |
|  | 0.09 (0.26) | 0.14 (0.32) | 0.15 (0.43) | 0.16 (0.44) | 0.16 (0.48) | 0.13 (0.27) | 0.08 (0.26) | 0.08 (0.21) | 0.09 (0.20) |
| III | 0.15 (0.26) | 0.29 (0.50) | 0.31 (0.71) | 0.35 (0.79) | 0.30 (0.74) | 0.19 (0.46) | 0.15 (0.36) | 0.10 (0.28) | 0.10 (0.29) |
|  | 0.18 (0.35) | 0.24 (0.50) | 0.28 (0.65) | 0.34 (0.79) | 0.31 (0.73) | 0.18 (0.40) | 0.16 (0.38) | 0.10 (0.27) | 0.10 (0.21) |
| aVF | 0.13 (0.23) | 0.20 (0.35) | 0.20 (0.40) | 0.22 (0.58) | 0.20 (0.54) | 0.14 (0.34) | 0.12 (0.25) | 0.09 (0.25) | 0.08 (0.23) |
|  | 0.10 (0.27) | 0.17 (0.35) | 0.20 (0.44) | 0.23 (0.52) | 0.20 (0.54) | 0.12 (0.31) | 0.11 (0.31) | 0.08 (0.21) | 0.09 (0.18) |
| V6 | 0.11 (0.22) | 0.16 (0.31) | 0.17 (0.35) | 0.20 (0.60) | 0.20 (0.56) | 0.15 (0.42) | 0.12 (0.39) | 0.12 (0.43) | 0.11 (0.43) |
|  | 0.09 (0.17) | 0.15 (0.37) | 0.15 (0.40) | 0.18 (0.39) | 0.17 (0.49) | 0.15 (0.42) | 0.10 (0.41) | 0.11 (0.34) | 0.09 (0.23) |

In de meeste afleidingen waar een Q-golf zichtbaar is (II, III, aVF, V5, V6) verdubbelt de grootte van de Q-golf zich de eerste levensmaanden om vervolgens weer kleiner te worden.

De QRS-duur neemt geleidelijk toe van gemiddeld 0,06 sec. bij een pasgeborene tot 0,09 sec. bij een kind van 12-16 jaar.

De referentiewaarden van de voltages van R-toppen, S- en Q-golven zijn bij jongens iets groter dan bij meisjes. In de (pre)puberteit worden deze verschillen in alle precordiale afleidingen significant. Bij de criteria voor ventrikelhypertrofie dient men hiermee rekening te houden.

## T-top

Het patroon van de T-toppen, met name in de precordiale afleidingen, verschilt duidelijk bij kinderen in vergelijking met dat van volwassenen. De T-top-as verandert sterk van geboorte tot volwassen leeftijd, maar de snelheid van deze verandering is individueel zeer variabel. Door RVH en nog verhoogde RV-druk direct na de geboorte is de T-top in V1 positief bij gezonde pasgeborenen tot aan de tweede of derde levensdag. In de eerste levensweek wordt de T-top in V1 negatief. Het aanblijven van een positieve T-top in V1 bij een zuigeling is sterk verdacht voor pathologische RVH, bijvoorbeeld ten gevolge van een pulmonalisstenose (PS).

De T-top blijft negatief in V1 tot de aanvang van de puberteit, variërend van 12 tot 16 jaar. Bij jonge kinderen is de T-top in V2 en V3 meestal ook negatief en deze wordt later geleidelijk positief, het eerst in V3 en het laatst in V1. Negatieve of vlakke T-toppen in V5 en V6 zijn behalve bij pasgeborenen, altijd afwijkend. Een negatieve T-top in V2 is aanwezig bij ongeveer de helft van 5-jarige kinderen en nog maar bij 10% van 10-jarige kinderen. T-top-omkering in V1, V2 (V3) is daarom niet bruikbaar bij kinderen als een ECG-criterium voor ARVC. Het

◘ **Tabel 10.4** R-golfamplitudes (mV) voor jongens (bovenste rij) en meisjes (onderste rij), weergegeven als mediaan (98e percentiel) [4]

| Lead | 0–1 months | 1–3 months | 3–6 months | 6–12 months | 1–3 years | 3–5 years | 5–8 years | 8–12 years | 12–16 years |
|---|---|---|---|---|---|---|---|---|---|
| I | 0·25 (0·45) | 0·56 (1·12) | 0·80 (1·52) | 0·82 (1·52) | 0·77 (1·37) | 0·63 (1·09) | 0·62 (1·16) | 0·59 (1·04) | 0·58 (1·09) |
|   | 0·31 (0·62) | 0·55 (1·09) | 0·74 (1·26) | 0·75 (1·38) | 0·68 (1·52) | 0·65 (1·20) | 0·49 (1·00) | 0·54 (1·21) | 0·48 (1·02) |
| II | 0·64 (1·28) | 1·08 (1·76) | 1·27 (1·97) | 1·27 (2·09) | 1·27 (2·47) | 1·36 (2·20) | 1·24 (2·42) | 1·39 (2·23) | 1·31 (2·08) |
|   | 0·70 (1·21) | 1·15 (2·04) | 1·33 (2·24) | 1·35 (2·21) | 1·27 (2·34) | 1·38 (2·24) | 1·33 (2·27) | 1·32 (2·29) | 1·32 (2·03) |
| III | 0·79 (1·44) | 0·76 (1·60) | 0·72 (1·50) | 0·82 (1·65) | 0·80 (1·96) | 0·94 (1·82) | 0·80 (1·92) | 0·89 (1·86) | 0·85 (1·74) |
|   | 0·85 (1·50) | 0·91 (1·82) | 0·95 (1·85) | 0·90 (1·95) | 0·96 (2·00) | 0·94 (1·96) | 1·03 (2·09) | 0·92 (1·88) | 0·88 (1·66) |
| aVR | 0·32 (0·52) | 0·36 (0·63) | 0·32 (0·58) | 0·30 (0·62) | 0·21 (0·53) | 0·21 (0·48) | 0·23 (0·51) | 0·24 (0·49) | 0·23 (0·46) |
|   | 0·30 (0·61) | 0·27 (0·49) | 0·23 (0·51) | 0·21 (0·48) | 0·25 (0·48) | 0·17 (0·39) | 0·18 (0·40) | 0·18 (0·41) | 0·18 (0·37) |
| aVL | 0·16 (0·32) | 0·35 (0·66) | 0·40 (1·09) | 0·44 (1·04) | 0·38 (0·86) | 0·26 (0·58) | 0·22 (0·70) | 0·17 (0·52) | 0·19 (0·69) |
|   | 0·18 (0·45) | 0·25 (0·69) | 0·37 (0·78) | 0·40 (0·92) | 0·38 (1·02) | 0·24 (0·70) | 0·18 (0·55) | 0·17 (0·69) | 0·16 (0·53) |
| aVF | 0·59 (1·36) | 0·88 (1·58) | 0·93 (1·70) | 0·96 (1·81) | 1·00 (2·20) | 1·13 (1·97) | 1·00 (2·19) | 1·16 (2·00) | 1·06 (1·88) |
|   | 0·72 (1·26) | 0·98 (1·91) | 1·07 (1·82) | 1·11 (2·04) | 1·10 (2·08) | 1·14 (2·06) | 1·20 (2·17) | 1·09 (2·06) | 1·10 (1·84) |
| V1 | 1·10 (2·05) | 1·23 (2·07) | 1·32 (2·20) | 1·12 (2·14) | 1·08 (2·11) | 0·95 (1·78) | 0·63 (1·48) | 0·54 (1·14) | 0·48 (1·18) |
|   | 1·35 (2·22) | 1·17 (1·99) | 1·14 (2·04) | 1·01 (1·92) | 1·01 (1·91) | 0·77 (1·38) | 0·55 (1·24) | 0·49 (1·14) | 0·35 (1·10) |
| V2 | 1·83 (2·67) | 1·82 (2·63) | 2·08 (2·54) | 1·94 (2·51) | 1·82 (2·41) | 1·58 (2·26) | 1·21 (2·22) | 1·02 (1·90) | 0·94 (1·87) |
|   | 1·83 (2·17) | 1·81 (2·45) | 1·88 (2·60) | 1·82 (2·36) | 1·75 (2·38) | 1·41 (2·25) | 1·06 (1·91) | 0·90 (1·86) | 0·69 (1·57) |
| V4 | 1·80 (2·62) | 2·30 (3·05) | 2·32 (3·23) | 2·27 (3·32) | 2·37 (3·38) | 2·42 (3·30) | 2·11 (3·11) | 1·86 (3·16) | 1·87 (3·06) |
|   | 1·68 (2·21) | 2·26 (3·26) | 2·26 (3·31) | 2·23 (3·09) | 2·21 (3·54) | 2·24 (3·38) | 1·84 (3·04) | 1·72 (3·23) | 1·24 (2·55) |
| V6 | 1·00 (1·78) | 1·55 (2·23) | 1·65 (2·73) | 1·70 (2·79) | 1·79 (2·96) | 1·94 (3·14) | 1·97 (2·98) | 2·18 (3·24) | 2·02 (3·05) |
|   | 0·93 (1·64) | 1·51 (2·67) | 1·60 (2·80) | 1·68 (2·74) | 1·68 (2·67) | 1·89 (2·91) | 2·05 (3·25) | 2·00 (3·04) | 1·65 (2·52) |

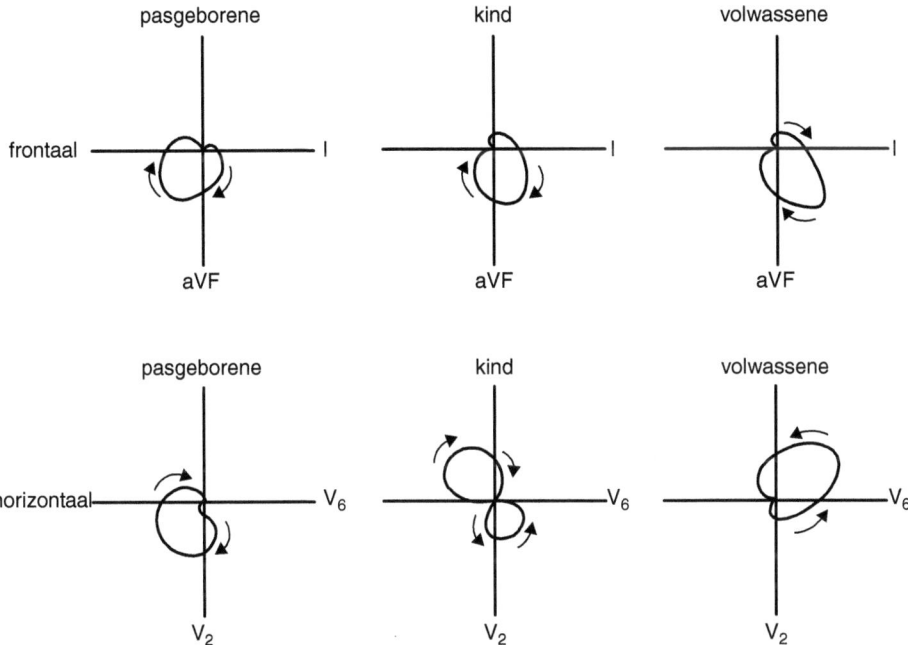

**Figuur 10.1** Verandering van de QRS-lus op kinderleeftijd.
a) Boven: de QRS-lus in het frontale vlak verandert van 'clockwise' rechts en inferior naar 'clockwise' links en inferior.
b) Onder: de QRS-lus in het horizontale vlak verandert van 'clockwise' rechts en anterior naar 'counterclockwise' links en posterior. Tijdens deze verandering in de eerste levensjaren ontstaat een 'figure of eight'-lus waardoor het fysiologische rsR'-patroon of een 'notch' in de R of S in V1 ontstaat.

gecorrigeerde QT-interval (volgens de formule van Bazett) verandert weinig op de kinderleeftijd.

### 10.1.3 Criteria voor ventrikelhypertrofie bij kinderen

Er bestaat een grote spreiding van de referentiewaarden van QRS-voltages in de precordiale afleidingen bij kinderen. Meerdere studies hebben aangetoond dat het vaststellen van LVH op basis van ECG-criteria bij kinderen erg onbetrouwbaar is met een lage sensitiviteit en specificiteit.[4] In de tabellen 10.7 t/m 10.10 worden ECG-criteria voor de beoordeling van ventrikelhypertrofie bij kinderen weergegeven. Bij de beoordeling is het belangrijk om de referentietabellen met normaalwaarden te raadplegen, zie ◘ Tabel 10.1 t/m 10.6. ◘ Figuur 10.3 en ◘ Figuur 10.12 tonen voorbeelden van het ECG met linkerventrikelhypertrofie en ◘ Figuur 10.7 en ◘ Figuur 10.10 tonen ECG-voorbeelden van rechterventrikelhypertrofie.

◘ **Tabel 10.5** S-golf amplitudes (mV) voor jongens (bovenste rij) en meisjes (onderste rij), weergegeven als mediaan (98e percentiel) [4]

| Lead | 0–1 months | 1–3 months | 3–6 months | 6–12 months | 1–3 years | 3–5 years | 5–8 years | 8–12 years | 12–16 years |
|---|---|---|---|---|---|---|---|---|---|
| I | 0·42 (0·71) | 0·46 (0·94) | **0·41** (0·77) | 0·40 (0·81) | 0·27 (0·82) | 0·21 (0·69) | 0·22 (0·56) | **0·22** (0·50) | **0·19** (0·48) |
|  | 0·51 (1·01) | 0·35 (0·71) | **0·32** (0·73) | 0·33 (0·73) | 0·35 (0·70) | 0·20 (0·52) | 0·22 (0·54) | **0·16** (0·47) | **0·13** (0·40) |
| II | 0·24 (0·46) | 0·29 (0·55) | 0·29 (**0·61**) | **0·30** (0·62) | 0·25 (0·55) | 0·28 (0·58) | 0·27 (0·64) | 0·30 (0·63) | 0·27 (**0·63**) |
|  | 0·26 (0·53) | 0·22 (0·53) | 0·24 (**0·46**) | **0·23** (0·54) | 0·26 (0·56) | 0·20 (0·46) | 0·19 (0·46) | 0·20 (0·52) | 0·22 (**0·54**) |
| III | 0·16 (**0·28**) | 0·27 (0·54) | 0·30 (**0·87**) | 0·34 (0·86) | 0·30 (0·72) | 0·22 (0·51) | 0·21 (**0·65**) | 0·19 (0·56) | 0·20 (0·57) |
|  | 0·19 (**0·34**) | 0·24 (0·50) | 0·28 (**0·63**) | 0·33 (0·77) | 0·32 (0·86) | 0·19 (0·54) | 0·18 (**0·41**) | 0·16 (0·48) | 0·17 (0·61) |
| aVR | 0·41 (0·68) | 0·76 (1·30) | 0·98 (1·47) | 0·98 (1·47) | 0·95 (1·63) | 0·93 (1·40) | 0·90 (1·51) | 0·96 (1·45) | 0·91 (1·39) |
|  | 0·44 (0·64) | 0·81 (1·31) | 0·96 (1·49) | 0·97 (1·48) | 0·92 (1·61) | 0·95 (1·49) | 0·90 (1·40) | 0·91 (1·51) | 0·89 (1·35) |
| aVL | 0·47 (**0·77**) | 0·51 (1·02) | 0·44 (**0·83**) | 0·47 (0·98) | 0·40 (1·00) | 0·34 (0·87) | 0·33 (**0·84**) | 0·28 (0·88) | 0·28 (0·94) |
|  | 0·63 (**1·17**) | 0·53 (1·04) | 0·46 (**0·98**) | 0·52 (1·03) | 0·44 (1·06) | 0·33 (1·12) | 0·43 (**1·02**) | 0·30 (0·88) | 0·28 (0·84) |
| aVF | 0·18 (**0·27**) | 0·22 (0·39) | 0·23 (0·57) | 0·23 (0·59) | 0·23 (0·53) | **0·22** (0·52) | 0·21 (**0·57**) | 0·21 (**0·56**) | 0·22 (0·54) |
|  | 0·18 (**0·38**) | 0·20 (0·35) | 0·20 (0·44) | 0·24 (0·51) | 0·24 (0·60) | **0·16** (0·40) | 0·16 (**0·37**) | 0·17 (**0·45**) | 0·18 (0·55) |
| V₁ | 0·74 (1·41) | 0·63 (1·57) | 0·69 (2·02) | 0·69 (1·88) | 0·95 (2·27) | 1·09 (2·11) | 1·15 (2·29) | 1·30 (2·46) | 1·30 (**2·44**) |
|  | 0·72 (1·48) | 0·82 (1·59) | 0·74 (1·64) | 0·76 (1·86) | 0·86 (2·13) | 1·03 (2·11) | 1·23 (2·49) | 1·32 (2·58) | 1·15 (**2·05**) |
| V₂ | 1·53 (2·40) | 1·26 (2·54) | 1·49 (2·48) | 1·50 (2·78) | 1·77 (2·95) | 2·01 (3·08) | 2·17 (3·25) | 2·28 (3·44) | 2·39 (3·58) |
|  | 1·47 (2·47) | 1·55 (2·61) | 1·47 (2·48) | 1·56 (2·52) | 1·70 (2·91) | 1·96 (2·93) | 2·17 (3·49) | 2·29 (3·46) | 1·87 (3·14) |
| V₄ | 1·17 (1·71) | 1·11 (2·25) | 1·22 (2·42) | **1·25** (2·35) | **1·16** (2·16) | 1·25 (2·51) | 1·28 (2·68) | **1·31** (2·44) | 1·16 (2·23) |
|  | 1·04 (1·87) | 1·18 (1·87) | 1·19 (2·18) | **0·98** (2·04) | 0·91 (2·00) | 0·97 (1·75) | 1·05 (2·33) | 1·00 (2·28) | 0·73 (1·60) |
| V₆ | 0·49 (0·77) | 0·51 (**1·12**) | 0·46 (1·25) | 0·46 (1·21) | 0·37 (0·91) | 0·34 (**0·86**) | **0·34** (0·89) | **0·34** (0·79) | 0·37 (0·85) |
|  | 0·44 (1·07) | 0·39 (**0·77**) | 0·41 (0·97) | 0·31 (0·70) | 0·33 (0·88) | 0·30 (**0·61**) | **0·29** (0·77) | **0·27** (0·75) | 0·30 (0·67) |

◘ **Tabel 10.6** R/S-ratio voor jongens (bovenste rij) en meisjes (onderste rij), weergegeven als mediaan (2e percentiel, 98e percentiel) [4]

| Lead | 0–1 months | 1–3 months | 3–6 months | 6–12 months | 1–3 years | 3–5 years | 5–8 years | 8–12 years | 12–16 years |
|---|---|---|---|---|---|---|---|---|---|
| V1 | 1·6 (0·8, 3·7) | 1·9 (0·5, 5·0) | 1·8 (0·4, 4·9) | 1·6 (0·7, 4·2) | 1·2 (0·5, 2·9) | 0·8 (0·3, 1·9) | 0·6 (0·1, 1·7) | 0·4 (0·1, 1·2) | 0·4 (0·1, 1·1) |
|  | 1·8 (1·0, 4·9) | 1·5 (0·6, 4·4) | 1·6 (0·4, 4·1) | 1·4 (0·4, 3·4) | 1·2 (0·5, 2·8) | 0·7 (0·2, 1·8) | 0·5 (0·1, 1·4) | 0·4 (0·1, 1·1) | 0·3 (0·1, 1·0) |
| V2 | 1·1 (0·7, 2·3) | 1·4 (0·6, 2·8) | 1·3 (0·8, 2·2) | 1·3 (0·7, 2·5) | 1·0 (0·5, 2·4) | 0·8 (0·3, 1·5) | 0·5 (0·1, 1·3) | 0·5 (0·1, 1·1) | 0·4 (0·1, 1·1) |
|  | 1·3 (0·7, 2·5) | 1·1 (0·7, 2·8) | 1·3 (0·6, 2·9) | 1·2 (0·5, 2·2) | 1·1 (0·4, 1·7) | 0·7 (0·3, 1·5) | 0·5 (0·1, 1·2) | 0·4 (0·1, 1·2) | 0·4 (0·1, 1·0) |
| V6 | 1·9 (1·0, 3·7) | 3·0 (0·8, 8·3) | 3·6 (0·4, S=0) | 3·7 (1·1, S=0) | 5·0 (0·8, S=0) | 6·1 (1·9, S=0) | 5·9 (1·8, S=0) | 6·2 (1·7, S=0) | 5·5 (2·0, S=0) |
|  | 2·0 (1·0, 3·7) | 3·6 (1·7, 8·7) | 4·0 (1·1, S=0) | 4·9 (1·8, S=0) | 5·6 (0·5, S=0) | 7·2 (2·7, S=0) | 6·8 (1·7, S=0) | 7·2 (2·0, S=0) | 5·4 (1·3, S=0) |

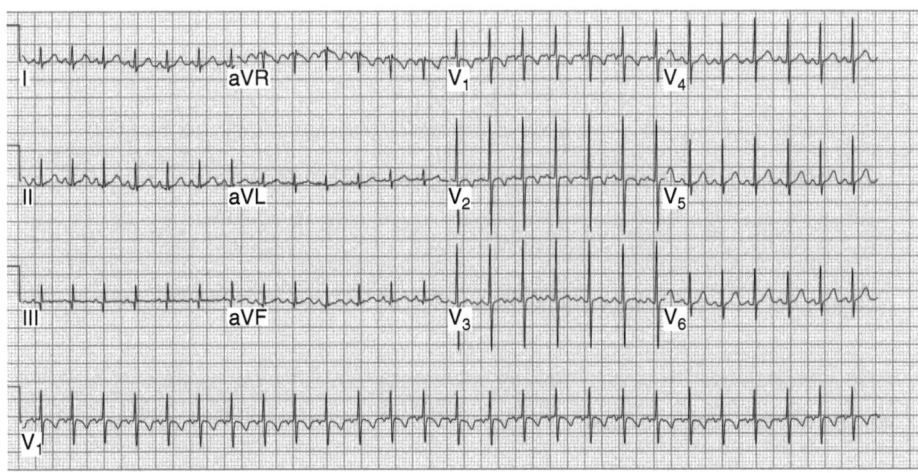

◘ **Figuur 10.2** Normaal ECG van een gezond meisje van 6 maanden oud: sinusritme, frequentie 160/min. met een PQ-tijd 0,10 sec. en QRS-as 65°. De R in V1 en V2 zijn nog hoog, respectievelijk 0,8 mV en 1,8 mV. De R/S-ratio's in V1 en V2 zijn groter dan 1. De T-toppen in V1 en V2 zijn negatief.

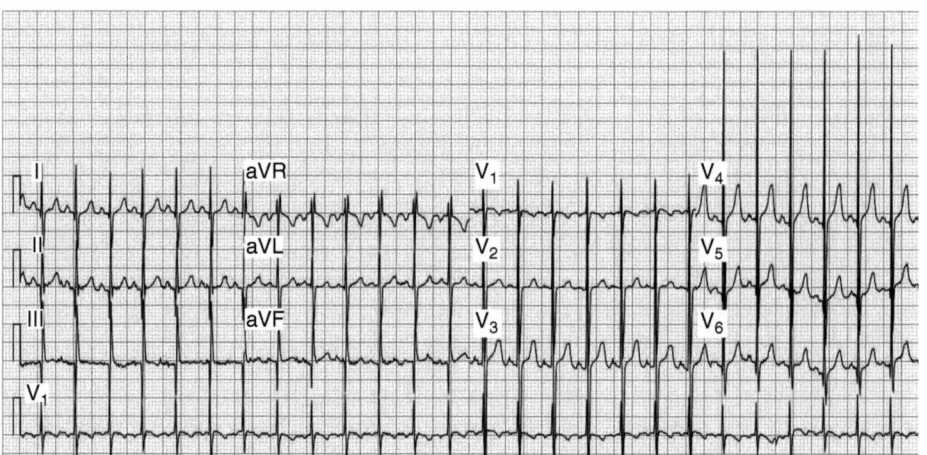

**◘ Figuur 10.3** ECG met LVH: registratie van een jongen van 3 maanden oud met hartfalen ten gevolge van een groot perimembraneus VSD. Er bestaat een sinustachycardie van 160/min. De QRS-as (77°) is normaal, evenals het PR-interval (0,11 sec.) en de hoogte (0,18 mV) en de duur (0,8 sec.) van de P-top. De R-toppen in V4 (4,5 mV), V5 (2,8 mV), V6 (2,4 mV) zijn te hoog.

| ◘ Tabel 10.7 Linkerventrikelhypertrofie (LVH)[3] |
|---|
| – Linker asdeviatie, de QRS-as is meer naar links gedraaid dan de normale grens voor de leeftijd (◘ Tabel 10.1) |
| – R in afleiding I, II, III, aVL, aVF, of $V_6$ is groter dan de normale grens voor de leeftijd (◘ Tabel 10.4) |
| – S in afleiding V1 of V2 is dieper dan de normale grens voor de leeftijd (◘ Tabel 10.5) |
| – R/S-ratio in V1 en V2 is kleiner dan de normale grens voor de leeftijd (◘ Tabel 10.6) |
| – Q-golven in V5 of V6 > 0,5 mV |
| – Hoge symmetrische T-toppen (LV-diastolische belasting) |

| ◘ Tabel 10.8 Rechterventrikelhypertrofie (RVH)[3] |
|---|
| – Rechter asdeviatie: de QRS-as is meer naar rechts gedraaid dan de grens voor de leeftijd (◘ Tabel 10.1) |
| – R in afleiding V1, V2 of aVR is groter dan de normale grens voor de leeftijd (◘ Tabel 10.4) |
| – S in afleiding I of V6 is dieper dan de normale grens voor de leeftijd (◘ Tabel 10.5) |
| – R/S-ratio in V1 en V2 is groter dan de normale grens voor de leeftijd (◘ Tabel 10.6) |
| – R/S-ratio in V6 is kleiner dan 1 (vanaf leeftijd van 1 maand) |
| – Positieve T in V1 in kinderen ouder dan 3 dagen, mits de T ook positief is in V5 en V6. In kinderen ouder dan 6 jaar hoeft dit geen abnormale bevinding te zijn |
| – qR in V1 (behalve in rsR'-patroon) |

**Tabel 10.9** Rechterventrikelhypertrofie (RVH) in pasgeborenen [3]

– QRS-as > 180°

– R zonder S in V1 > 1,0 mV

– R in V1 > 2,5 mV of R in aVR > 0,8 mV

– qR-patroon in V1 (kan ook bij gezonde neonaten voorkomen)


**Tabel 10.10** Bi-ventriculaire hypertrofie (BVH) [3]

– Positieve voltagecriteria voor LVH en RVH of positieve voltagecriteria voor LVH of RVH met relatief grote voltages voor het andere ventrikel

– Grote bifasische QRS-complexen in V2-V5 (Katz-Wachtel-fenomeen)

## 10.2 Het ECG bij aangeboren hartafwijkingen

### 10.2.1 Inleiding

Aangeboren hartafwijkingen (AHA) komen voor bij 0,8% van de levendgeborenen en vormen de grootste groep aangeboren afwijkingen. Tabel 10.11 presenteert de prevalentie van de verschillende typen AHA in Nederland.

De meest voorkomende afwijking is het ventrikelseptumdefect (VSD) met een prevalentie van 33,0 per 10.000 geboortes (Eurocat Noord-Nederland). Hemodynamisch kunnen AHA worden ingedeeld in drie grote groepen; afwijkingen die zich vooral kenmerken door *a* toename van longdoorbloeding, *b* cyanose en *c* geïsoleerde obstructieve laesies of klepafwijkingen (Tabel 10.12).

Het ECG is een vrij ongevoelige en weinig specifieke screeningsmethode voor het diagnosticeren van AHA. Bij een pasgeborene met een ernstige AHA, zoals een transpositie van de grote vaten, kan het ECG volledig normaal zijn. Desondanks biedt het ECG in veel gevallen aanwijzingen over het type en de ernst van de afwijking: bijvoorbeeld geleidingsstoornissen of hypertrofie en/of dilatatie van een van de atria of ventrikels die geassocieerd zijn met specifieke defecten. Bij AHA ontstaat in veel gevallen RVH, maar ECG-tekenen van RVH zijn kort na de geboorte zeer lastig te onderscheiden van de fysiologische RV-dominantie op deze leeftijd. Bij kinderen met het syndroom van Down (trisomie 21) is ECG-diagnostiek zeer nuttig voor screening van het atrioventriculaire septumdefect (AVSD). Het ECG bij een AVSD, dat frequent voorkomt bij het syndroom van Down, wijkt vrijwel altijd af van het normale ECG op deze leeftijd en kenmerkt zich door een superior QRS-as.

Na operatieve correcties van AHA kunnen geleidingsstoornissen ontstaan. Een RBTB, veroorzaakt door een rechter ventriculotomie of VSD-sluiting, is de meest voorkomende postoperatieve geleidingsstoornis. In de volgende paragrafen worden de ECG-kenmerken van de meest voorkomende AHA beschreven.[7,8]

◘ Tabel 10.11 Prevalentie van aangeboren hartafwijkingen in Nederland 1981-2013 (Eurocat Noord Holland)

| Aangeboren hartafwijking | Totale prevalentie per 10.000 geboorten |
| --- | --- |
| Ventrikelseptumdefect | 33,0 |
| Atriumseptumdefect | 9,8 |
| Pulmonalisstenose/atresie | 9,0 |
| Coarctatio aortae | 5,0 |
| Atrioventriculair septumdefect | 4,9 |
| Transpositie van de grote vaten | 4,7 |
| Tetralogie van Fallot | 3,6 |
| Hypoplastisch linkerhartsyndroom | 2,8 |
| Bicuspide aortaklep | 2,5 |
| Aortastenose | 2,5 |
| Double outlet right ventricle (DORV) | 1,6 |
| Univentriculair hart | 0,8 |
| Totaal abnormale longvenedrainage | 0,8 |
| Tricuspidalisstenose/atresie | 0,8 |
| Truncus arteriosus | 0,8 |
| Morbus Ebstein | 0,6 |
| Aortabooginterruptie, aorta atresiae | 0,6 |

◘ Tabel 10.12 Indeling van aangeboren hartafwijkingen op basis van hemodynamiek

| Toename longdoorbloeding | Cyanose | Obstructieve afwijkingen, klepafwijkingen |
| --- | --- | --- |
| Ventrikelseptumdefect | Tetralogie van Fallot | Aortastenose (valvulair, subvalvulair, supravalvulair) |
| Atriumseptumdefect (ASD-I, ASD-II, sinus venosus ASD) | Pulmonalisatresie (met of zonder VSD) | Pulmonalisstenose (valvulair, perifeer) |
| Atrioventriculair septumdefect | Transpositie van de grote arteriën | Coarctatio aortae |
| Persisterende ductus arteriosus | Transpositie van de grote arteriën, VSD, pulmonalisstenose | Ziekte van Ebstein |
| Univentriculaire hartafwijkingen zonder pulmonalisstenose | Univentriculaire hartafwijkingen met pulmonalisstenose (bijv. tricuspidalisatresie) | |
| Truncus arteriosus | | |
| Abnormale pulmonaal-veneuze drainage | | |

## 10.2.2 ECG bij hartafwijkingen met een toegenomen longdoorbloeding

Patiënten met AHA met toegenomen longdoorbloeding kenmerken zich door symptomen van tachypnoe en dyspnoe, slechte groei, verminderde inspanningstolerantie, frequente luchtweginfecties en andere tekenen van hartfalen. De symptomatologie hangt sterk af van de ernst en het type defect. Bekende voorbeelden van hartafwijkingen met een verhoogde longdoorbloeding ten gevolge van een links-rechts-shunt zijn atrium- en ventrikelseptumdefecten (ASD en VSD), atrioventriculair septumdefect (AVSD) en persisterende ductus arteriosus. Meer complexe AHA-hartafwijkingen in deze groep zijn truncus arteriosus, univentriculaire hartafwijkingen zonder pulmonalisstenose en totale of partieel abnormale pulmonaal-veneuze drainage.

### Ventrikelseptumdefect

Een VSD is een defect in het perimembraneuze of musculeuze interventriculaire septum (tussenschot) waardoor een links-rechts-shunt ontstaat. Men spreekt van een drukscheidend VSD wanneer het drukverschil tussen de LV en RV gehandhaafd blijft. De hemodynamische effecten zijn afhankelijk van de grootte van het VSD en de hoogte van de pulmonale vaatweerstand. Afhankelijk hiervan zal ook het ECG veranderen:
a) Bij een klein, hemodynamisch onbelangrijk VSD is het ECG normaal.
b) Bij een middelgroot en nog drukscheidend VSD ontstaat een belangrijke links-rechts-shunt maar blijft de druk in de RV laag. Op het ECG wordt LVH en soms ook LAH zichtbaar ten gevolge van de volumebelasting van de LV (❍ Figuur 10.3).
c) Bij een groot niet-drukscheidend VSD ontstaat BVH op het ECG door zowel LV-volumebelasting als pulmonale hypertensie (PHT) ten gevolge van sterk toegenomen longflow. Een typisch ECG-kenmerk voor BVH zijn de grote bifasische QRS-complexen in V2-V5, het Katz-Wachtel-fenomeen genoemd (❍ Figuur 10.6).
d) Als de pulmonale vaatweerstand toeneemt, neemt de LV-volumebelasting af en toont het ECG alleen nog maar RVH. Op den duur ontstaat irreversibele pulmonale hypertensie met cyanose door omkering van de shunt (rechts-links). Dit wordt het Eisenmenger-syndroom genoemd.

Kinderen met een groot VSD worden in het eerste levensjaar geopereerd ter preventie van irreversibele pulmonale hypertensie. Op oudere leeftijd kan chirurgische of interventionele sluiting van een middelgroot drukscheidend VSD geïndiceerd zijn wegens chronische volumeoverbelasting van de LV. Het risico op een postoperatief AV-blok na sluiting van een perimembraneus VSD is ongeveer 1% en bij een klein deel van de patiënten ontstaat een postoperatief RBTB.[9]

### Persisterende ductus arteriosus

De ductus arteriosus is het bloedvat tussen de arteria pulmonalis en de aorta, dat een belangrijke rol speelt bij de foetale circulatie en gedurende de eerste dagen na de geboorte spontaan sluit. Bij een persisterende ductus arteriosus (PDA) ontstaat een continue links-rechts-shunt met een toename van longflow en, afhankelijk van de ductusgrootte, volumebelasting van de LV en verhoogde pulmonale druk. De behandeling bestaat uit sluiting met een percutane interventie of operatie. Bij een onbehandelde PDA kan uiteindelijk irreversibele pulmonale hypertensie ontstaan. Het ECG bij een belangrijke PDA toont net als bij een belangrijk VSD tekenen van LVH en LAH.

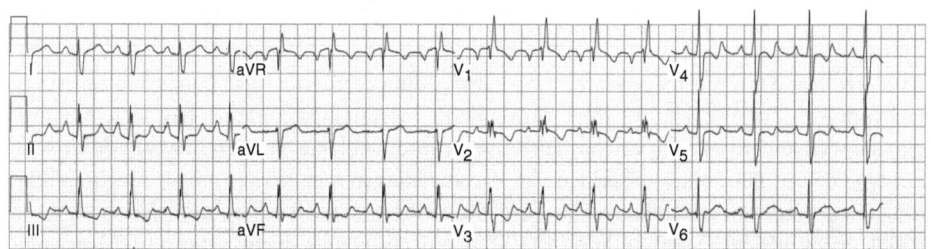

◘ **Figuur 10.4** ECG van een 4-jarige jongen met een groot ASD-II. Er is een sinusritme van 98/min. De QRS-as is 107°. Het PR-interval is te lang (0,18 sec.) en de P-top is te hoog (0,4 mV in II), passend bij RAH. De QRS-voltages voldoen niet aan de criteria voor RVH. Opvallend is het incompleet RBTB in V1, V2 (QRS-duur 0,1 sec) en het 'crochetage'-patroon in de inferior afleidingen (II,III, AVF).

## Atriumseptumdefect

Een atriumseptumdefect (ASD) is een defect in het interatriale septum. Er bestaan verschillende typen ASD's, die zijn ingedeeld naar anatomische locatie en embryogenese. Het secundum ASD (ASD-II) komt het meeste voor. Hiernaast komen ook het primum ASD (ASD-I) en meer zeldzaam het sinus venosus-ASD voor (◘ Figuur 10.4).

Door de links-rechts-shunt op boezemniveau ontstaat ten gevolge van de volumebelasting een RV- en RA-dilatatie. Door de milde of zelfs ontbrekende symptomatologie wordt de diagnose ASD regelmatig pas op volwassen leeftijd gesteld. Pulmonale hypertensie kan op oudere leeftijd optreden. De ECG-afwijkingen bij een ASD-II of een sinusvenosusdefect ten gevolge van RV-dilatatie en RA-dilatatie kunnen vrij subtiel of zelfs afwezig zijn.

- **ECG kenmerken van een ASD-II**
- RAH en rechter asdeviatie.
- Een verlengd PR-interval kan aanwezig zijn en wordt waarschijnlijk veroorzaakt door de RA-dilatatie. In zeldzame gevallen wordt een ASD-II in combinatie met AV-blok veroorzaakt door een NKX 2.5-mutatie.
- Een incompleet RBTB of rsR'- of rSr'-patroon in V1 is het gevolg van de RV-volumebelasting. Bij oudere kinderen en volwassenen kan een incompleet RBTB-patroon een belangrijke aanwijzing zijn voor een ASD-II, maar bij jonge kinderen komt dit zeer frequent voor en is derhalve weinig onderscheidend.
- Vrij typisch bij een ASD-II of sinus venosus-ASD is het zgn 'crochetage'-patroon, waarbij een notch zichtbaar is in de apex van de R in een inferior afleiding, onafhankelijk van de aanwezigheid van een incompleet RBTB-patroon in V1. Crochetage ontstaat eveneens door dilatatie van de RV en is vrij specifiek voor een ASD als het zichtbaar is in meerdere inferior afleidingen, zie ◘ Figuur 10.4.[10]
- Na de operatieve of interventionele sluiting van een ASD-II normaliseert het ECG meestal in het eerste jaar met name bij jonge patiënten.

- **ECG-afwijkingen bij een primum ASD (ASD-I)**

Het ECG bij een primum ASD (ASD-I) wordt gekenmerkt door een linker asdeviatie (zie AVSD). Vergelijkbaar met het ASD-II komen ook bij een ASD-I een incompleet RBTB-patroon in V1 en een verlengd PR-interval voor.

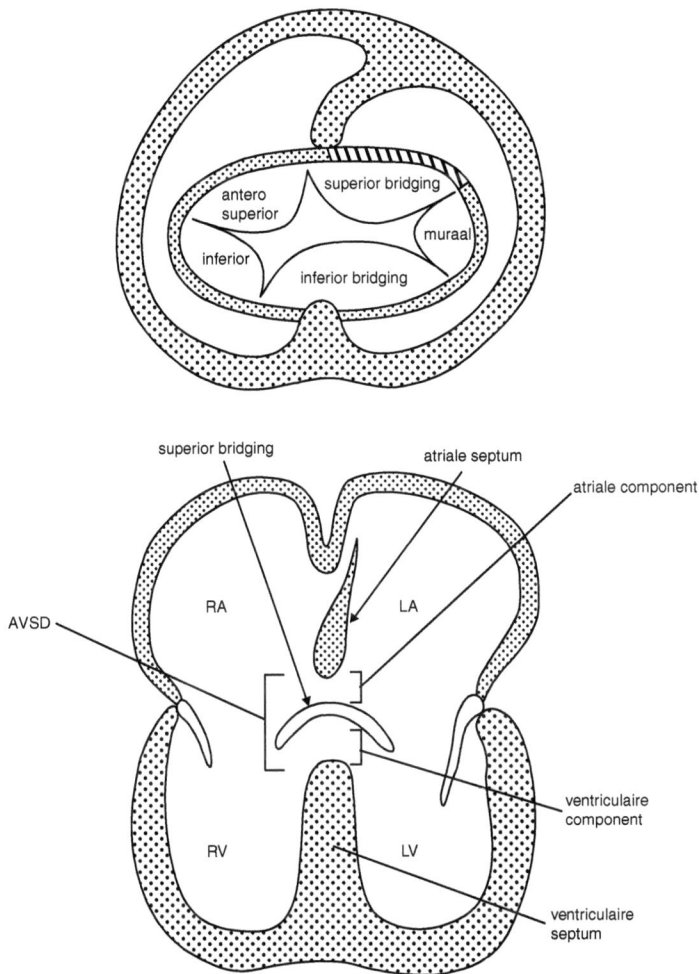

◘ **Figuur 10.5** Deze figuur toont een schematische afbeelding van een compleet AVSD. Er is sprake van een gemeenschappelijke AV-klep die bestaat uit 5 klepbladen (boven). De superior en inferior bridging-klepbladen vormen onderdelen van de linker en rechter AV-klep. Aan zowel de atriale als ventriculaire zijde van de AV-klep bevindt zich een septumdefect (onder).

## Compleet atrioventriculair septumdefect (AVSD)

De embryologische basis van deze hartafwijking ligt in het ontbreken van het atrioventriculaire septum waardoor geen scheiding tussen beide AV-kleppen heeft plaatsgevonden. Hierdoor is een gemeenschappelijke AV-klep ontstaan bestaande uit 5 klepbladen: een superior en inferior bridging-klepblad, een rechter anterosuperior en inferior klepblad en een linker muraal klepblad. Bij een compleet AVSD bestaat het septumdefect zowel aan atriale als ventriculaire zijde van de AV-kleppen. Bij een primum ASD (ASD-1) of incompleet AVSD is het defect alleen aan atriale zijde aanwezig. Een compleet AVSD is geassocieerd met het syndroom van Down (zie ◘ Figuur 10.5).

De klachten, passend bij een grote links-rechts-shunt, treden in de eerste levensmaanden op en operatieve correctie vindt meestal plaats op zuigelingenleeftijd. Kinderen die deze fase onbehandeld overleven, ontwikkelen een Eisenmenger-syndroom.

- **ECG-kenmerken van een compleet AVSD** (zie ◨ Figuur 10.6).
- Een linker asdeviatie (linker superior QRS-as). Dit is kenmerkend voor een (in)compleet AVSD en verdwijnt niet na operatieve correctie. De linker superior as wordt verklaard door de afwijkende anatomie van het atrioventriculaire geleidingssysteem. De AV-knoop en de bundel van His liggen hier meer naar posterior en inferior. De linkerbundeltak heeft hier een meer posterior beloop met hypoplasie van de anterior fascikel. Bij het incompleet AVSD is er een relatie gevonden tussen de mate van linker asdeviatie en de abnormale positie van de papillairspieren.[11]
- Een verlengd PR-interval in 50%.
- BVH en zowel LAH als RAH.

Bij een compleet AVSD is altijd sprake van een groot, niet-drukscheidend VSD met LV-volumebelasting en pulmonale hypertensie. Kinderen met een compleet AVSD worden in de eerste levensmaanden geopereerd door sluiting van het septumdefect zowel aan atriale als ventriculaire zijde (dubbel 'patch'-techniek en sluiting van de spleet (cleft) tussen het superior en inferior bridging-klepblad van de linker AV-klep. Postoperatief verdwijnen de ECG-kenmerken van BVH, LAH of RAH, maar de typische superior QRS-as blijft aanwezig. In veel gevallen ontstaat iatrogeen een RBTB ten gevolge van de VSD-sluiting. De kans op een (laat) postoperatief AV-blok is bij AVSD ongeveer 2%.[9] Bij postoperatieve follow-up kan het ECG tekenen van LAH of LVH tonen door de ontwikkeling van linker AV-kleplekkage (10%-15%).

### 10.2.3 ECG bij cyanotische hartafwijkingen

De meeste cyanotische AHA kenmerken zich door een afname van de longdoorbloeding. Transpositie van de grote vaten vormt een uitzondering hierop. De symptomatologie hangt af van de ernst van de cyanose. Bij ductusafhankelijke hartafwijkingen treedt acuut ernstige cyanose en acidose op na sluiting van de ductus arteriosus in de eerste levensdagen. Bij kinderen met chronische cyanose (80-85%) past het lichaam zich aan en kunnen klachten, zoals dyspnoe bij inspanning, opvallend mild zijn. Op den duur ontstaat polycythaemia en toegenomen viscositeit van het bloed. De meest voorkomende cyanotische AHA zijn tetralogie van Fallot (TvF) en transpositie van de grote vaten (TGA). Andere voorbeelden van cyanotische hartafwijkingen zijn univentriculaire hartafwijkingen met pulmonalisstenose (b.v. tricuspidalisatresie) en hartafwijkingen met een pulmonalisatresie.

#### Tetralogie van Fallot (TvF)

Bij een TvF is sprake van een groot VSD, infundibulaire pulmonalisstenose (PS), een overrijdende aorta en ten gevolge hiervan rechterkamerhypertrofie (RVH). Cyanose ontstaat door een rechts-links-shunt door het VSD. Bij ernstige infundibulaire PS kunnen typische cyanotische aanvallen optreden, waarbij diepe cyanose gevolgd wordt door een kortdurende wegraking. Operatieve correctie vindt plaats in het eerste levensjaar.

- **ECG bij een ongeopereerde TvF toont tekenen van ernstige RVH**
- Rechter asdeviatie.
- Te hoge R in de rechter precordiale afleidingen (met name in V1), te diepe S in de linker precordiale afleidingen, te hoge R/S-ratio in V1/V2 en te lage R/S-ratio in V5/V6.
- Soms is een Q in V1 zichtbaar.
- Afwezigheid van een S in V1.

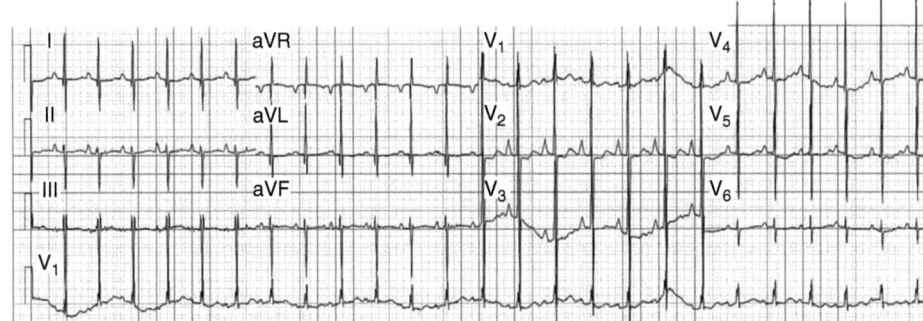

◘ **Figuur 10.6** Katz-Wachtel-fenomeen: het ECG van een 2 maanden oude jongen met het syndroom van Down en een compleet AVSD. Er is een sinustachycardie van 150/min. Er is een extreme linker asdraai (QRS-as -81°). De P-top is hoog en spits in V2 (0,4 mV) passend bij RAH. Er is sprake van BVH met hoge bifasische QRS-complexen in V2 t/m V5 (Katz-Wachtel-fenomeen). T-toppen zijn vlak tot negatief in de meeste afleidingen, maar positief in V1.

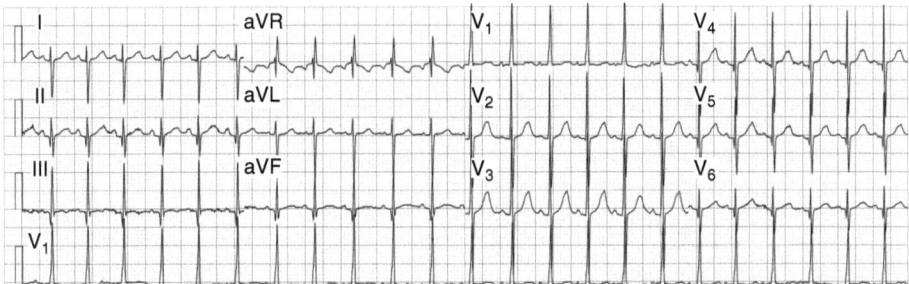

◘ **Figuur 10.7** Tetralogie van Fallot met rechterventrikelhypertrofie: het ECG van een 9 maanden oude jongen. Er bestaat sinusritme met frequentie 140/m; de P-top en het PR-interval zijn normaal voor de leeftijd. Er is rechter asdeviatie (QRS-as +148°). De R is te hoog in AVR (0,7 mV). De R-toppen in V1, V2 zijn hoog (1,8 mV), er is geen S in V1. De S-golven in I en AVL zijn te hoog (1,1 mV). De R/S-ratio in V6 is te laag (0,9). De T-toppen in V1-V3 zijn positief.

- Notch of rsR'-patroon in V1 komt frequent voor.
- RAH is meestal minder opvallend bij TvF.

Het ECG bij een pasgeborene met een TvF is vergelijkbaar met het ECG van een gezonde pasgeborene, maar verandert vervolgens niet in de dagen tot weken na de geboorte (◘ Figuur 10.7). Tegenwoordig vindt de operatieve correctie van TvF plaats in het eerste levensjaar. De operatie bestaat uit VSD-sluiting, resectie van spierweefsel (infundibulectomie) en in veel gevallen een transannulaire patch om de rechterventrikeluitstroombaan te verwijden. Op volwassen leeftijd is vaak een pulmonalisklepvervanging noodzakelijk wegens rechterkamerfalen ten gevolge van chronische pulmonalisinsufficiëntie. Vanaf de $3^e$ decade neemt de kans op kamerritmestoornissen en plotse hartdood toe. Het ECG na operatieve correctie toont in 90% van de gevallen een compleet RBTB (◘ Figuur 10.8). In meerdere retrospectieve studies is een zeer breed QRS-complex (> 180 msec.) geassocieerd met het optreden van ventriculaire ritmestoornissen en plotselinge hartdood.[12]

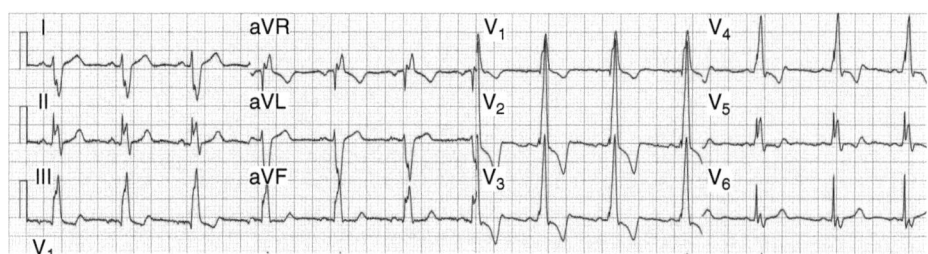

◘ **Figuur 10.8** Het ECG van een 14-jarig meisje met een gecorrigeerde tetralogie van Fallot. Er bestaat een sinusritme. Het PR-interval is 0,13 sec. De QRS-as is 122°. Er is een compleet RBTB, met een QRS-duur van 0,14 sec. De ST-depressie en asymmetrische negatieve T-top in V t/m V4 passen bij het RBTB.

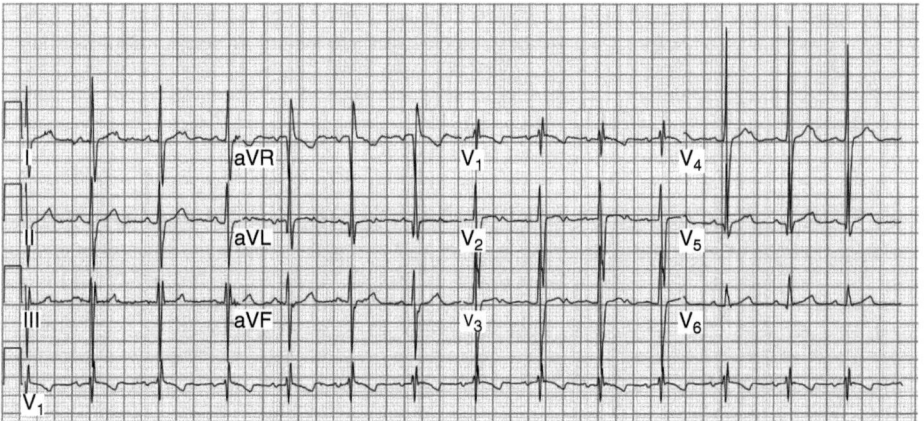

◘ **Figuur 10.9** Het ECG van een tweejarig meisje met tricuspidalisatresie. Er is een sinusritme en het PR-interval is 0,15 sec. Het ECG toont geen LAH of RAH. De QRS-as is -45° (linker superior as). De R-top-progressie in de precordiale afleidingen toont een volwassen patroon door het ontbreken van elektrische krachten van de RV en de goed ontwikkelde LV. In V1 is een rSR'-patroon zichtbaar, de QRS-duur is 0,10 sec. De T-top in V1 is negatief.

## Tricuspidalisatresie (TA)

Tricuspidalisatresie is het bekendste voorbeeld van een univentriculaire hartafwijking, zie ◘ Figuur 10.9. Hierbij is de tricuspidalisklep niet aangelegd waardoor de verbinding tussen RA en RV ontbreekt. Via een ASD en een bijna altijd aanwezig VSD of een ductus is er communicatie tussen long- en lichaamscirculatie mogelijk. De RV is onderontwikkeld en in de meeste gevallen is er sprake van een pulmonalisstenose. De kliniek wordt gekenmerkt door cyanose.

- **Typische ECG-kenmerken bij TA**
- Een linker asdeviatie (linker superior QRS-as). Net als bij een AVSD is dit typerend voor TA.
- RAH en LAH. RAH kan ontstaan omdat de RA-druk hoger is dan de LA-druk, bijvoorbeeld bij een restrictief ASD. LAH kan ontstaan door de volumebelasting van LA.
- LVH. Door de onderontwikkeling van de RV is vanaf de geboorte LV-dominantie zichtbaar op het ECG.

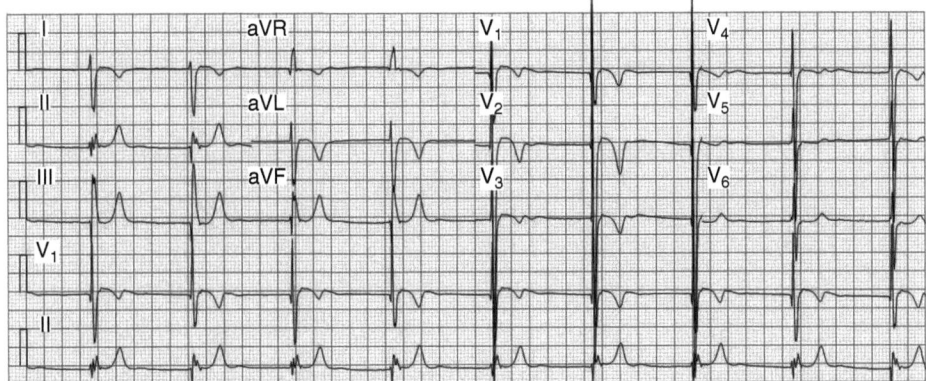

**Figuur 10.10** ECG bij een 11-jarige jongen met een transpositie van de grote arteriën na een atriale ompolingsoperatie (Mustard-operatie) in het eerste levensjaar. Er is een nodaal ritme 54/min passend bij sinusknoopdisfunctie. Rechterventrikelhypertrofie is aanwezig met een uitgesproken rechter asdeviatie (QRS-as +150°), hoge R in V1 en V2 hoog (respectievelijk 1,9 mV en 2,3 mV) en diepe S in I (1,3 mV). De R/S-ratio in V1 is 2 en in V6 < 1. T-toppen in V1 t/m V4 zijn negatief.

De combinatie van een linker superior QRS-as en LVH bij een jong kind is typisch voor TA.

De operatieve behandeling bestaat uit een totale cavopulmonale connectie (Fontan-operatie), waarbij de vena cava superior en inferior rechtstreeks op de longslagaders worden aangesloten en de systeemcirculatie door de monoventrikel wordt ondersteund. Na een Fontan-operatie is de kans op intra-atriale re-entrytachycardieën groot (50%).

### Transpositie van de grote arteriën (TGA)

Bij een TGA staat de aorta boven de RV en de arteria pulmonalis boven de LV. Bij een 'simpele' TGA is communicatie tussen long- en lichaamscirculatie na de geboorte alleen mogelijk via het foramen ovale en de ductus arteriosus. TGA kan ook voorkomen in combinatie met andere afwijkingen zoals een VSD, PS of aortaboogafwijkingen. Vanaf de jaren 80 worden pasgeborenen met een TGA geopereerd door middel van de arteriële switch-operatie. Het ECG bij TGA toont weinig specifieke kenmerken behalve het persisteren van een positieve T-top in V1 als uiting van RVH. Het ECG na een succesvolle arteriële switch-operatie is in principe normaal maar er kunnen ECG-veranderingen ontstaan ten gevolge van complicaties, zoals RVH bij belangrijke PS of ischemische veranderingen bij coronairobstructie. Vroeger werden patiënten met TGA behandeld door middel van een atriale ompolingsoperatie, de Mustard- of Senning-operatie, waarbij het systeemveneuze en longveneuze bloed werd getunneld naar respectievelijk de LV en RV. Na deze operatie ondersteunt de RV de systeemcirculatie. Het ECG na deze operatie toont een uitgesproken RVH. Door de uitgebreide atriale chirurgie ontwikkelen de meeste patiënten sinusknoopdisfunctie en is de kans op intra-atriale re-entrytachycardieën groot. In Nederland neemt het cohort volwassen TGA-patiënten na een Mustard- of Senning-operatie geleidelijk af (Figuur 10.10).

### 10.2.4 Geïsoleerde obstructies en klepafwijkingen

Deze groep AHA wordt gekenmerkt door een geïsoleerde congenitale stenose of lekkage van één van de hartkleppen of door een geïsoleerde stenose in de uitstroombaan van de linker- of

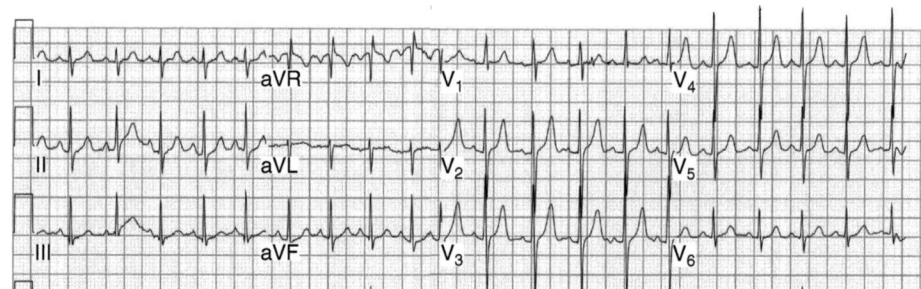

**Figuur 10.11** Het ECG van een 3-jarig meisje met een valvulaire pulmonalisstenose (gradiënt 60 mmHg). Er bestaat een sinusritme van 125/min. Er zijn aanwijzingen voor rechterventrikelhypertrofie maar de QRS-as (+100°), R-toppen in V1, V2, S in I, V5, V6, noch R/S-ratio's in de rechter en linker precordiale afleidingen voldoen aan de criteria voor rechterventrikelhypertrofie. Ook de P-top en het PR-interval zijn normaal. Wel zijn de positieve T-toppen in V1 en V2 afwijkend voor de leeftijd, wat sterk pleit voor rechterventrikelhypertrofie. Op deze leeftijd zijn deze T-toppen meestal negatief.

rechterventrikel. De symptomatologie en ECG-kenmerken worden bepaald door de locatie en de ernst van de afwijking. Valvulaire aortastenose en coarctatio aortae zijn de meest voorkomende linkszijdige obstructieve afwijkingen en valvulaire PS is de meest voorkomende rechtszijdige afwijking. Congenitale klepinsufficiëntie komt minder frequent voor. De ziekte van Ebstein van de tricuspidalisklep is hiervan het bekendste voorbeeld.

## Pulmonalisstenose

Valvulaire pulmonalisstenose (PS) is een frequent voorkomende AHA waarvan de symptomen alleen optreden bij een matige tot ernstige klepstenose (Figuur 10.11). De behandeling bestaat uit een ballonvalvuloplastiek waarbij als behandelingsindicatie een piekgradiënt van 50 mmHg of hoger over de klep wordt aangehouden.

- **ECG-kenmerken bij een matig tot ernstige valvulaire PS**
- Rechter asdeviatie.
- Positieve T-toppen in de rechter precordiale afleiding zijn bij jonge kinderen, pasgeborenen uitgezonderd, verdacht voor RVH.
- QRS-criteria voor RVH in combinatie met negatieve T-toppen in AVF en III kunnen een teken zijn van ernstige RVH, evenals de aanwezigheid van RAH.
- Negatieve T-toppen in V1-V3 zijn een normale bevinding bij kinderen en derhalve niet bruikbaar als criterium voor RVH bij deze leeftijdsgroep.

## Valvulaire aortastenose

De symptomatologie en de ECG-afwijkingen bij een congenitale valvulaire aortastenose (Aos) zijn afhankelijk van de ernst van de stenose (Figuur 10.12). Bij jonge patiënten met een ernstige aortastenose kunnen bij inspanning angineuze klachten optreden of zelfs syncope en plotselinge hartdood. Bij zuigelingen met een ernstige Aos is naast LVH ook soms endocardiale fibro-elastose aanwezig. Bij jonge kinderen is de voorkeursbehandeling valvuloplastiek met percutane katheterbehandeling of chirurgie, terwijl klepvervanging zo veel mogelijk wordt uitgesteld tot latere leeftijd.

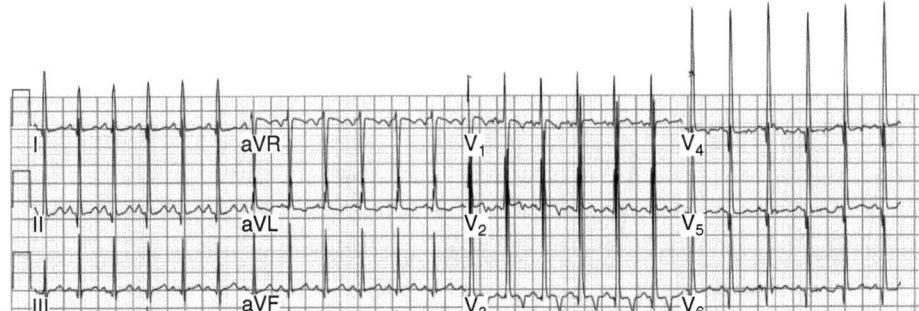

**Figuur 10.12** ECG van een zuigeling van 3 maanden met een ernstige valvulaire aortastenose met een gedilateerde en hypertrofische linkerventrikel. Er bestaat een sinusritme van 150/m. De P-toppen zijn bifasisch passend bij linkeratriumhypertrofie of -dilatatie. Het ECG toont een zeer ernstige LVH met hoge voltages en een afwijkende repolarisatie. De QRS-as is +50°. De R-toppen in I, II, III, AVF, V4, V5, V6 zijn hoog en de S-golven in V1 en AVR zijn diep. De R/S-ratio in V1 is < 1. Er is een diepe Q in V6 (0,5 mV) en de S-golf ontbreekt in V5, V6. De QRS-duur is te lang voor deze leeftijd (0,08 sec.). De T-toppen in V4, V5, V6 zijn abnormaal vlak.

- **ECG-kenmerken van matig tot ernstige valvulaire Aos**
- Linker asdeviatie.
- Positieve voltagecriteria voor LVH.
- Bij ernstige LVH en bij endocardiale fibro-elastose kan ST-depressie met een negatieve T-top in V5, V6 en I en AvL aanwezig zijn.
- Aanwezigheid van LAH.

## De ziekte van Ebstein

Bij de ziekte van Ebstein van de tricuspidalisklep zijn het septale en posterior klepblad van de tricuspidalisklep in de richting van de rechterventrikel-apex verplaatst en met het ventriculaire septum vergroeid (◘ Figuur 10.13). Als gevolg hiervan is een deel van de RV ge-atrialiseerd en de functionele RV kleiner. De ernst van de klachten hangt af van de tricuspidaliskleplekkage, de mate van atrialisatie van de RV, de functie van de kleinere RV en een eventuele RV-belemmering van de uitstroom. Naast RV-falen kan cyanose optreden ten gevolge van rechts-links-shunt door een open foramen ovale of ASD-II. Terughoudendheid is geboden ten aanzien van de chirurgische behandeling van deze afwijking vanwege de complexiteit van de ingreep en de niet altijd succesvolle uitkomsten.[13] Het ECG is afwijkend bij de meeste patiënten, zie ◘ Figuur 10.14.

- **Typische ECG-kenmerken van de ziekte van Ebstein**
- Rechteratriumhypertrofie: de P-toppen zijn vaak zeer hoog en breed door de ernstige dilatatie van het RA ('Himalayan P-waves').
- Het PR-interval is verlengd ten gevolge van RA-dilatatie en mogelijk ook door AV-knoopdisfunctie. Compleet AV-blok treedt echter zelden op.
- De R-toppen in V1 en V2 zijn klein.
- Compleet of incompleet RBTB. Het terminale deel van het QRS-complex toont vaak een bizarre morfologie (multifasisch). Dit wordt veroorzaakt door abnormale activatie van het ge-atrialiseerde deel van de RV.
- WPW-syndroom. Door de abnormale vorming van de tricuspidalisklep komen accessoire verbindingen voor in ongeveer 25% van de patiënten. Bij de ziekte van Ebstein komen ook zeldzame atriofasciculaire verbindingen (Mahaim-verbindingen) vaker voor.

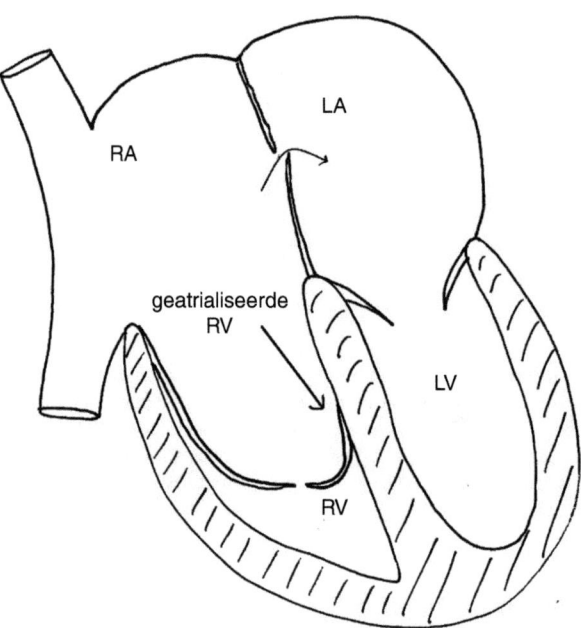

◘ **Figuur 10.13** Schematische afbeelding van de ziekte van Ebstein van de tricuspidalisklep. Het septale blad van de tricuspidalisklep is in de richting van de RV-apex verplaatst en met het ventrikelseptum vergroeid. Een deel van de RV is ge-atrialiseerd. Bij de aanwezigheid van een ASDII of open foramen ovale ontstaat een rechts-links-shunt, omdat de RA-druk hoger is dan de LA-druk.

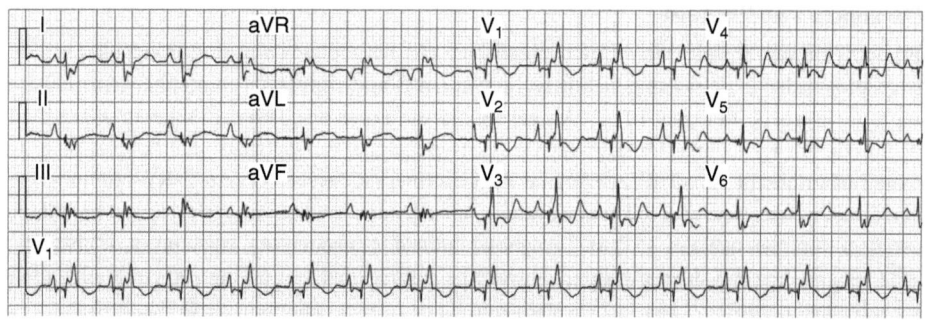

◘ **Figuur 10.14** ECG van een 9-jarig meisje met een ernstige ziekte van Ebstein. Er zijn hoge spitse 'Himalayan'- P-toppen aanwezig (P-top in V2 0,5 mV), het PQ-interval is verlengd (0,17 sec.). Er is een compleet RBTB met een QRS-duur van 0,16 sec. en een bijzondere morfologie van het terminale deel van het QRS-complex met een multifasisch patroon. Daarnaast worden ST-depressies en negatieve T-toppen in V1-V3 zichtbaar.

## Congenitaal gecorrigeerde transpositie van de grote vaten (ccTGA)

Bij congenitaal gecorrigeerde transpositie van de grote vaten (ccTGA) bestaat er een atrioventriculaire en ventriculo-arteriële discordantie die ook wel dubbele discordantie wordt genoemd. Bij deze bijzondere hartafwijking is het RA verbonden met de LV en de arteria pulmonalis en het LA is verbonden met de RV en de aorta. De aorta is links-voor gelegen en de ventrikels liggen naast elkaar. Er is sprake van een normale parallelle long- en lichaamscircu-

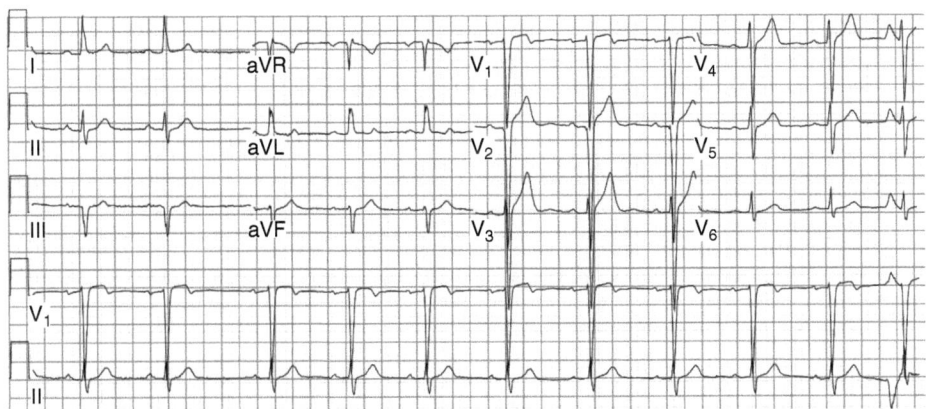

**Figuur 10.15** ECG van een geïsoleerde gecorrigeerde transpositie van de grote vaten. Dit ECG, gemaakt bij een 18-jarige asymptomatische man, toont een sinusritme met normale PQ-tijd van 0,20 sec. De P-top is normaal. Er is een linker asdeviatie (QRS-as -20°), de septale Q-golven ontbreken in V5, V6, er is een diepe Q in V1, V2, en een diepe brede Q in III en AVF. De T-toppen zijn positief in de precordiale afleidingen.

latie waarbij de RV de systeemcirculatie en de LV de longcirculatie ondersteunt. Patiënten met een ccTGA heb een hoog risico op falen van de systeemrechterventrikel.

Deze afwijking komt voor als een geïsoleerde afwijking maar kan ook geassocieerd zijn met situs inversus en cardiale afwijkingen zoals VSD of PS. Patiënten met een geïsoleerde ccTGA kunnen lang asymptomatisch blijven en klachten van hartfalen of bradycardie ontstaan soms pas op volwassen leeftijd. Een ECG kan de eerste aanwijzing geven voor de diagnose. Het AV-geleidingssysteem is afwijkend: de functionele AV-knoop is anterior gelegen en de bundel van His is lang en loopt voorlangs de pulmonalisklep waarbij de bundeltakken, net als hun bijbehorende ventrikels, omgekeerd liggen. Er is vaak nog een hypoplastische, niet-functionele tweede AV-knoop die posterior ligt. Het risico op spontaan AV-blok is hoog, ongeveer 2% per jaar, en het risico op een postoperatief AV-blok is ongeveer 25%.[14]

Het kenmerkende ECG-patroon bij ccTGA komt tot stand doordat de ventrikels in tegenovergestelde richting van rechts naar links worden gedepolariseerd (Figuur 10.15). Septale Q-golven ontbreken in de linker precordiale afleidingen en zijn aanwezig in de rechter precordiale afleidingen. Omdat het septum in superior richting wordt geactiveerd, zijn diepe brede Q-golven zichtbaar in III en AVF. Daarmee ontstaat een typerende linker superior QRS-as. Ook op de kinderleeftijd zijn de T-toppen vrijwel altijd positief in alle precordiale afleidingen, omdat de RV en LV naast elkaar liggen. Het WPW- syndroom komt frequenter bij ccTGA voor, omdat ccTGA is geassocieerd met de ziekte van Ebstein van de linksgelegen tricuspidalisklep.

## Literatuur

1. Dickinson DF. The normal ECG in childhood and adolescence. Heart 2005;91:1626-1630.
2. Kobza R, Cuculi F, Abacherli R, Toggweiler S, Suter Y, Frey F, Schmid JJ, Erne P. Twelve-lead electrocardiography in the young: physiologic and pathologic abnormalities. Heart Rhythm 2012;9:2018-2022.
3. Park MK, Gunderoth WG. How to read pediatric ECGs. Mosby, Philadelphia Elsevier; 2006.
4. Rijnbeek PR, Witsenburg M, Schrama E, Hess J, Kors JA. New normal limits for the paediatric electrocardiogram. Eur Heart J 2001;22:702-711.

5. Davignon A, Rautaharju PM, Boisselle E, Soumis F, Megalas M, Chogeutte A. Normal ECG standards for infants and children. 1 ed. 1979. p. 123-131.
6. Depasquale NP, Burch GE. Analysis of the RSR' complex in lead V1. Circulation 1963;28:362-367.
7. Khairy P, Marelli AJ. Clinical use of electrocardiography in adults with congenital heart disease. Circulation 2007;116:2734-2746.
8. O'Connor M, McDaniel N, Brady WJ. The pediatric electrocardiogram part III: Congenital heart disease and other cardiac syndromes. Am J Emerg Med 2008;26:497-503.
9. Weindling SN, Saul JP, Gamble WJ, Mayer JE, Wessel D, Walsh EP. Duration of complete atrioventricular block after congenital heart disease surgery. Am J Cardiol 1998;82:525-527.
10. Heller J, Hagege AA, Besse B, Desnos M, Marie FN, Guerot C. "Crochetage" (notch) on R wave in inferior limb leads: a new independent electrocardiographic sign of atrial septal defect. J Am Coll Cardiol 1996;27:877-882.
11. Hakacova N, Wagner GS, Idriss SF. Electroanatomic relationships in patients with primum atrioventricular septal defect. JACC Cardiovasc Imaging 2009;2:1357-1365.
12. Gatzoulis MA, Balaji S, Webber SA, Siu SC, Hokanson JS, Poile C, Rosenthal M, Nakazawa M, Moller JH, Gillette PC, Webb GD, Redington AN. Risk factors for arrhythmia and sudden cardiac death late after repair of tetralogy of Fallot: a multicentre study. Lancet 2000;356:975-981.
13. Watson H. Natural history of Ebstein's anomaly of tricuspid valve in childhood and adolescence. An international co-operative study of 505 cases. Br Heart J 1974;36:417-427.
14. Huhta JC, Maloney JD, Ritter DG, Ilstrup DM, Feldt RH. Complete atrioventricular block in patients with atrioventricular discordance. Circulation 1983;67:1374-1377.

# Het elektrocardiogram opgewekt door geïmplanteerde elektronische stimulatieapparatuur

Elektrische hartstimulatie verandert het ECG omdat atria en/of ventrikels worden geactiveerd vanuit een abnormale plaats. Atriale stimulatie vindt meestal plaats vanuit de laterale wand of het hartoor van het rechteratrium. Na de pacemakerpuls wordt een abnormale P-top zichtbaar. Ventriculaire stimulatie voor bradycardie gebeurt meestal vanuit de punt van de rechterventrikel en voor cardiale resynchronisatie tevens vanuit een epicardiale vene over de linkerventrikel. Na de stimulatiepuls wordt een abnormaal QRS-complex zichtbaar. Er bestaan talloze combinaties van atriale en ventriculaire stimulatie die tot stand komen door de anatomische positie van de geleiders en de programmering van de pacemaker of implanteerbare defibrillator. Detectie (sensing) van eigen hartactiviteit is van hemodynamisch belang en dient zo veel mogelijk bevorderd te worden. Sensing van overige signalen die de werking van de generator kunnen misleiden, dient zo veel mogelijk vermeden te worden. De implanteerbare defibrillator heeft zowel de mogelijkheid om potentieel levensgevaarlijke kamerritmestoornissen te onderbreken en om als een pacemaker bij bradycardie, het hart te stimuleren.

**11.1  Inleiding – 287**

**11.2  Elektrische stimulatie van het hart – 287**
11.2.1  Stimulatiemethoden – 287
11.2.2  Detectie van eigen hartactiviteit: het begrip 'sensing' – 288
11.2.3  Variabele stimulatiefrequentie van de pacemaker – 290

**11.3  Indicaties voor chronische elektrische hartstimulatie – 291**
11.3.1  Terminologie van stimulatiemethoden – 294

11.4 Het pacemaker-elektrocardiogram – 295

Literatuur – 299

## 11.1 Inleiding

Wanneer de spontane elektrische impulsvorming van het hart tekortschiet of ontbreekt of wanneer de voortgeleiding van impulsen in het specifieke geleidingssysteem wordt geblokkeerd, zal een traag ventrikelritme optreden of kan asystolie optreden. Geïmplanteerde elektronische apparatuur zoals de atriale, de ventriculaire of de biventriculaire pacemaker (PM) en de implanteerbare cardiovertor/defibrillator (ICD) kan zo'n traag of afwezig hartritme opvangen omdat deze apparaten op ieder gewenst tijdstip elektrische prikkels aan de hartspier kunnen aanbieden. Onder deze omstandigheden herstelt elektrische hartstimulatie de circulatie. Daardoor verdwijnen klachten van duizeligheid, syncope en hartfalen. Elektrische stimulatie verbetert zowel de kwaliteit van leven als de levensverwachting. In dit hoofdstuk bespreken wij het ECG dat ontstaat wanneer bovengenoemde implanteerbare apparatuur in werking treedt. Voor de behandeling van ventriculaire ritmestoornissen met de ICD wordt verwezen naar de richtlijnen.[1]

Stimulatie met een PM in het atrium en/of de ventrikel(s) veroorzaakt een ECG-patroon dat duidelijk verschilt van het normale ECG. Dat komt omdat de PM atria en/of ventrikels op een abnormale plaats stimuleert waardoor een ander activatiepatroon ontstaat. In dit hoofdstuk bespreken wij de functies van geïmplanteerde elektronische apparatuur en de reacties van het hart op de elektrische stimulatie zichtbaar in het ECG.

## 11.2 Elektrische stimulatie van het hart

### 11.2.1 Stimulatiemethoden

Voor het stimuleren van de hartspier zijn twee contactpunten (elektroden) nodig om een gesloten elektrische kring tot stand te brengen waardoor elektrische stroom gaat lopen. De elektroden kunnen zowel aan de buitenzijde (*epicardiaal*) als aan de binnenzijde (*endocardiaal*) van het hart worden geplaatst. Voor epicardiale stimulatie moet de borstkas worden geopend met een thoracotomie om bij het epicard te kunnen komen. Het veneuze vaatstelsel biedt de route om geleiders (leads) met daarop de elektroden, aan te brengen op de endocardiale zijde van het hart (*endocardiale stimulatie*). Langs het veneuze vaatstelsel kan ook het coronaire veneuze systeem bereikt worden om het ventriculaire epicard te stimuleren voor biventriculaire stimulatie.

Bij endocardiale stimulatie onderscheidt men bipolaire en unipolaire systemen[2] (◘ Figuur 11.1). Bij *bipolaire stimulatie* zijn beide contactpunten op het uiteinde van een geleider (lead) gemonteerd. Hierbij loopt de stroom van de tip of negatieve elektrode (*kathode*) naar de enkele centimeters verder op de geleider gemonteerde ring of positieve elektrode (*anode*). Bij *unipolaire stimulatie* bevindt de negatieve elektrode zich op de tip van de geleider, terwijl het metalen PM- of ICD-omhulsel als positieve elektrode functioneert, dit noemt men kathodale stimulatie.

Depolarisatie van de hartspier wordt bereikt wanneer de elektrische impuls de momentane stimulatiedrempel van de hartspier overschrijdt. Men definieert de stimulatiedrempel als de minimale waarde – uitgedrukt in spanning (volt) of stroom (mA) bij een bepaalde impulsduur (ms) – die een elektrische impuls moet hebben om depolarisatie te kunnen bewerkstelligen buiten de refractaire periode van de hartspier. Gebleken is dat kathodale stimulatie (negatieve spanning aan de tip(eind)elektrode van de geleider) minder energie kost dan anodale stimulatie (positieve spanning aan de tip(eind)elektrode van de geleider).

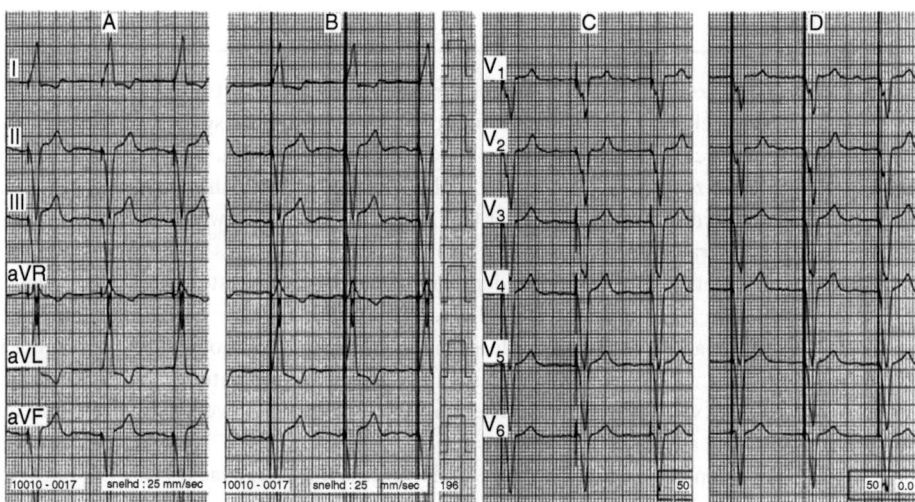

**Figuur 11.1** Bipolaire en unipolaire ventriculaire stimulatie. Dit ECG toont ventriculaire stimulatie bij een 60-jarige vrouw met atriumfibrilleren en een hooggradig AV-blok. Panelen *a* en *c* tonen bipolaire stimulatie met 5 volt spanning (output) en een pulsbreedte van 0,5 ms. Panelen *b* en *d* tonen unipolaire stimulatie met 5 volt output en een pulsbreedte van 0,5 ms. De pacemakerstimulus toont een duidelijk verschil in grootte. Stimulatie in de rechterventrikel-apex veroorzaakt negatieve QRS-complexen in de onderwandafleidingen en vaak ook in de links precordiale afleidingen en een LBTB-patroon van de QRS-complexen.

Met het meten van de stimulatiedrempel bij implantatie en later tijdens controles van PM of ICD, krijgen we informatie over de weerstand die bestaat tussen de elektrode en het aangrenzende, te stimuleren myocard en over de weerstand over de geleider (lead). Verhoging van de weerstand over de geleider wijst op een toegenomen weerstand ter plaatse van het contact tussen de tipelektrode en het myocard of op een partiële breuk in de geleider. Een verlaging van de weerstand wijst op een isolatiebreuk in de geleider waardoor de stroom buiten de stimulatieplaats weglekt. Activatie van de hartspier door de elektrische impuls wordt 'capture' van de hartspier genoemd.

Om steeds voldoende elektrische energie te kunnen afgeven om het hart te kunnen stimuleren, kan de impulssterkte van de eletrische impuls van PM of ICD worden aangepast met behulp van 'programmer'. Dit is een elektrische 'interface' (module) die kan communiceren met de geïmplanteerde PM of ICD en waarmee onder andere de instellingen van de geïmplanteerde apparatuur kunnen worden gewijzigd.

### 11.2.2 Detectie van eigen hartactiviteit: het begrip 'sensing'

Het vaststellen van spontane elektrische activiteit in atrium, ventrikel(s) of in beide hartcompartimenten is cruciaal voor een correcte PM- of ICD-functie. Wanneer de PM of ICD een elektrisch signaal vaststelt (hiervoor wordt de Engelse term 'sensing' gebruikt), moet de intracardiale P-top of QRS-complex worden onderscheiden van een eventueel stoorsignaal. Het onderscheid tussen een echt hartsignaal en een stoorsignaal komt tot stand na versterking en filtering van de binnenkomende signalen en overschrijden van de ingestelde gevoeligheid (sensitiviteit) voor intracardiale elektrische signalen. De sensitiviteit kan aangepast worden aan

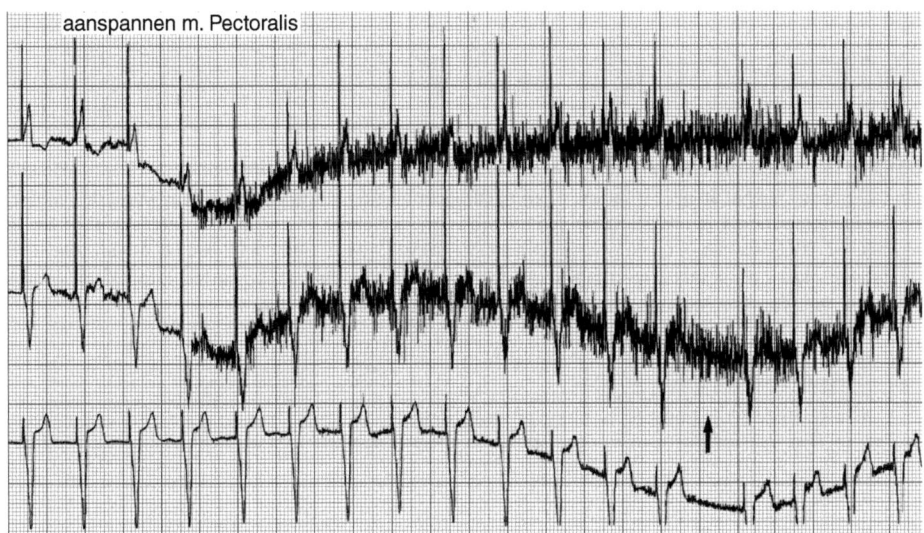

**Figuur 11.2** Onderdrukking (inhibitie) van de stimulatie door een ventriculaire pacemaker (VVIR) door stoorsignalen. Deze 3-kanalige registratie werd gemaakt tijdens aanspannen van de m. pectoralis bij een patiënte met atriumfibrilleren en een hooggradig AV-blok, waarvoor zij ventriculaire stimulatie (VVIR) kreeg. Tijdens aanspanning van de m. pectoralis ontstaan spierpotentialen die zo groot zijn dat de pacemaker de signalen detecteert en duidt als eigen spontane activiteit van het hart. Daarop wordt de stimulatie van de pacemaker onderdrukt, wat resulteert in een verlenging van het stimulatie-interval van de pacemaker (pijl).

de intracardiale signalen van de patiënt. Het aanspannen van de m. pectoralis, die vlakbij de pacemaker ligt kan soms als een stoorsignaal werken (Figuur 11.2).

Als het intracardiale signaal correct is gedetecteerd, zal de PM of ICD het ingestelde stimulatie-interval onderbreken en geen impuls afgeven: dit noemt men onderdrukking of inhibitie van de PM/ICD. Soms is de PM zo ingesteld dat na correcte sensing van een signaal, na een ingesteld interval elders in het hart stimulatie plaatsvindt; deze gebeurtenis heet PM-'tracking' ('in het spoor lopen'). Op deze wijze kan de ventriculaire stimulatie worden gesynchroniseerd met het sinusritme, zodat atriumcontractie op het ingestelde interval voorafgaat aan ventriculaire contractie. Figuur 11.3 en Figuur 11.4 tonen hiervan voorbeelden.

Optimalisering van het AV-interval is van belang voor een goede hemodynamische samenwerking tussen atria en ventrikels (AV-synchronie) en dit geldt zeker bij een gestoorde ventrikelfunctie. Afwezigheid van atrioventriculaire synchronie is een van de oorzaken van het zogenaamde pacemakersyndroom,[3] dat een scala aan klachten zoals verminderde inspanningstolerantie, kortademigheid en precordiale pijn omvat. Het optreden van het PM-syndroom is vaak niet te voorspellen.

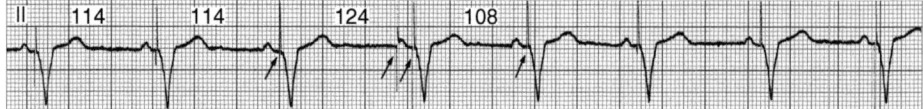

● **Figuur 11.3** DDD-stimulatie in totaal AV-blok: het ECG toont een langzaam sinusritme met correcte detectie van de P-toppen via het atriale PM-kanaal. Na een geprogrammeerd AV-interval van 160 ms wordt de ventrikel gestimuleerd (eerste pijl van links). Na de derde P-top volgt een langer interval waarin geen spontane atriale activiteit wordt gedetecteerd, reden waarom na een interval van 1,24 sec. de PM nu ook het atrium stimuleert (2e pijl). Vervolgens wordt met een vertraging (AV-interval van 160 ms) de ventrikel gestimuleerd (3$^e$ pijl). Hierna volgt weer een spontane P-top, gevolgd door een ventriculaire stimulatie (4$^e$ pijl).

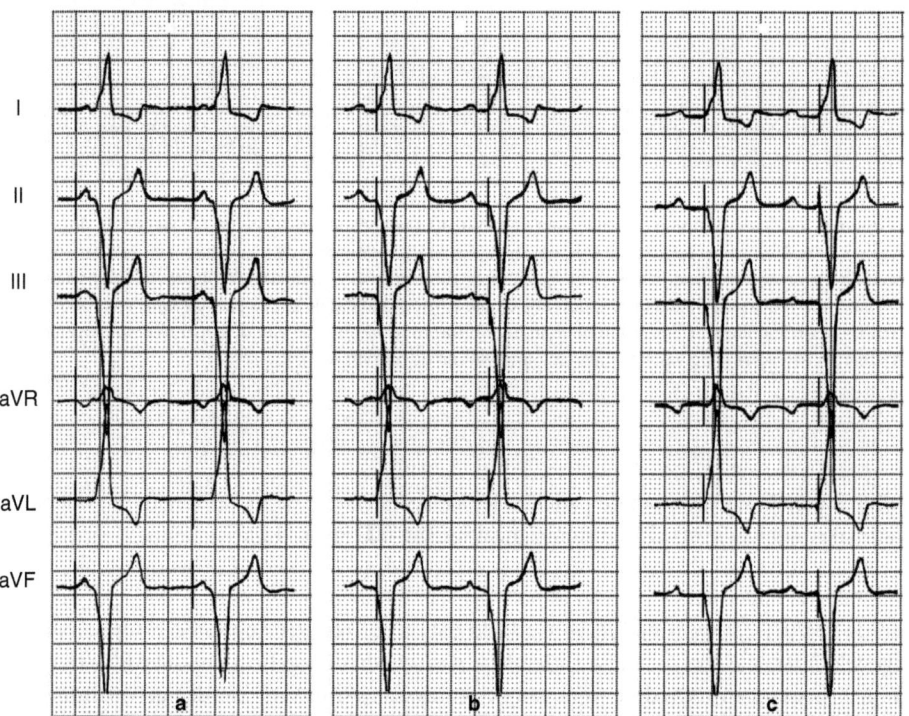

● **Figuur 11.4** DDD-pacemaker met diverse geprogrammeerde AV-intervallen. Het ECG toont de extremiteitsafleidingen. In paneel *a* is het geprogrammeerde AV-interval 80 ms. Zowel het atrium als de ventrikel worden gestimuleerd. In paneel *b* is het AV-interval 150 ms, in paneel *c* 230 ms. In panelen *b* en *c* wordt sinusritme gedetecteerd en wordt alleen de ventrikel gestimuleerd.

### 11.2.3 Variabele stimulatiefrequentie van de pacemaker

Wanneer het eigen hartritme bij lichamelijke inspanning te weinig in frequentie toeneemt, zal bij een patiënt met een traag of afwezig hartritme, de PM deze taak moeten overnemen. Om een PM zo snel te laten stimuleren dat de frequentie overeenstemt met de verwachte toename van het eigen hartritme bij lichamelijke inspanning, moet de PM voortdurend worden geïnformeerd over de lichamelijke toestand van de patiënt. Fysiologische sensoren die in de PM zijn ingebouwd en veranderingen van frequentie of diepte van de ademhaling, of van het QT-

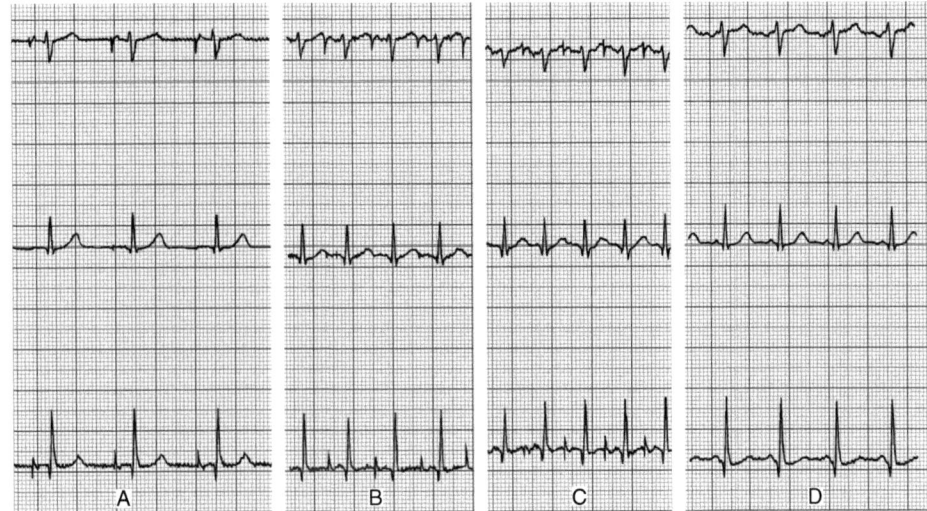

◘ **Figuur 11.5** Atriale stimulatie met variabele stimulatiefrequentie (AAIR). Bij een 30-jarige man met een sick sinus-syndroom werd een inspanningselektrocardiogram vervaardigd. Deze 3-kanalige ECG-registratie toont in rust (*a*) een gedreven atriaal ritme met een frequentie van 73/min. en een PQ-tijd van 160 ms. Tijdens inspanning loopt de stimulatiefrequentie op naar 130/min. in *b* en 150/min. in *c*; dit was de ingestelde maximale stimulatiefrequentie. De PQ-tijd veranderde tijdens inspanning nauwelijks; eventuele veranderingen van het ST-segment of de T-top zijn goed te beoordelen, omdat de intraventriculaire geleiding normaal verloopt. Er zijn geen aanwijzingen voor myocardischemie. Paneel *d*, enkele minuten na beëindiging van de inspanning, laat een sinustachycardie zien van 85/min. Bij deze spontane frequentie is stimulatie niet nodig en wordt de pacemakerstimulatie onderdrukt (PM-inhibitie).

interval of van lichaamsbewegingen registreren, sturen de stimulatiefrequentie van de PM (◘ Figuur 11.5). Dit stimulatieprogramma noemt men 'rate responsive pacing' omdat de PM antwoordt met veranderingen van stimulatiefrequentie bij inspanningen. Uiteraard is de sinusknoop de meest natuurlijke sensor, tenzij deze niet goed functioneert zoals bij een sick sinussyndroom. Optimale individuele instelling van de kunstmatige sensoren levert in de praktijk wisselende resultaten van 'rate responsive pacing' op.[4]

## 11.3 Indicaties voor chronische elektrische hartstimulatie

De beslissing tot PM-implantatie voor een tekortschietend hartritme hangt af van de aard, de oorzaak en de begeleidende symptomen van de ritme- en/of geleidingsstoornis; zie hiervoor de richtlijnen voor tijdelijke en chronische hartstimulatie.[5]

De keuze van de stimulatiemethode hangt af van de functie van de sinusknoop. Wanneer de sinusknoop niet goed functioneert, ('sick sinus'-syndroom of 'brady-tachycardiesyndroom') en de AV-geleiding normaal is, heeft stimulatie van alleen het rechteratrium (AAIR) de voorkeur (◘ Figuur 11.5 en ◘ Figuur 11.6). Wanneer bij een sick sinus-syndroom ook een AV-geleidingsstoornis bestaat, moet ook de ventrikel worden gestimuleerd met behulp van een tweekamer-PM (DDDR). Bij een totaal AV-blok met normale functie van de sinusknoop kan de laatste worden gebruikt om de stimulatiefrequentie van de ventrikel met een DDDR te sturen. Door 'tracking' ontstaat weer AV-synchronie, ◘ Figuur 11.3, ◘ Figuur 11.4 en ◘ Figuur 11.7).

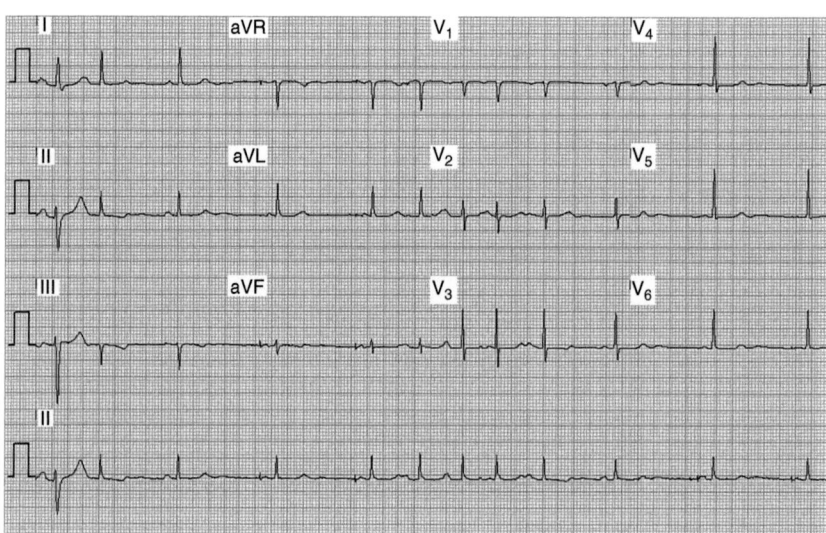

◘ **Figuur 11.6** Atriale stimulatie (AAIR) bij brady-tachycardiesyndroom (sick sinus-syndroom): er bestaat een sinusbradycardie waarbij de PM invalt en vuurt met een frequentie van 50/m. De bipolaire impuls is zichtbaar voor de P top van het $4^e$, $5^e$ en $11^e$ QRS complex waarbij het atrium wordt gedreven met een normale PQ tijd (0.20 sec.). Na het $5^e$ QRS complex komen 4 verschillende atriale extrasystolen naar voren die met een toegenomen PQ tijd maar met een normaal QRS-complex worden voortgeleid. De atriale PM merkt deze atriale extrasystolen correct op: "normale sensing". Het $1^e$ QRS complex ontstaat uit een atriale extrasystole en wordt voortgeleid met een verlengde PQ tijd en een linker anterior hemiblok. De daarop volgende sinusslag of atriumextraystole wordt ook voortgeleid met een verlengde PQ tijd (0.24 sec.). Hier is ook een AV-geleidingsstoornis aanwezig die zichtbaar wordt bij hoge atriale frequentie. In deze omstandigheden dient DDD(R) stimulatie overwogen te worden. (Met dank aan Dr P.F.H.M. van Dessel).

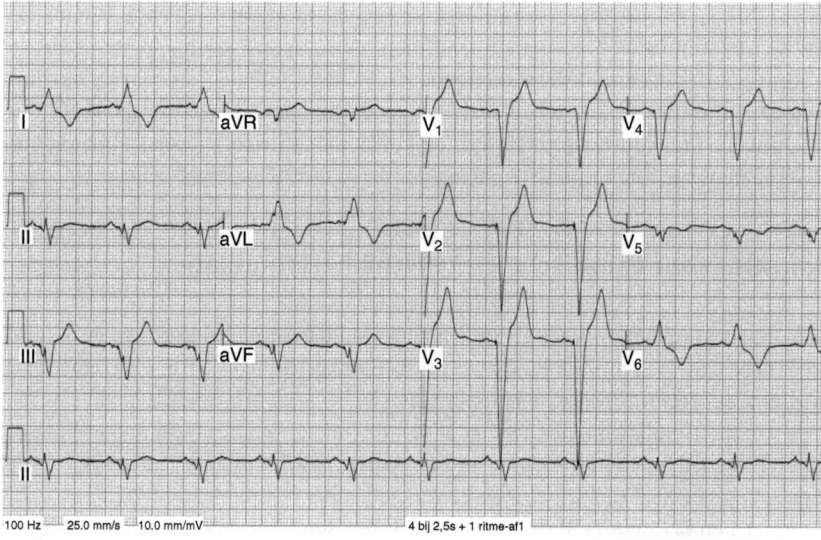

◘ **Figuur 11.7** DDDR-stimulatie. Dit ECG toont sensing van het sinusritme (60 slagen/min) met intra-atriale geleidingsvertraging en mogelijk linkeratrium hypertrofie of dilatatie. Na het begin van iedere P-top wordt na 200 ms de RV-apex bipolair (kleine stimulatiepuls) gestimuleerd. Na de stimulatiepuls wordt een verbreed QRS- complex met een LBTB-patroon zichtbaar. De negatieve QRS-complexen in de onderwandafleidingen wijzen op de RV-apicale stimulatieplaats. De gestimuleerde QRS-complexen zijn sterk verbreed (0,16 sec) (Met dank aan Dr W.G. de Voogt).

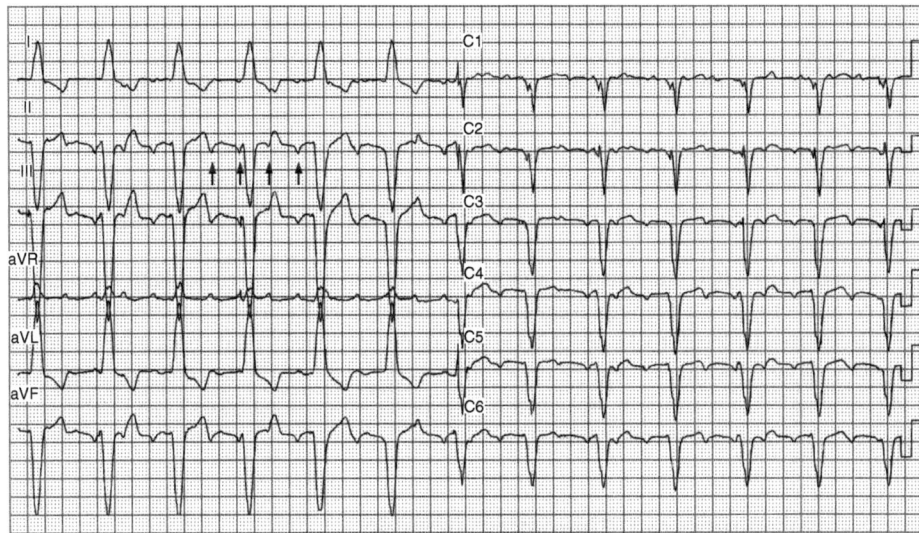

**Figuur 11.8** VVIR-stimulatie met QS-patroon in vrijwel alle precordiale afleidingen. Dit ECG werd geregistreerd bij een patiënte met een sick sinus-syndroom en recidiverende atriumtachycardie. Omdat medicamenteuze behandeling niet hielp, werd de His-bundel onderbroken waarna een totaal AV-blok ontstond en een ventriculaire PM werd geïmplanteerd. Het ECG toont een atriumtachycardie (pijlen) met een frequentie van 180/min. en een ventriculair gedreven ritme (VVIR). Als gevolg van het totaal AV-blok bestaat er geen relatie tussen de atriumtachycardie en het gestimuleerde ventriculaire ritme en ontstond AV-dissociatie. De QRS-complexen hebben een LBTB-patroon met een inferior elektrische hartas in het frontale vlak en een overwegend negatief QRS-complex in de precordiale afleidingen. Het laatste hoeft niet te wijzen op een doorgemaakt anteroseptaal hartinfarct.

Wanneer ondanks uitgebreide behandeling atriumfibrilleren overheerst, bestaat eerder voorkeur voor een ventriculair stimulatiesysteem (VVIR) dan voor een tweekamersysteem (DDDR). Immers, bij atriumfibrilleren, atriumflutter of atriale tachycardie kan 'tracking' niet worden toegepast om een tweekamersysteem te sturen omdat de intra-atriale signalen zo abnormaal zijn dat correcte sensing onmogelijk wordt (Figuur 11.8). De cardiale voorgeschiedenis, leeftijd, lichamelijke en mentale toestand, beroep, vrijetijdsbesteding en de levensverwachting van de patiënt bepalen mede de indicatie voor chronische hartstimulatie en de keuze van het PM-systeem.

Het besluit tot biventriculaire PM-implantatie met of zonder ICD (respectievelijk CRT-D en CRT-P) voor de cardiale elektrische resynchronisatietherapie (CRT) bij medicamenteus onbehandelbaar hartfalen hangt samen met de mate van gebrek aan elektrische en mechanische synchronisatie (asynchronie). Deze asynchronie is vooral in de linkerventrikel aanwezig en in mindere mate tussen linker- en rechterventrikel. Een LBTB-patroon met een duur van het QRS-complex van > 130 ms of meer bij een LV-ejectiefractie van < 35% is een erkend criterium voor een biventriculaire PM-implantatie,[5] waarmee een verbetering van de klachten en prognose in > 60% van de patiënten kan worden verwacht.

Voor linkerventrikelstimulatie is de veneuze vertakking van de sinus coronarius die over het posterolaterale gebied van de linkerventrikel loopt, het meest geschikt omdat dat gebied meestal het laatst wordt geactiveerd. Door dit gebied als eerste te stimuleren vermindert of verdwijnt de intra- en interventriculaire asynchronie en ontstaat een beter ventriculair contractiepatroon. Stimulatie in beide ventrikels is meestal bipolair en kan voor iedere geleider verschillend in onderling tijdsinterval worden ingesteld. Programmering van de geïmplanteerde PM maakt het mogelijk om – door een optimaal interval van het tijdstip van stimulatie van linker- en rechterventrikel te kiezen –, de samentrekking van de ventrikels verbeteren. Van belang is ook om het AV-interval te optimaliseren: een te lang AV-interval benadeelt de vulling van linkerventrikel uit het linkeratrium. Daarom wordt in de regel een kort AV-interval gekozen. Optimale programmering vindt meestal plaats tijdens de implantatie met echocardiografie of met intracardiale dp/dt-bepalingen. Meer details over CRT worden vermeld in de richtlijnen voor biventriculaire stimulatie.[5]

De beslissing tot ICD-implantatie – al dan niet in combinatie met biventriculaire stimulatie –, voor de primaire of secundaire preventie en behandeling van levensbedreigende ventriculaire ritmestoornissen (VT en/of VF) wordt besproken in de richtlijnen.[1] Bij de programmering van de ICD voor onvoldoende hartritme door bijvoorbeeld atriumfibrilleren met een trage AV-voortgeleiding of door anti-aritmische medicatie, volgen wij de instellingen zoals hierboven in deze paragraaf voor de PM is besproken.

### 11.3.1 Terminologie van stimulatiemethoden

Om het pacemaker-ECG correct te kunnen interpreteren is, naast kennis van ritme- en geleidingsstoornissen, kennis van programmering van de geïmplanteerde PM of ICD onontbeerlijk.
◘ Tabel 11.1 toont de internationale codes voor PM-programmering,[6] waarbij met vier letters de belangrijkste functies worden aanduid. Een VVIR-pacemaker stimuleert en detecteert ('senst') in de ventrikel, waarbij de stimulatiefrequentie wordt aangepast aan de lichamelijke activiteit. Een DDDR-pacemaker stimuleert en detecteert in atrium en ventrikel, wordt door

◘ **Tabel 11.1** Identificatiecode van pacemakers

| 1ᵉ letter | 2ᵉ letter | 3ᵉ letter | 4ᵉ letter |
|---|---|---|---|
| Plaats van stimulatie | Plaats van detectie* | Respons op detectie** | Programmeerbaarheid |
| 0 = geen | 0 = geen | 0 = geen | 0 = geen |
| A = atrium | A = atrium | T = tracking: spontane hartactiviteit is aanleiding tot stimulatie elders | P = twee parameters*** |
| V = ventrikel | V = ventrikel | I = inhibitie: spontane hartactiviteit onderdrukt stimulatie | M = multiprogrammeerbaarheid |
| D = dubbel (A-V) | D = dubbel (A-V) | D = combinatie van inhibitie en tracking (T-I) | C = communicatie in 2 richtingen**** |
| | | | R = rate adaptive pacing***** |

\* Wordt ook 'sensing' genoemd.
\*\* Wordt ook pacemaker " mode" genoemd.
\*\*\* Eenvoudige programmeerbaarheid, b.v. van stimulatiefrequentie en impulssterkte.
\*\*\*\* Telemetrische functie en multiprogrammeerbaarheid.
\*\*\*\*\* De sensor bepaalt de variatie van de stimulatiefrequentie van de pacemaker.

gedetecteerde signalen onderdrukt (I), heeft atriale tracking (T) en toont een variabele stimulatiefrequentie (R). De betekenis van andere, vaak gebruikte codes kunnen uit ◘ Tabel 11.1 worden afgeleid. De codes geven geen informatie over de actuele waarden van de ingestelde stimulatie- en sensing-intervallen als bijvoorbeeld de laagste stimulatiefrequentie of het ingestelde AV-interval. De interpretatie van het ECG opgewekt door PM of ICD kan niet zonder kennis van de actuele programmering van de 'timing cycles' van deze apparaten, gedocumenteerd in het patiëntendossier.

## 11.4 Het pacemaker-elektrocardiogram

Het ECG dat door stimulatie van een tijdelijke of geïmplanteerde PM ontstaat, bevat de stimulatie-impuls en de daaropvolgende depolarisatie van atrium en/of ventrikel(s), respectievelijk een gestimuleerde P-top en/of gestimuleerd QRS-complex. De stimulatie-impuls heeft meestal een duur die varieert van 0,25 tot 1,0 ms en een grootte van 0,5 tot 5 volt. Het is niet verwonderlijk dat aan de elektrocardiograaf bijzondere technische eisen worden gesteld om dit signaal, dat 1000-maal groter is dan het normale QRS-complex (mV), te kunnen verwerken. Bipolaire stimulatie-impulsen zijn op het ECG aanmerkelijk kleiner dan unipolaire stimulatie-impulsen (◘ Figuur 11.1). Dit verschil wordt veroorzaakt door de grootte en afstand tussen de elektrische bron en de afleidelektroden.[7]

a) *Het ECG bij chronische atriale stimulatie*: om het rechteratrium te stimuleren gebruikt men meestal het rechterhartoor of de vrije (laterale) wand om de bipolaire geleider te plaatsen. Deze plaatsen van stimulatie verschillen duidelijk van de plaats waar de sinusknoop het rechteratrium elektrisch begint te activeren. De frontale as van de gestimuleerde P-top staat meestal tussen 0 en +90°: in de onderwandafleidingen kan men dus een positieve gestimuleerde P-top en in aVR een negatieve gestimuleerde P-top vaststellen.[8] In het horizontale vlak wijst de gestimuleerde P naar posterior, -30 tot -90°, waardoor de gestimuleerde P-toppen in de links precordiale afleidingen meestal positief zijn (◘ Figuur 11.6).

b) Wanneer een belangrijke intra-atriale geleidingsvertraging bestaat en synchronisatie van de atriale contracties gewenst is (zie biventriculaire stimulatie), kan stimulatie laag in het rechter atriale septum nuttig zijn. De gestimuleerde P-top heeft een naar boven gerichte (superior) frontale as (-60 tot -90°), waardoor een negatieve vorm van de P-top in de onderwandafleidingen ontstaat. De duur van de gestimuleerde P-top is korter dan bij standaard rechteratriumstimulatie, respectievelijk gemiddeld 80 ms en 115 ms. In het horizontale vlak staat de gestimuleerde P-top naar anterior gericht (+90 tot +210°): daardoor is het laatste gedeelte van de bi-fasische P in V1 altijd positief (◘ Figuur 11.9). Dit patroon suggereert dat elektrische activatie eerst in het linkeratrium en daarna in het rechteratrium tot stand komt.[8]

c) Het *ECG bij uitsluitend rechterventrikel apicale stimulatie* toont een abnormaal en verbreed QRS-complex omdat de activatie van de ventrikels vanuit de apex van de rechterventrikel begint.[9] Het gestimuleerde QRS-complex toont een LBTB-patroon omdat eerst de rechterventrikel en, na transseptale voortgeleiding van de impuls, later ook de linkerventrikel wordt geactiveerd. Het pacemaker-QRS-complex zal dus breder zijn (> 120 ms) en ook een abnormaal ST-T-segment laten zien. De frontale QRS-as van het gestimuleerde QRS-complex staat meestal naar links superieur (◘ Figuur 11.10).[10] Meestal worden negatieve, verbrede (> 0,12 sec.) QRS-complexen in de onderwandafleidingen en een LBTB-patroon in de precordiale afleidingen gezien.[11] Soms kan in alle precordiale afleidingen een QS-patroon zichtbaar worden wat echter niet betekent dat er een doorgemaakt voorwandinfarct bestaat (◘ Figuur 11.11).[11]

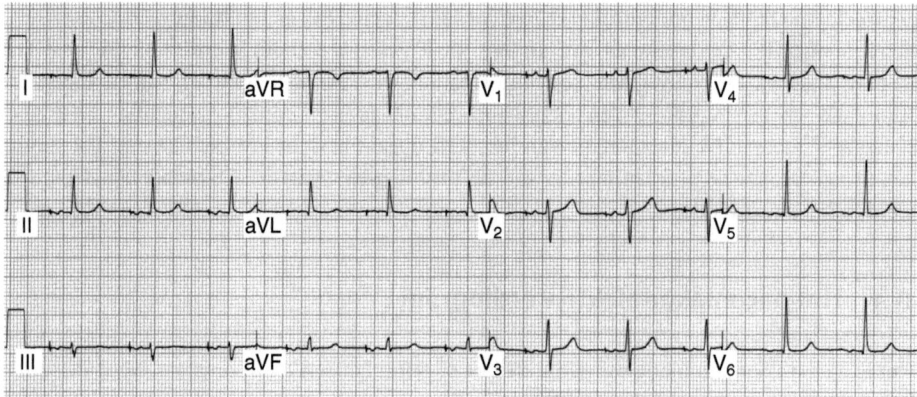

◘ **Figuur 11.9** Laag-atriale septale stimulatie. Na de bipolaire stimulatiepuls zijn negatieve smalle P-toppen in de onderwandafleidingen, positieve P-toppen in aVR en AVL en terminaal positieve P-top in V1 zichtbaar. Dit wijst op een superior vector van de atriale stimulatie in het frontale vlak en een naar rechts-voor gerichte vector in het horizontale vlak. De PQ-tijd van circa 140 ms en het QRS-complex zijn normaal. (Met dank aan Dr W.G. de Voogt).

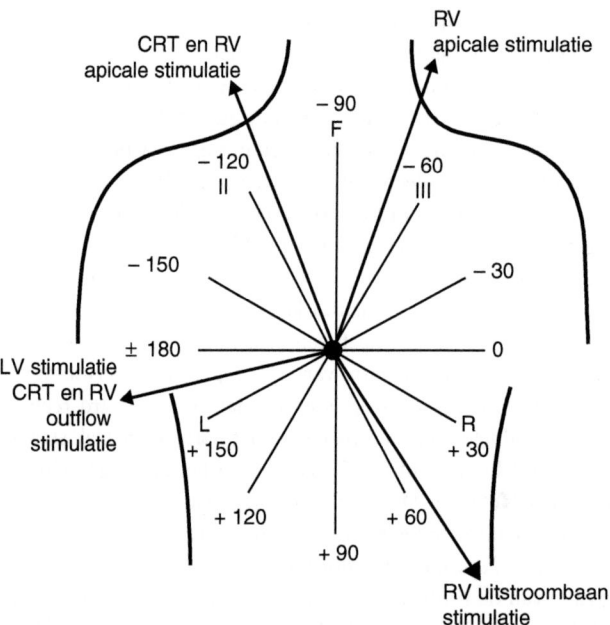

◘ **Figuur 11.10** Schematische weergave van de gemiddelde as van het gestimuleerde QRS-complex in het frontale vlak. Bij uitsluitend RV-apicale stimulatie staat de QRS-as naar links-boven (-30° tot -90°), bij RV-uitstroombaan in het normale gebied (-30° tot circa +105°), bij uitsluitend LV-epicardiale stimulatie uit een (postero-)laterale vene of in combinatie met RV-uitstroombaan staat de QRS-as in het rechter inferior of rechter asdeviatiegebied (+105° tot +180°), terwijl de combinatie van LV-stimulatie met RV-apicale stimulatie een QRS-as veroorzaakt in rechterbovengebied of extreme rechter asdeviatie (+180° tot -90°).[9]

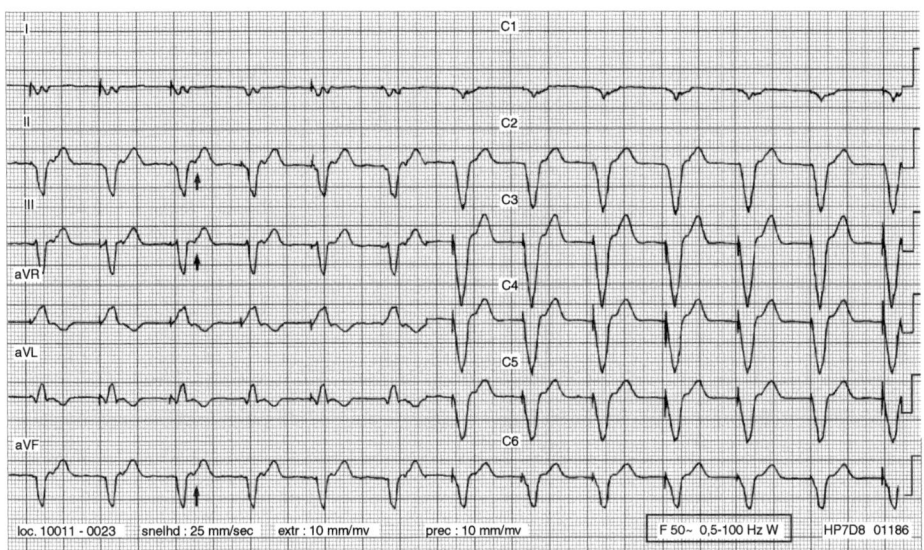

**Figuur 11.11** Ventriculaire stimulatie met retrograde ventriculo-atriale (VA-)geleiding. ECG van een patiënte met een tetralogie van Fallot, bij wie op twaalfjarige leeftijd een complete chirurgische correctie werd uitgevoerd. Zeventien jaar later trad een sick sinus-syndroom op waarvoor een DDDR-pacemaker met endocardiale geleiders werd geïmplanteerd. Voorafgaand aan een DC-cardioversie wegens atriumflutter werd de pacemaker geprogrammeerd in de VVI-modus met een stimulatiefrequentie van 80/min. Het hier weergegeven ECG werd direct na cardioversie geregistreerd en toont een door de PM gedreven ventriculair ritme met constante 1:1 (retrograde) VA-geleiding, zoals goed te zien is aan de negatieve P-toppen (pijl) in II, III en aVF. Het VA-interval is 0,22 sec. Hieruit kan men afleiden dat de DC-cardioversie geslaagd is. Immers, VA-geleiding is bij atriumfibrilleren en -flutter vrijwel uitgesloten, tenzij in 'concealed' (verborgen) vorm.

d) Bij uitsluitend rechterventrikelstimulatie uit de uitstroombaan of hoog uit het interventriculaire septum aan de kant van de rechterventrikel, is het activatiepatroon anders. De frontale QRS-as van het gestimuleerde QRS-complex staat naar rechts-onder (normale gebied van de QRS-as). De onderwandafleidingen hebben een positief complex en afleiding aVR toont een negatief gestimuleerd QRS-complex. De precordiale afleidingen hebben in het algemeen dezelfde QRS-vorm als bij apicale rechterventriculaire stimulatie. Soms kan op het pacemaker-ECG ook VA-geleiding vanuit de ventrikel (◘ Figuur 11.11), of juist een VA-blok met AV-dissociatie worden waargenomen (◘ Figuur 11.8).

e) Het *ECG bij biventriculaire stimulatie* toont een QRS-complex dat ontstaat door een fusie van stimulatie vanuit een epicardiale vene, die over de linkerventrikel loopt (meestal in het posterolaterale gebied) en stimulatie vanuit de apex of soms uitstroombaan van de rechterventrikel. Stimulatie vanuit de linkerkamer levert een verbreed QRS-complex op dat in de frontale hartas naar rechts is gedraaid, zoals bij een linksgelegen accessoire AV-(Kent-)bundel bij het WPW-syndroom.[10] Biventriculaire stimulatie produceert een smaller QRS-complex waarvan de frontale hartas naar het rechter- of linkerbovenkwadrant is gedraaid (◘ Figuur 11.12). Hier is immers sprake van een fusie van twee, gelijktijdige optredende golffronten: een naar rechts en een naar links superior gericht. Rechterventrikel apicale stimulatie toont vrijwel nooit een qR of Qr in afleiding I, terwijl dit bijna altijd het geval is bij biventriculaire stimulatie.[12]

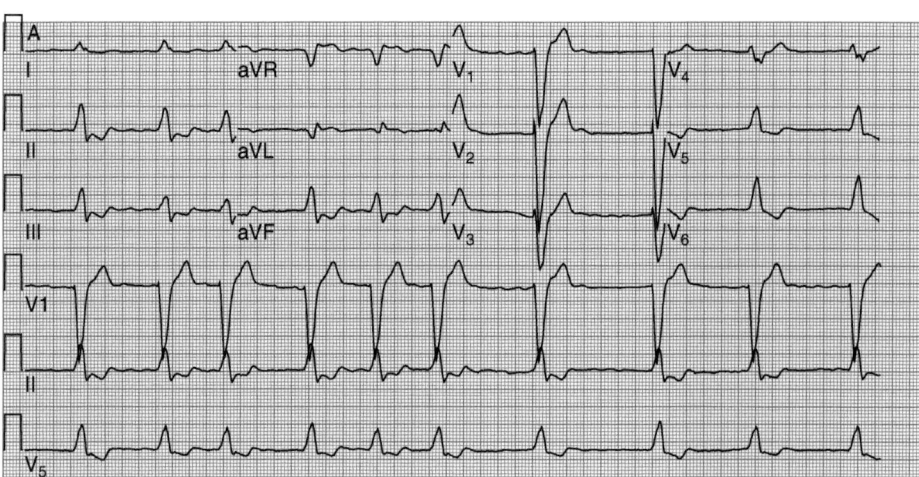

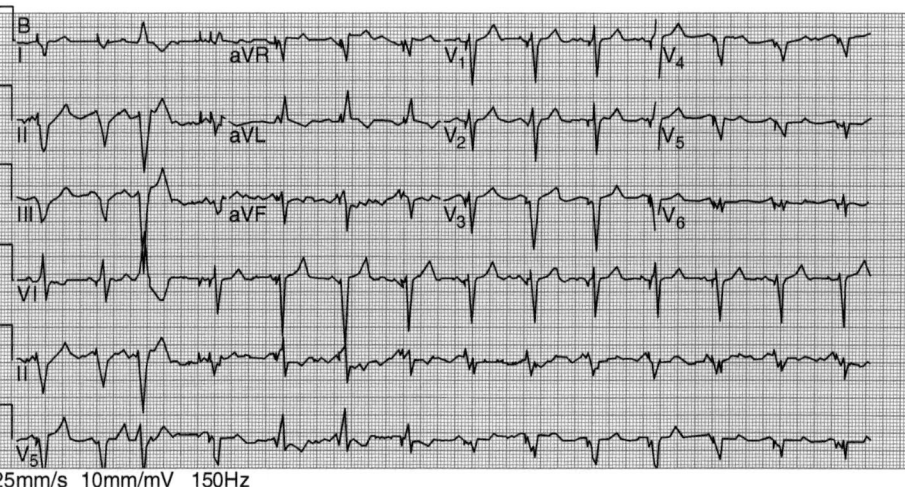

◘ **Figuur 11.12** 12-kanalen-ECG met ritmestrook V1, II en V5 (onder) van biventriculaire stimulatie.
- ECG A toont het pre-implantatie-ECG bij een 67-jarige man met symptomatische gedilateerde cardiomyopathie: atriumfibrilleren met een trage ventrikelfrequentie van circa 60/m, LBTB-patroon met verticale elektrische hartas, sterk verlengde QRS-duur 200 ms.
- ECG B gemaakt 4 maanden na CRT met ICD (CRT-D) implantatie toont een spontaan teruggekeerd sinusritme met een P-biventriculaire stimulatie interval van 120 ms. De QRS duur is afgenomen tot 140 ms. De QRS-as in het frontale vlak is duidelijk gewijzigd en staat nu in het rechter bovenkwadrant terwijl de QRS-as in het horizontale vlak nu sterk naar rechts is gedraaid. De toename van de r-golf in V1 toont de bijdrage van de rechterventrikel stimulatie aan de biventriculaire stimulatie waarbij de LV 50 ms voor de RV wordt gestimuleerd. Het QS-patroon in afleiding I en III wijzen op een overwegend epicardiale linkerventrikel stimulatie vanuit een links posterior gelegen vene. De VES wordt adequaat door de stimulator gedetecteerd waarna zowel atriale als biventriculaire stimulatie volgt. In de afleidingen aVR en aVF zijn de bipolaire stimulatie impulsen goed zichtbaar (Met dank aan Dr P.F.H.M.van Dessel)

f) Het *ECG van de geïmplanteerde ICD* kan zich manifesteren met een DC-shock voor defibrillatie of met een of meerdere antitachycardie-episoden. Bij stimulatie voor bradycardie zal afhankelijk van de plaats van rechterventrikelstimulatie een verbreed gestimuleerd QRS-complex zichtbaar worden zoals beschreven bij b. Wanneer de ICD gecombineerd wordt met CRT (ICD-D), ontstaan QRS-complexen zoals aangegeven bij c.

Bij patiënten met een pacemaker ziet men in diverse ECG-afleidingen vaak wisselende repolarisatiestoornissen tijdens spontane, niet-gestimuleerde QRS-complexen. Deze 'postpacing'-ST-T-afwijkingen (zie ▶ par. 9.6 en ◘ Figuur 9.10) ontstaan meestal wanneer de ventrikel gedurende 24 uur of langer gestimuleerd wordt. Deze ST-T-afwijkingen kunnen gedurende twee tot zes weken na beëindiging van de stimulatie blijven bestaan. Herkenning van dit beeld is van belang ter voorkoming van een verkeerde interpretatie van onder andere myocardischemie. Beoordeling van de repolarisatie tijdens inspanningsonderzoek om myocardischemie te ontdekken, is bij patiënten met een ventriculaire PM uitgesloten wegens de gestoorde repolarisatie door de ventriculaire stimulatie.

## Literatuur

1. Priori SG, Blomström-Lundqvist C, Mazzanti A, Blom N, Borggrefe M, Camm J, Elliott PM, Fitzsimons D, Hatala R, Hindricks G, Kirchhof P, Kjeldsen K, Kuck KH, Hernandez-Madrid A, Nikolaou N, Norekvål TM, Spaulding C, Van Veldhuisen DJ. 2015 ESC Guidelines for the management of patients with ventricular arrhythmias and the prevention of sudden cardiac death: The Task Force for the Management of Patients with Ventricular Arrhythmias and the Prevention of Sudden Cardiac Death of the European Society of Cardiology (ESC). Endorsed by: Association for European Paediatric and Congenital Cardiology (AEPC). Eur Heart J. 2015;36:2793-867
2. Kay G.Neal. Basic concepts of pacing. Ellenbogen K AaWME, editor. Cardiac pacing and ICDs, Fourth Edition, 47-121. 2005. Blackwell Publishing Inc, USA.
3. Link MS, Hellkamp AS, Estes NA, III, Orav EJ, Ellenbogen KA, Ibrahim B, et al. High incidence of pacemaker syndrome in patients with sinus node dysfunction treated with ventricular-based pacing in the Mode Selection Trial (MOST). J Am Coll Cardiol 2004;43:2066-71.
4. van Hemel NM, Holwerda KJ, Slegers PC, Spierenburg HA, Timmermans AA, Meeder JG, et al. The contribution of rate adaptive pacing with single or dual sensors to health-related quality of life. Europace 2007;9:233-8.
5. Brignole M, Auricchio A, Baron-Esquivias G, Bordachar P, Boriani G, Breithardt OA, et al. 2013 ESC Guidelines on cardiac pacing and cardiac resynchronization therapy: the Task Force on cardiac pacing and resynchronization therapy of the European Society of Cardiology (ESC). Developed in collaboration with the European Heart Rhythm Association (EHRA). Eur Heart J 2013;34:2281-329.
6. Bernstein AD, Daubert JC, Fletcher RD, Hayes DL, Luderitz B, Reynolds DW, et al. The revised NASPE/BPEG generic code for antibradycardia, adaptive-rate, and multisite pacing. North American Society of Pacing and Electrophysiology/British Pacing and Electrophysiology Group. Pacing Clin Electrophysiol 2002;25:260-4.
7. Rodriguez-Falces J. A novel approach to teach the generation of bioelectrical potentials from a descriptive and quantitative perspective. Adv Physiol Educ 2013;37:327-36.
8. de Voogt WG, van MR, Scheffer M, van Miltenburg van Zijl AJ, Elhendy AA. Electrocardiographic characteristics in low atrial septum pacing. J Electrocardiol 2005;38:166-70.
9. Chiladakis J, Kalogeropoulos A, Zagkli F, Chouchoulis K. Effect of heart rate on the intrinsic and the ventricular-paced QRS duration. J Electrocardiol 2015;48:689-95.
10. Barold SS, Herweg B. Usefulness of the 12-lead electrocardiogram in the follow-up of patients with cardiac resynchronization devices. Part I. Cardiol J 2011;18:476-86.
11. M.O.Sweeney. Cardiac Resynchronization Therapy. 415-466. 2005. Blackwell Publishing. Cardiac Pacing and ICDs Fourth Edition. K.A.Ellenbogen and M.A.Ward. Cardiac Pacing andICDs Fourth Edition. K.A.Ellenbogen and M.A.Ward.
12. Barold SS, Herweg B. Usefulness of the 12-lead electrocardiogram in the follow-up of patients with cardiac resynchronization devices. Part II. Cardiol J 2011;18:610-24.

# Richtlijnen voor de beoordeling en de betekenis van het ECG voor zorg en beleid

Beoordeling van het ECG vereist een systematische analyse van P-top, het QRS-complex en het ST-T-segment, hun onderlinge (tijd)relatie en de grootte en richting van deze ECG onderdelen. Deze aanpak leidt tot een beoordeling van het ECG van normaal tot pathologisch waarbij de gevonden afwijking een al dan niet zekere diagnose oplevert voor diverse hartziekten bij kinderen en volwassenen. Richtlijnen worden gegeven voor de beoordeling van het ECG bij sporters en atleten, personen met mogelijke cardiogenetische afwijkingen en kinderen en adolescenten. Ook wordt informatie geboden wat de beste methode is om bij verdenking op duizeligheid en/of syncope en ritmestoornissen langdurige ECG-registratie te verrrichten.

12.1 Algemene richtlijnen voor de beoordeling van het ECG – 302

12.2 Beoordeling van het ECG van sporters – 305

12.3 Beoordeling van het ECG bij verdenking op cardiogenetische afwijkingen – 305

12.4 De bijdrage van het ECG in de kindergeneeskunde – 307

12.5 De betekenis van langdurige ECG registratie voor de detectie van ritmestoornissen – 308

Literatuur – 309

## 12.1 Algemene richtlijnen voor de beoordeling van het ECG

Een systematische analyse van het ECG is van essentieel belang om tot een juiste beoordeling ervan te komen. De systematiek van de beoordeling wordt hieronder puntsgewijs weergegeven met een korte toelichting:

1. Kijk alvorens met de beoordeling te beginnen naar de leeftijd en het geslacht van de patiënt en – indien voorhanden – de indicatie voor het maken van het ECG. Deze gegevens zijn onmisbaar bij de beoordeling van het ECG. Jeugdige patiënten (< 25 jaar) kunnen leeftijdgerelateerde ECG-patronen vertonen zoals bijvoorbeeld het precordiale QRS-voltage dat vaak hoger is dan bij volwassenen. Ook zijn bepaalde aandoeningen leeftijdgerelateerd; een infarctpatroon zal op jonge leeftijd eerder een pseudo-infarct suggereren dan een echt infarct. Vrouwen hebben als regel lagere precordiale QRS-voltages,[1] waardoor de voltagecriteria voor linkerventrikelhypertrofie gemaskeerd kunnen worden; ook vertonen zij vaker aspecifieke veranderingen in het ST-T-segment.
2. Bepaal de oorsprong en de frequentie van het hartritme. Richtlijnen hiervoor worden gegeven in ▶ par. 5.11.
3. Bepaal het PQ-interval en stel vast of dit normaal of verlengd is, of te kort, zoals bij WPW-patroon.
4. Bepaal de stand van de elektrische hartas in het frontale vlak. Zie hiervoor ▶ par. 3.5 tot en met 3.7.
5. Beoordeel de vorm, de breedte en het voltage van de P-toppen in de extremiteitsafleidingen en in de afleidingen V1, V2 en V6. Ga na of wordt voldaan aan de criteria voor rechter- of linkerboezemdilatatie of een aspecifieke intra-atriale geleidingsstoornis (P-toppen genotcht of te breed, maar voldoen niet aan de criteria voor linkerlinkeratriumdilatatie). Zie hiervoor ▶ par. 7.2 en ▶ 7.3.
6. Beoordeel de configuratie van het QRS-complex, eerst in de extremiteitsafleidingen en daarna in de precordiale afleidingen. Bepaal vervolgens de breedte van het QRS-complex in de extremiteitsafleidingen. Kies hiervoor bij een meer-kanaals-ECG de afleidingen waarin het vroegste begin en het laatste einde van het QRS-complex het duidelijkst zichtbaar zijn of kies de afleiding met het breedste QRS-complex. Let er bij de beoordeling van de vorm van het QRS-complex vooral op of er in de afleidingen I, aVL en V6 een normale 'septum q' aanwezig is. Het ontbreken hiervan wijst op een mogelijk abnormale activatie van het ventrikelseptum, hetgeen een aanwijzing kan zijn voor fibrose van het septum of een linkerbundeltakblok (▶ par. 4.5.2). Let tevens op eventuele kenmerken van een doorgemaakt hartinfarct (zie ▶ Tabel 6.4), een bundeltakblok (zie ▶ par. 4.5) of het WPW-patroon (zie ▶ par. par. 5.5.1).
7. Beoordeel en meet zo nodig het voltage van de QRS-complexen, zowel in de extremiteitsafleidingen als in de precordiale afleidingen en ga na of deze voldoen aan de criteria voor rechter- of linkerventrikel (zie respectievelijk ▶ par. 7.5 en ▶ par. 7.6).
8. Beoordeel het ST-segment zowel in de extremiteitsafleidingen als in de precordiale afleidingen en noteer of er sprake is van een depressie of elevatie van het ST-segment. Houd er rekening mee dat het ST-segment in de afleidingen V1 en V2 normaal tot 2 mm (0,2 mV) geëleveerd kan zijn ten opzichte van het einde van het PQ-segment. Let ook op de vorm van het ST-segment: oplopend, horizontaal, aflopend of naar boven concaaf bij ST-depressies, en naar boven concaaf of convex bij ST-elevaties. De vorm van een ST-depressie of -elevatie kan een aanwijzing leveren over de oorzaak, zie bijvoorbeeld myocardischemie (▶ Tabel 6.1), pericarditis (▶ par. 9.1), Brugada-syndroom (▶ par. 8.3) en digitaliseffect (▶ par. 9.8).

9. Beoordeel de vorm en het voltage van de T-toppen in de extremiteitsafleidingen en in de precordiale afleidingen. Een geïsoleerde negatieve T-top in III en/of V1 is normaal. Een iso-elektrische en vooral negatieve T-top in I en/of V4-V6 is altijd een abnormale bevinding.
10. Meet het QT-interval zoals aangegeven in ▶ par. 8.2.1 en ◯ Figuur 3.2 en ◯ Figuur 8.1 en bereken de QTc-tijd of lees deze af uit een tabel of van een ECG-liniaal.
11. Beoordeel de U-golven. Dit gaat het gemakkelijkst in de afleidingen V2-V5. Let er vooral op of deze opvallend hoog of juist negatief zijn. Hoog-positieve U-golven kunnen een uiting zijn van hypokaliëmie of digitaliseffect. Negatieve U-golven zijn altijd abnormaal en worden gezien bij myocardischemie, hypertensie of een hemodynamisch belangrijk kleplijden.

*Conclusie:* geef aan de hand van de bevindingen onder de punten 2-11 een oordeel over het ECG als geheel in termen van: normaal/binnen normale grenzen, borderline of abnormaal/pathologisch. Indien aan specifieke kenmerken wordt voldaan, wordt (worden) een of meer diagnoses afgegeven. De mate van waarschijnlijkheid van zo'n ECG-diagnose kan worden geformuleerd in termen als: mogelijk, verenigbaar met, waarschijnlijk of zeker.

In elk van de genoemde componenten kunnen zich meer of minder uitgesproken afwijkingen voordoen, waardoor het ECG in verschillende categorieën – variërend van (nog) normaal tot abnormaal of pathologisch – kan worden geclassificeerd.

Bij de interpretatie van een normaal of abnormaal ECG verdient een aantal punten de aandacht:
1. Een normaal ECG-patroon sluit structurele cardiale pathologie niet uit (vals-negatieve bevinding). Het ECG is vooral ongevoelig voor de detectie van ventrikelhypertrofie. Dit geldt ook voor de detectie van coronarialijden wanneer de patiënt op het moment van registratie van het ECG, geen klachten heeft. Een normaal ECG sluit ook niet uit dat betrokkene drager is van de erfelijke aanleg van een primair aritmiesyndroom. Dit geldt voor het lang QT-syndroom, Brugada-syndroom, vroege repolarisatiesyndroom, en zeker voor CPVT, waar een inspanningsonderzoek nodig is om het beeld te ontmaskeren, zie ▶ H. 8.
2. Een abnormaal of pathologisch ECG betekent niet noodzakelijkerwijs dat er sprake is van structurele cardiale pathologie (vals-positieve bevinding). Dit geldt vooral voor aspecifieke afwijkingen van het ST-T-segment.
3. Het normale ECG-patroon is niet statisch. Er kunnen aanzienlijke dag-tot-dag variaties in het patroon optreden. Dit geldt voor zowel de QRS-voltages als de voltages van het ST-segment en de T-top. Er bestaat dus een zekere spreiding in het normale ECG-patroon, zowel binnen hetzelfde individu als tussen individuen, waarbij leeftijd, geslacht, ras en lichaamsbouw een rol spelen. Het bovenstaande geldt met name voor alle primaire aritmiesyndromen.
4. De klinisch gebruikelijke classificatie van een ECG aan de hand van de elektrocardiografische bevindingen in een van de categorieën: normaal of binnen normale grenzen, borderline en abnormaal of pathologisch, heeft vooral tot doel om een selectie te maken van ECG-afwijkingen, die wel of geen aanvullend onderzoek rechtvaardigen. De uiteindelijke interpretatie van de ECG-bevindingen kan niet zonder alle relevante klinische bevindingen.

## 2014 ECG criteria voor onderscheid tussen normaal en afwijkend ECG bij sporters[3]

**a**

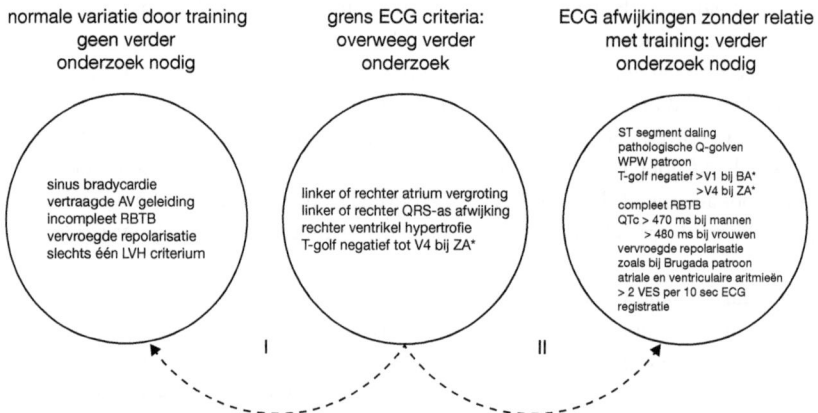

**normale variatie door training geen verder onderzoek nodig**
- sinus bradycardie
- vertraagde AV geleiding
- incompleet RBTB
- vervroegde repolarisatie
- slechts één LVH criterium

**grens ECG criteria: overweeg verder onderzoek**
- linker of rechter atrium vergroting
- linker of rechter QRS-as afwijking
- rechter ventrikel hypertrofie
- T-golf negatief tot V4 bij ZA*

**ECG afwijkingen zonder relatie met training: verder onderzoek nodig**
- ST segment daling
- pathologische Q-golven
- WPW patroon
- T-golf negatief >V1 bij BA*
- >V4 bij ZA*
- compleet RBTB
- QTc > 470 ms bij mannen
- > 480 ms bij vrouwen
- vervroegde repolarisatie zoals bij Brugada patroon
- atriale en ventriculaire aritmieën
- > 2 VES per 10 sec ECG registratie

I - Indien uitsluitend 1 criterium aanwezig is.
II - Bij 2 of meer criteria van de grenscriteria: verder onderzoek nodig.

BA = blanke atleet, ZA = zwarte atleet

**b**

### European Society of Cardiology ECG criteria voor sporters

| ESC groep 1: ECG afwijking door training: | ESC groep 2: ECG groep zonder relatie met training |
|---|---|
| sinus bradycardie | T-top omkering |
| vertraagde AV geleiding | ST-segment verlaging |
| incompleet RBTB | pathologische Q-golven |
| vervroegde repolarisatie patroon | vergroting linker of rechter atrium |
| slechts een enkel LVH criterium aanwezig | linker as deviatie, linker anterior hemiblok |
| | rechter as deviatie, linker posterior hemiblok |
| | rechter kamer hypertrofie |
| | WPW syndroom |
| | compleet LBTB, RBTB |
| | long QT. 440 ms bij mannen, > 460 ms bij vrouwen |
| | kort QT interval < 380 ms |
| | Brugada beelden met vervroegde repolarisatie |
| | atriale en ventriculaire ritmestoornissen |

**c**

### Seattle criteria voor abnormaal ECG bij sporters

| | | |
|---|---|---|
| T-top omkering > V2 bij BA* en > V4 bij ZA* | linker of rechter atrium vergroting | kort QT interval < 320 ms |
| ST-segment daling | RV hypertrofie patroon | Brugada patroon |
| pathologische Q-golven | WPW patroon | sinus bradycardie: 30/m |
| compleet LBTB | QT > 470 ms bij mannen en > 480 ms bij vrouwen | atriale tachyaritmie |
| intraventriculaire geleidingsvertraging, ieder QRS > 140 ms | | VES |
| linker as deviatie | | ventriculaire tachyaritmie |

BA = blanke atleet, ZA = zwarte atleet

**Figuur 12.1** ECG-criteria voor het onderscheid tussen normale en abnormale sport-gerelateerde bevindingen.

## 12.2 Beoordeling van het ECG van sporters

Het ECG van sporters kan belangrijk afwijken van een 'normaal' ECG maar daarmee is er nog geen sprake van pathologie. Het hoge inspanningsniveau leidt tot aanpassingen van het hart die niet direct als afwijkend moeten worden beschouwd. Zo zijn bijvoorbeeld een bradycardie (sinusritme < 50/m) en enige verdikking van de hartspier fysiologische effecten van intensieve sportbeoefening. In de afgelopen decennia is er veel werk verricht om een onderscheid te kunnen maken in het ECG van sporters tussen normale adaptatie aan het hoge inspanningsniveau en onmiskenbare afwijkingen.[2-4] Daarbij dient ook rekening gehouden te worden dat bepaalde kenmerken veel vaker voorkomen bij zwarte dan bij blanke atleten. Bovendien geldt dat de normaalwaarden van bijvoorbeeld de ventriculaire wanddikte verschillen tussen de diverse menselijke rassen: de normaalwaarden hebben met name bij zwarte atleten een hogere grens.

◘ Figuur 12.1 toont de belangrijkste criteria die zijn opgezet om het normale sportgerelateerde ECG te onderscheiden van een ECG dat afwijkt bij sporters. Achtereenvolgens van beneden naar boven zijn hier weergegeven de Seattle-criteria (panel C), de ESC-criteria (European Society of Cardiology) (panel B) en de meest recente criteria uit 2014: 'refined criteria', panel A. De laatste combinatie van criteria (zie boven ◘ Figuur 12.1, panel A) lijkt de hoogste sensitiviteit en specificiteit te hebben om het normale ECG van het afwijkende ECG te kunnen onderscheiden. Daarbij werd het verschil tussen atleten met en zonder een hypertrofische cardiomyopathie bestudeerd.[3] In het algemeen kunnen bij sporters de volgende kenmerken als normaal worden geaccepteerd: sinusbradycardie < 50/m, vertraagde AV-geleiding < 300 ms, incompleet rechterbundeltakblok, vroege repolarisatie, en geïsoleerde QRS-voltage-criteria voor linkerventrikelhypertrofie.

## 12.3 Beoordeling van het ECG bij verdenking op cardiogenetische afwijkingen

Als een erfelijke ritmestoornis wordt vermoed bepaalt de combinatie van symptomen, en vooral de uitlokkende factor voor de symptomen en enkele ECG-kenmerken de diagnostische overwegingen. ◘ Figuur 12.2 toont diverse uitlokkende factoren zoals inspanning, emotie, een sterk geluid, rust, zwemmen en/of duiken en koorts. Bij elke uitlokkende factor wordt vervolgens naar het ECG gekeken: in de eerste plaats naar de QTc-tijd (verlengd of niet) en daarna naar meer specifieke ECG-kenmerken als de vorm van het ST-segment of het optreden van ritmestoornissen. De combinatie van deze bevindingen leidt tot een potentiële genetische diagnose die dan met genetisch (DNA-)onderzoek bevestigd zal moeten worden. Bedenk dat zonder een positief genetisch resultaat bijvoorbeeld de diagnose lang QT-syndroom type 1 niet kan worden gesteld en andersom, dat zonder een genetische diagnose de diagnose LQTS niet kan worden verworpen. Voor meer details verwijzen wij naar ► H. 8 waar de verschillende ziektebeelden en hun elektrocardiografische patronen en specifieke ritmestoornissen worden beschreven.

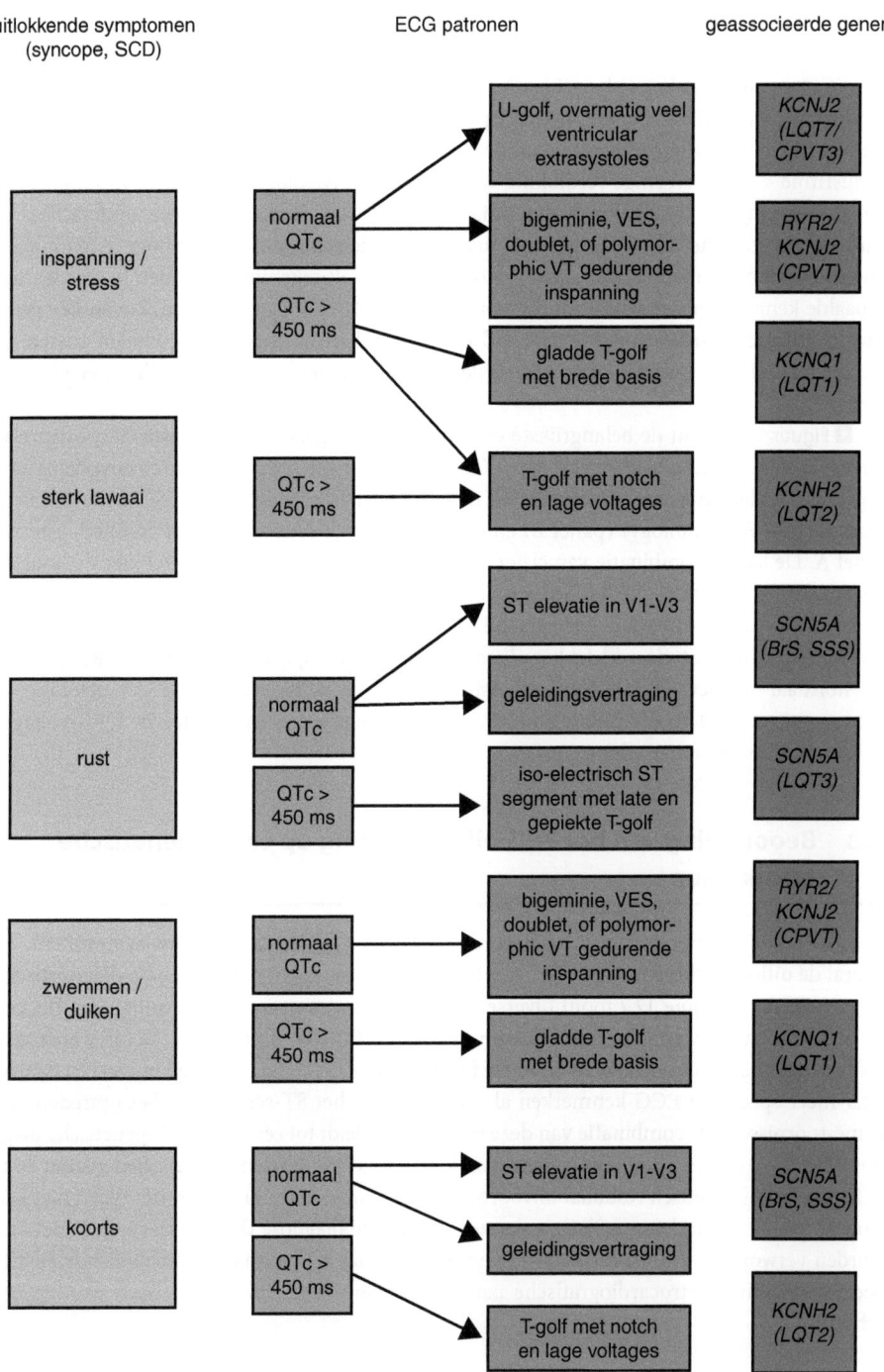

◘ Figuur 12.2  Relatie tussen uitlokkende factoren, ECG-bevindingen en cardiogenetische afwijkingen.

## 12.4 De bijdrage van het ECG in de kindergeneeskunde

Een ECG bij kinderen wordt in het merendeel van de gevallen geregistreerd wegens de verdenking op een aangeboren hartafwijking (AHA). Deze diagnose wordt meestal vermoed op grond van klinische symptomen of wegens een hartgeruis bij het routine lichamelijk onderzoek op het consultatiebureau. Het ECG kan in die gevallen belangrijke aanwijzingen geven over het type en de ernst van de afwijking (zie ▶ H. 10). Het ECG is niet gevoelig genoeg om te gebruiken als screeningsmethode voor de detectie van aangeboren hartafwijkingen. Andere veelvoorkomende indicaties voor ECG-diagnostiek bij kinderen staan vermeld in ◘ Tabel 12.1.

| ◘ Tabel 12.1 Veelvoorkomende indicaties voor ECG-diagnostiek bij kinderen |
|---|
| Diagnose en behandeling van aangeboren hartafwijkingen |
| Diagnose en behandeling van ritmestoornissen |
| Diagnose en behandeling ziekte van Kawasaki, myocarditis, pericarditis |
| Syncope, cyanotische aanvallen (zuigelingen) |
| Evaluatie pijn op de borst (bijna nooit een cardiale oorzaak bij kinderen) |
| Familiescreening erfelijke hartziekten |
| Elektrolytstoornissen |
| Geneesmiddelintoxicatie |

Door de toename van familiescreening wordt de diagnostiek naar erfelijke ritmestoornissen en cardiomyopathieën steeds vaker op de kinderleeftijd uitgevoerd. Een goede kennis van het normale pediatrische ECG is hierbij van belang.

Het ECG bij kinderen verschilt heel sterk van het ECG bij volwassenen en verandert van de geboorte tot aan de adolescentie. In de eerste levensjaren neemt de fysiologische rechterventrikelhypertrofie snel af en neemt de LV-dominantie toe. Dit leidt tot geleidelijke veranderingen van de QRS-as, de QRS-voltages en de T-toppen in de rechter precordiale afleidingen. Als gevolg van groei van het hart neemt de hartfrequentie af en nemen PR-interval, QRS-voltages en QRS-duur toe. Bij de beoordeling van een pediatrisch ECG is het daarom belangrijk om de leeftijd van het kind te kennen en referentietabellen met normaalwaarden[5] te raadplegen (zie ▶ Tabel 10.1 t/m 10.6). De belangrijkste ECG-kenmerken van het normale ECG op de verschillende leeftijden zijn samengevat in ◘ Tabel 12.2.

| Tabel 12.2 Kenmerken van het normale pediatrische ECG per leeftijdsgroep | |
|---|---|
| **Pasgeborene** | **Leeftijd 1 week - 1 maand** |
| Rechter asdeviatie (tot +180°)<br>Hoge R in V1, diepe S in V6<br>R/S-ratio > 1 in V1,V2<br>Lage QRS-voltages extremiteitsafleidingen<br>Lage T-top-voltages<br>T-top in V1 positief (tot 3$^e$ dag) | Rechter asdeviatie persisteert<br>R- toppen dominant V1-V3<br>Diepe S in V6<br>T-top negatief in V1<br>T-top-voltages worden hoger in de extremiteits-afleidingen |
| **Leeftijd 1 maand - 6 maanden** | **Leeftijd 6 maanden - 3 jaar** |
| QRS-as draait naar links (< +120°)<br>R-top dominant in V1<br>R/S-ratio V2 ongeveer 1<br>RSR'-patroon in V1 normaal<br>Hoge QRS-voltages precordiale afleidingen<br>T-toppen negatief in de rechter precordiale afleidingen (V1, V2, V3) | QRS-as meestal < +90°<br>R-top dominant in V6<br>R/S in V1 circa 1 of lager<br>RSR' in V1 normaal<br>QRS-voltages blijven hoog precordiaal<br>T-toppen in de rechter precordiale afleidingen blijven negatief |
| **Leeftijd 3 jaar - 8 jaar** | **Leeftijd 8 jaar - 16 jaar** |
| QRS-as < +90°<br>QRS-progressie precordiaal als bij volwassenen: dominante S in V1, dominante R in V6<br>RSR' in V1 verdwijnt<br>QRS-voltages blijven hoog precordiaal<br>Hoge Q-golf in V5-V6 (< 0,5 mV)<br>T-toppen blijven negatief in V1 en V2 (V3) | QRS-as als bij volwassenen<br>QRS-progressie als bij volwassenen<br>R-top in V1, V2 neemt verder af<br>QRS-voltages precordiaal als bij volwassenen<br>T-top in V1, V2 (V3) worden positief |

## 12.5 De betekenis van langdurige ECG registratie voor de detectie van ritmestoornissen

In de afgelopen decennia zijn diverse diagnostische methoden voor het opsporen van ritme- en geleidingsstoornissen met langdurige ECG-registratie ter beschikking gekomen. Rond 1975 kwam de een- en later de meer-kanaals (tot 12-kanaals)-Holterregistratie[6] ter beschikking, gevolgd door de bed-side langdurige monitoring op de hartbewaking en intensive care-afdelingen. In de regel zal een Holter-registratie 24 of 48 uur bedragen, maar langere registraties met of zonder event-knop zijn ook mogelijk. Tegen het eind van de jaren 90 kwam de implanteerbare 'loop'-recorder met of zonder door de drager geactiveerde momentane opslag ('event recorder')[7] ter beschikking. Ook de geheugens ('memories' en 'storage') van implanteerbare cardiale elektrische apparatuur zoals pacemakers, ICD en cardiale (ventriculaire) resynchronisatie kunnen helpen om een aritmie te documenteren of de oorzaak van duizeligheid en/of syncope vast te leggen. Telefonische 'Remote monitoring' met gebruik van het internet van geïmplanteerde elektronische cardiale apparatuur als PM, ICD en ICD/CRT is onmisbaar gebleken voor het tijdig opsporen van falen van deze elektrische apparaten. De hedendaagse smartphones bieden ook de mogelijkheid voor registratie en transmissie van het hartritme. Het *doel* van al deze apparatuur is om klachten te correleren met eventuele ritme- of geleidingsstoornissen. De *keuze* van deze diagnostische mogelijkheden hangt af van de frequentie van de klachten en van het profiel van de patiënt zoals leeftijd, mentale toestand, mobiliteit, familiegeschiedenis

◘ Tabel 12.3 Methoden voor langdurige ECG-registratie

| Klacht | Frequentie van klachten | Type ECG-monitoring |
| --- | --- | --- |
| Duizeligheid/syncope en/of hartkloppingen | dagelijks | 24 uur Holter, in-hospital telemetrische monitoring |
| | iedere 2-3 dagen | 48-72 uur Holter, in-hospital telemetrische monitoring |
| | iedere week | 7 dagen Holter of externe loop-recorder |
| | iedere maand | 14-30 dagen externe loop-recorder |
| | > een maand | implanteerbare loop-recorder |

enzovoorts. ◘ Tabel 12.3 geeft aanwijzingen voor de meest geschikte diagnostische mogelijkheden,[8] waarbij de indicatie voor gebruik van de hedendaagse smartphone nog nauwkeurig gedefinieerd moet worden. De toepassing hiervan lijkt zeer geschikt voor paroxysmaal atriumfibrilleren maar uiteraard niet voor onderzoek van de reden voor duizeligheid en/of syncope.

## Literatuur

1. Rijnbeek PR, van HG, Bots ML, Man S, Verweij N, Hofman A, Hillege H, Numans ME, Swenne CA, Witteman JC, Kors JA. Normal values of the electrocardiogram for ages 16-90 years. J Electrocardiol 2014;47:914-921.
2. Corrado D, Pelliccia A, Heidbuchel H, Sharma S, Link M, Basso C, Biffi A, Buja G, Delise P, Gussac I, Anastasakis A, Borjesson M, Bjornstad HH, Carre F, Deligiannis A, Dugmore D, Fagard R, Hoogsteen J, Mellwig KP, Panhuyzen-Goedkoop N, Solberg E, Vanhees L, Drezner J, Estes NA, III, Iliceto S, Maron BJ, Peidro R, Schwartz PJ, Stein R, Thiene G, Zeppilli P, McKenna WJ. Recommendations for interpretation of 12-lead electrocardiogram in the athlete. Eur Heart J 2010;31:243-259.
3. Drezner JA, Ackerman MJ, Anderson J, Ashley E, Asplund CA, Baggish AL, Borjesson M, Cannon BC, Corrado D, DiFiori JP, Fischbach P, Froelicher V, Harmon KG, Heidbuchel H, Marek J, Owens DS, Paul S, Pelliccia A, Prutkin JM, Salerno JC, Schmied CM, Sharma S, Stein R, Vetter VL, Wilson MG. Electrocardiographic interpretation in athletes: the 'Seattle criteria'. Br J Sports Med 2013;47:122-124.
4. Sheikh N, Papadakis M, Ghani S, Zaidi A, Gati S, Adami PE, Carre F, Schnell F, Wilson M, Avila P, McKenna W, Sharma S. Comparison of electrocardiographic criteria for the detection of cardiac abnormalities in elite black and white athletes. Circulation 2014;129:1637-1649.
5. Rijnbeek PR, Witsenburg M, Schrama E, Hess J, Kors JA. New normal limits for the paediatric electrocardiogram. Eur Heart J 2001;22:702-711.
6. Hoefman E, Bindels PJ, van Weert HC. Efficacy of diagnostic tools for detecting cardiac arrhythmias: systematic literature search. Neth Heart J 2010;18:543-551.
7. Brignole M, Vardas P, Hoffman E, Huikuri H, Moya A, Ricci R, Sulke N, Wieling W, Auricchio A, Lip GY, Almendral J, Kirchhof P, Aliot E, Gasparini M, Braunschweig F, Lip GY, Almendral J, Kirchhof P, Botto GL. Indications for the use of diagnostic implantable and external ECG loop recorders. Europace 2009;11:671-687.
8. Brignole M, Auricchio A, Baron-Esquivias G, Bordachar P, Boriani G, Breithardt OA, Cleland J, Deharo JC, Delgado V, Elliott PM, Gorenek B, Israel CW, Leclercq C, Linde C, Mont L, Padeletti L, Sutton R, Vardas PE, Zamorano JL, Achenbach S, Baumgartner H, Bax JJ, Bueno H, Dean V, Deaton C, Erol C, Fagard R, Ferrari R, Hasdai D, Hoes AW, Kirchhof P, Knuuti J, Kolh P, Lancellotti P, Linhart A, Nihoyannopoulos P, Piepoli MF, Ponikowski P, Sirnes PA, Tamargo JL, Tendera M, Torbicki A, Wijns W, Windecker S, Kirchhof P, Blomstrom-Lundqvist C, Badano LP, Aliyev F, Bansch D, Baumgartner H, Bsata W, Buser P, Charron P, Daubert JC, Dobreanu D, Faerestrand S, Hasdai D, Hoes AW, Le Heuzey JY, Mavrakis H, McDonagh T, Merino JL, Nawar MM, Nielsen JC, Pieske B, Poposka L, Ruschitzka F, Tendera M, Van Gelder IC, Wilson CM. 2013 ESC Guidelines on cardiac pacing and cardiac resynchronization therapy: the Task Force on cardiac pacing and resynchronization therapy of the European Society of Cardiology (ESC). Developed in collaboration with the European Heart Rhythm Association (EHRA) 1. Eur Heart J 2013;34:2281-2329.

# Register

## A

AAIR 291
aangeboren hartafwijkingen 271
aberrante geleiding 69
- acceleratie-afhankelijke vorm 70
- deceleratie- of bradycardie-afhankelijke vorm 70
- kenmerken 143
abnormaal automatisme 78
abnormale pulmonaal-veneuze drainage 273
absoluut refractaire periode (ARP) 18
accelerated idioventricular rhythm 127
accessoire bundel, lokalisatie 113
acetylcholine 15
acetylcholine-afhankelijke kaliumkanalen 15
achterste fasciculus 3, 34
achterste papillairspier 3
actiepotentiaal 12, 43
- duur 69
- endocardiale 169
- epicardiale 169
- fase 0 12
- fase 1 12
- fase 2 12
- fase 3 12
- fase 4 12
- monofasisch 17
- plateaufase 12
acute coronaire syndromen 166
acuut hartinfarct, diagnose 173
acuut myocardinfarct, lokalisatie 190
acuut niet-voorwandinfarct 177
acuut voorwandinfarct 175
Adams-Stokes-aanval 50, 152
adenosine 110, 156
advanced AV-block 50
afleidelektrode, afstand tot het hart 206
afleiding aVR 37
afleiding V4R 177, 199
ajmaline 231
amiodarone 255
Andersen-Tawil-syndroom 229
aneurysmavorming 190
angina pectoris, instabiele 166
annulus fibrosus 34
anode 287
antegrade richting 6
anterior fasciculus 3
anterograad blok 43

anti-aritmica 43, 50, 157, 230, 256
antidrome AVRT 142
aortastenose 280
- congenitale valvulaire 280
aritmogene rechterkamerdysplasie of cardiomyopathie (ARVD/C) 237
arrest 78
ASD-I 274
ASD-II 274
Ashman-fenomeen 69
asystolie 287
ATP 15
atria
- activatierichting 37
- repolarisatie 36
atriaal infarct 180, 187
atriale extrasystolen 93
atriale transportfunctie
- verlies van 150
atrio-Hisiaanse bundel 6
atrioventriculair septumdefect zie AVSD 273
atrioventriculaire (AV-)dissociatie 52
atrioventriculaire nodale re-entrytachycardie (AVNRT) 106
atrioventriculaire re-entry tachycardie zie AVRT 6
atrio-ventriculaire verbindingen (bypass) 5
atriumfibrilleren 101, 119, 187, 196
- idiopathisch 103
- met totaal AV-blok 102
- persisterend 103
- recent ontstaan 103
atriumflutter 78, 98
atriuminfarct 196
atriumseptumdefect (ASD) 55, 213, 274
atriumtachycardie 198
- klinische betekenis 97
- met AV-blok 255
- met blok 95
- multifocale 98
atropine 68
automatische cellen 2
autonoom zenuwstelsel 15, 85, 154
AV-blok
- congenitaal 53
- derdegraads 52, 72
- hooggradig 50
- lokalisatie 68
- postoperatief 273, 276
- totaal 52

- voortdurend 2-1-blok 50
AV-bundel
- extra linkszijdig postero-septaal gelegen 6
AV-dissociatie 52, 150
- complete 128
- mechanismen 72
AV-geleiding
- abnormaal vertraagd 45
- type verlenging 187
- vertraagd 264
AV-geleidingssysteem
- specifiek atrioventriculair 3
AV-geleidingstoornissen 193
AV-junction 84
AV-junctioneel ritme, versneld 105
AV-junctionele escapes en escaperitme 105
AV-junctionele extrasystolen 104
AV-junctionele ritmestoornissen 104
AV-junctionele tachycardie
- niet-paroxismale 106
AV-knoop 3
AV-knooparterie 4
AV-nodale re-entrytachycardie
- mechanisme 109
AVRT 6
- antidrome 118, 142
- orthodrome 116, 145
AVSD 273
- compleet 275
AV-verbinding
- accessoire 157
- concealed accessoire 120

## B

Bazett, formule van 29, 224
Becker, ziekte van 240
bèta-blokkers 50, 87, 91
Bezold-Jarischreflex 193
bi-atriale hypertrofie en vergroting 210
bidirectioneel blok 43
bifasciculair blok 64
bipolaire extremiteitsafleidingen volgens Einthoven 22
bipolaire stimulatie 287
bipolaire stimulatie-impulsen 295
biventriculaire hypertrofie 218
biventriculaire stimulatie 287
boezemfibrilleren 249
boezemflutter 100
bradycardie 77

brady-tachycardiesyndroom 90, 291
Brugada-syndroom 223, 231
bundel
- atrio-Hisiaans 6
- Mahaim- 6, 113
- maligne 119
- van His 3
- van Kent 5
bypass 5

## C

calciumantagonisten 50, 87, 91
calciumkanalen 14
cancellation 186
cannon waves 129, 152
capture 288
capture beats 198
cardiac memory 252
cardiale amyloidosis 237
cardiogene shock 192
cardiomyopathie
- aritmogene 237
- gedilateerde 236
- hypertrofische 235
- restrictieve 237
- tachycardie-geïnduceerde 103, 150
cardiovasculaire complicaties 218
cardiovertor 287
catecholaminerge polymorfe ventriculaire tachycardieën zie CPVT 223
caudocraniale atriale activatie 159
ccTGA 282
chaotisch atriumritme 98
chromosoom 7 234
chronotrope incompetentie 87
cirkeltachycardieën 110
clockwise rotation 212, 248
clockwise-rotation 34, 264
coarctatio aortae 280
compensatoire pauze 125
concealed conduction 73, 101
congenitaal AV-blok 53
congenitaal gecorrigeerde transpositie van de grote vaten (ccTGA) 282
connexines 16
contractiele werkmyocardcellen 2
coronairspasme 184
counterclockwise-rotation 34, 264
CPVT 223, 232

craniocaudale atriale activatie 159
crochetage 274
CRT-D 293
CRT-P 293
CX-afsluiting 177, 187
cycluslengte 69

## D

DAD 79, 199
DDDR 291
decremental conduction 43
defibrillator 287
delayed afterdepolarizations zie DAD 79
delayed rectifier 14, 226
delta-golf 113
depolarisatie 12
depolariserende stroom 43
diastole 15
digitalis 50
digitalisintoxicatie 255
diltiazem 156
dipolen 19
Down, syndroom van 275
drempelpotentiaal 15
driecomponentenmodel 82
drie-taks vaatlijden 172
dual AV conduction 7
Duchenne, ziekte van 240
ductus arteriosus 273
duikreflex 155

## E

EAD 79
early afterdepolarisations zie EAD 79
Ebstein, ziekte van 280, 281, 283
ECG
- ACM 238
- ambulante registratie 153
- aortastenose 281
- ASD-I 274
- ASD-II 274
- atriale laagseptale stimulatie 295
- AVSD 271
- BVH 273
- ccTGA 283
- chronische atriale stimulatie 295
- classificatie 39
- compleet AVSD 276

- diagnose 303
- diagnostiek bij kinderen 307
- golfvormen 28
- Holter-registratie 153
- inspannings- 153
- juveniel patroon 39
- kenmerken 38
- langdurige registratie 308
- normaal 37
- op verschillende leeftijden 307
- pediatrisch 262, 307
- pulmonalisstenose 280
- referentiewaarden pediatrisch 262
- registratiesnelheid 31
- sporters 305
- systematische analyse 302
- tekenen van reperfusie 197
- TGA 279
- tijdsintervallen 28
- tricuspidalisatresie 278
- TvF 276
- verdenking op cardiogenetische afwijkingen 305
echo-extrasystole 109
ectopische foci 2
eenrichtingsblok 43
eerste harttoon 152
effectief refractaire periode (ERP) 18
Einthoven
- bipolaire extremiteitsafleidingen volgens 22
- regel van 23
Eisenmenger-syndroom 273
elektrische alternans 246
elektrobiomarker 198
elektroden, positie op de borst 37
elektrogram 11, 167
elektrolytstoornissen 253
endocardiale stimulatie 287
end-of-T-method 223
entrance block 43, 148
epicardiale stimulatie 287
escape-capture 146
escape-interval 77
escaperitme 52, 77
- atriaal 94
escapeslag 77
ESC-criteria (European Society of Cardiology) 305
event recorder 308
excitatie-contractiekoppeling 11, 14
excitatiefront 19
exitblok 43, 69, 148
exitgeleidingsstoornissen 256

extracellulaire stroom 16
extrasystole 77
- atriale 93
- geïnterpoleerde ventriculaire 126
- monomorfe 94
- monomorfe ventriculaire 126
- multiforme 94, 126
- polymorfe 94, 126
- uniforme 94
- ventriculaire 125
extreme rechtsas 172
extremiteitsafleidingen VR, VL en VF 23

# F

fasciculus anticus-blok 195
fase 3-blok 69
fase van snelle repolarisatie 12
fase-4-depolarisatie 15
fibrillatie 78
fibro-elastose, endocardiale 280
flecaïnide 231, 256
foetale circulatie 262
formule van Bazett 29, 224
founder mutatie 234
frontale hartas
- extreem naar rechts gedraaide elektrische hartas 32
- horizontale positie 32
- intermediaire stand 32
- naar links gedraaide elektrische hartas 32
- naar rechts gedraaide elektrische hartas 32
- normale stand 32
- verticale stand 32
functioneel bundeltak- of fasciculairblok 69
fusiecomplex 113, 129
fusieslagen 198
fusion beats 198

# G

gain-of-functie-effect 230
gangmakercellen 2, 11
gap-junctionkanalen 17, 43
gecorrigeerde transpositie 62
geïsoleerde Q in III 190
geleidingsratio 44
geleidingsstoornissen
- AV- 68
- bij acute ischemie 192

- hemodynamisch effect 150
- in de proximale voorste en achterste fasciculus 64
- indeling 43, 44
- intraventriculair 54
- mechanismen 43
- niet-specifiek intraventriculair 66
- postoperatieve 271
geleidingsvertraging 43
- intra-atriaal 45
geneesmiddelen 48
getriggerde activiteit 79, 199
giant T-waves 191
Goldberger, unipolaire extremiteitsafleidingen volgens 22

# H

hart
- normaal activatiepatroon 34
- repolarisatie 36
hartafwijkingen
- aangeboren 271
- cyanotische 276
- univentriculaire 273, 276
hartas, positie in het horizontale vlak 34
hartfrequentie 69
hartklepstenose 279
hartritme
- analyse 158
- bepalen van de oorsprong 158
- variabiliteit 85
hartritmestoornissen
- anamnese 151
- erfelijke 223
hersenletsels, acute 250
high degree AV-block 50
His, bundel van 3
Holter-registratie 308
hoofdstamstenose 172
- ECG 172
hooggradig of voortgeschreden AV-blok 50
hypercalciëmie 254
hyperkaliëmie 253
hyperpolarisatie 15
hypocalciëmie 254
hypokaliëmie 253
hypokaliëmische periodieke paralyse 229
hypothermie 249
hypothyreoïdie 91

# I

ICD 288
- inhibitie 289
idiopathisch kamerfibrilleren 136
idiopathische linkerkamertachycardie 157
idioventriculair ritme (AIVR)
- geaccelereerd 78, 198
- versneld 128
implanteerbare cardiovertor/defibrillator (ICD) 287
inappropriate sinustachycardia 86, 90
incessant sinustachycardia 86
incomplete compensatoire pauze 93, 94, 125
inspanningsonderzoek 165
interventriculaire septum
- ruptuur 192
intra-atriale geleidingsvertraging 45
intra-atriale re-entrytachycardieën 279
intracardiaal elektrofysiologisch onderzoek 158
intracellulair calcium 14
intracellulaire stroom 16
intrinsicoïde deflexie 28, 214, 215
intrinsieke deflexie 21, 28
ionkanalen 13, 226
ionpompen 15
ionuitwisselaars 15
ischemie
- duur 199
- ECG-patronen 167
- geleidingsstoornissen 192
- gradering ernst 181
- intermitterende 186
- stille 167
- subendocardiale 168, 169
- subendo-midmurale 186
- transmurale 168
- vector 168
- veranderingen buiten het ST-segment 187
- zonder ST-deviatie 186
ischemisch proces, ECG-indicatoren 199
ischemische ST-daling 165
ischemische ST-depressie 165
$I_f$ 15
$I_{K1}$ 14
$I_{Kr}$ 14, 226
$I_{Ks}$ 14, 226
$I_K$ 14
$I_{Na}$ 226

I<sub>TO</sub> (transient outward current) 14

## J

Jervell en Lange-Nielsen-syndroom 229
J-punt 28, 38, 165

## K

katheterablatie 110
kathodale stimulatie 287
kathode 287
Katz-Wachtel-fenomeen 273, 277
KCNE1-gen 229
KCNH2-gen 226
KCNQ1-gen 226, 229
Kent, bundels van 5
kikkerfenomeen 152
kinidine 255
klasse 1-challenge 231
klasse I-anti-aritmica 50
koorts 232
koppelingsinterval, kort 234
kort QT-tijdsyndroom zie SQTS 223

## L

laagstand van het diafragma 212
LAD (RDA)-syndroom 190
ladderdiagram 44, 45
LAFB 55, 61
LAH
- ECG-criteria 209, 210
lang QT-tijdsyndroom zie LQTS 223
late nadepolarisaties 80
latente pacemakers 2
LBTB 5, 57, 182, 236
- aberrantie 143
- compleet 59
- incompleet 59
leading circle-type re-entry 81
left anterior descending (LAD) 4
left rabbit ear-patroon 139
Lewis-diagram 44
limb-girdle muscular dystrophy 240
linker anterior hemiblok (LAH) 61
linker asdeviatie 62
linker posterior hemiblok (LPH) 63
linkerbundeltak 3
linkerbundeltakblok zie LBTB 57

linkerventrikelhypertrofie 62
- bij kinderen 267
links-rechts-shunt 273
LMNA-genmutatie 236, 240
local activation delay 238
longembolie 55, 248
longemfyseem 62, 212
longresectie 34
loop-recorder, implanteerbare 153
LPFB 63
LQTS 223, 227
- aangeboren 224
- type 1, 2 en 3 226
- type 2 230
- type 7 229
- type 8 229
- verworven 230
L-type calciumkanaal 14
LVH 214
- ECG-criteria 214

## M

macro-re-entrytachycardieën 110
Mahaim-bundel 6, 113
Mahaim-verbindingen 281
maligne bundel 119
meervatslijden 187
membraanpotentiaal 12
membraanstromen 13
memories 308
mengcomplex 113
mitralisklepstenose 212
mitralisstenose 213
Mobitz 1-blok 47, 264
Mobitz 2-blok 48, 194
monofasische actiepotentiaal (MAP) 17
mono-ventrikel 62
Mustard-operatie 279
MYBPC3-gen 235
myocardinfarct 166
- posterior-basaal 214
myocardischemie
- mechanismen 165
myocarditis, acute 248
myocardruptuur 192

## N

natrium-calciumuitwisselaar 15
natrium-kaliumpomp 15
natriumkanalen 14, 226

negatieve elektrode (kathode) 287
neurologische spierziekten 240
nierinsufficiëntie 255
niet-paroxismale AV-junctionele tachycardie (NPJT) 106
NOAC 103
nodoventriculaire verbinding 116
non-STEMI 168, 169
non-sustained aritmie 77

## O

obstructieve longziekten 213
ompolingsoperatie 279
onderkoeling 249
onderwandinfarct 48, 62
ontladingsfrequentie 15
ontstolling met vitamine K-antagonisten 103
Osborne-golven 249
overgangscomplex 38

## P

pacemaker
- biventriculaire 287
- biventriculaire implantatie 293
- cycluslengte 45
- ECG 287, 295
- gevoeligheid (sensitiviteit) 288
- identificatiecode 294
- indicaties voor implantatie 50, 291
- inhibitie 289
- latente 2
- parasystolische 147
- resetting 73
- subsidiaire 2
- subsidiaire (escape) 49
- syndroom 289
- tracking 289
pacemakercellen 2, 11
pacemakerstroom I<sub>f</sub> 15
papillairspier, ruptuur 192
parasympathisch zenuwstelsel 2
parasystolie 147
- ECG-kenmerken 149
paroxismaal AV-blok 49
paroxismen 77
pediatrisch ECG 262, 307
- referentiewaarden 262
pericarditis
- acute 245, 257
- constrictiva 247

permanent form of junctional reciprocating tachycardia 6
persisterende ductus arteriosus 273
phospholamban-gen (PLN) 236
pleiomorfisme 131
plotselinge hartdood 277, 280
P-mitrale 209
pneumectomie 212
positieve elektrode (anode) 287
posterior fasciculus 3
postextrasystolisch interval (PEI) 93, 125
postpacing-repolarisatiestoornis 252
posttachycardie-repolarisatiestoornis 252
potentiaalgradiënt 167
P-pulmonale 206
PQ-interval 31
PQ-tijd 84
– korte 113
precordiale afleidingen 24
pre-excitatiepatroon 112
prikkelbaarheid van cellen 43
prikkelgeleiding 16
prikkelvorming 15
primair elektrische ziektes 223
PR-interval 28
Prinzmetal-angina 184
procaïnamide 157, 231
programmer 288
protection block 148
pseudo-anteroseptaalinfarct 248
pseudo-infarctpatronen 201
pseudo-onderwandinfarctpatroon 249
P-top 28
– breedte of duur 31
pulmonale hypertensie 213, 273
pulmonalisstenose 265, 280
Purkinje-netwerk 34, 66

## Q

Q3T3-patroon 248
Q-golf 29
qR-complex 208
QRS-complex 28
– breedte of duur 31
– configuratie 29
– elektrische as 31
– verbreed 182
QRS-lus 264
– op kinderleeftijd 267
QS-complex 29

QTc-tijd 31
QT-interval 267, 291
QT-tijd 28, 223

## R

R' 29
RAH
– ECG-criteria 206, 210
random-ventriculair ritme 101
rate responsive pacing 291
RBTB 55, 194, 271
– aberrantie 144
– compleet 55, 277
– incompleet 55, 264
– met LAFB en een verlengde PQ-tijd 64
– met LAFB en (perioden met) een tweedegraads AV-blok 64
– met LPFB en een verlengde PQ-tijd 64
– met LPFB en (perioden met) een tweedegraads AV-blok type II 64
RCA-occlusie 177
RDA-afsluiting 187
RDA-laesie 190
receptorgestuurde kanalen 15
rechter asdeviatie 63, 212
rechterbundeltak 3
rechterbundeltakblok zie RBTB 55
rechterkamerhypertrofie 55
rechterkamerinfarct, geïsoleerd 179
rechterventrikelhypertrofie 264
– bij kinderen 267
rechterventrikelinfarct 177, 199
re-entry
– leading circle-type 81
re-entrycircuit 80
– anatomisch bepaald 81
– functioneel bepaald 81
refined criteria 305
refractaire periode 17, 69, 103
regel van Einthoven 23
rekanalisatie 190
relatief refractaire periode (RRP) 18
remodellering
– anatomische 103
– elektrische 103
reperfusie 78
– ECG-tekenen 197
reperfusieritmestoornis 196
reperfusieschade 199
repolarisatie 12

– van de atria 36
– van het hart 36
– vervroegde 257
repolarisatiestoornis
– postpacing- 252
– posttachycardie- 252
repolarisatiesyndroom, vroege 233
respiratoire aritmie 77
respiratoire sinusaritmie 84
resynchronisatietherapie (CRT) 293
retrograad blok 43
returnextrasystole 109
ritmestoornissen
– anamnese 151
– emotiegerelateerde 233
– focale genese 92
– hemodynamisch effect 150
– indeling 82
– inspanningsgerelateerde 233
– mechanismen 78
– supraventriculaire 82
– ventriculaire 84
Romhilt en Estes-puntensysteem 216
röntgendoorlichting
– van de borstkas 2
R/S-ratio 264
rsR'-patroon 264
R-top 29, 167
rustfase 12
rustmembraanpotentiaal 15
RV-dominantie 262
RV-drukbelasting 212
RVH
– concentrische 212
– criteria 212
– ECG-criteria 212
– excentrische 212
RVOT 231
RVOT-tachycardie 239
RV-volume overbelasting 212
ryanodine-receptor (RyR2) 233

## S

S' 29
S1 S2 S3-syndroom 62
SA-blok 69, 88, 193
– onderscheid met sinusarrest 89
– type 2 89
– type I 89
– type II 90
SA-exitblok 255

sarcoïdose 238
sarcomeermutaties 235
sarcoplasmatisch reticulum 14
Schwartz-score 224
Sclarovsky-Birnbaum, gradering volgens 181
SCN5a 226
Seattle-criteria 305
Senning-operatie 279
sensing 288
septumhypertrofie
- asymmetrische 235
septum-q 38, 59
S-golf 29
sick sinus-syndroom 87, 90, 291
sino-auriculair (SA-)blok 69
sino-auriculaire knoop 2
sinus captures 198
sinusaritmie 84, 263
- ventriculofasische 125
sinusarrest 88, 193
- onderscheid met SA-blok 89
sinusbradycardie 86, 193, 198
sinuscaroticusmassage (SCM) 46, 96, 155
- uitvoering 156
sinuscaroticusreflex, overgevoelige 156
sinuscaroticussyndroom 91
sinusknoop 2
- bloedvoorziening 4
- disfunctie 91
- re-entrytachycardie 90
- resetting 93, 126
sinusknooparterie 4
sinusknoopcel 15
- adrenerge beïnvloeding 15
sinusknoopdisfunctie 279
sinustachycardie 85
- klinische betekenis 86
sinusvenosus-ASD 274
situs inversus 283
smal-QRS-complextachycardieën
- differentiële diagnostiek 123
smartphone 308
Sokolow-Lyon-criterium 216
spanningsafhankelijke kanalen 15
specifiek atrioventriculair (AV-)geleidingssysteem 3
spierpotentialen 289
sportgerelateerd ECG 305
SQTS 223, 230
ST-depressie 165
- mechanismen 185
Steinert, ziekte van 240
ST-elevatie 174, 248
STEMI 168

STEMI-equivalent 168
stil infarct 174
stille ischemie 167
stimulatie-impuls 295
ST-junction 28
storage 308
strain-patroon 215, 235
ST-segment 28
ST-segmentafwijkingen
- differentiële diagnose 200
ST-segmentdaling 165
ST-segmentelevatie
- persisterende 190
ST-segmentscore 199
ST-segmentveranderingen 175
ST-T-segment 28
ST-T-veranderingen 258
subarachnoïdale bloeding 250
subendocardiale ischemie 168, 169
subsidiair (hulp)focus 52
subsidiaire (escape)pacemakers 49
subsidiaire pacemakers 2
supernormale fase (SNP) 18
supraventriculaire ritmestoornissen 82
sustained aritmie 77
sustained polymorfe tachycardie 136
sustained ventriculaire tachycardieën, monomorfe 196
sympathisch zenuwstelsel 2
syncope 152, 280

# T

tachycardieën 78
- antidrome AV- 142
- bidirectionele ventriculaire 132, 233
- idiopathische ventriculaire 132
- met linkerbundeltakblokmorfologie 131
- met rechterbundeltakblokmorfologie 131
- monomorfe ventriculaire 131
- polymorfe ventriculaire 131, 231, 232
- regulaire breed-QRS-complex- 137
- snelle polymorfe ventriculaire 234
tachycardie-geïnduceerde cardiomyopathie 103
TAD 238

Ta-elevatie 187
Tako-Tsubo-syndroom 184
Tawil-Andersen-syndroom 227
telefonische Remote monitoring 308
tetralogie van Fallot (TvF) 276
thoraxdeformaties 62, 214
Timothy-syndroom 227, 229
torsade de pointes 80, 132, 224, 250
- short-coupled 234
tracking 291
trage R-progressie 190
transient outward current 14
transmurale ischemie 168
transpositie van de grote arteriën (TGA) 279
tricuspidalisatresie 278
trifasciculair blok 64
true posterior infarction 190
truncus arteriosus 273
$T_A$-golf 36
T-tangent-methode 223
T-top 28, 167, 265
- brede basis 227
- omkering 265
- spits 187
T-topafwijkingen, differentiële diagnose 200
T-type calciumkanaal 14
tweecomponentenmodel 82
tweedegraads AV-blok 264
tweedegraads VA-blok 130
type 1 atriumflutter 98
type I SA-blok 48, 89
type I tweedegraads AV-blok 47, 48
- atypisch 47
- atypische vorm 47
- typisch 47
type II boezemflutter 100
type II SA-blok 89, 90
type II tweedegraads AV-blok 48
- oorzaken 49
type LQTS 228

# U

U-golf 28, 187, 215
- hoog-positieve 250
unidirectioneel blok 43
unipolaire borstwandafleidingen 24
unipolaire extremiteitsafleidingen volgens Goldberger 22

unipolaire precordiale afleidingen volgens Wilson 22
unipolaire stimulatie 287
unipolaire stimulatie-impulsen 295

# V

VA-blok, tweedegraads 130
vagale manoeuvres 154
vagale reflex 196
vagale stimulatie 155
vagale systeem 263
vagotonus 48, 257
vagusprikkeling 15
Valsalva-manoeuvre 110, 155, 156
variabele stimulatiefrequentie 290
vasovagale collaps 88
vector 20, 264
- bij LVH 214
- bij RVH 212
vectoren I, II en III 37
venae pulmonales 3
ventriculair gepaced ritme 182
ventriculaire bigeminie 125
ventriculaire capture 128
ventriculaire doublet 126, 226, 232
ventriculaire extrasystolen (VES) 125, 198, 234
ventriculaire ritmestoornissen 84, 124, 277
ventriculaire stimulatie
- VA-geleiding 297
ventriculaire tachycardie
- kenmerken 137
- met LBTB-morfologie 240
ventriculaire tachycardieën 128, 250
- catecholaminerge polymorfe 223
- indeling 131
- non-sustained polymorfe 230
ventriculaire trigeminie 126
ventriculo-atriaal blok 73
ventriculofasische sinusaritmie 125
ventrikel escape-complexen 127
ventrikelfibrilleren 116, 119, 135, 196
- idiopathisch 234
ventrikelflutter 78, 135
ventrikels
- actievatierichting 37

- depolarisatie 21
- intrinsieke automatie 127
- repolarisatie 22
ventrikelseptumdefect (VSD) 271, 273
verapamil 156, 255
verborgen geleiding 73
verlengde PQ-tijd in combinatie met een bundeltakblok 46
versneld ritme 78
voorste fasciculus 34
voorste papillairspier 3
voorste vertakking (anterior fasciculus) 3
vroege nadepolarisaties 80
VVIR 293

# W

Wellens-syndroom 191
Wenckebach-cyclus 45, 46, 89, 264
Wenckebach-fenomeen 46
Wenckebach-periodiciteit 47
werkmyocardcellen 2
Wilson, unipolaire precordiale afleidingen volgens 22
Wilson-criterium 216
Wolff-Parkinson-White-syndroom *zie* WPW-syndroom 5
WPW-patroon 145, 157
- intermitterend 113
- prevalentie 116
WPW-syndroom 5, 112, 116, 281, 283
- linkszijdig 214
- rechtszijdig 62

MIX
Papier aus verantwortungsvollen Quellen
Paper from responsible sources
FSC® C105338

If you have any concerns about our products,
you can contact us on
**ProductSafety@springernature.com**

In case Publisher is established outside the EU,
the EU authorized representative is:
**Springer Nature Customer Service Center GmbH
Europaplatz 3, 69115 Heidelberg, Germany**

Printed by Libri Plureos GmbH
in Hamburg, Germany